中等职业教育护理专业"双元"新形态教材

丛书总主编　陈嘉

外 科 护 理

湖南省医学教育科技学会护理教育专业委员会 组织编写

主编 ⊙ 周庆湘　杨　波　朱晓琴　敖琴英

中南大学出版社
www.csupress.com.cn
·长沙·

本书编委会

◇ **主　编**

周庆湘　杨　波　朱晓琴　敖琴英

◇ **副主编**

周　佳　宋昱亮　黄　伟　黄晓毅　许馨月

◇ **编　委**(按姓氏拼音排序)

蔡文武(中南大学湘雅二医院)

戴利萍(中南大学湘雅二医院)

郭晓柠(中南大学湘雅二医院)

黄丽丽(中南大学湘雅二医院)

黄邵薇(中南大学湘雅二医院)

黄　伟(中南大学湘雅三医院)

黄晓毅(中南大学湘雅二医院)

李　丁(中南大学湘雅二医院)

李　雯(中南大学湘雅医院)

匡雪春(中南大学湘雅医院)

彭秀清(益阳市卫生职业技术学校)

秦林娟(中南大学湘雅二医院)

邱赛男(中南大学湘雅医院)

任秀玲(中南大学湘雅医院)

宋昱亮(长沙市第一医院)

温玉芬(北海市卫生学校)

文莎丽(中南大学湘雅二医院)

肖新亚(益阳市卫生职业技术学校)

杨　波(中南大学湘雅二医院)

杨秀娟(长沙博雅卫生中等专业学校)

张夜明(中南大学湘雅二医院)

郑砚文(中南大学湘雅二医院)

周　佳(长沙博雅卫生中等专业学校)

周庆湘(长沙博雅卫生中等专业学校)

在当今健康事业蓬勃发展的时代，医疗服务正在向老年、社区、居家等领域拓展，国家卫生健康委和国家中医药局聚焦人民群众日益增长的多元化护理服务需求，要求临床基础护理不断加强，护理质量明显提高，护理服务持续改善，护理内涵更加丰富，护理领域拓展延伸，服务模式日益创新，覆盖全人群全生命周期的护理服务更加优质、高效、便捷。基层护理人员作为卫生领域的关键支撑，其重要性日益凸显。培养高素质、技能精湛的基层护理专业人才，是满足社会对优质医疗服务需求的迫切任务。

湖南省医学教育科技学会护理教育专业委员会，专注于护理教育、护理科技以及两者交叉领域，为优化中等职业教育护理专业教学内容，创新教学模式，优化提升教学质量，以岗位需求为导向、以岗位胜任力为核心，组织学校与医疗机构深度合作编写本套"双元"教材，为学生构建了一个完整、系统且高效的学习体系。

本套中等职业教育护理专业"双元"新形态教材，范围涵盖护理专业的基础课程和核心课程，包括但不限于《生理学基础》《病理学》《护理药理》《护理学基础》《内科护理》《外科护理》《妇产科护理》《健康评估》《急救护理》《老年护理》《社区护理》《护士人文修养》等。

教材编写适应中等职业教育改革和发展的要求，坚持"三基五性"，特色鲜明。

校企"双元"，共同开发　教材由学校与医疗机构紧密合作，共同确定教材内容、结构和编写要求，确保教材内容的实用性和针对性。编写人员主要是国家级重点中等职业学校护理专业的骨干教师，以及三甲医院临床一线的护理专家，教师们拥有丰富的教学经验，能够准确把握教学重点和难点；而临床专家则带来了最新的临床实践经验和行业动态，确保教材内容与实际工作紧密衔接。

书证融通，案例教学　一方面，注重理论知识的系统性和科学性。从人体的生理结构到疾病的发生机制，从基础护理的原理到专科护理的要点，每一个知识点都经过精心梳理和编排，力求准确、清晰地传达给学生，为他们奠定坚实的专业理论基础。另一方面，实践导向是本套教材的鲜明特色。我们深知，护理是一门实践性极强的学科，只有通过大量的实践操作和临床体验，学生才能真正掌握护理技能。因此，我们将护士执业资格考试的知识、技能和素养要求通过教材融入课堂教学中，使教材体系既满足学历教育的要求，又涵盖护士职业技能等级证书的考核要点。通过丰富的实践案例和操作指导，引导学生完成学习任务，提高学生的实践能力和综合素质，建立"教、学、做"一体化的教学模式。

数字融合，配套丰富　新形态的呈现方式为教材注入了新的活力。随着信息技术的飞速发展，数字化教学资源成为教育领域的新趋势。本套教材不仅有传统的纸质版本，还配备了丰富的数字资源，如电子课件、微课视频等，支持线上线下混合式教学，方便学生随时随地进行学习和巩固。

活页设计，便于更新　全套教材采用活页式设计，便于根据行业发展和技术进步及时更新教材内容，保持教材的先进性和时效性；便于师生根据自己的需要，分类、整理和添加学习材料，有助于复习和巩固知识点。

本套教材适合各类卫生中等职业学校护理、助产等专业的学生使用，也可供临床护理人员参考。我们希望通过系统的理论和实践训练，使学生掌握扎实的护理基本理论和基本技能，成为实用型护理人才；培养职业道德、职业情感和人文关怀能力，使学生成为具有高度责任感和使命感的护理人才。

中等职业教育护理专业"双元"新形态教材是校企合作的结晶，是护理专业教育改革与创新的成果。在未来的日子里，我们将持续关注护理领域的发展动态，不断更新和完善教材内容，使其始终保持先进性和适应性，以适应不断变化的社会需求和行业要求。我们相信，在广大师生的共同努力下，这套教材将为培养更多高素质、技能型的护理人才发挥重要作用。同时，我们也期待更多的学校和医院加入这一行列，共同推动护理专业教育的繁荣发展。

祝愿每一位使用本套教材的学子都能在护理专业的学习道路上取得优异的成绩，成为一名优秀的护理工作者，为健康中国建设贡献自己的力量。

前言

FOREWORD

《外科护理》是开展护理专业教育不可或缺的核心教材。本教材由湖南省医学教育科技学会护理教育专业委员会组织编写，以省内"双优"学校为引领，联合其他中等职业护理专业教学单位和临床单位，合作编写出中等职业教育护理专业"双元"新形态活页式教材。

本教材在现代护理观念的指引下，结合我国护理教育与实践的实际情况，以整体护理为核心、以护理程序为框架，引导学生树立正确的世界观、人生观和价值观。以专业培养目标为导向，以职业技能培养为根本，力求满足学科需求、教学需求和社会需求，彰显护理专业教育的特色。在着重强调外科护理基本知识、基本理论和基本技能的基础上，同时也注重培养整体护理、人文关怀、评判性思维以及综合分析能力。

在体例结构方面，章首设置学习目标，助力学生从知识、能力和素质三个层面了解教与学的重点内容；依据教学需求引入案例并引出思考题，正文针对常见疾病提出护理诊断与措施，以此培养学生发现问题、解决问题的能力。章中插入文本框，内容涵盖护考考点、护考真题链接、知识链接、思政案例链接等。章尾设有案例分析、思维导图(即本章小结)、自测题(并附有答案)等多个板块。每节从病因及发病机制、病理生理、护理评估、处理原则、常见护理诊断/健康问题、护理措施和健康教育等方面展开编写。此外，本教材还附有实训指导、课件等，以增强教材的生动性与多样性，从而更好地协助学生进一步学习和掌握外科护理的知识与技能。为避免内容重复，对少数疾病的部分环节进行了删减。

本教材的编者既有护理教育专家，也有护理临床专家，他们来自全国多所中等职业学校以及高等院校附属大型综合医院。为确保教材内容"新、精、准"，兼具代表性和科学性，编委们虽对本教材的书稿进行了认真且反复的修改，但仍难免存在不足之处，敬请各位读者批评指正。

　　本教材的编写得到了长沙博雅卫生中等专业学校、益阳市卫生职业技术学校、北海市卫生学校、中南大学湘雅二医院、长沙市第一医院、中南大学湘雅三医院、中南大学湘雅医院等单位各级领导的关怀、指导与大力支持，以及全体参编者的全力协助。书中部分内容及插图参考了国内各种版本的《外科护理学》及《外科学》等教材，在此一并表示诚挚的谢意！

编者

2024 年 6 月

目录

CONTENTS

第一章
绪　论

✦ 学习目标

知识目标：

(1)能陈述外科护理的概念、内容与课程性质以及外科护士应具备的素质。

(2)能阐述外科护理的学习方法。

(3)能概述外科护理的发展历程。

能力目标：学会外科护理的学习方法。

素质目标：热爱外科护理事业，具有良好的职业道德、法律意识和医疗安全意识；具有全心全意为外科病人提供整体护理的意识；具有高度的责任感和使命感。

第一节　外科护理的概念与发展

✦ 案例导入

案例

病人，男，45岁，3小时前步行下楼时不小心扭伤右脚，不能行走，前来医院就诊，病人不知道应该到哪个科室就诊。

思考

1.病人应到哪个科室就诊？

2.外科护士的工作职责是什么？

一、外科护理的概念

外科疾病是指主要通过手术或手法修复处理才能获得最好治疗效果的疾病，包括损伤、感染、肿瘤、畸形、梗阻和功能障碍等多类疾病。

外科学是研究外科疾病的演变、预防、诊断、治疗及康复的一门学科。

外科护理是阐述和研究如何对外科病人进行整体护理的一门临床学科。护理作为医学科学的重要组成部分，是以自然科学和社会科学理论为基础，研究维护、促进、恢复人类健康的护理理论、知识、技能及其发展规律的综合性应用学科。随着社会的发展、科学技术的进步、人民生活水平的提高和对健康需求的增加，护理已逐渐发展成为医学科学中一门具有独特功能的专门学科。

二、外科护理的发展

公元前14世纪商代的甲骨文中就有"疥""疮"等记载，在周代（公元前1046—公元前256年），外科已成为独立学科，外科医生称为"疡医"。秦汉时期医学名著《黄帝内经》已有"痈疽篇"的外科专章。汉末，杰出的医学家华佗（141—203年）擅长外科技术，使用麻沸散为病人进行刮骨去腐、剖腹湔洗等。南北朝，龚庆宣所著《刘涓子鬼遗方》（483年）是中国最早的外科学专著。至清末高文晋著《外科图说》（1834年）一书，显示了我国的外科学具有悠久的历史和丰富的实践经验。但仅限于浅表疮、疡和外伤的诊治，几乎未提到"护理"一词。

现代外科学奠基于19世纪40年代，先后解决了手术疼痛、伤口感染和止血、输血等阻碍外科学发展的问题，使外科学进入了新的发展阶段。同期，克里米亚战争爆发，现代护理学创始人弗洛伦斯·南丁格尔在前线医院看护伤病员的过程中，成功应用清洁、消毒、换药、包扎伤口、改善休养环境等护理手段，注重伤病员的心理调节、营养补充，使伤病员的病死率从42%降至2.2%，充分证实了护理工作在外科疾病病人治疗过程中的独立地位和意义，并由此创建了护理学，并延伸出外科护理。

虽然外科护理作为一门学科在我国起步较晚，但是中华人民共和国成立后，外科护理随着外科学的巨大发展而获得了突飞猛进的发展，在显微外科、器官移植、微创外科、体外循环等方面取得了突破性进展。如1958年大面积烧伤救治成功、1963年成功实施世界首例断肢再植术等，大大地提高了外科疾病的临床诊治和康复质量，也促进了外科护理的发展。

外科护理的发展与外科学的发展密不可分、相辅相成。现代外科学在原有基础上不断拓展新领域，外科护理也紧跟外科学的发展步伐，"以人的健康为中心"的护理理念为指导，以整体护理程序为方法，在深度和广度上不断扩展。如伤口、造口、疼痛管理等专科护理的产生，不仅能促进外科手术病人康复，减少术后并发症的发生，提高医疗护理质量，还能降低医疗费用。

🔊【知识链接】

外科4.0：数字化智能化外科赋能时代

2018年，Hooshair A首次提出外科发展从外科1.0到外科4.0的概念。大数据与云计算技术、全息可视化技术、高速网络传输技术、具备深度学习能力的人工智能以及自动化医学机器人等，标志着外科已迈入4.0时代。外科4.0的内涵在于运用技术重构人与信息的关系，重塑人与人的交流方式。

人工智能技术、全息可视化技术、医学机器人技术、精密制造技术、网络传输技术和云技术，构成了外科4.0时代的基础技术支撑。这些技术已逐步应用于外科诊疗过程。

例如，当全息可视化技术与医学影像数据融合时，能将平面的医学图像以三维、立体的形式呈现在医生所处的现实空间，实现360°全方位观察、测量和操作。医生不仅可以从虚拟模型上全面观察病变细节、手术部位的解剖结构特征以及周围毗邻组织，还能通过现实视角观察实际的外科手术情况。

具备深度学习能力的人工智能现代化医学机器人，不仅能够完成达·芬奇机器人系统的"主从"式操作，还能实现包括医学信息的提取呈现、分析处理，以及手术设计、路径规划、手术风险预警等智能化的自主行为，逐步实现从人工智能辅助向完全手术智能的过渡。

以互联网、物联网、5G为代表的网络传输技术，使远程手术成为现实，并极大地保障了手术的安全性。

✦ 案例分析

1. 该病人应该到骨科就诊。

2. 外科护士的工作任务：①向外科病人提供有关疾病的预防、治疗、护理和康复的咨询、指导；②协助外科病人接受各种诊断性检查、各项手术和非手术治疗；③评估和满足外科病人的基本需要；④协助外科病人预防并发症、康复锻炼和预防残障；⑤促进外科护理理论和实践的发展。

第二节　外科护理的内容与课程的性质

一、外科护理的内容

外科护理与外科学紧密相关，外科疾病大致分为创伤、感染、肿瘤、畸形和功能障碍五大类，这些疾病多以手术或手法处理为主要治疗手段。这五大类疾病的护理理论、知识和护理技术，就是外科护理的内容。而这五大类疾病的围手术期护理，即手术前、手术中和手术后的护理，亦是外科护理中的主要内容。在现代医学模式和现代护理观指导下，外科护士和外科医生一起，对外科病人的各类疾病进行治疗，并根据不同病人的身心、社会和文化需要，以人的健康为中心，以护理程序为框架，提供优质的个体化整体护理。

二、外科护理课程的性质

外科护理作为中等职业教育护理专业核心课程，除了有严谨的系统性、科学性，还有职业性和社会性。外科护理是基于医学基础课程、护理学基础与健康评估等课程的专业技能课程，是护理课程体系中一门重要的专业核心课程。学生通过必要的学习与实践过程，掌握外科护理工作必需的专业知识与技能，为职业生涯的发展奠定基础，更好地为人类健康事业服务。

第三节　外科护士应具备的素质

医学的发展、科学技术的进步、现代护理理念的更新、各学科间的相互渗透和交叉，使外科护理的内涵得到更广阔发展。外科急诊、危重病人多，同时由于创伤、麻醉及手术的影响，这些病人病情复杂多变，有突发性或病情演变迅速等特点。因此，对外科护士的综合素养提出了更高的要求。

一、具备高尚的道德素质

人的生命是宝贵的，每个护士都应认识到护理工作的重要性。护士的职责是治病救人、维护生命、促进健康。外科护士要有爱心、责任心和同情心，用崇高的职业道德完成神圣的护理工作。

二、具备过硬的业务素质

过硬的专业知识和技能是护士做好护理工作的基础。外科护士应刻苦学习护理工作所需的基本理论、基本知识和基本技能，掌握外科常见病的防治知识、护理知识和技能，以及外科急、危、重症救护等基本理论、基本知识和基本操作技能，具有敏锐的观察能力和判断能力，掌握外科病人的护理评估方法，能及时发现病人现有或潜在的生理、病理、心理问题，并能正确运用外科护理的基本知识和技能为外科病人提供整体护理。

三、具备优良的身心素质

外科护理工作具有出急诊数量多、病人病情危急、变化迅速、工作节奏紧凑、突发事件频发、工作量大等特征。当遭遇工伤、交通事故或突发特殊事件时，短时间内或许会有大批伤员被送达，且需要立即进行治疗与护理。为确保能够及时、高效地参与抢救并开展护理工作，同时满足护理对象的心理需求，外科护士必须拥有健康的体魄、开朗的性情、饱满的精神状态以及良好的身心素质，从而适应外科护理工作的要求。

四、具备优秀的人文素质

现代护理的主题为"以人为本，人文关怀"。以人文精神引领，开展有温度的护理工作，能够充分彰显护理人员的人文素养。这就要求护士具备良好的人文精神，尊重、关爱并理解护理对象，让他们切实感受到人文关怀。因此，外科护士在护理工作中，需做到仪表文雅大方、举止端庄稳重，密切关注护理对象在生理、心理以及社会等各方面对于健康问题的反应和对护理的需求。

五、具备良好的法律意识

随着我国医疗制度的持续改革与完善，以及病人法律意识的不断增强，对外科护士的法律素养要求日益提高。因此，外科护士需主动学习相关法律知识，通过剖析典型案例并开展学习研讨，总结经验、汲取教训，强化自我保护意识，维护自身和患者的合法权益。

【知识链接】

南丁格尔奖章简介

弗洛伦斯·南丁格尔（1820—1910 年）是英国女护士，近代护理学和护理教育的奠基人。1854—1856 年，她在克里米亚战争中承担战地救护工作，为改善伤兵的治疗与生活条件作出了卓越贡献，赢得了各国公众的赞誉。

在她生前，1907 年伦敦的国际红十字大会就提议设立南丁格尔奖章，将其作为表彰各国护士的国际最高荣誉奖。1912 年，也就是南丁格尔去世后的第二年，在华盛顿举行的第九届国际红十字大会正式确定颁发南丁格尔奖章，其基金由各国红十字会认捐。

南丁格尔奖章是国际红十字委员会于 1912 年设立的国际护理界的最高荣誉奖。奖章章程规定，每两年颁发一次，授予各国最优秀的红十字护士、助理护士、护理工作组织者（包括以身殉职的护理人员），以表彰他们在平时或战时的卓越成就与献身精神。

我国自 1983 年第 29 届开始参加南丁格尔奖章评选，截至 2017 年第 46 届，已有 79 名护士获此殊荣。这 79 位南丁格尔奖章获得者，既是我们的前辈和师长，更是我们学习的楷模。

第四节　学习外科护理的方法

一、树立崇高的职业理想

学习外科护理的目的是掌握外科疾病病人术前、术中和术后护理的基本知识、基本理论和基本技能，以便在今后的护理工作中为外科病人提供全方位的护理服务。要想学好外科护理，首先要热爱护理专业，认同并热爱你今后将从事的护理事业，自觉树立起全心全意为全人类健康服务的职业理想，这是学好外科护理的前提和保障。

二、坚持以现代护理观为指导

现代护理学理论包括人、环境、健康、护理等四个基本要素。人是由生理、心理和社会、精神、文化等多方面因素构成的整体。世界卫生组织（WHO）将健康定义为："健康不仅是没有身体上的疾病和缺陷，还要有完整的心理状态和良好的社会适应能力。"1977 年美国的恩格尔提出了生物-心理-社会医学模式，丰富了护理的内涵，拓宽了护士的职能，护士不仅要帮助和护理病人，还需要为病人提供健康教育和指导服务。1980 年美国护士学会指出：护理是诊断和处理人类对现存的或潜在的健康问题的反映，护理的宗旨是帮助病人适应和改造内外环境的压力，达到最佳的健康状态。因此，护士的角色是照顾者、管理者、支持者、教育者和保护者。

在新的医学模式和护理模式下，要求护士要以人的健康为中心，这是整体护理的核心。整体护理要求护士要在现代护理观的指导下，以护理程序为手段，针对外科病人术前、术中、术后的不同身心需要和社会文化需要提供最佳的护理服务。

三、熟悉外科护士的工作任务

外科护士的工作任务是在病房和手术室围绕术前、术中和术后三个阶段向外科病人提供全方位的护理服务，具体为：①向外科病人提供有关疾病的预防、治疗、护理和康复的咨询、指导；②协助外科病人接受各种诊断性检查、各项手术和非手术治疗；③评估和满足外科病人的基本需要；④协助外科病人预防并发症、康复锻炼和预防残障；⑤促进外科护理理论和实践的发展。熟悉外科护士的工作任务，有利于明确学习的目标和方向，从而促进外科护理的学习。

四、坚持理论联系实践

外科护理是一门实践性很强、应用性很强的专业，技术操作的熟练程度直接影响着护理和抢救效果。外科护理课程的教学分为理论学习和临床实习两个阶段：理论学习包括课堂讲授和临床实践的教学；临床实习阶段要求学生在临床带教老师的指导下，通过对病人实施整体护理，将理论知识和技能综合运用于临床实践中，逐步培养独立的工作能力。毕业时，学生应能较为全面和系统地掌握临床常见病、多发病的防治和护理的基础理论和基本技能，具备对病人实施整体护理的能力及对临床常见急、危重症病人配合抢救的能力。学生在临床上遇到问题应及时请教带教老师、与同学讨论，对未学过的知识和临床上新的进展做好实习笔记，通过运用理论指导实践、借助实践充实理论，从而增强学习效果。

五、培养临床思维

学习的主体是学生，它强调以学生为中心，从问题着手，激发学生的学习动机，培养学生分析问题、解决问题的能力。因此，本教材提供了典型案例以供学生学习，并逐步培养学生的临床思维，同时教师结合临床案例介绍护理知识、方法和技术，使学生较为全面和系统地获得临床常见病、多发病的知识及思维方式。学生在给病人提供护理时要善于独立思考，结合病例查找资料，进而评价护理效果，以期为病人提供高质量的护理服务。

✦ 【本章小结】

思维导图

（周庆湘、杨波）

第二章
外科体液代谢失衡病人的护理

✦ **学习目标**

知识目标：

(1)能陈述体液代谢失衡的类型、临床表现、处理原则和主要护理措施。

(2)能阐述体液的组成、分布及代谢平衡。

(3)能概述水、电解质酸碱代谢失衡的分类、概念、病因、临床表现、处理原则和主要护理措施。

能力目标： 能运用护理程序对体液代谢失衡病人进行护理评估，实施整体护理。

素质目标：

(1)具有较好的团队协作能力、心理素质。

(2)具有良好的家国情怀、生命价值观及道德伦理。

第一节　体液的正常代谢

一、体液的组成及分布

体液是由水以及溶解于其中的电解质、低分子有机化合物和蛋白质等组成。人体内体液总量及分布因性别、年龄等因素而异，成年男性体液总量占体重的60%左右，成年女性占体重的55%左右，婴幼儿可达70%~80%。体液可分为细胞内液和细胞外液，其中男性细胞内液约占体重的40%，女性约占体重的35%，男性、女性细胞外液均约占体重的20%。细胞外液分为血浆(约占体重的5%)和组织间液(约占体重的15%)两部分(图2-1)。细胞外液构成了人体内环境，是沟通组织细胞之间以及机体与外界环境之间的媒介，内环境的相对稳定是机体各种生理功能得以发挥和新陈代谢正常进行的前提。

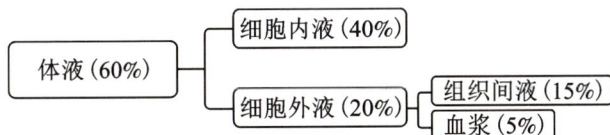

体液(60%) ── 细胞内液(40%)

细胞外液(20%) ── 组织间液(15%)／血浆(5%)

图2-1　体液的组成与分布

一、体液平衡及调节

(一)水平衡

正常成人 24 小时水的摄入量和排出量均为 2000~2500 mL(表 2-1),处于动态平衡。水的来源有饮水、食物水和代谢水,机体排出水的途径有消化道、肾脏、皮肤和肺。肾脏是调节人体水分最重要的器官,人体每天至少排尿 500 mL 才能排出全部代谢废物。即使在机体不摄入水、不活动的情况下,皮肤和呼吸排水仍在发生,成年人每天通过皮肤和呼吸排水约 850 mL。

表 2-1 正常成人 24 小时水的出入量   单位:mL

摄入量		排出量	
食物含水	700	呼吸道蒸发	350
饮水	1000~1500	皮肤蒸发	500
内生水	300	粪便	150
		尿	1000~1500
总量	2000~2500	总量	2000~2500

(二)电解质的平衡

体液的重要成分之一为电解质,其分布在细胞内液和细胞外液中。细胞外液和细胞内液中电解质成分差异很大。细胞外液中最主要的阳离子是钠离子(Na^+),其次是钾离子(K^+)、钙离子(Ca^{2+})、镁离子(Mg^{2+})等,主要阴离子是氯离子(Cl^-)、碳酸氢根离子(HCO_3^-)和蛋白质。细胞内液中主要阳离子是 K^+,其次是 Na^+、Ca^{2+}、Mg^{2+} 等,主要阴离子是磷酸氢根离子(HPO_3^{2-})和蛋白质,其次是 HCO_3^- 等。溶液的渗透压取决于溶质分子或离子的数目,体液中起渗透作用的溶质主要是电解质。细胞外液和细胞内液渗透压相等,正常血浆渗透压为 280~310 mmol/L。渗透压的稳定是维持细胞内、外液平衡的基本保证。

1. 钠离子平衡　机体的钠元素主要来自钠盐,正常成人每日钠盐需要量为 4~6 g,钠离子大部分经尿液排出,小部分经汗液和粪便丢失。正常血清钠浓度为 135~145 mmol/L。钠的主要生理功能是维持细胞外液的渗透压及神经、肌肉的兴奋性。钠的代谢特点是多进多排、少进少排、不进不排。

2. 钾离子平衡　机体的钾元素主要由食物中摄入,大部分由尿液排出,成人每日钾需要量为 3~4 g。正常血清钾浓度为 3.5~5.5 mmol/L,钾的主要生理功能是维持细胞内液的渗透压和酸碱平衡,维持神经、肌肉应激性及心肌收缩功能。钾的代谢特点是多进多排、少进少排、不进也排。

> 考点:正常血清钾浓度

【护考真题链接】2022 年—A1 型题

成人正常血清钾浓度是(　　)

A. 0.5~1.0 mmol/L

B. 1.0~1.5 mmol/L

C. 2.5~3.0 mmol/L

D. 3.5~5.5 mmol/L

E. 6.5~7.0 mmol/L

答案：D

分析：成人正常血清钾浓度为 3.5~5.5 mmol/L。

3. 酸碱平衡　人体体液环境同样必须具有适宜的酸碱度才能维持正常代谢和生理功能。正常人体血浆酸碱度在很窄的范围内变动，用动脉血 pH 表示为 7.35~7.45。机体对体液酸碱度的调节，主要通过体液缓冲系统、肺、组织细胞和肾的调节作用来维持。

（1）血液缓冲系统：主要有碳酸氢盐缓冲系统、磷酸盐缓冲系统、血浆蛋白缓冲系统、血红蛋白和氧合血红蛋白缓冲系统。其中，以碳酸氢盐缓冲系统最为重要，其约占血液缓冲系统总量的 1/2 以上，缓冲能力强，可以缓冲所有固定酸。

（2）肺的调节：肺在酸碱平衡中的作用是通过肺泡通气量改变二氧化碳（CO_2）排出量，进而调节血浆碳酸浓度。发生酸中毒时，通过加深加快呼吸，排出更多 CO_2，从而降低碳酸；发生碱中毒时，通过变浅变慢呼吸，以减少 CO_2 排出来减少碳酸排出，从而使血浆中 HCO_3^- 与碳酸（H_2CO_3）比值接近正常，以维持 pH 相对恒定。

（3）肾脏调节：肾脏是调节酸碱平衡最重要的器官，具有排酸保碱的功能，主要通过碳酸氢根的重吸收和 H^+-Na^+ 交换来完成，但调节速度缓慢。

（4）细胞缓冲：细胞缓冲系统的作用主要是通过离子交换进行，如 H^+-K^+、H^+-Na^+、Na^+-K^+ 交换以维持电中性，当细胞外液 H^+ 过多时，H^+ 弥散入细胞内，而 K^+ 从细胞内移出；反之，当细胞外液 H^+ 减少时，H^+ 由细胞内移出。所以发生酸中毒时常伴有高钾血症，发生碱中毒时常伴有低钾血症。

第二节　水、电解质代谢失衡病人的护理

✦ 案例导入

案例

病人，男，49 岁，因上腹部持续疼痛 6 小时入院。病人 6 小时前无明显诱因出现上腹部剧烈疼痛，伴恶心、呕吐，呕吐物为胃内容物，可见食物残渣，自诉头晕、乏力。起病以来，病人精神、食欲欠佳。既往有胃十二指肠溃疡病史。体格检查：体温（T）36.4 ℃，心率（P）107 次/min，血压（BP）91/60 mmHg，病人烦躁不安，呼吸急促。辅助检查：血常规正常；血清钾浓度 3.2 mmol/L；动脉血气分析 pH 7.30，HCO_3^- 12.5 mmol/L，动脉血 CO_2 分压（$PaCO_2$）25 mmHg。

思考

1. 该病人出现了何种体液失衡情况？

2. 针对该病人的护理诊断/问题，应采取哪些措施？

一、水、钠代谢失衡病人的护理

机体水分丢失称为脱水。在细胞外液中，水、钠代谢失衡往往同时或相继发生，并相

互影响，关系密切，临床上常将两者同时考虑。由于脱水的病因不同，造成缺水和缺钠的程度也不同。根据缺水和缺钠比例的不同，脱水可分为高渗性脱水、低渗性脱水和等渗性脱水。

高渗性脱水

高渗性脱水(hypertonic dehydration)即细胞外液减少合并高血钠，其特点是失水多于失钠，血清钠>150 mmol/L，血浆渗透压>310 mOsm/L，细胞外液量和细胞内液量都减少，又称低容量性高钠血症。

【病因】

(1)水分摄入不足：临床多见于进食和饮水困难等情况。

(2)水分丢失过多：如高热、大量出汗、甲状腺功能亢进及大面积烧伤等情况。

(3)呕吐、腹泻及消化道引流等可导致等渗或低钠消化液丢失。

(4)中枢性或肾性尿崩症时，均可经肾脏排出大量低渗性尿液，使用大量脱水剂如甘露醇、葡萄糖等高渗溶液。

(5)任何原因引起的过度通气。

【病理生理】

高渗性脱水时，细胞外液渗透压高于细胞内液，水分由细胞内向细胞外转移，导致细胞内、外液量均减少，且以细胞内液减少为主。严重时，脑细胞可因缺水而发生功能障碍。此外，高渗性脱水时机体会出现以下代偿：①刺激下丘脑的口渴中枢，使病人出现渴感而主动饮水以增加体内水分，降低细胞外液的渗透压；②细胞外液的高渗状态刺激抗利尿激素分泌增加，使肾小管重吸收水分增加，尿量减少，从而使细胞外液的量和渗透压得以恢复；③若未能及时消除病因，循环血量的大幅减少会刺激醛固酮分泌，增强机体对钠和水的重吸收，从而维持血容量。

【护理评估】

(一)健康史

了解病人是否存在水分丢失过多、摄取不足及高渗溶质摄入过多等导致高渗性脱水的各种危险因素。

(二)身体状况

缺水程度不同，症状亦不同，一般将高渗性脱水分为3度。

1. 轻度缺水　除了口渴，无其他症状，缺水量为体重的2%~4%。

2. 中度缺水　有极度口渴、乏力、尿少、唇舌干燥、皮肤失去弹性、眼窝下陷、烦躁不安、肌张力增高、腱反射亢进等，缺水量为体重的4%~6%。

3. 重度缺水　除了上述症状，还出现躁狂、幻觉、错乱、谵妄、抽搐、昏迷，甚至死亡。缺水严重者有心动过速、体温上升、血压下降等症状。

(三)心理-社会状况

评估病人及其家属对疾病、伴随症状以及病因的认知程度、心理承受能力、经济状况、社会支持状况等，是否存在恐惧和焦虑等心理反应。

（四）辅助检查

实验室检查异常结果包括：①尿比重和尿渗透压高；②红细胞计数、血红蛋白浓度、红细胞比容轻度升高；③血清钠>150 mmol/L 或血浆渗透压>310 m0sm/L。

（五）处理原则

尽早消除原发疾病，防止体液继续丢失，鼓励病人饮水，不能饮水者应静脉输注5%葡萄糖注射液或0.45%氯化钠注射液，输液过程中需动态监测血清钠浓度。

【常见护理诊断/健康问题】

1. 体液不足　与高热等导致体液丢失过多或水分摄入不足有关。
2. 有受伤的危险　与意识障碍、乏力有关。

【护理措施】

（一）一般护理

鼓励病人多饮水，对不能饮水者，鼓励病人漱口，做好口腔护理。

（二）静脉补液

遵医嘱静脉输注5%葡萄糖注射液或0.45%氯化钠注射液补充已丢失的液体。根据血清钠浓度计算补液量：补水量（mL）=［血清钠浓度测定值（mmol/L）−血清钠浓度正常值（mmol/L）］×体重（kg）×4。血清钠浓度正常值按142 mmol/L计算。计算所得的补液量不宜在当日全部输入，一般可于两日内补完。此外，还需补充每日正常生理需要量2000 mL。因高渗性脱水病人体内实际的总钠量是减少的，故而在补液过程中，应注意监测血清钠浓度的动态变化，必要时适量补钠。

（三）其他护理措施

1. 准确记录24小时出入水量　入水量包括经胃肠道和非胃肠道摄入的液体，如饮食、饮水、管饲和静脉输液量等；出水量包括大小便、呕吐物、汗液、引流液以及从呼吸道、创面蒸发的液体量等。其中，尿量是反映微循环灌注的重要指标。

2. 疗效观察　在补液过程中严密观察补液效果，注意不良反应。①生命体征：如血压、脉搏、体温的改善情况。②精神状态：如萎靡、嗜睡等症状的改善情况。③缺水征象：如皮肤弹性下降、眼窝内陷等表现的恢复程度。④辅助检查：如尿常规、血常规、血清电解质及中心静脉压等指标的变化趋势。⑤中心静脉压（central venous pressure，CVP）是否正常。

3. 减少受伤的危险

（1）监测血压：定时监测血压，告知血压偏低或不稳定者在改变体位时动作宜慢，以免因直立性低血压或眩晕而跌倒受伤。

（2）建立安全的活动模式：与病人及家属共同制订活动方案，包括活动的时间、活动量及形式，病人除在床上主动活动，也可由他人协助在床上进行被动运动。根据病人肌张力的改善程度，逐步调整活动方案，以免长期卧床导致失用性肌萎缩。

（3）加强安全防护：①移去环境中的危险物品，减少意外受伤的可能；②建立安全保护措施，对有定向障碍及意识障碍者，加床栏保护、适当约束及加强监护等，以免发生意外。

4. 并发症的护理　密切观察有无休克、酸碱平衡失调以及低钾血症的表现，一旦发现，及时与医生沟通，予以处理。

5.健康教育 指导病人在日常生活中应注意均衡饮食，每日保证足够的饮水。有高热、呕吐、腹泻等情况时，应及早就医。

低渗性脱水

低渗性脱水（hypotonic dehydration）即细胞外液减少合并低血钠，特点是 Na^+ 丢失多于失水，血清钠浓度<135 mmol/L，血浆渗透压<280 mOsm/L，伴有细胞外液量减少。

【病因】

（1）大量呕吐、长期胃肠减压而只补充水分，这是最常见的原因。

（2）液体在第三间隙积聚：如腹膜炎、胰腺炎形成大量腹腔积液，肠梗阻导致大量肠液在肠腔内积聚，胸膜炎形成大量胸腔积液等。

（3）长期持续应用排钠利尿药，如呋塞米、噻嗪类利尿药等。

（4）大量出汗、大面积烧伤等情况，若只补充水分可造成低渗性脱水。

【护考真题链接】2022 年—A1 型题

下列情况易发生低渗性脱水的是（ ）

A.急性肠梗阻
B.长期胃肠减压
C.大面积烧伤早期
D.大量呕吐
E.急性腹膜炎

答案：B

分析：低渗性脱水主要出现在长期进行胃肠减压，致使大量消化液丢失，进而导致钠盐大量流失的病人，或是长期使用排钠利尿药的病人身上。

等渗性脱水主要见于消化液急性丢失的病人，例如出现大量呕吐、肠瘘、肠梗阻、急性腹膜炎以及大面积烧伤早期等情况的病人。

高渗性脱水主要发生在水分摄入不足的病人身上，如长期禁食、吞咽困难的病人；还有水分丢失过多的病人，像大面积烧伤、高热、大量出汗的病人。

【病理生理】

由于细胞外液处于低渗状态，抗利尿激素分泌降低，肾小管对水分的重吸收减少，尿量随之增加，以此提升细胞外液的渗透压。与此同时，水分从渗透压相对低的细胞外液向渗透压相对高的细胞内液转移。

这些代偿机制虽然能够提高细胞外液的渗透压，但会导致细胞外液量进一步减少。当循环血量受到影响时，机体将不再优先维持体液渗透压，而是着重保持和恢复血容量。此时，肾素-血管紧张素-醛固酮系统被激活，醛固酮分泌增多，促进肾远曲小管对 Na^+ 和水的重吸收。同时，抗利尿激素（ADH）分泌增加，水的重吸收增多，尿量减少。

若循环血量持续减少且超出机体的代偿能力范围，将会引发休克。

【护理评估】

（一）健康史

了解病人的年龄、体重、生活习惯等，同时了解病人是否存在导致低渗性脱水的各种因素，如反复呕吐、长期引流、慢性肠梗阻等。有无容易诱发低渗性脱水的治疗，如应用排钠利尿药或补液过多。

(二) 身体状况

低渗性脱水根据缺钠程度分为轻度缺钠、中度缺钠和重度缺钠。常见症状有恶心、呕吐、头晕、视物模糊、软弱无力、起立时容易晕倒等，但一般无口渴感。

1. 轻度缺钠　血清钠浓度 130~135 mmol/L，病人感到疲乏、头晕、手足麻木，尿钠减少。

2. 中度缺钠　血清钠浓度 120~<130 mmol/L，病人除有上述症状，还有恶心、呕吐、脉搏细速，血压不稳定或下降，脉压变小，浅静脉萎陷，视物模糊，站立时晕倒。尿量少，尿中几乎不含钠和氯。

3. 重度缺钠　血清钠浓度<120 mmol/L，病人神志不清，肌痉挛性抽痛，腱反射减弱或消失；出现木僵、呼吸困难甚至昏迷，常发生低血容量性休克。

(三) 心理-社会状况

评估病人及其家属对疾病、伴随症状以及病因的认知程度、心理承受能力、经济状况、社会支持状况等，是否存在恐惧和焦虑等心理反应。

(四) 辅助检查

1. 尿液检查　尿比重常在 1.010 以下，尿 Na^+ 和 Cl^- 常明显减少。

2. 血清钠测定　血清钠浓度<135 mmol/L。血清钠浓度越低，病情越重。

3. 血常规检查　红细胞计数、血红蛋白浓度、红细胞比容及血尿素氮值均增高。

(五) 处理原则

(1) 积极治疗原发疾病。

(2) 静脉补液：输注含盐溶液或高渗盐水，以纠正细胞外液的低渗状态并补充血容量。在输注高渗盐水时，应严格控制滴速，滴速不应超过 100~150 mL/h，随后根据病情及血清钠浓度再调整治疗方案。

【常见护理诊断/健康问题】

1. 体液不足　与长期大量呕吐、胃肠减压、大面积烧伤等体液慢性丢失等有关。

2. 有受伤的危险　与意识丧失、低血压、头晕有关。

3. 潜在并发症：休克、脑水肿、肺水肿

【护理措施】

(一) 静脉补液

1. 输液种类　①轻、中度缺钠者：一般补充5%葡萄糖氯化钠注射液或0.9%氯化钠注射液；②缺钠较重者：为了迅速提高其细胞外液的渗透压并避免输入过多液体，可静脉输注高渗盐水(如3%~5%氯化钠注射液)；③重度缺钠并出现休克者：可先输晶体溶液(如复方乳酸氯化钠注射液、0.9%氯化钠注射液等)，再输胶体溶液(如右旋糖酐、血浆等)以补足血容量，最后输高渗盐水以恢复细胞外液的渗透压。

2. 输液速度　输注高渗盐水时应严格控制滴速，不超过 100~150 mL/h。

3. 补钠量　低渗性脱水的补钠量可按下列公式计算：需补钠量(mmol)=[正常血清钠值(mmol/L)-测得血清钠值(mmol/L)]×体重(kg)×0.6(女性为 0.5)，17 mmol Na^+ 相当于

1 g 钠盐。此公式仅作为补钠安全剂量的估算，总输入量应分阶段完成，一般先补充部分缺钠量，以解除急性症状，然后再根据临床表现及血清钠浓度、动脉血血气分析等指标完成剩余量。如将计算的补钠总量全部快速输入，可能会造成血容量过多，这对心功能不全者将非常危险。此外，每日仍需补给 4.5 g 氯化钠正常生理需要量。

(二)其他护理措施

参见本节高渗性脱水护理措施的相关内容。

等渗性脱水

等渗性脱水(isotonic dehydration)即细胞外液减少而血清钠正常，其特点是水钠成比例丢失，血容量减少但血清钠浓度和血浆渗透压仍在正常范围内。等渗性脱水是病人在短时间内大量缺水所致，故又称急性缺水，是外科临床中最常见的缺水类型。

【病因】

任何等渗性液体大量丢失所造成的血容量减少，在短时间内均属等渗性脱水。常见病因有：①消化液急性丢失，如肠外瘘、剧烈呕吐、严重腹泻等；②体液在感染区或软组织内丢失，如腹腔内或腹膜后感染、肠梗阻等；③大量抽取胸腔积液、腹腔积液，以及大面积烧伤等情况。

【病理生理】

等渗性脱水时细胞外液量减少，刺激肾入球小动脉壁压力感受器及远曲小管致密斑的钠感受器，引起肾素-血管紧张素醛固酮系统兴奋，醛固酮分泌增加，促进肾远曲小管对 Na^+ 和水的重吸收，使细胞外液量得以恢复。由于丧失的液体为等渗性，细胞内、外液的渗透压并无明显变化，故细胞内液量一般不发生改变。但若体液失衡持续时间长且未及时补充适当液体，细胞内液也将逐渐外移而出现细胞内缺水。

【护理评估】

(一)健康史

了解病人的年龄、体重、生活习惯等。了解病人是否存在导致等渗性脱水的各种因素，如呕吐、腹泻、消化道梗阻、大面积烧伤、慢性渗液等。

(二)身体状况

1. 生命体征　评估有无心率加快、脉搏细速、血压不稳或降低、肢端湿冷等血容量不足的表现。

> 考点：等渗性脱水的临床表现

2. 神经系统症状　评估病人的意识状况，以及有无乏力表现。

3. 皮肤弹性　轻捏病人手背或前臂皮肤后松开，若持续 20~30 秒后才恢复原状，常提示体液严重不足。

4. 口腔黏膜与舌咽　口腔内颊黏膜或齿龈线区出现干燥症状，同时伴有吞咽困难表现，提示体液不足。

5. 静脉充盈程度　病人在去枕平卧时颈静脉若不充盈，则提示细胞外液量不足；手背静脉在手下垂 5 秒内仍未充盈，提示细胞外液量明显减少。

（三）心理-社会状况

了解病人及其家属的经济状况，对疾病及其伴随症状的认知程度和心理反应，对疾病的承受能力以及对治疗和护理的配合程度等。

（四）辅助检查

1.血常规　若红细胞计数、血红蛋白、红细胞比容均增高，提示有血液浓缩现象。

2.血清电解质　了解 K^+、Na^+、Ca^{2+} 等血清电解质成分及渗透压是否正常。

3.中心静脉压（CVP）　正常值为 $5\sim12$ cmH$_2$O，低于正常值则提示血容量不足。

4.尿比重　评估尿比重，尿少而尿比重高提示病人肾脏无严重损害，尿少系体液不足所致。

📢 **【护考真题链接】2023 年—A2 型题**

一位大面积烧伤病人，入院时表现为头晕、乏力、恶心、呕吐，无口渴，尿量为每小时 31 mL，尿比重为 1.027，血压 87/77 mmHg，血清钠浓度为 139 mmol/L，中心静脉压为 3.9 cmH$_2$O，CO$_2$CP 60%，血浆 HCO$_3^-$ 为 24 mmol/L。护士根据病人的检查结果，判断病人的体液失衡属于（　　）

A.呼吸性酸中毒　　　　　　　　B.呼吸性碱中毒

C.等渗性脱水　　　　　　　　　D.低渗性脱水

E.水中毒

答案：C

分析：病人大面积烧伤，入院时表现为头晕、乏力、恶心、呕吐，但无口渴，血压和中心静脉压下降，但血清钠属于正常范围，符合等渗性脱水的临床表现，且等渗性脱水多见于烧伤早期，故考虑该病人为等渗性脱水。当等渗性脱水病人短期内体液丢失达体重的 5% 时，常伴代谢性酸中毒。

（五）处理原则

1.积极治疗原发疾病

2.静脉补液　可选用等渗盐水或平衡盐溶液（如乳酸钠林格氏溶液或复方氯化钠溶液），平衡盐溶液内电解质的含量与血浆相似，而等渗盐水的氯离子浓度高于血清氯浓度，大量补充等渗盐水有导致高氯性酸中毒的危险，因此大量输液时选用平衡盐溶液更为合理和安全。补充水分的同时注意补钠和补钾，以免发生低钠和低钾血症。

> 考点：等渗性脱水的治疗原则

📢 **【护考真题链接】2014 年—A2 型题**

病人，男，60 岁。由于严重恶心、呕吐导致急性消化液大量丢失。医生开具以下医嘱，应首先为该病人输入的是（　　）

A.5% 碳酸氢钠溶液　　　　　　　B.平衡盐溶液

C.3% 氯化钠溶液　　　　　　　　D.5% 葡萄糖注射液

E.10% 葡萄糖注射液

答案：B

分析：严重恶心呕吐导致急性消化液大量丢失，会引起等渗性脱水，即水和钠等比例丧失。补液首先要保证有效的循环血量，然后是尽可能恢复体内水钠平衡，根据丢失体液的种类补充平衡盐溶液、等渗盐水等含钠的等渗液。碳酸氢钠溶液为碱性液，适用于代谢性酸中毒病人。

【常见护理诊断/健康问题】

1. 体液不足　与高热、呕吐、腹泻、胃肠减压、肠梗阻、大面积烧伤等导致的体液大量丢失有关。

2. 有受伤的危险　与意识障碍、低血压有关。

3. 潜在并发症：休克、酸碱平衡失调、低钾血症等

【护理措施】

（一）维持充足的体液量

1. 处理原发疾病　采取有效预防或治疗措施，积极处理原发疾病。

2. 补充液体　对已出现体液不足的病人，应根据其生理状况和各项实验室检查结果，遵医嘱及时补充液体。补液时应严格遵循"定量、定性、定时"的原则。

（1）定量：包括生理需要量、已经损失量和继续损失量三部分。

1）生理需要量：每日生理需要量的简易计算方法如下。体重的第 1 个 10 kg×100 mL/（kg·d）+体重的第 2 个 10 kg × 50 mL/（kg·d）+其余体重× 20 mL/（kg·d）。65 岁以上的老年人或有心脏疾病者，实际补液量应少于计算所得量。小儿的每日生理需要量平均为 100 mL/（kg·d），可根据年龄、体重进行适当增加或减少。

2）已经损失量：又称累积失衡量，指在制订补液计划前已经丢失的体液量。按缺水程度补充，按每丢失体重的 1%补液 400~500 mL 计算。由于机体自身具有一定的调节能力，故通常第 1 个 24 小时只需补充 1/2 量，第 2 日再根据病情及辅助检查结果补充剩余的 1/2。

3）继续损失量：又称额外损失量，包括外在性失液和内在性失液。外在性失液按所丢失液体的不同特点，尽可能等量、等质地补充。内在性失液，如腹（胸）腔内积液、胃肠道积液等需根据病情变化来估计补液量。此外，体温每升高 1 ℃，应按 3~5 mL/kg 增补；中度出汗者，丢失的体液量可估算为 500~1000 mL（含钠 1.25~2.5 g）；大量出汗者，估计丢失体液 1000~1500 mL；湿透一套衬衣裤，按丢失 1000 mL 体液计算；气管切开者从呼吸道蒸发的水分为 800~1200 mL/d。

（2）定性：包括生理需要量、已经损失量、继续损失量三部分。

1）生理需要量：成人对盐的日需要量为氯化钠 4~6 g，相当于 0.9%氯化钠溶液 500 mL，氯化钾 3~4 g，相当于 10%氯化钾溶液 30~40 mL。

2）已经损失量：等渗性脱水以补充平衡盐溶液为主。

3）继续损失量：根据实际丢失体液的成分进行补充。

（3）定时：根据体液丢失的量、速度及重要脏器的功能状态合理安排补液的速度。若各重要脏器功能良好，应遵循"先快后慢"的原则进行分配，即第 1 个 8 小时补充总量的

1/2，剩余 1/2 在后 16 小时内均匀输入。

(二) 其他护理措施

参见本节高渗性脱水护理措施的相关内容。

表 2-2　三种缺水的表现

	等渗性脱水	低渗性脱水	高渗性脱水
丢失成分	等比	钠>水	钠<水
血钠/(mmol·L^{-1})	135～150	<135	>150
病因	消化液急性丢失 肠瘘	消化液慢性丢失 慢性肠梗阻	原发性缺水 食管癌梗阻
临床表现	舌干、不渴	神志差，口渴不明显	口渴
治疗原则	等渗，平衡盐	高渗盐水	5%葡萄糖注射液
护理措施	补液(定量、定时、定性)		

【知识链接】

水中毒

　　水中毒是机体摄入水量超过排水量，导致体内水分潴留，血浆渗透压下降，循环血量增多的情况，也被称为稀释性低钠血症，较为罕见。常见病因：①肾功能不全导致排尿能力下降；②各种原因引起抗利尿激素(ADH)分泌过多；③机体摄入水分过多或静脉补液量过大。

　　临床上按起病的急缓分为两类。①急性水中毒：因脑水肿引起头痛、呕吐、视物模糊、谵妄、惊厥甚至昏迷，严重者可发生脑疝。②慢性水中毒：可表现为软弱无力、恶心、呕吐、嗜睡、无凹陷性水肿等症状。

　　处理方法：应立即停止水分摄入。轻者可无须特殊处理。严重者可静脉输注高渗盐水缓解细胞肿胀和低渗状态；使用利尿药以促进水分排出，常用 20%甘露醇 250 mL 快速(20 分钟内)静脉滴注；也可静脉注射呋塞米(速尿)。

二、钾代谢失衡病人的护理

　　钾是机体最重要的矿物质之一。正常人体内约 90%的钾存储于细胞内，骨钾含量约 7.6%，跨细胞液钾约占 1%，仅约 1.4%的钾在细胞外液中。钾具有维持细胞新陈代谢、保持细胞静息膜电位、调节细胞内外渗透压及酸碱平衡等多种重要生理功能。机体可通过以下几条途径维持血钾平衡：①通过细胞膜 Na^+-K^+ 泵改变钾在细胞内外液中的分布；②通过细胞内外 H^+-K^+ 交换影响细胞内外钾的分布；③通过肾小管上皮内外跨膜电位的改变影响钾的排泄量；④通过醛固酮和远端小管调节肾排钾量；⑤通过出汗或结肠排泄方式排出钾。正常血清钾浓度为 3.5～5.5 mmol/L，钾代谢异常有低钾血症和高钾血症。

低钾血症

血清钾浓度低于 3.5 mmol/L，称为低钾血症（hypokalemia）。

【病因】

(1)消化道梗阻、长期禁食、昏迷、神经性厌食等情况导致钾摄入不足。

(2)严重呕吐、腹泻、持续胃肠减压、肠瘘等情况导致从消化道途径丢失大量钾。

> 考点：低钾血症的病因

(3)长期应用呋塞米或噻嗪类利尿药、肾小管性酸中毒、急性肾衰竭多尿期，以及盐皮质激素过量导致肾脏排出钾过多。

(4)长期输注不含钾盐的液体，或肠外营养液中钾补充不足。

(5)钾向组织内转移，多见于大量输注葡萄糖和胰岛素，或存在代谢性、呼吸性碱中毒的病人。

【护考真题链接】2015 年—A1 型题

低钾性碱中毒最可能出现于（　　）

A.尿毒症 　　　　　　　　　　　B.胃手术后

C.大量输血 　　　　　　　　　　D.术后少尿

E.严重创伤

答案：B

分析：低钾常见的原因有钾摄入不足，如长期禁食、少食或静脉补充钾盐不足。胃手术后需要禁食、禁饮、胃肠减压、钾摄入不足，同时随胃液流失，容易导致钾离子丢失而引起代谢性碱中毒。

【护理评估】

(一)健康史

了解病人的年龄、性别、精神状态、饮食习惯等。了解病人有无饮食改变、排泄异常或应用排钾利尿药等可导致低钾血症的原因，有无手术史、创伤史。了解其家族中有无低钾性周期性麻痹病史者。

(二)身体状况

1.肌无力　是低钾血症最早的临床表现。一般先出现四肢软弱无力，后累及躯干和呼吸肌。一旦累及呼吸肌，可出现呼吸困难甚至窒息。病情严重者可有腱反射减弱或消失、软瘫。

> 考点：低钾血症的临床表现

2.消化道功能障碍　有厌食、恶心、呕吐、腹胀和肠蠕动消失等肠麻痹表现。

3.心脏功能异常　主要表现为窦性心动过速、房室传导阻滞和节律异常。严重缺钾可导致心脏收缩期停搏。

4.代谢性碱中毒　血清钾过低时，一方面，K^+ 从细胞内移出，与 Na^+ 和 H^+ 交换，使细胞外液的 H^+ 浓度下降；另一方面，肾远曲小管 Na^+-K^+ 交换减少，Na^+-H^+ 交换增加，排 H^+ 增多，尿液呈酸性（反常性酸性尿）。这两方面的作用使病人发生低钾性碱中毒，可出现头晕、躁动、口周及手足麻木、面部及四肢抽动、手足抽搐等症状。

🔊【护考真题链接】2013年—A2型题

病人，女，52岁。诊断为高血压急症，医嘱予以呋塞米（速尿）20 mg，静脉注射。执行该医嘱后，病人出现乏力、腹胀、肠鸣音减弱等症状，该病人可能发生了（　　）

A. 高钾血症　　　　　　　　　　B. 低钾血症

C. 高钠血症　　　　　　　　　　D. 低钠血症

E. 低氧血症

答案：B

分析：呋塞米（速尿）为排钾利尿药，若使用不恰当（如剂量过大，静脉滴注速度过快），极易引起低钾血症。病人出现了乏力、腹胀、肠鸣音减弱的症状，与低钾血症所致消化系统功能障碍的表现相符。

（三）心理-社会状况

由于肌无力、腹胀和心律失常，病人及其家属产生焦虑和恐惧心理。评估病人及其家属是否了解钾的作用，以及引起低钾血症的原因等方面的有关知识。

（四）辅助检查

1. 实验室检查　血清钾浓度低于 3.5 mmol/L 具有诊断意义。

2. 心电图检查　典型心电图改变（图 2-2）为早期出现 ST 段压低、T 波降低、增宽或倒置，随后出现 QT 间期延长和 U 波，严重者出现 P 波幅度增高、QRS 增宽、室上性或室性心动过速、心房颤动。心电图检查可作为辅助性诊断手段。

> 考点：低钾血症的心电图改变

正常　　　　　　　低钾血症

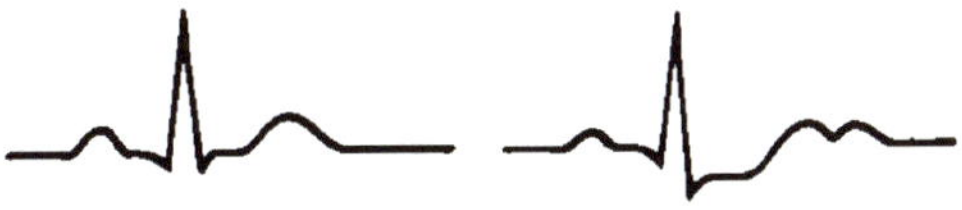

图 2-2　低钾血症的心电图改变

🔊【护考真题链接】2016年—A2型题

某病人因腹泻、呕吐入院，心电图显示 ST 段压低，T 波倒置，U 波增高，其最可能的病因是（　　）

A. 高钾血症　　　　　　　　　　B. 低钾血症

C. 高钙血症　　　　　　　　　　D. 洋地黄效应

E. 洋地黄中毒

答案：B

分析：低钾血症常见的原因之一是钾丢失过多，如呕吐、腹泻、胃肠道引流等。典型心电图改变为早期出现 T 波降低、变平或倒置，随后出现 ST 段压低、Q-T 间期延长和 U 波。根据题干可知，病人的临床表现与上述情况相符，故考虑该病人为低钾血症。

(五)处理原则

1.病因治疗 寻找和消除引起低钾血症的原因,如术后鼓励病人尽早恢复正常饮食,积极治疗造成呕吐、腹泻的原发性疾病,摄入含钾元素丰富的饮食等。

2.合理补钾 对严重低钾血症或出现明显并发症者,及时补钾。常用的补钾药剂为10%氯化钾溶液。由于细胞内缺钾状况恢复较慢,纠正低钾血症时不宜操之过急,通常采用分次补钾、边治疗边观察的方法。

【常见护理诊断/健康问题】

1.活动无耐力 与低钾所致的肌无力有关。

2.有受伤的危险 与软弱无力有关。

3.潜在并发症:代谢性碱中毒、高钾血症

【护理措施】

(一)恢复血清钾浓度

1.减少钾丢失 遵医嘱实施止吐、止泻等治疗措施,以减少钾的持续丢失。

2.遵医嘱补钾

(1)优先选择口服补钾:通常选用10%氯化钾溶液或枸橼酸钾

> 考点:补钾原则

溶液口服。同时,鼓励病人增加富含钾元素食物的摄入,如橘子、香蕉、菠菜等。对于无法口服补钾的病人(如昏迷患者或术后禁食者),或病情较为严重者,可考虑将10%氯化钾溶液稀释后进行静脉滴注。

(2)严格遵循见尿补钾原则:当每小时尿量大于40 mL或每日尿量大于500 mL时,方可进行补钾,以避免钾元素在体内蓄积,引发高钾血症。

(3)控制静脉补钾浓度:静脉补钾时,溶液中钾离子浓度不宜超过0.3%。即500 mL注射液中,最多可加入10%氯化钾溶液15 mL(相当于氯化钾1.5 g)。

(4)限制静脉补钾速度:成人静脉补钾速度不宜超过60滴/min,严禁直接静脉注射10%氯化钾溶液,以防血钾水平突然升高,导致心搏骤停。

(5)把控每日补钾总量:可根据病人血清钾降低程度,确定每日补钾量为40～80 mmol(以每克氯化钾相当于13.4 mmol钾计算,每日需补充氯化钾3～6 g)。

【护考真题链接】2016年—A2型题

患儿,女,2岁,因腹泻2天入院,入院后护士遵医嘱为其补液200 mL,该液体中最多可加入10%氯化钾溶液( )

A.6 mL   B.8 mL

C.10 mL   D.12 mL

E.14 mL

答案:A

分析:静脉注射液的含钾浓度一般不超过0.3%,200 mL 0.9%氯化钠溶液含氯化钾不应超过:200 mL×0.3%=0.6 g。由于1 mL 10%氯化钾溶液中含0.1 g氯化钾,所以不得超过6 mL。

（二）病情观察

在补钾过程中需密切观察病人精神状态、肌张力、腱反射、胃肠道功能等变化，动态监测其血清钾浓度。快速补钾或补钾量大时仅限于极其严重、危及生命的低钾血症病人，在补钾过程中应进行心电监护以保障病人的生命安全。

（三）减少受伤的危险

参见本节等渗性脱水护理措施的相关内容。

（四）健康教育

长时间禁食或进食不足者，以及近期有呕吐、腹泻、胃肠道引流者，应注意定期监测血清钾浓度并及时补钾，以避免发生低钾血症。

（五）心理护理

加强护患沟通，告知病人四肢无力、腹胀、心律失常等是由于低钾血症引起的，只要及时治疗，费用少、恢复快、无后遗症。

（六）健康指导

（1）给病人介绍钾的生理作用及钾摄入的相关知识，在病情允许的情况下，鼓励病人尽早恢复正常饮食。

（2）对于禁食、长期控制饮食、腹泻及接受胃肠引流病人，注意补钾以防发生低钾血症。

（3）有周期性低钾发作史者，需向其介绍口服补钾方法及剂量，若出现四肢无力症状，应及时就医。

高钾血症

血清钾浓度高于 5.5 mmol/L，称为高钾血症（hyperkalemia）。

【病因】

（1）钾摄入过多：如口服含钾药物或静脉输入过多钾，以及大量输入保存时长较久的库存血等。

（2）肾排钾功能减退：如急、慢性肾衰竭的少尿期或无尿期，或应用保钾利尿药（如螺内酯、氨苯蝶啶等），以及盐皮质激素缺乏等。

（3）细胞内钾的移出：如溶血、组织损伤（如挤压综合征），以及酸中毒等。

【护理评估】

（一）健康史

了解病人的年龄、体重、生活习惯。了解病人有无引起高血钾症的原因，如肾功能不全、使用保钾利尿药、严重挤压伤等情况。

（二）身体状况

1.神经、肌肉应激性改变　病人很快由兴奋转为抑制状态，表现为神志淡漠、感觉异常、乏力、四肢软瘫、腹胀、腹泻等。

2.微循环障碍　常见于病情较重者，表现为皮肤苍白、湿冷、发绀、低血压等。

> 考点：高钾血症的临床表现

3.心血管系统症状　表现为心动过缓或心律不齐，严重时可引起心搏骤停。

下列因素中, 可能引起窦性心动过缓的是(　　　)

A. 缺氧
B. 发热
C. 失血性贫血
D. 甲亢
E. 高钾

答案: E

分析: 高钾血症的心血管系统症状表现为心律失常, 严重时可引起心搏骤停。缺氧初期会引起心动过速, 严重缺氧可导致心动过缓; 发热、失血性贫血、甲亢都会引起窦性心动过速。

(三) 心理-社会状况

因软弱无力、呼吸困难和心律失常等症状, 病人及其家属产生焦虑和恐惧感。

(四) 辅助检查

血清钾浓度超过 5.5 mmol/L 即可确诊。心电图有辅助诊断价值, 典型改变为早期 T 波高而尖, Q-T 间期延长, 随后出现 QRS 波增宽。

(五) 处理原则

因高钾血症有导致心搏骤停的危险, 故一经诊断应立即处理。

1. 病因治疗　积极治疗原发疾病, 改善肾功能。

> 考点: 高钾血症的处理原则

2. 禁钾　立即停用所有含有钾盐的药物, 避免进食含钾量高的食物。

3. 降低血清钾浓度

(1) 促使 K^+ 转入细胞内。①碱化细胞外液: 静脉给予 5% 碳酸氢钠溶液, 促使 K^+ 移入细胞内或由尿排出。②促进糖原合成: 给予 25% 葡萄糖注射液 100~200 mL, 以每 5 g 糖加入 1 U 胰岛素静脉滴注, 必要时每 3~4 小时重复给予。

(2) 促使 K^+ 排泄。①呋塞米(速尿)40 mg 静脉推注; ②口服阳离子交换树脂或进行保留灌肠; ③肾功能不全者或上述治疗无效时, 可采取腹膜透析或血液透析。

4. 对抗心律失常　钙与钾有对抗作用, 可用 10% 葡萄糖酸钙溶液 20 mL 加等量 25% 葡萄糖溶液缓慢静脉推注, 必要时可重复给予。

高钾血症引起心律失常时, 静脉注射首选的药物是(　　　)

A. 10% 硫酸镁溶液
B. 5% 碳酸氢钠溶液
C. 10% 葡萄糖酸钙+等量 25% 葡萄糖溶液
D. 利尿药
E. 5% 葡萄糖溶液+胰岛素

答案: C

　　分析：当高钾血症病人发生心律不齐时，可用10%葡萄糖酸钙溶液加入等量25%葡萄糖溶液中，静脉推注。

【常见护理诊断/健康问题】

1. 活动无耐力　与高钾血症导致的肌肉无力、软瘫相关。
2. 有受伤的危险　与软弱无力、意识障碍、感觉异常相关。
3. 潜在并发症：心律失常、心搏骤停

【护理措施】

(一)恢复血钾水平

(1)指导病人停用含钾药物，避免进食含钾量高的食物。

(2)遵医嘱用药，以对抗心律失常及降低血钾水平。

(3)为透析病人做好透析护理。

(二)并发症的护理

(1)严密监测病人的生命体征、血清钾及心电图改变。

(2)一旦发生心律失常，应立即通知医生，积极协助治疗。如发生心搏骤停，应立即实施心肺复苏。

(三)心理护理

告知病人肌无力、心律失常、呼吸困难等症状是由高钾血症引起的，通过积极治疗和预防，可避免危险情况的发生。

(四)健康指导

告知肾功能不全或长期使用保钾利尿药的病人，应限制含钾食物或药物的摄入，定期监测血清钾浓度，以免发生高钾血症。

✦✦ 案例分析

　　(1)该病人发病急骤，血压偏低，血清钠浓度低于正常值，因此该病人为低渗性脱水。病人血清钾浓度低于正常值，因此合并低钾血症。血气分析可见pH<7.35，HCO_3^-小于正常值，$PaCO_2$正常，因此为代谢性酸中毒。

　　(2)针对病人的护理诊断/问题，应采取以下护理措施：

　　针对低渗性脱水，应静脉补液治疗，一般补充5%葡萄糖氯化钠溶液或0.9%氯化钠溶液，补钠量可按下列公式计算：需补钠量(mmol)=[正常血清钠值(mmol/L)−测得血清钠值(mmol/L)]×体重(kg)×0.6。一般当日先补充缺钠量的1/2以解除急性症状，其余1/2量在第2日补充。此外，仍需补给每日氯化钠正常生理需要量4.5 g。针对低钾血症，应遵医嘱静脉补钾，补钾原则：溶液含K^+浓度为0.3%，见尿补钾，速度不宜过快，总量不宜过多。针对代谢性酸中毒，可用5%碳酸氢钠溶液或乳酸钠林格氏溶液静脉滴注，首次剂量为100~250 mL，静脉输注速度不宜过快。指导病人养成良好的卫生习惯，用漱口液清洁口腔，避免口腔黏膜干燥、损伤。治疗期间，根据病人反应，有针对性地做好心理护理，消除恐惧与不安，使病人情绪稳定，主动配合治疗与护理。

第三节　酸碱代谢失衡病人的护理

正常生物体内的 pH 相对稳定，这主要依靠体内各种缓冲系统以及肺、肾的调节功能来实现。机体这种处理酸碱物质的含量和比例，以维持 pH 在恒定范围的过程，称为酸碱平衡。正常 pH 范围为 $7.35 \sim 7.45$，pH<7.35 称为酸中毒，pH>7.45 称为碱中毒。临床上，许多因素可以引起酸碱负荷过度或调节机制障碍，导致体液酸碱稳定性破坏，称为酸碱平衡失调。pH、HCO_3^- 和 $PaCO_2$ 是反映酸碱平衡的关键指标，其中 HCO_3^- 反映代谢性因素，HCO_3^- 原发性减少或增加，可引起代谢性酸中毒或碱中毒；$PaCO_2$ 反映呼吸性因素，$PaCO_2$ 原发性增加或减少，可引起呼吸性酸中毒或碱中毒。在疾病的发展进程中，常常会出现多种混合型的酸碱代谢失衡，从而使病情变得更为复杂。

一、代谢性酸中毒

代谢性酸中毒（metabolic acidosis）是指细胞外液的 H^+ 增加和（或）HCO_3^- 丢失引起的 pH 下降，以血浆原发性 HCO_3^- 浓度降低为特征，是临床上最常见的酸碱代谢失衡类型。

【病因】

1. 酸性物质产生过多　为代谢性酸中毒最主要的原因，主要有两种途径：①乳酸酸中毒：各种原因引起的缺血缺氧状况或组织低灌注时，因无氧酵解增强而引起乳酸生成量增加。常见于严重损伤、感染、高热或休克等。②酮症酸中毒：糖尿病病人或处于严重饥饿状态时，因脂肪分解代谢加速，形成过多的酮体而引起。

2. 碱性物质丢失过多　严重腹泻、肠瘘、胰瘘、胆道引流等情况，均可引起大量碳酸氢钠（$NaHCO_3$）丢失。

3. 肾功能障碍　肾衰竭、肾小管中毒或应用肾毒性药物（碳酸酐酶抑制药）而改变排 H^+ 或重吸收 HCO_3^-。

【病理生理】

代谢性酸中毒时体内 HCO_3^- 减少，H_2CO_3 相对增加，人体通过肺和肾的调节，使之重新达到平衡。体内 H^+ 浓度升高刺激呼吸中枢产生代偿反应，呼吸加深加快，加速 CO_2 排出、降低 $PaCO_2$，使 HCO_3^-/H_2CO_3 的比值接近或维持于 $20:1$，从而维持血液 pH 于正常范围。同时，肾小管上皮细胞中的碳酸酐酶和谷氨酰胺酶活性增加，促进 H^+ 和氨（NH_3）的生成，两者形成铵根离子（NH_4^+）后排出，致 H^+ 排出增多。此外，$NaHCO_3$ 重吸收量亦增加，但该代偿能力有限。

【护理评估】

(一) 健康史

了解病人是否存在相关病史：严重腹泻、肠瘘、休克、糖尿病、肾功能不全等。

(二)身体状况

轻度代谢性酸中毒可无明显症状,重症病人症状明显。

考点:代谢性酸中毒的临床表现

1.呼吸代偿改变 最明显的表现是呼吸加快加深,呼吸频率可高达 40~50 次/min,典型者称为 Kussmaul 呼吸。酮症酸中毒者呼出气带有酮味。

2.中枢神经系统改变 表现为疲乏、眩晕、嗜睡、感觉迟钝或烦躁,严重者可出现神志不清或昏迷,可伴有腱反射减弱或消失。

3.心血管系统改变 病人面颊潮红、心率加快、血压常偏低。代谢性酸中毒可降低心肌收缩力和周围血管对儿茶酚胺的敏感性,病人容易发生心律失常、急性肾功能不全和休克,且一旦发生则很难纠治。

【护考真题链接】2020 年—A1 型题

重度代谢性酸中毒的表现是( )

A.呼吸深快,口唇发绀　　　　　　B.呼吸深快,口唇樱红

C.呼吸深慢,口唇发绀　　　　　　D.呼吸浅快,口唇樱红

E.呼吸深慢,口唇樱红

答案:A

分析:重度代谢性酸中毒时,呼吸深快,口唇发绀;轻度代谢性酸中毒时,呼吸稍快,口唇正常;中度代谢性酸中毒时呼吸深大,口唇樱红。

(三)心理-社会状况

评估病人及家属对疾病的认知程度和心理反应。

(四)辅助检查

1.动脉血气分析 ①代偿期:血液 pH 在正常范围,HCO_3^-、剩余碱(BE)和 $PaCO_2$ 有一定程度降低。②失代偿期:血液 pH<7.35,HCO_3^- 明显下降,$PaCO_2$ 正常或代偿性降低。

2.血生化检测 血清钾浓度升高。

(五)处理原则

1.积极处理 原发疾病,消除病因。

2.逐步纠正代谢性酸中毒 ①轻度代谢性酸中毒(血浆 HCO_3^- 为 16~18 mmol/L):经消除病因和适当补液后可自行纠正,常无需碱剂治疗。②重度代谢性酸中毒(血浆 HCO_3^-<15 mmol/L):在补液的同时应用碱剂治疗。

3.维持 Ca^{2+}、K^+ 平衡。

【常见护理诊断/健康问题】

1.口腔黏膜受损 与代谢性酸中毒所致呼吸深快有关。

2.潜在并发症:高钾血症、代谢性碱中毒

【护理措施】

(一)病情观察

加强对病人生命体征、动脉血气分析、血清电解质等指标的监测,及时发现高钾血症、

代谢性碱中毒等并发症，及时通知医生并配合治疗。

（二）纠正酸中毒

1. 补充碱剂　①种类：临床上常用 5% 碳酸氢钠溶液，乳酸钠林格氏溶液也可用于治疗代谢性酸中毒，但肝功能不良或乳酸酸中毒时不宜使用。②用量：一般主张在动脉血气分析监测下根据病人的 HCO_3^- 水平分次补碱，补碱量宜小不宜大，首次剂量为 100 ~ 250 mL。③速度：5% 碳酸氢钠溶液为高渗性液体，静脉输注速度不宜过快，以免导致高钠血症和血浆渗透压升高。④防止药液渗漏：周围静脉输注时若局部出现疼痛、肿胀，应立即更换注射部位，局部用 50% 硫酸镁溶液进行湿热敷，以免引起局部软组织坏死。

2. 补钙和补钾　代谢性酸中毒时血 Ca^{2+} 增多，酸中毒纠正后 Ca^{2+} 减少，可因低钙血症引起手足抽搐、惊厥和神志改变，应及时静脉补充葡萄糖酸钙溶液。过快纠正酸中毒时，大量 K^+ 从细胞外又移回至细胞内，易引起低钾血症，应注意适当补钾。

（三）口腔护理

指导病人养成良好的卫生习惯，用漱口液清洁口腔，避免口腔黏膜干燥、损伤。

（四）心理护理

根据病人的状态，有针对性地做好心理护理，消除恐惧与不安，使病人情绪稳定，主动配合治疗与护理。

（五）健康指导

告知病人警惕引起酸碱代谢失衡的病因，当病人出现中枢神经系统症状和手足抽搐时应及时就诊。

二、代谢性碱中毒

代谢性碱中毒（metabolic alkalosis）是指细胞外液碱增多和（或）H^+ 丢失引起的 pH 升高，以血浆 HCO_3^- 浓度原发性升高为特征。

【病因】

1. 酸性物质丢失过多　①经胃丢失：呕吐剧烈、长时间胃肠减压使得胃液中 H^+、Cl^- 及 K^+ 丢失，导致低氯低钾性碱中毒。②经肾脏丢失：用袢利尿药或噻嗪类利尿药可抑制髓袢对 Cl^- 的主动重吸收和 Na^+ 的被动重吸收，造成低钾性碱中毒。

> 考点：代谢性碱中毒的病因

2. 碱性物质摄入过多　消化性溃疡病人服用过多 $NaHCO_3$，或静脉输注过量 $NaHCO_3$；大量输注库存血、乳酸钠林格氏溶液，这些有机酸盐在体内氧化可产生 $NaHCO_3$ 造成代谢性碱中毒。

3. 低钾性碱中毒　低钾血症引起细胞内 K^+ 向细胞外转移，同时细胞外 H^+ 向细胞内移动，可发生代谢性碱中毒。此时，肾小管细胞内缺钾，K^+-Na^+ 交换减少，代之以 H^+-Na^+ 交换增加，H^+ 排出及 HCO_3^- 重吸收增加，尿液呈酸性，称为反常性酸性尿。

【护考真题链接】2019 年—A1 型题

高位肠梗阻易发生的酸碱代谢失衡的类型是（　　　　）

A. 代谢性酸中毒　　　　　　　　B. 呼吸性碱中毒

C. 代谢性碱中毒　　　　　　　　D. 呼吸性酸中毒

E.代谢性酸中毒合并呼吸性碱中毒

答案：C

分析：高位肠梗阻病人的呕吐症状出现较早且频繁，呕吐物主要为胃及十二指肠内容物，可导致水、电解质和酸碱代谢失衡。同时该病人在治疗过程中需禁饮禁食和胃肠减压，会丢失大量的 H^+、Cl^- 而导致代谢性碱中毒的发生。

【病理生理】

血浆 H^+ 浓度下降致呼吸中枢受抑制，呼吸变浅变慢，使 CO_2 排出减少、$PaCO_2$ 升高，使 HCO_3^-/H_2CO_3 的比值接近 20：1，从而维持血液 pH 于正常范围。同时，肾小管上皮细胞中的碳酸酐酶和谷氨酰胺酶活性降低，一方面使 H^+ 排出和 NH_3 的生成减少，另一方面 HCO_3^- 的重吸收亦减少，从而使血浆 HCO_3^- 减少。

【护理评估】

(一) 健康史

了解病人是否存在长期胃肠减压、幽门梗阻等病史，有无长期口服碱性药物、利尿药等。

(二) 身体状况

1. 呼吸系统 病人出现呼吸中枢抑制，呼吸浅而慢，换气量减少。

2. 神经肌肉系统 病人出现烦躁不安、精神错乱或谵妄等中枢神经兴奋的表现，面部及肢体肌肉抽动、腱反射亢进及手足抽搐。

3. 循环系统 病人出现各种心律失常、心脏传导阻滞、血压下降，甚至出现心搏骤停。

(三) 心理-社会状况

因呼吸功能障碍，同时原发疾病加重，使病人焦虑、恐惧情绪。病人及其家属对疾病发生的原因、伴随症状及预后情况缺乏了解，又进一步加重了他们的紧张情绪。

(四) 辅助检查

1. 动脉血气分析 ①代偿期：血液 pH 在正常范围，HCO_3^-、BE 有一定程度增高。②失代偿期：血液 pH>7.35，HCO_3^- 明显增高，$PaCO_2$ 正常或代偿性增高。

2. 血清电解质 可伴血清钾、血清氯水平降低。

(五) 处理原则

1. 治疗原发疾病 代谢性碱中毒的治疗关键在于治疗原发疾病，解除病因。对胃液丢失造成的代谢性碱中毒，可输入等渗盐水或葡萄糖氯化钠溶液。

2. 纠正低钾血症 代谢性碱中毒的病人几乎都伴有低钾血症，故需同时补钾，但应在病人尿量大于 40 mL/h 后开始补钾。

3. 应用酸性药物 严重代谢性碱中毒者(pH>7.65，血浆 HCO_3^- 为 40~50 mmol/L)，可应用稀释的盐酸(HCl)溶液(0.1~0.2 mol/L)尽快中和细胞外液中过多的 HCO_3^-。

【常见护理诊断/健康问题】

1. 低效性呼吸型态 与呼吸代偿反应、胸廓活力下降有关。

2. 有受伤的危险　与意识障碍及肌肉强直抽搐有关。

3. 潜在并发症：低钾血症

【护理措施】

(一)病情观察

定期监测病人的生命体征、意识状况、动脉血气分析及血清电解质等，及时发现低钾血症、低钙血症等并发症，遵医嘱正确补钾或补钙。

(二)用药护理

1. 配制方法　将 150 mL1 mol/L 的盐酸溶液加入 1000 mL0.9% 氯化钠溶液或 5% 葡萄糖溶液中，配制成稀释盐酸溶液(浓度为 0.15 mol/L)。

2. 输注途径　稀释盐酸溶液应经中心静脉导管输注，严禁经周围静脉输入，以防溶液渗漏导致皮下组织坏死。

3. 输注速度　不宜过快，应缓慢滴入(25~50 mL/h)，每 4~6 小时重复进行动脉血气分析及血清电解质监测，并根据检查结果调节输注速度，以逐步纠正碱中毒。

(三)心理护理

向病人及其家属解释发病原因、治疗方法及配合方法，缓解病人的紧张情绪，取得病人的理解与配合。

(四)健康指导

告知病人警惕引起酸碱代谢失衡的病因，当病人出现中枢神经系统症状和手足抽搐时应及时就诊。

三、呼吸性酸中毒

呼吸性酸中毒(respiratory acidosis)是指 CO_2 排出障碍或吸入过多引起的 pH 下降，以血浆 HCO_3^- 浓度原发性升高为特征。

【病因】

凡能引起肺泡通气功能不足的疾病均可导致呼吸性酸中毒。常见病因如下。

(1)呼吸中枢抑制或呼吸肌麻痹：如全身麻醉过深、镇静药过量、颅脑损伤、重症肌无力、重度低血钾等。

(2)呼吸道阻塞或肺部疾病：如喉头痉挛和水肿、支气管异物、急性肺水肿、慢性阻塞性肺疾病(chronic obstructive pulmonary disease，COPD)、肺炎等。

(3)胸部活动受限：如严重胸壁损伤、气胸、胸腔积液等。

(4)呼吸机管理不当。

【病理生理】

呼吸性酸中毒时，人体主要通过血液中的缓冲系统进行调节，即血液 H_2CO_3 与 Na_2HPO_4 结合，形成 $NaHCO_3$ 和 NaH_2PO_4，后者从尿中排出，使 H_2CO_3 减少，HCO_3^- 增多。肾小球上皮细胞中的碳酸酐酶和谷氨酰胺酶活性增加，一方面使 H^+ 和 NH_3 的生成增加；另一方面 H^+ 除了与 Na^+ 交换，还与 NH_3 形成 NH_4^+ 后排出，从而使 H^+ 排出和 $NaHCO_3$ 重吸收增加。这两种代偿机制使血液 HCO_3^-/H_2CO_3 的比值接近 20∶1，维持血液 pH 于正常范围。

【护理评估】

(一)健康史

评估病人有无呼吸中枢抑制、呼吸道梗阻、肺部疾病、呼吸机使用不当等情况，从而导致肺通气不足、换气功能障碍及肺部通气-血流比值异常的疾病。

(二)身体状况

严重的急性呼吸性酸中毒常表现为呼吸急促、呼吸困难以及明显的神经系统症状，起初病人可有头痛、视物模糊、烦躁不安，进一步发展可出现震颤、神志不清，甚至出现谵妄、昏迷等。脑缺氧可致脑水肿、脑疝，甚至呼吸骤停。pH 下降以及高 CO_2 血症可引起外周血管扩张，导致心律失常、血压下降等症状。慢性呼吸性酸中毒病人大多数是因为 COPD 等引起，因此临床上常以这些疾病相关表现为主，包括咳嗽、气促、呼吸困难、发绀等缺氧症状。

(三)心理-社会状况

同代谢性酸中毒。

(四)辅助检查

血气分析提示 $PaCO_2$ 增高，pH 降低，HCO_3^- 正常或代偿性增高。

(五)处理原则

积极治疗原发疾病，改善通气功能，解除呼吸道梗阻，必要时进行气管插管或气管切开，并使用呼吸机辅助呼吸。

【常见护理诊断/健康问题】

1. 气体交换受损　与呼吸抑制、呼吸道梗阻、肺部疾患等导致通气量不足有关。
2. 有受伤的危险　与中枢神经系统受抑制、意识障碍相关。

【护理措施】

(一)病情观察

持续监测呼吸频率、深度和呼吸肌运动情况以评估呼吸困难的程度，定期监测生命体征、动脉血气分析、血清电解质等。

(二)改善通气

解除呼吸道梗阻，促进排痰，控制感染，扩张小支气管；协助医生进行气管插管或气管切开，并做好相应护理；对呼吸机辅助通气者，应注意调节呼吸机的各项参数，严格执行呼吸机使用的护理常规。

(三)持续给氧

给予低流量持续给氧，注意氧浓度不宜过高，以免减弱呼吸中枢对缺氧的敏感性，进而导致呼吸抑制。

(四)心理护理

同代谢性酸中毒。

（五）健康指导

告知病人警惕导致酸碱代谢失衡的原发病，当病人出现胸闷、呼吸困难、发绀时及时就诊，警惕肺性脑病的发生。

四、呼吸性碱中毒

呼吸性碱中毒（respiratory alkalosis）是指肺泡通气过度引起的 $PaCO_2$ 降低、pH 升高，以血浆 HCO_3^- 浓度原发性降低为特征。

【病因】

（1）低氧血症：呼吸障碍（如肺炎、肺水肿等），以及吸入气体氧分压过低，均可因 $PaCO_2$ 降低而引起过度通气。

（2）呼吸中枢受到直接刺激：癔症、脑外伤、高热、甲状腺功能亢进等使肺过度通气。

> 考点：呼吸性碱中毒的病因

（3）呼吸机使用不当：通气量过大。

通气过度是引起呼吸性碱中毒的基本发病机制。因呼吸过快、过深，肺通气过度，使 CO_2 排出过多，血 $PaCO_2$ 显著降低，进而引起低碳酸血症。

【病理生理】

$PaCO_2$ 降低可抑制呼吸中枢，使呼吸变浅、变慢，使 CO_2 排出减少，致使血中 H_2CO_3 代偿性增高。代偿过程需较长时间，可致机体缺氧。肾的代偿作用表现为肾小管上皮细胞排泌 H^+ 和生成 NH_3 均减少，使 H^+-Na^+ 交换、NH_3 生成和 $NaHCO_3$ 重吸收均减少。随着血 HCO_3^- 的代偿性降低，HCO_3^-/H_2CO_3 的比值接近 20∶1，血液 pH 接近或维持于正常范围。

【护考真题链接】2011 年—A1 型题

急性呼吸窘迫综合征（ARDS）病人在使用人工呼吸机时，若过度通气可出现（　　）

A. 皮肤发红、出汗　　　　　　　　B. 表浅静脉充血消失

C. 呼吸浅快　　　　　　　　　　　D. 呼吸性酸中毒

E. 呼吸性碱中毒

答案：E

分析：任何引起过度通气的因素均可导致呼吸性碱中毒。常见于癔症、高热、中枢神经系统疾病、疼痛、呼吸机辅助通气过度等（E 对，C 错）；呼吸机通气不足临床表现为病人皮肤潮红、多汗、烦躁、血压升高、脉搏增快、表浅静脉充盈消失（A、B 错）；凡能引起肺泡通气不足的疾病均可导致呼吸性酸中毒。如全身麻醉过深、镇静药过量、呼吸机管理不当、喉或支气管痉挛、急性肺水肿、严重气胸、胸腔积液、COPD 和心搏骤停等（D 错）。

【护理评估】

(一)健康史

评估病人是否有癔症、脑外伤、高热、甲状腺功能亢进症、疼痛、哭泣、呼吸机使用不当等引起呼吸性碱中毒的原因存在。

(二)身体状况

多数病人有呼吸急促、心率升高表现。病人神经-肌肉兴奋性增高,表现为手、足和口周麻木和针刺感,肌震颤、手足搐搦等症状。病人可有眩晕、神志淡漠、意识障碍等神经系统功能障碍表现。危重病人发生急性呼吸性碱中毒常提示预后不良,或将发生 ARDS。

(三)心理-社会状况

焦虑、恐惧、过度紧张可致呼吸性碱中毒,神经-肌肉兴奋性增高的症状,又可加重其精神紧张,如控制无效可形成恶性循环。

(四)辅助检查

动脉血气分析结果显示血液 pH 增高、$PaCO_2$ 降低、HCO_3^- 代偿性降低。

(五)处理原则

1. 积极治疗原发疾病　如调节呼吸机参数、对癔症病人适当给予镇静药物等。

2. 对症处理　可用纸袋罩住口鼻呼吸,通过增加呼吸道无效腔以减少 CO_2 的呼出。病情严重者可吸入含 $5\%CO_2$ 的氧气,从而增加血液 $PaCO_2$。

【常见护理诊断/健康问题】

1. 低效性呼吸型态　与呼吸深快或呼吸不规则有关。
2. 有受伤的危险　与中枢神经系统异常及神经-肌肉兴奋性增高有关。

【护理措施】

(一)病情观察

定期监测病人生命体征、意识状况、动脉血气分析、血清电解质等。若病人出现手足抽搐,应及时补钙。

(二)维持正常的气体交换型态

1. 解除致病因素　解除引起呼吸性碱中毒的危险因素,如为呼吸机使用不当所造成的通气过度,应调整呼吸机。

2. 指导病人进行呼吸训练　指导病人深呼吸,放慢呼吸频率、屏气;必要时用纸袋罩住口鼻以增加 CO_2 的吸入量,或让病人吸入含 $5\%CO_2$ 的氧气,提高血 $PaCO_2$。

3. 遵医嘱应用镇静药

4. 病情观察　密切观察病人脉搏、呼吸、血压及意识的变化,尤其是呼吸的频率、深度和脉率,了解其心血管功能及脑功能的改变。准确记录 24 小时出入水量,遵医嘱动态监测血气分析。

(三)心理护理

(1)提供安静的环境,有利于症状缓解。

(2)避免谈论该病如何严重等内容,不良刺激会加重其发作。

（3）向病人解释发病原因、治疗方法及配合方法，缓解其紧张心理，取得病人的理解和配合。

(四)健康指导

教会病人正确的呼吸方法，告知病人保持情绪平稳，有利于疾病康复，有异常情况及时就诊。

【本章小结】

思维导图

（杨波）

第三章
外科休克病人的护理

✦ **学习目标**

知识目标：

（1）能陈述休克的概念、不同时期休克病人的身体状况和护理措施。

（2）能阐述休克的处理原则、常用的监测指标及意义。

（3）能概述休克的病因及病理生理。

能力目标：

（1）能运用所学知识对休克病人进行护理评估，熟练实施扩容疗法的护理措施。

（2）能运用所学知识评估病人护理效果，及时调整护理计划。

素质目标： 具有较好的团队协作能力，以及严谨求实的科学精神、奉献精神，并珍视生命，关爱病人。

📢【思政案例链接】

中国微循环的领军人物——修瑞娟

修瑞娟是我国微循环研究领域的杰出人物。她提出的"修氏理论"成为国际微循环界的权威，解决了肺心病微循环难题，为中国人民带来了科学成就，增强了民族自信心。除了进行科研工作外，修瑞娟还经常亲自照料病人的日常需求，还为了获取数据，在太平间进行微血管记录。修瑞娟严谨求实的科学精神、不辞辛苦的奉献精神和超前的国际视野，让她成为医学界的佼佼者。

第一节　概述

休克（shock）是机体受到强烈的致病因素侵袭后，导致以有效循环血量锐减、组织灌注不足、细胞代谢紊乱和功能受损，以及重要内脏器官继发性损害为特点的一种危急临床综合征。有效循环血量是指单位时间内通过心血管系统进行循环的血量，占全身血容量的80%～90%。维持其稳定依赖于充足的血容量、有效的心搏出量和适宜的周围血管张力。

根据病因不同,休克可分为低血容量性休克、感染性休克、心源性休克、过敏性休克和神经源性休克五类。外科以低血容量性休克和感染性休克最为常见。休克发病急,进展快,若未及时发现和治疗,可演变为不可逆性休克并导致死亡。

【病理生理】

有效循环血量锐减、组织灌注不足以及产生炎症介质是各类休克共同的病理生理基础。按微循环障碍发展过程(图3-1),将休克病程分为3期。

> 考点:休克的病理改变

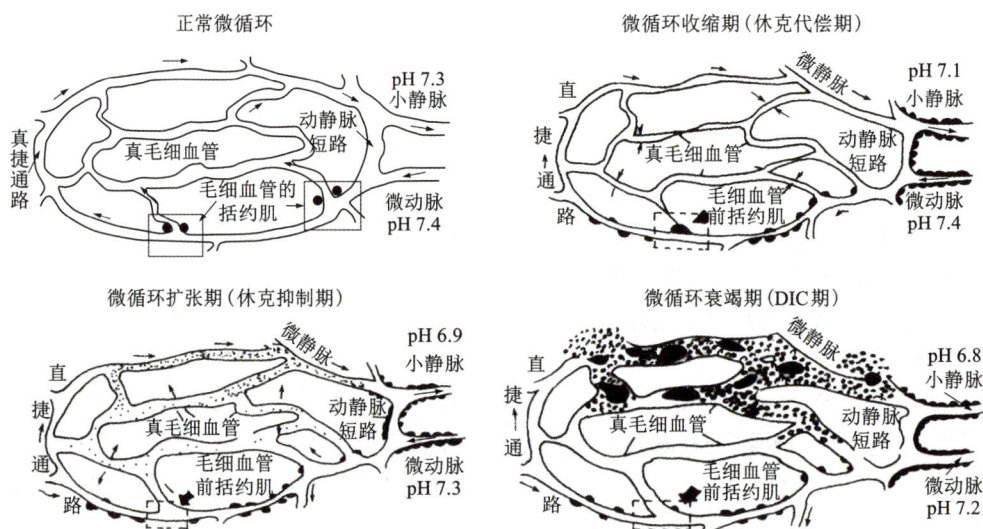

图 3-1 休克的微循环改变

（一）微循环收缩期

当人体有效循环血量锐减时,会引发一系列生理反应,包括血压下降、组织灌注不足、细胞缺氧等。在这种情况下,主动脉弓和颈动脉窦的压力感受器被激活,触发血管舒缩中枢加压反射,导致交感神经-肾上腺轴兴奋,大量儿茶酚胺释放,肾素-血管紧张素分泌增加等生理反应。这些反应使心跳加快、心排出量增加,同时有选择性地导致外周和内脏小血管、微血管平滑肌收缩,以确保关键器官得到足够的血液供应。由于毛细血管前括约肌的强烈收缩,动静脉间短路和直接通道开放,进一步增加了回心血量。随着真毛细血管网内血流量的减少,压力下降,血管外液进入血管,在一定程度上弥补了循环血量的损失。因此,这个阶段也被称为休克代偿期。

（二）微循环扩张期

若休克继续发展,毛细血管内的血流量继续减少,导致组织陷入严重缺氧的无氧代谢状态。这时,大量酸性代谢产物积聚,导致毛细血管前括约肌松弛,而后括约肌对酸中毒有较强的耐受力,保持相对的收缩状态。这导致大量血液滞留在毛细血管内,毛细血管网内的静脉压升高,导致血浆外渗,进一步降低回心血量。心搏出量继续减少,血压下降,心脏和脑器官灌注不足,休克加重并进入抑制期。在临床上,病人表现为血压持续下降、意识模糊、发绀和酸中毒。

(三)微循环衰竭期

休克继续发展,微循环内血液浓缩且黏稠度增加,在酸性环境中出现高凝状态,导致红细胞和血小板容易发生凝集,形成微血栓,甚至可能发生弥散性血管内凝血(disseminated intravascular coagulation, DIC)。随着各种凝血因子的消耗和纤维蛋白溶解系统的激活,病人出现严重的出血倾向。微循环陷入"不进不出"的停滞状态,使组织器官的缺氧情况进一步恶化。此外,酸性代谢产物和内毒素的影响导致细胞内溶酶体膜破裂,释放多种水解酶,导致组织细胞自溶和死亡,引发广泛的组织损害,甚至多器官功能受损。如果短时间内同时出现两个或两个以上的器官系统功能障碍,就被称为多器官功能障碍综合征(multiple organ dysfunction syndrome, MODS),这是休克病人死亡的主要原因。这个阶段也被称为休克失代偿期。

【护考真题链接】2023 年—A1 型题

各种类型的休克基本病理变化为( )

A.血压下降   B.中心静脉压下降

C.脉压减小   D.尿量减少

E.有效循环血量锐减

答案:E

分析:休克是指各种原因导致人体的微循环障碍,各器官血液灌注不足,从而造成机体器官及细胞的严重损害。这是机体有效循环血量减少、组织灌注不足引起的代谢和细胞受损的病理过程,这也是常见的病理生理改变。

【健康评估】

(一)健康史

1.一般情况 了解病人的年龄、性别、经济状况等。

2.既往史 了解病人有无外伤大出血病史;有无肠梗阻、严重腹泻、大面积烧伤渗液等大量失液史;是否存在严重的局部感染或脓毒症。发病以来是否进行补液等治疗干预。

(二)身体状况

根据休克的发展过程,将休克分为休克代偿期和休克失代偿期(表 3-1)。

(三)心理-社会状况

了解病人及家属的情绪反应,评估病人及家属对疾病、治疗及预后的知晓程度及心理承受能力。

(四)辅助检查

1.三大常规 ①血常规:红细胞计数、血红蛋白值降低提示失血;红细胞比容增高提示血浆丢失;白细胞计数和中性粒细胞比值增高提示感染。②尿常规:尿比重增高提示血液浓缩或血容量不足。③大便常规:粪便隐血试验阳性或黑便提示消化道出血。

2.动脉血气分析 动脉血氧分压(PaO_2)正常值为 80~100 mmHg;动脉血二氧化碳分压($PaCO_2$)正常值为 36~40 mmHg。若 PaO_2 低于 60 mmHg,吸入纯氧后仍无改善,多提示急性呼吸窘迫综合征(ARDS)。

3. 凝血功能　当血小板计数 $< 80 \times 10^9/L$、血浆纤维蛋白原 <1.5 g/L 或呈进行性下降、凝血酶原时间较正常延长 3 秒以上时，提示 DIC。

考点：休克病人 DIC 的监测指标

【护考真题链接】2013 年—A2 型题

　　某创伤性休克的晚期病人，出现咯血、呕血，护士抽血化验时发现皮肤上出现瘀点和瘀斑。收缩压为 60 mmHg，血小板为 $30 \times 10^9/L$，血浆纤维蛋白原为 1.0 g/L，凝血酶原时间延长。该病人可诊断为(　　)

A. 弥散性血管内凝血　　　　　　B. 急性呼吸衰竭

C. 急性肾衰竭　　　　　　　　　D. 休克

E. 肝

答案：A

分析：病人血小板为 $30 \times 10^9/L$，血浆纤维蛋白原为 1.0 g/L，凝血酶原时间延长，可诊断为弥散性血管内凝血。

表 3-1　休克的身体状况评估要点及程度

	休克代偿期—轻度	休克失代偿期—中度	休克失代偿期—重度
神志	神志清楚，烦躁，伴有痛苦表情，精神紧张	神志尚清楚，表情淡漠，反应迟钝	意识模糊，甚至昏迷
口渴	口渴	很口渴	非常口渴（通常无主诉）
皮肤色泽	开始苍白	苍白	显著苍白，肢端青紫
皮肤温度	正常或发凉	发冷	厥冷（肢端更明显）
体表血管	正常，无塌陷	表浅静脉塌陷，毛细血管充盈迟缓	表浅静脉塌陷，毛细血管充盈非常迟缓
脉搏	100 次/min 以下，尚有力	100~120 次/min	速而细弱，或摸不清
血压	收缩压正常或稍升高，舒张压增高，脉压缩小	收缩压为 90~70 mmHg，脉压差减小	收缩压在 70 mmHg 以下或测不到
尿量	正常或减少	尿少	尿少或无尿
估计失血量	20%以下（800 mL 以下）	20%~40%（800~1600 mL）	40%以上（1600 mL 以上）

4. 中心静脉压（CVP）　代表右心房或胸腔段腔静脉压力的变化，反映全身血容量和右心功能之间的关系。正常的 CVP 值为 5~12 cmH_2O。当 CVP < 5 cmH_2O 时，表示血容量不足；CVP > 15 cmH_2O，表示心功能不全、静脉血管床过度收缩或肺循环阻力增加；CVP>20 cmH_2O，

考点：中心静脉压的临床意义

表示存在充血性心衰。CVP 通常与血压一起被用作调整输液速度和补液量的指标（表 3-2）。

5.肺毛细血管楔压（PCWP） 可反映肺静脉、左心房和左心室的功能状态。PCWP 正常值为 6~15 mmHg，降低反映血容量不足（较 CVP 敏感），增高则反映左心房压力增大。

6.影像学检查 X 线、超声、CT、MRI 等检查有助于了解脏器损伤、感染等情况，及时发现原发病。

7.其他检查 如血电解质、肝功能、肾功能等检查，可了解病人体液丢失的类型和肝、肾等器官功能情况。

【护考真题链接】2017 年—A1 型题

当中心静脉压小于 2.5 cmH₂O 时，常提示的是（   ）

A.右心功能不良   B.左心功能不良

C.右心房充盈不佳或血容量不足   D.左心房充盈不佳或血容量不足

E.血容量过多

答案：C

分析：中心静脉压是临床上常用来判断病人的右心功能、有效循环血量和血管张力的一个非常重要的指标。中心静脉压的正常值和意义：①正常值为 5~12 cmH₂O；②中心静脉压<5 cmH₂O 时，提示右心房充盈不足或血容量不足。

（五）处理原则

尽早消除病因，迅速恢复有效循环血量，纠正微循环障碍，保护重要器官功能，预防 MODS。

【常见护理诊断/健康问题】

1.体液不足 与大量失血、失液有关。

2.气体交换受损 与微循环障碍、缺氧和呼吸形态改变有关。

3.有体温失调的危险 与感染或组织灌注不良有关。

4.有感染的危险 与免疫力下降、接受侵入性治疗有关。

5.有受伤的危险 与烦躁不安、意识模糊有关。

【护理措施】

（一）补充血容量

1.建立静脉通路 迅速建立 1~2 条静脉通路，大量快速补液（心源性休克除外）。周围静脉萎陷或肥胖病人穿刺困难时，应立即进行中心静脉穿刺，同时监测 CVP。

2.合理补液 根据用药目的，正确执行医嘱，合理安排输液顺序。

（1）种类：一般先快速输注扩容作用迅速的晶体溶液，首选平衡盐溶液；后输注扩容作用持久的胶体溶液，如全血、血浆、低分子右旋糖酐、血浆代用品、人血白蛋白等。全血是补充血容量的最佳胶体液，急性失血量超过 30% 时应快速输注全血；低分子右旋糖酐既可扩容，又可降低血液黏稠度，改善微循环；红细胞比容低于 25% 时，给予浓缩红细胞。

（2）速度和量：根据病人的心、肺功能，失血、失液量，血压及 CVP 值调整输液量和速度（表 3-2）。

表 3-2　CVP、血压与补液的关系

CVP	血压	原因	处理原则
低	低	血容量严重不足	充分补液
低	正常	血容量不足	适当补液
高	低	心功能不全或血容量相对过多	给强心药，纠正酸中毒，舒张血管
高	正常	容量血管过度收缩	舒张血管
正常	低	心功能不全或血容量不足	补液试验*

*补液试验：取等渗盐水 250 mL，于 5~10 分钟内经静脉滴入，若血压升高而 CVP 不变，则提示血容量不足，若血压不变而 CVP 升高 3~5 cmH_2O，则提示心功能不全。

3.病情观察　定时监测病人的生命体征、意识状态、面色、肢端温度及色泽、CVP、尿量以及尿比重等指标的变化，可用于评估补液效果。临床上常用"脉率/收缩压（mmHg）"来计算休克指数，帮助判断休克及程度。休克指数正常值为 0.5 左右，≥1.0 提示有休克，>2.0 提示严重休克。病人的意识状态变化可以反映脑组织的灌注情况。如病人从烦躁状态转为平静，或由淡漠迟钝状态变为对答如流、口唇呈现红润、肢体感觉温暖、血压升高、脉压增大、中心静脉压正常、尿量大于 30 mL/h，这些迹象表明血容量已基本得到补足，休克症状正在好转。

> 考点：血容量恢复的有效指标

【护考真题链接】2019 年—A1 型题

血容量恢复的有效指标不包括（　　　　）

A. 口唇红润　　　　　　　　　　　　B. 四肢温暖

C. 尿量大于 30 mL/h　　　　　　　　D. 尿比重小于 1.08

E. 收缩压 >90 mmHg

答案：D

分析：成人血容量恢复的有效指标包括以下几类。①尿量：肾功能正常的成人每小时尿量应大于 30 mL，有血红蛋白尿时要维持在 50 mL 以上。②安静状态下：脉搏 <100 次/min；收缩压 >90 mmHg；中心静脉压 6~12 cmH_2O；心音强而有力，肢端温暖，口唇红润。

4.记录出入量　输液时，尤其在抢救过程中，应准确记录输入液体的种类、数量、时间、速度，并记录 24 小时出入量以作为后续治疗的依据。

（二）改善组织灌注

1.取休克体位　将病人置于中凹卧位，即头和躯干抬高 20°~30°，下肢抬高 15°~20°。

> 考点：休克体位

2.抗休克裤的使用　抗休克裤的原理是充气后在腹部和腿部加压，使血液回流入心脏，改善重要脏器的供血。休克纠正后，应由腹部开始缓慢放气，每15分钟测量血压1次，以免放气过快引起低血压。若发现血压下降超过5 mmHg，应立即停止放气并重新注气。

3. 应用血管活性药物的护理 休克病人常用血管活性药物缓解周围血管舒缩功能的紊乱，改善组织灌注，维持重要器官如心、脑、肺、肾的血供。护士应遵照医嘱给药并注意：①使用血管活性药物要从低浓度、慢速度开始，遵医嘱控制输入速度；②血管扩张药物必须在补足血容量的基础上使用，否则会导致血压急剧下降；③避免药液外渗引起局部组织坏死。如果注射部位红、肿、痛，应立即更换滴注部位，患处给予0.25%普鲁卡因局部封闭。

【护考真题链接】2018年—A2型题

病人，男，38岁，因车祸后大出血导致休克，入院后测脉搏为120次/min，血压为75/60 mmHg。护士需将其头胸和下肢分别抬高( )

A. 头胸5°~10°，下肢15°~20°   B. 头胸10°~20°，下肢20°~30°

C. 头胸5°~10°，下肢20°~30°   D. 头胸15°~20°，下肢10°~15°

E. 头胸20°~25°，下肢20°~25°

答案：B

分析：据题干可知，该病人出现了休克，休克病人应采取中凹卧位，病人头胸部抬高10°~20°，下肢抬高20°~30°。头胸部抬高，利于保持呼吸道通畅，改善缺氧；下肢抬高，利于静脉回流，增加心排血量，缓解休克症状。

(三) 呼吸道管理

1. 保持呼吸道通畅 解开领扣，解除气道压迫；使头部仰伸，清除呼吸道分泌物或异物。必要时行气管插管或气管切开，给予呼吸机辅助呼吸。

2. 吸氧 通过鼻导管或面罩给氧，氧浓度为45%~60%，氧流量为6~8 L/min为宜。

3. 改善呼吸功能 监测病人的呼吸频率、节律、深浅度及面唇色泽变化，动态监测动脉血气，了解缺氧程度和呼吸功能。

(四) 纠正代谢紊乱的护理

1. 纠正酸碱平衡失调 遵医嘱补充碱性溶液，常用药物为5%碳酸氢钠。

2. 皮质类固醇 用于严重休克和感染性休克病人。遵医嘱短期内大剂量应用，如地塞米松1~3 mg/kg，一般使用1~2次；严重休克者可适当延长应用时间。

3. 改善细胞代谢 应用三磷酸腺苷-氯化镁($ATP-MgCl_2$)疗法，可增加细胞内能量供应、恢复细胞功能。

(五) 维持正常体温

注意保暖，可提高室温、加盖棉被等。禁用热水袋、电热毯等进行体表局部加温，以免发生烫伤以及局部皮肤血管扩张、组织耗氧量增加而引起重要脏器血供进一步减少。感染性休克病人出现高热时，应采取物理或药物等方法进行降温，及时更换被汗液浸湿的衣、被等，做好皮肤护理。

(六) 预防感染的发生

休克时机体处于应激状态，免疫功能下降，容易继发感染。应注意预防：

(1) 各项护理时要严格遵循无菌操作技术原则。

（2）有外伤或创面者，应及时换药，保持伤口或创面清洁干燥。

（3）加强口腔和呼吸道护理，预防肺部感染。

（4）加强留置导尿管的护理，预防泌尿道感染。

（5）病情允许时，协助病人翻身、按摩受压部位皮肤，预防压力性损伤的发生。

（6）遵医嘱合理使用有效抗菌药物。

（7）提供合理的营养支持，增强机体抵抗力。

（七）预防意外损伤

对烦躁不安或神志不清的病人，应加床栏以防坠床；输液肢体用夹板固定，必要时四肢用约束带约束。

（八）心理护理

关心、安慰病人和家属，及时做好解释工作。

（九）健康指导

1. 疾病预防　加强自我保护，避免损伤和其他意外伤害。

2. 疾病知识　适当向病人或家属说明病情变化以及有关治疗方法、护理措施的意义，正确认识疾病及其变化过程。

3. 疾病康复　指导病人出院后注意营养和休息。若发生高热，应及时就诊。

第二节　失血性休克病人的护理

急性大量出血引起的休克为失血性休克。多见于大血管破裂、腹部损伤引起的实质性脏器（如肝、脾）破裂及其他原因出血，导致快速失血量超过总血量的 20% 时，即可出现休克。

【护理评估】

（一）健康史

参见本章第一节。

（二）身体状况

1. 意识　休克早期病人表现兴奋，烦躁不安；休克加重时表情淡漠、意识模糊、反应迟钝，甚至昏迷。

2. 皮肤　休克早期皮肤、口唇黏膜苍白，四肢湿冷；休克晚期可出现发绀，皮肤呈花斑状征象。

3. 成人发生大出血　脉搏 90~100 次/min，收缩压正常或稍低，脉压 20~30 mmHg，失血量为 500~800 mL；脉搏>100 次/min，收缩压 70~90 mmHg，脉压<20 mmHg，失血量为 800~1600 mL；脉搏速而细弱，收缩压<70 mmHg，失血量>1600 mL。

4. 呼吸　休克早期呼吸加快，加重时呼吸急促、变浅、不规则，增至 30 次/min 以上或降至 8 次/min 以下表示病情危重。

5. 体温　体温偏低，合并感染时可升高，若体温突升至 40 ℃ 以上或降至 36 ℃ 以下，则病情危重。

6.尿量　尿量是反映肾血液灌注情况的重要指标之一。若尿量<25 mL/h，表示血容量不足或肾血管收缩；若尿量>30 mL/h，表示休克改善。

(三)心理社会状况

参见本章第一节。

(四)辅助检查

参见本章第一节。

(五)处理原则

迅速补充血容量，积极处理原发病以控制出血。

> **考点：失血性休克的处理原则**

1.补充血容量　根据血压和脉率的变化估计失血量，快速扩充血容量。可先经静脉在 45 分钟内快速滴注平衡盐溶液 1000～2000 mL 和人工胶体液，再根据血压、脉率、中心静脉压和血红蛋白比容等监测指标，决定是否补充新鲜血液或浓缩红细胞。

2.止血　在补充血容量的同时，迅速控制活动性出血。可先采用非手术方法止血，如止血带、三腔二囊管压迫、纤维内镜止血等。若出血迅速、量大，难以用非手术方法止血，应积极做术前准备，及早手术止血。

🔊 **【护考真题链接】2014 年—A2 型题**

病人，男，60 岁，严重恶心、呕吐导致急性消化液大量丢失。医生开具以下医嘱，应首先为该病人输注的(　　)

A.5%碳酸氢钠注射液　　　　　　B.平衡盐注射液

C.3%氯化钠注射液　　　　　　　D.5%葡萄糖注射液

E.10%葡萄糖注射液

答案：B

分析：严重恶心、呕吐导致急性消化液大量丢失，会引起等渗性脱水，即水和钠离子等比例丧失。补液首先要保证有效的循环血量，然后是尽可能恢复体内水钠平衡。根据丢失体液的种类补充平衡盐溶液、等渗盐水等含钠的等渗液(B 对，C、D、E 错)；$NaHCO_3$ 溶液为碱性液，体液酸碱失衡的病人适用(A 错)。

【常见护理诊断/健康问题】

1.体液不足　与大量失血有关。

2.体温过低　与组织灌注不良有关。

【护理措施】

快速补液扩充血容量是纠正失血性休克的重要措施。补液的种类、量和速度是纠正休克的关键。迅速建立起两条以上的静脉通路，快速补充平衡盐溶液，改善组织灌注。其余护理措施参见本章第一节。

第三节　感染性休克病人的护理

案例导入

案例

病人，男，38岁。因突发寒战、高热、上腹剧烈疼痛伴恶心、呕吐、黄疸1天，急诊以"胆管结石、急性胆管炎"收入院治疗。经积极补液、抗感染治疗12小时后病情未见好转。家属紧张，担心治疗效果不好及无力支付医疗费用。体格检查：病人表情淡漠、面色潮红、四肢冰凉。T 40.1 ℃，P 136 次/min，R 36 次/min，BP 75/54 mmHg。尿量少。血常规检查：白细胞计数 $26×10^9$/L，中性粒细胞核左移。血生化检查：总胆红素升高。B超检查：胆总管结石、胆总管扩张。

思考

1. 该病人在胆道感染的基础上出现了什么并发症？

2. 目前该病人存在的主要护理诊断/问题有哪些？

3. 应采取哪些护理措施？

感染性休克是指病原体(如细菌、真菌或病毒等)侵入人体，向血液内释放内毒素，导致循环障碍、组织灌注不良而引起的休克。多继发于以释放内毒素的革兰氏阴性杆菌为主的感染，常见于胆道化脓性感染、急性腹膜炎、绞窄性肠梗阻、泌尿系感染及败血症等，病死率高。

【护理评估】

(一)健康史

了解病人有无胆道、肠道、腹膜、泌尿道、呼吸道等严重感染。了解有无感染的诱因。

(二)身体状况

1. 皮肤温度　休克早期因发热、血管扩张，表现为肢端皮肤温暖；休克后期表现为湿冷。

2. 全身炎症反应综合征(systemic inflammatory response syndrome，SIRS)　由于体内多种炎症介质释放，可引起：①T>38 ℃或<36 ℃；②P>90 次/min；③R>20 次/min 或过度换气，$PaCO_2$<32 mmHg；④血白细胞计数>$12×10^9$/L 或<$4×10^9$/L，或未成熟白细胞>10%。SIRS进一步发展，可致MODS。

> **考点：SIRS 的诊断标准**

【护考真题链接】2013 年—A2 型题

病人，女，20岁，因车祸挤压伤住院，第2天自感头痛、头晕，呼吸费力，尿量每小时少于 17 mL，应考虑其危险是(　　)

A. ARDS
B. 急性肾衰竭(ARF)
C. 血容量不足
D. MODS

E.心功能不全

答案：D

分析：重度创伤病人继发感染或伴有休克时，可诱发多器官功能障碍，题中病人头痛、头晕，呼吸费力，尿量每小时少于 17 mL，故考虑为 MODS。

（三）辅助检查

参见本章第一节。

（四）心理–社会状况

感染性休克病情严重，发展变化快，病人及家属易产生紧张、恐惧、濒危感、无助等心理反应。

（五）处理原则

感染性休克的处理原则是纠正休克与控制感染并重。在休克未纠正前，将抗休克放在首位，兼顾抗感染；休克纠正后，重点是控制感染。

【常见护理诊断/健康问题】

1.体液不足　与严重感染导致的微循环障碍有关。

2.体温过高　与感染有关。

【护理措施】

护理措施参见本章第一节，但需要特别注意以下几点。

1.病情观察　外科感染病人出现神志改变，以及面色、脉搏、血压、尿量等相继改变时，应警惕感染性休克发生；若体温突升至40 ℃以上或突然下降，则表示病情严重。

> 考点：感染性休克的临床表现

【护考真题链接】2023 年—A2 型题

病人，男，42 岁，因急性梗阻性化脓性胆管炎急诊入院。寒战，体温骤升至 41 ℃，脉搏 112 次/min，血压 85/65 mmHg，其休克类型为（　　　）

A.感染性休克

B.低血容量性休克

C.心源性休克

D.神经源性休克

E.过敏性休克

答案：A

分析：急性梗阻性化脓性胆管炎是在胆道梗阻的基础上，继发感染引起的最严重的感染性急腹症。大量高压脓性胆汁逆向扩散至肝窦，细菌及其毒素进入血液循环，引起感染性休克，故答案选 A。

2.扩容护理　遵医嘱快速输注平衡盐溶液，再补充适量胶体溶液。补液期间应监测中心静脉压，及时调整输液种类和速度。

3.控制感染　配合处理原发感染病灶，遵医嘱大剂量使用有效抗菌药物，必要时采集标本进行细菌培养。全身脓毒血症病人，在其寒战、高热发作时采集血培养标本，可提高检出率。

4. 对症护理　对于高热病人，予以物理降温。可将冰帽或冰袋放置在头部、腋下、腹股沟等处降温；也可用 4 ℃等渗盐水 100 mL 灌肠；必要时遵医嘱采用药物降温。

【知识链接】

创伤性休克抢救原则

创伤性休克：创伤性休克多由严重外伤引起，如大面积撕脱伤、严重烧伤、全身多发性骨折、挤压伤或大手术等。因此，创伤性休克较之单纯的失血性休克的病因、病理要更加复杂。处理创伤性休克时应遵循"抢救生命第一，保护功能第二，先重后轻，先急后缓"的原则进行急救、补充血容量及对症处理。

【知识链接】

休克的分类

根据病因，休克主要有五大类：低血容量性休克、感染性休克、心源性休克、过敏性休克和神经源性休克。其中低血容量性休克、感染性休克在外科最常见。

案例分析

1. 该病人出现了感染性休克。

2. 该病人目前存在的主要护理诊断/问题：

(1) 体液不足：与容量血管扩张、高热消耗、恶心呕吐有关。

(2) 气体交换受损：与肺微循环障碍、通气血流比例失调有关。

(3) 高热：与胆道细菌感染有关。

(4) 疼痛：与胆道平滑肌痉挛、炎症刺激有关。

(5) 焦虑：与担心病人预后和医疗费用有关。

(6) 潜在并发症：DIC、肾衰竭、呼吸衰竭等。

3. 应采取的护理措施：

(1) 遵医嘱快速、大量补充血容量，改善组织灌注。

(2) 保持呼吸道通畅，予以鼻导管吸氧(6~8 L/min)。

(3) 密切观察意识、生命体征、CVP、面色和皮肤色泽、尿量、尿比重变化及辅助检查结果等，发现病情加重及 DIC、肾衰竭、呼吸衰竭等并发症征象应及时报告医生，并积极配合处理。

(4) 遵医嘱应用血管活性药物、抗菌药物、解痉镇痛药和退热药，随时监测生命体征、血压和 CVP 等变化，并按监测结果调整药物浓度和滴速。

(5) 遵医嘱在病人寒战、高热发作时，协助采集血标本作细菌培养和药物敏感试验。

(6) 做好发热病人的皮肤护理和保持其衣被等清洁、干燥。

(7) 积极做好术前准备，争取尽快手术解除胆道梗阻。

(8) 心理护理：针对家属担心和顾虑的问题进行解释和安慰，以缓解其焦虑情绪。

【本章小结】

思维导图

（杨波）

第四章
外科营养支持

✦ **学习目标**

知识目标：

（1）能陈述外科病人的代谢特点和营养需求。

（2）能概述外科病人营养评定、WHO 的体质指数标准、营养支持的途径。

（3）能阐述肠内、外营养支持的方法及护理措施。

能力目标：能运用护理程序对营养支持病人实施整体护理。

素质目标：以病人为中心，注重人文关怀，维护营养平衡。

机体良好的营养状态和正常代谢是维持生命活动的基本条件。由于外科病人的代谢特点，容易造成全身营养状况不良、机体防御能力减弱，从而降低病人手术耐受力，增加并发症的发生率，影响疾病的良性转归。因此，外科病人的营养支持治疗有着科学严谨的方法和重要的临床意义。

第一节　概述

营养支持（nutritional support，NS）是指在饮食摄入不足或不能进食的情况下，通过肠内或肠外途径补充或提供人体所需营养的一种技术。其目的是维持与改善机体组织、器官及细胞的代谢、功能调控和组织修复，以促进病人康复。

【外科病人的代谢特点】

创伤、感染时，机体通过神经–内分泌系统发生一系列的应激反应，使体内营养素处于分解代谢增强、合成代谢降低的状态，主要表现为以下四个特点。

1. 能量代谢增高　以分解代谢为主，其程度与创伤和感染的严重程度成正比。

2. 碳水化合物代谢紊乱　糖原分解和糖异生增加，出现高血糖、胰岛素抵抗现象。

3. 蛋白质分解加速　尿素增加，出现负氮平衡。

4. 脂肪动员增加　体重减轻。

【外科病人的营养需求】

1.机体需要的营养素　机体所必需的营养素有蛋白质、脂肪、碳水化合物、水、维生素、矿物质和纤维素七大类。临床上对病人的营养支持主要提供蛋白质、脂肪、碳水化合物，为机体提供氮源，保证体内蛋白质和其他生物活性物质的合成。

2.营养素的需要量

(1)营养素中的能源物质：蛋白质、脂肪与碳水化合物，其供能各占总能量的一定比例。正常状态下，碳水化合物(60%)与脂肪(25%)提供主要热量，蛋白质(15%)作为人体合成代谢原料，仅提供少量热量，热氮比为 125～150 kcal∶1 g。应激状态下，蛋白质(25%)和脂肪(30%)供能增加，碳水化合物(45%)供能减少，因此应增加蛋白质的供给来给予营养支持。

(2)临床上可以用公式进行估算或用移动式测热仪直接测定病人的能量消耗情况。临床上应用比较广泛的是公式估算法：先用 Harris-Benedict 公式推算出基础能量(BEE)：

男性：$BEE(kJ) = 4.184 \times (66.47 + 13.75W + 5.0033H - 6.755A)$；

女性：$BEE(kJ) = 4.184 \times (655.1 + 9.563W + 1.85H - 4.676A)$。

其中，W 为体重(kg)；H 为身高(cm)；A 为年龄(岁)。再根据病情将 BEE 值乘上相应的校正系数可得出病人疾病状态下的实际能量需要量(表 4-1)。

表 4-1　外科病人疾病能量消耗校正系数

病情因素	校正系数	病情因素	校正系数
发热(>37 ℃，每升高 1 ℃)	1.12	大面积烧伤	1.5~2.5
大手术、严重创伤、感染	1.1~1.3	呼吸窘迫综合征	1.2

【营养评定】

营养评定(nutritional assessment)是由专业人员对病人的营养代谢、机体功能等进行全面检查和评估。目的是判断机体营养状况，确定营养不良的程度和类型，估计营养不良所致后果的危险性，并监测营养支持的疗效。主要从如下几个方面进行评定。

(一)临床检查

通过病史和膳食调查，评估病人的年龄、近期饮食习惯、摄食量、体重变化；了解病人既往史，近期有无手术、创伤、感染、慢性消耗性疾病，是否接受放疗及化疗等。通过体格检查及时发现皮肤黏膜苍白、神经反射减弱、头发干燥稀疏、皮肤变薄、弹性下降、肌肉萎缩、水肿等营养缺乏体征。

(二)人体测量

1.体重　综合反映蛋白质或能量的摄入、利用和储备情况。短期内出现的体重变化可受水钠潴留和脱水影响，应根据病前 3～6 个月的体重变化来判断。一般地，3 个月内体重下降>5%，或 6 个月内体重下降>10%，即存在营养不良。

目前我国常用的标准体重计算公式如下。

男性：标准体重(kg) = 身高(cm) - 105。

女性：标准体重（kg）=身高（cm）-107。

轻度营养不良：实测体重为标准体重的81%~90%。

中度营养不良：实测体重为标准体重的60%~80%。

重度营养不良：实测体重低于标准体重的60%。

2. 体质指数（body mass index，BMI）　BMI是衡量人体胖瘦程度以及是否存在蛋白质-能量营养不良的可靠指标，BMI=体重（kg）/身高的平方（m²）。中国肥胖问题工作组提出中国成人BMI正常参考值为：$18.5 \text{ kg/m}^2 \leq \text{BMI} < 24 \text{ kg/m}^2$，$<18.5 \text{ kg/m}^2$为消瘦，$\geq 24 \text{ kg/m}^2$为超重。

> **考点：体质指数**

3. 握力测定　反映肌肉功能的有效指标，与机体营养状况及手术后恢复程度相关，可在整个病程中重复测定，并随访其变化情况。正常男性握力≥35 kg，女性握力≥23 kg。

4. 其他　肱三头肌皮褶厚度是测定体脂储备的指标，上臂肌围用于判断骨骼肌或体内瘦体组织群的量。由于缺乏中国人群正常参考值，测量误差较大且与临床结局无确定关系，临床应用价值不高。人体成分分析采用生物电阻抗技术，能反映机体构成和营养状况，还能反映疾病的严重程度。

【知识链接】

体质指数的不同标准

根据世界卫生组织制定的标准，亚洲人的BMI若高于22.9 kg/m²便属于超重。亚洲人和欧美人属于不同人种，WHO的标准并不适合中国人的情况，为此制定了中国的参考标准：

	WHO标准/（kg·m⁻²）	亚洲标准/（kg·m⁻²）	中国标准/（kg·m⁻²）	相关疾病发病危险性
偏瘦	<18.5	<18.5	<18.5	低（但其他疾病危险性增加）
正常	18.5~24.9	18.5~22.9	18.5~23.9	平均水平
超重	≥25	≥23	≥24	
偏胖	25.0~29.9	23.0~24.9	24.0~26.9	增加
肥胖	30.0~34.9	25.0~29.9	27.0~29.9	中度增加
重度肥胖	35.0~39.9	≥30	≥30	严重增加
极重度肥胖	≥40	—	—	非常严重增加

【护考真题链接】2021年—A1型题

病人，女，28岁，身高163 cm，体重42 kg。护士评估该病人属于（　　　　）

A. 体重过低　　　　　　　　　　B. 体重正常

C. 超重　　　　　　　　　　　　D. 肥胖

E. 偏胖

答案：A

分析：BMI = 体重（kg）与身高的平方的比值。按中国标准，正常范围为 18.5 ～ 23.9 kg/m²，<18.5 kg/m² 为体重过轻，≥24 kg/m² 为超重，≥28 kg/m² 为肥胖。题干中病人身高 163 cm，体重 42 kg，BMI 为 $42/1.63^2 \approx 15.8$ kg/m²，为体重过轻。

（三）实验室及其他辅助检查指标

1. **血浆蛋白质** 反映蛋白质的营养状况，包括人血白蛋白、转铁蛋白和前白蛋白，三者的半衰期分别是 20 天、8 天和 2 天。前白蛋白反映短期内的营养状态变化。

2. **氮平衡试验** 初步判断体内蛋白质合成和分解代谢情况。当氮的摄入量大于排出量时为正氮平衡，反之则为负氮平衡。营养不良的病人持续呈负氮平衡。

3. **免疫指标** 营养不良常会伴有免疫功能降低。周围血淋巴细胞总数$<1.5×10^9$/L 常提示营养不良。

营养评定需结合上述各项检测结果来综合判断病人的营养状况。

【营养支持的途径】

营养支持途径包括肠内营养（enteral nutrition，EN）和肠外营养（parenteral nutrition，PN）。

1. **EN** 是经胃肠道途径，包括口服或喂管，提供人体代谢所需要的营养素的一种营养支持方法。优点是营养素的吸收、利用更符合生理，能维持胃肠黏膜结构和屏障功能的完整性，安全、经济，代谢并发症少。

2. **PN** 是指通过静脉途径提供人体代谢所需要的营养素的一种营养支持方法。当病人禁食时，所需要的营养完全通过静脉途径提供，称为全胃肠外营养（total parenteral nutrition，TPN）。

第二节　营养支持病人的护理

✦ 案例导入

案例

病人，女，52 岁，以"食管癌"收住院，经过术前准备，于昨日在全麻下行食管癌切除术，手术顺利，术后安返病房，给予禁饮、禁食，输液、预防感染、病情观察等处理。

思考

1. 该病人目前主要护理诊断/问题有哪些？

2. 如何对该病人进行营养支持？

随着营养支持的理论、营养制剂和应用技术的不断发展，营养支持对促进病人良性转归有着积极作用。护士在营养风险筛查、营养状态的评估、营养液的配置与给予、营养效果的监测和管道维护等方面发挥着重要作用，能有效保证营养支持得以安全实施。

【营养支持的基本指征】

(1) 近期体重下降大于正常体重的 10%。

(2) 血清白蛋白<30 g/L。

(3) 连续 7 天以上不能正常进食。

(4) 已确诊为营养不良。

(5) 可能产生营养不良风险或手术并发症的高危病人。

【营养支持的方法】

临床上常用的两种营养途径常常单独使用，有时也兼用两种方式互补使用。近年来，加速康复外科理念提倡早期进行 EN：术后 24~48 小时开始。

> 考点：营养支持的适应证

(一) EN

1. 适应证

(1) 有营养支持指征且胃肠道有吸收功能者，EN 应作为首选的营养支持方式。

(2) 不能经口进食，如意识障碍或吞咽、咀嚼困难、消化道疾病稳定期等。

(3) 消化道瘘、胰腺炎等和高分解代谢状态等，如严重感染、创伤、烧伤等。

(4) 慢性消耗性疾病，如结核、肿瘤。

2. 禁忌证 肠梗阻、消化道活动性出血、腹腔或肠道感染、严重腹泻或吸收不良、休克等。

3. EN 制剂 根据病人的年龄、疾病种类、消化吸收功能、喂养途径及耐受力等选择配方。

(1) 非要素型制剂：以整蛋白为主，口感好，适合于胃肠功能正常或基本正常者。

(2) 要素膳食：是一种营养素齐全、无需消化、可直接被胃肠道吸收利用的无渣膳食，适合于消化功能不全的病人。

(3) 组件型制剂：以某类营养素为主，适合有特殊需求的病人。

(4) 疾病专用型制剂：特殊疾病治疗专用的制剂，满足个性化需求。

4. 输注途径

(1) 鼻胃管或鼻肠管：操作简单易行，是临床上使用最多的方法，适用于短期(<3 周)营养支持的病人。

(2) 胃/空肠造口管：适用于长期营养支持的病人，可采用手术或经皮内镜辅助放置胃/空肠造口管。

5. 输注方式

(1) 按时分次给予：适用于喂养管尖端位于胃内和胃肠功能良好者。将配好的 EN 液用注射器分次缓慢注入，每次 100~300 mL，在 10~20 分钟内完成，每次间隔 2~3 小时，每日 6~8 次。特点：病人有较多时间自由活动，但易引起胃肠道反应，如腹胀、腹泻、恶心等。

(2) 间歇重力滴注：将营养液置于吊瓶内，经输注管与喂养管相连，借助重力缓慢滴注。每次 250~500 mL，在 2~3 小时内完成，两次间隔 2~3 小时，每日 4~6 次。

（3）连续输注：装置与间歇重力滴注相同，在 12~24 小时内持续输注。临床上推荐采用 EN 输注泵连续输注，可保持恒定速度，便于监控管理，尤其适用于病情危重、胃肠道功能和耐受性较差、经十二指肠或空肠造口管管饲的病人。

6. 并发症

（1）误吸、吸入性肺炎：为致命的并发症，由胃排空延迟、营养管插入位置不当或移位、呕吐等引起。病人因意识障碍、服用镇静药、吞咽或咳嗽反射减退甚至消失等原因易导致误吸或吸入性肺炎。

（2）机械并发症：与营养管质地、粗细和管的位置有关，常出现鼻咽部和食管黏膜损伤、营养管堵塞等。

（3）胃肠道并发症：是最多见的并发症，包括恶心、呕吐、腹胀、腹痛、腹泻、便秘、倾倒综合征等。其中腹泻最为常见，主要原因包括营养液渗透压高、温度过低、输液过快、被细菌污染等。

（4）代谢性并发症：高渗性脱水、高血糖、氮质血症、电解质及微量元素异常、肝功能异常等。

（二）PN

1. 适应证

（1）凡是需要营养支持但又不能或不宜接受 EN 者，包括预计 1 周以上不能进食。

（2）胃肠道功能障碍，不能耐受 EN 者，如短肠综合征、溃疡性结肠炎等。

（3）因疾病或治疗限制不能经胃肠道摄食者，如坏死性胰腺炎等。

（4）EN 无法达到机体需要的目标量。

2. 禁忌证　严重水、电解质、酸碱平衡失调，休克，出、凝血功能障碍，重度肝、肾功能衰竭等病人不宜应用或慎用。

3. PN 制剂　葡萄糖、脂肪乳剂、复方氨基酸、电解质、维生素、微量元素等。

4. 输注途径　临床上选择周围静脉或中心静脉作为 PN 途径，须考虑：营养液渗透压、预计输注时间的长短、既往静脉置管史、拟定穿刺部位的血管条件、病人的疾病及凝血功能等因素。

（1）经周围静脉肠外营养支持（peripheral parenteral nutrition，PPN）技术操作较简单、并发症较少，适用于 PN 时间<2 周、部分补充营养素的病人、中心静脉置管和护理有困难时。

（2）经中心静脉肠外营养支持（central parenteral nutrition，CPN）包括经锁骨下静脉或颈内静脉穿刺置管入上腔静脉途径，以及经外周置入中心静脉导管（peripherally inserted central catheter，PICC）途径，需有严格的技术与物质条件。适用于 PN 时间 2 周以上、营养素需要量较多及营养液的渗透压较高（超过 900 mOsm/L）的病人。

5. 输注方式

（1）全营养混合液法：在无菌条件下，将每天所需的营养物质按次序混合于输液袋后再输注。这种方法保证多种营养素同时进入体内，对合成代谢有利，且可以简化输液过程，节省护理时间，降低代谢性并发症的发生率，减少污染风险。

（2）单瓶输注法：不具备全营养混合液输注条件时，可采用单瓶输注。各营养素非同步输入，不利于所供营养素的有效利用。

6. 并发症

(1) 静脉穿刺置管并发症：与静脉插管或留置有关。主要有气胸、血管损伤、胸导管损伤、空气栓塞(最严重)、导管栓塞、移位、扭曲或折断等。

(2) 感染性并发症：穿刺部位感染、导管性感染和肠源性感染。感染主要为导管、营养液的污染及置管过程中护理不当所致。肠源性感染是长期 PN 时肠道缺乏食物刺激引起肠内毒素和细菌移位。

(3) 代谢性并发症：包括高血糖症、非酮症高渗性昏迷、低血糖症、高脂血症、低磷血症、酸碱平衡紊乱等。

(4) 血栓性静脉炎：主要是由于高渗营养液的化学刺激和穿刺导管的机械损伤，表现为局部红肿、疼痛，可触及条状硬结等。

【护理评估】

(一) 健康史

1. 疾病和相关因素　了解年龄、意识。近期饮食情况，如饮食习惯和食欲有无改变；饮食种类和进食量；是否因检查或治疗而需禁食，禁食天数。有无额外体液丢失，如是否存在消化道梗阻、出血、严重腹泻。有无因腹部手术等而不能经胃肠道摄食的疾病或因素。

2. 既往史　了解近期或既往有无消化系统手术史、较大的创伤、灼伤、严重感染或慢性消耗性疾病，如结核、癌症等。

(二) 身体状况

1. 症状与体征　①局部：评估有无腹部胀痛、恶心、呕吐、腹泻，有无压痛、反跳痛、腹肌紧张等，了解肠鸣音、胃肠蠕动及功能情况。②全身：评估生命体征是否平稳，有无休克、脱水或水肿征象等。

2. 辅助检查　了解体重、血浆白蛋白及细胞免疫功能等检查结果，以评估病人营养状况及其耐受性。

(三) 心理-社会状况

了解病人及其家属对营养支持重要性和必要性的认识程度；病人对营养支持的耐受程度和对营养支持费用的承受能力。

【常见护理诊断/健康问题】

1. 营养失调　与食物摄入不足或营养需要增加有关。

2. 有胃肠动力失调的危险　与不能经口摄食、管饲、病人不耐受等有关。

3. 有误吸、窒息的危险　与导管移位、病人意识、体位及胃排空速度等有关。

4. 有皮肤完整性受损的危险　与长期留置管道有关。

5. 有感染的危险　与胃肠造口、静脉置管有关。

6. 潜在并发症：高脂血症、低血糖症、非酮症高渗性昏迷、感染、血栓性静脉炎、血胸、气胸、脱水、高血糖症、营养管堵塞、吸入性肺炎、倾倒综合征等病人，女，37 岁，胃癌术后化疗，有恶心、呕吐、消瘦、纳差，血红蛋白为 98.0 g/L，血清白蛋白为 23 g/L，护理诊断是(　　)

A. 呕吐 　　　　　　　　　　　　B. 恶心

C. 低蛋白血症 　　　　　　　　　D. 食欲不振

E. 营养失调

答案：E

分析：病人化疗后恶心、呕吐、纳差导致营养素丢失和摄入减少；病人消瘦，血红蛋白为 98.0 g/L，血清白蛋白为 23 g/L，均低于正常值。综合评估为营养失调。

【护理措施】

(一)EN 病人的护理

1.预防误吸

(1)选择管径适宜的喂养管：管径越粗，对食管下端括约肌的扩张作用越大，发生胃内容物反流的机会也越大。

(2)妥善固定喂养管：经鼻置管者妥善固定于鼻翼及面颊部，经口置管者采用缝线固定于腹壁，输注前应确定喂养管尖端位置是否恰当，首次借助 X 线检查确定管端位置，输注前观察管道在体外的标记有无变化，判断管道是否移位。

(3)安置合适体位：进行 EN 时，抬高床头 30°~45°取半卧位，有助于防止营养液反流和误吸。

(4)评估胃内残留量：经胃进行 EN 时，每次输注营养液前及连续输注过程中(每隔 4 小时)评估胃内残留量，若超过 100 mL，应减慢或暂停输注，适当调整喂养量，必要时遵医嘱使用胃动力药物，以防胃潴留引起反流和误吸。

(5)保持营养管通畅：避免营养管扭曲、受压、打结。为避免管道堵塞，输注营养液前后用 30 mL 温开水或 0.9%氯化钠溶液冲洗导管。若是连续输注，至少每隔 4 小时冲洗导管一次。药片研碎、溶解后注入营养管，不可与营养液混合注入，服药前、后均应冲洗导管。

(6)加强观察：若病人突然出现呛咳、呼吸急促或咳出类似营养液的痰液时，疑有误吸可能。鼓励和刺激病人咳嗽，排出吸入物和分泌物，必要时经鼻导管或支气管镜清除误吸物。

2.胃肠道并发症的护理

(1)严格按医嘱控制营养液量、浓度和输注速度：一般由少量低浓度开始输入，速度宜慢，使病人在 3~4 天内逐渐适应。输注量可由 250~500 mL/d 开始，在 5~7 天内逐渐达到全量；速度从 20 mL/h 开始，视病人适应程度逐步加速并维持滴速在 100~120 mL/h，以输液泵控制滴速为佳。

(2)控制好营养液的温度：以接近正常体温为宜。

(3)营养液的输注护理：无菌配制营养液，现用现配，每日更换输注用品。储存于 4 ℃冰箱内备用，存放不得超过 24 小时，在输

考点：营养液的输注护理

注前半小时取出营养液，置室温下复温后再输。在营养液输注过程中应保持连续性，不宜中断。停用时，应在2~3天内逐渐减量，切勿突然停止。

3. 避免黏膜和皮肤损伤　经鼻置管常引起病人鼻咽部不适，可采用细软材质的喂养管，用油膏涂拭鼻腔黏膜起润滑作用，防止鼻咽部黏膜长期受压而产生溃疡；经肠造口者，保持造口周围皮肤干燥、清洁，防止造口周围皮肤损伤。

🔊 **【护考真题链接】2019年—A1型题**

配制好的营养液的保存温度为（　　　　）

A. 5 ℃   B. 6 ℃

C. 7 ℃   D. 8 ℃

E. 4 ℃

答案：E

分析：要素饮食又称化学膳、要素膳、元素膳，是一种由人工配制，含有人体生理需要的各种营养成分，不需要消化或很少消化即可吸收的无渣饮食。配制好的溶液应放在4 ℃以下的冰箱内保存，以防止被细菌污染、变质。

---

4. 感染性并发症的护理

(1) 吸入性肺炎：是EN最严重的并发症，多见于经鼻胃管进行EN而发生的误吸者。防止胃内容物潴留及反流是预防吸入性肺炎的重要措施。

(2) 急性腹膜炎：多见于经空肠造口置管进行EN者，与导管移位有关。若病人突然出现腹痛、造口管周围渗出或腹腔引流管引流出类似营养液的液体，应怀疑喂养管移位致营养液进入游离腹腔。应立即停止输注并报告医生，尽可能协助消除或引流出渗漏的营养液、遵医嘱合理应用抗菌药物，避免继发性感染或腹腔脓肿。

5. 效果监测　①注意监测血糖或尿糖，以及时发现高血糖和非酮症高渗性昏迷；②记录液体出入量，监测电解质变化，防止水、电解质及糖代谢紊乱；③定期监测肝、肾功能，进行人体测量和氮平衡试验，动态评价EN支持效果和安全性，必要时调整营养支持方案。

6. 健康教育

(1) 提高依从性：告知病人EN的重要性和必要性。

(2) 饮食指导：告知病人术后恢复经口饮食是循序渐进的过程，指导病人及家属合理进行饮食护理的内容，保持均衡饮食。

(3) 家庭护理：指导携带喂养管出院的病人及家属掌握居家喂养和自我护理方法，包括营养液的输注技术、营养状况的自我监测、导管的护理等。

(4) 定期随访：监测家庭EN支持的效果。

(二) PN病人的护理措施

1. 静脉导管的护理

(1) 保持静脉导管通畅：妥善固定，避免导管受压、扭曲或滑脱。如果输液不畅或病人感到颈胸部酸胀不适，严重时可出现呼吸困难，应使用X线透视明确导管位置，一旦发生导管移位，应立即停止输液并拔管。

> 考点：静脉营养导管的护理

（2）防止感染：严格执行无菌操作，每天更换与静脉导管相连的输液装置，静脉穿刺部位每天消毒、更换敷料，观察穿刺部位有无红肿、渗液等感染征象。如果病人发生不明原因的发热、寒战，怀疑导管相关性感染，通知医生，拔除导管，将导管末端剪下一段，送细菌培养。

（3）专管专用：避免经此管输入其他液体、药物及输血，也不得经此导管采血和测量中心静脉压等。

（4）防止空气栓塞：保持输注通畅，及时更换输液瓶。

（5）防止血液凝固：保持输液通畅，输液结束时，可用肝素稀释液行脉冲正压式封管，以防导管内血栓形成。

2. 营养液的输注护理　同 EN 的护理。

3. 观察与记录　准确记录病人的液体出入量，定时观察生命体征及意识状态，定期测量血糖、尿糖、血尿素氮、电解质、肝肾功能等指标；定期测量体重变化。

4. 代谢性并发症的护理

（1）高血糖症：见于在短时间内输入过量高渗糖或胰岛素相对不足的情况。病人表现为血糖升高、多尿、脱水、神志改变，严重时出现非酮症高渗性昏迷。此时护士立即报告医生并协助处理，停止输注葡萄糖注射液或含有大量葡萄糖的营养液，输入低渗或等渗氯化钠溶液，加适量胰岛素，使血糖水平逐渐下降。

> 考点：主要的代谢并发症

（2）低血糖症：发生于突然中断高渗葡萄糖液的输入或营养液中胰岛素含量过多时，病人出现低血糖、心率加快、面色苍白、四肢湿冷、乏力，重者呈休克症状。在营养液输注过程中应保持连续性，不宜中断。停用时，在 2~3 天内逐渐减量，切莫突然停止。如出现低血糖症，可静脉推注高渗葡萄糖或输注含糖溶液来缓解。

（3）高脂血症：见于脂肪乳剂输注过快或过量时，病人发热、急性消化道溃疡、血小板减少、溶血、肝脾肿大、骨骼肌肉疼痛。一旦发现类似症状，立即停止输注脂肪乳剂。对长期应用脂肪乳剂的病人，定期做脂肪廓清试验以了解病人对脂肪的代谢及利用能力。输注脂肪乳剂时要控制滴速，不宜过快。

（4）血栓性静脉炎：多发生于外围静脉 PN 支持。一旦发生，局部湿热敷，更换输液部位或外涂经皮吸收的抗炎软膏。

> 考点：静脉栓塞性静脉炎的原因、表现

5. 健康教育

（1）相关知识：告知病人及家属合理输注营养液及控制输注速度的重要性，不能自行调节速度；告知保护静脉导管的方法，避免翻身、活动、更衣时将导管脱出。

（2）尽早经口摄食或行 EN 支持：当病人胃肠功能恢复或允许摄食情况下，鼓励病人尽早经口摄食或行 EN 支持，以降低和防治 PN 相关并发症。

（3）出院指导：制订饮食计划，指导均衡营养，定期到医院复诊。

✦ **案例分析**

本题主要考查食管癌病人的手术后护理诊断/问题及手术后的营养支持，本病人是因食管癌导致的高消耗以及进食困难所引起的营养不良。

1.该病人术后主要护理诊断/问题：

(1)营养失调：低于机体的需要量。

(2)潜在并发症：切口感染、切口裂开、高血糖、低血糖、高血脂等。

2.针对该病人应进行的营养支持：此病人食管切除，暂时无法进行 EN，只能进行 PN，首选周围静脉营养，注意无菌操作以及并发症，对于并发症要做到及早预防、及早发现、及时处理。

【本章小结】

思维导图

（黄伟）

第五章
麻醉病人的护理

✦ **学习目标**

知识目标：

（1）了解麻醉的分类。

（2）能阐述局部麻醉、椎管内麻醉、全身麻醉的概念以及全身麻醉病人的护理措施。

（3）能阐述局部麻醉、椎管内麻醉、全身麻醉的并发症的预防和处理。

能力目标：能对术前病人进行护理评估，能运用麻醉护理知识和技能对麻醉病人进行护理。

素质目标：具有良好的职业道德，保护病人隐私，关爱病人，减轻病人痛苦，维护病人健康。

第一节　概述

麻醉（anesthesia）是指应用药物或其他方法使病人的感觉暂时丧失，以达到无痛的目的，为手术治疗或其他医疗检查提供条件。麻醉还应用于疼痛治疗、急救复苏和重症监护治疗等多个领域。工作范围从单纯的手术室扩展到病房、门诊和急诊等场所。理想的麻醉不仅能达到无痛，而且还能在确保生命安全的前提下达到精神安定和适度肌肉松弛。做好麻醉前病情评估和准备工作有利于保障病人在围术期的安全，提高病人对手术和麻醉的耐受能力，避免或减少手术中、手术后并发症。但麻醉在消除疼痛的同时，也对机体的生理功能有不同程度的干扰，甚至还会发生意外。因此，要认真做好麻醉前准备、麻醉中配合和麻醉后护理，从而提高麻醉的安全性。

✦ **案例导入**

案例

病人，男，50岁，门诊拟诊"胃癌"收入院，经内镜取活检检查后确诊为"胃癌"，既往有高血压病史。现拟择期行胃大部切除术。

思考

1. 该病人术前应如何禁食和禁饮？
2. 该病人术前应做哪些准备？

【麻醉的分类和方法】

根据麻醉作用部位和所用药物的不同，临床麻醉可分为局部麻醉(local anesthesia)、椎管内麻醉(intrathecal anesthesia)和全身麻醉(general anesthesia)三大类。

一、麻醉前病情评估

手术是治疗外科疾病的有效方法，但手术也是一种创伤，可干扰人体生理功能，带来一定危害；各种麻醉对人体的生理功能也有一定的影响；外科疾病本身所引起的病理生理改变，以及并存的非外科疾病所导致的器官功能改变，都是围术期潜在的危险因素。麻醉的风险性与手术大小并非完全一致，复杂的手术可使麻醉的风险性增加，有时手术并不复杂，病人的病情和并存疾病却为麻醉带来更多的困难。

为了提高麻醉的安全性，在麻醉前1~3日访视病人，了解病情，解答病人对麻醉的疑问，使病人对麻醉过程有较全面的了解，消除病人对麻醉和手术的恐惧心理。详细了解病人的临床诊断、病史记录以及与麻醉有关的检查结果，询问病人的手术麻醉史、吸烟史、药物过敏史及目前的药物治疗情况，了解病人平时的体力、活动能力及目前的变化。重点检查项目包括生命体征，心、肺及气道，脊柱及神经系统，对并存疾病的严重程度进行评估。同时与手术医生沟通，了解手术的范围、危险性、预计出血量、是否需要特殊的麻醉处理等。根据访视和检查结果，对病人病情和病人对麻醉及手术的耐受能力作出全面的评估，以制订最佳的麻醉方案，达到最佳的麻醉效果，确保手术顺利完成以及病人身体康复。

美国麻醉医生协会(American Society of Anesthesiologists，ASA)将手术前的病人情况分为6级，病情的判断有重要参考价值(表5-1)。一般认为，Ⅰ~Ⅱ级病人对麻醉和手术的耐受性良好，风险较小；Ⅲ级病人的器官功能虽在代偿范围内，但对麻醉和手术的耐受能力减弱，风险较大，如术前准备充分，尚能耐受麻醉；Ⅳ级病人因器官功能代偿不全，麻醉和手术的风险很大，即使术前准备充分，围术期的病死率仍很高；Ⅴ级者为濒死病人，麻醉和手术都异常危险，不宜行择期手术。围术期的病死率与ASA分级的关系密切(表5-1)。

表5-1 ASA病情分级和围术期病死率

分级/级	标准	病死率
Ⅰ	体格健康，发育营养良好，各器官功能正常	0.06~0.08
Ⅱ	除外科疾病外，有轻度并存疾病，功能代偿健全	0.27~0.40
Ⅲ	并存疾病较严重，体力活动受限，但尚能应付日常活动	1.82~4.30
Ⅳ	并存疾病严重，丧失日常活动能力，经常面临生命威胁	7.80~23.0
Ⅴ	无论手术与否，生命难以维持24小时的濒死病人	9.40~50.7
Ⅵ	确认为脑死亡，其器官拟用于器官移植手术供体	

急症病例在相应ASA分级后加注"E"，表示风险较择期手术增加。

二、麻醉前准备

（一）病人准备

1. 身体准备　麻醉前尽量改善病人的状况，纠正生理功能紊乱、治疗潜在的内科疾病，使病人各脏器功能处于较好状态。特别要注意做好胃肠道准备，以免手术期内发生胃内容物反流、呕吐或误吸而致窒息或吸入性肺炎。择期手术，均常规排空胃，麻醉前成年人应常规禁食 6 小时，禁饮 2 小时。婴幼儿术前禁食 4~8 小时，禁饮 2~3 小时。急诊手术的病人也要考虑胃排空问题。手术需要全麻者，术前放置胃管，充分引流胃液，必要时进行气管插管，控制气道，减少麻醉诱导的胃内容物反流、误吸及窒息。

【知识链接】

麻醉前胃肠道准备的进展

《加速康复外科中国专家共识及路径管理指南（2018 版）》建议：无胃肠功能障碍病人术前禁食 6 小时，禁饮 2 小时；术前 2~3 小时可服用碳水化合物饮品（不超过400 mL，糖尿病病人除外）。

2. 心理准备　病人对于麻醉和手术，常感到紧张、焦虑，甚至恐惧。这些心理反应对其生理功能有不同程度的干扰，可能对整个围术期产生不良影响。术前有针对性地消除其思想顾虑和焦虑心理，耐心听取并解答病人疑问。过度紧张者，可给予药物辅助治疗；有心理障碍者，请心理专家协助解决心理问题。

（二）麻醉物品的准备

为确保麻醉和手术能安全、顺利地进行，防止发生意外，麻醉前必须准备好麻醉所需物品。

1. 药品准备　药品准备包括麻醉药和急救药。

2. 麻醉仪器设备准备　麻醉科医生应确保吸引器、面罩、喉镜、气管导管、供氧设备、麻醉机、监测仪等仪器设备的功能正常。

（三）麻醉前用药

麻醉前用药（表 5-2）是为了稳定病人情绪，降低基础代谢率，提高手术的耐受性；减少呼吸道的分泌，防止窒息；提高痛阈，增强麻醉效果，减少麻药用量；拮抗局麻药的不良反应。临床工作中，常根据病人的评估结果、病情、手术方案、拟用麻醉药及麻醉方法等确定麻醉前用药的种类、剂量、用药途径和用药时间。一般根据医嘱，多在术前 30~60 分钟应用。

表 5-2　麻醉前用药

药物类型	药名	作用	用法和用量
镇静药	地西泮 咪达唑仑	安定镇静、催眠、抗焦虑、抗惊厥	肌内注射 10 mg 肌内注射 10~15 mg

续表 5-2

药物类型	药名	作用	用法和用量
催眠药	苯巴比妥	镇静、催眠、抗焦虑	肌内注射 0.1~0.2 g
镇痛药	吗啡	镇痛、镇静	肌内注射 0.1 mg/kg
	哌替啶		肌内注射 1 mg/kg
抗胆碱药	阿托品	抑制腺体分泌,解除平滑肌痉挛和迷走神经兴奋	肌内注射 0.5 mg
	东莨菪碱		肌内注射 0.2~0.6 mg

案例分析

1.病人术前应禁食和禁饮:

(1)术前要注意做好胃肠道准备,以免围手术期内发生胃内容物反流、呕吐或误吸而致窒息或吸入性肺炎。

(2)择期手术,均常规排空胃。麻醉前成年人应常规禁食 8~12 小时,禁饮 4 小时。婴幼儿术前禁食 4~8 小时,禁饮 2~3 小时。

(3)急诊手术的病人也要考虑胃排空问题。手术需要全麻者,术前放置胃管,充分引流胃液,必要时进行气管插管,控制气道,减少麻醉诱导的胃内容物反流、误吸及窒息。

2.该病人术前应做好以下准备:

(1)身体准备:麻醉前尽量改善病人的状况,纠正生理功能紊乱,治疗潜在的内科疾病,使病人各脏器功能处于较好的状态。特别要注意做好胃肠道准备,以免手术期内发生胃内容物反流、呕吐或误吸而致窒息或吸入性肺炎。择期手术,均常规排空胃,麻醉前成年人应常规禁食 8~12 小时,禁饮 4 小时。婴幼儿术前禁食 4~8 小时,禁饮 2~3 小时。急诊手术的病人也要考虑胃排空问题。手术需要全麻者,术前放置胃管,充分引流胃液,必要时进行气管插管,控制气道,减少麻醉诱导的胃内容物反流、误吸及窒息。

(2)心理准备:病人对于麻醉和手术,常感到紧张、焦虑,甚至恐惧。这些心理反应对其生理功能有不同程度的干扰,可能对整个围术期产生不良影响。术前有针对性地消除其思想顾虑和焦虑心理,耐心听取并解答病人疑问。过度紧张者,可给予药物辅助治疗;有心理障碍者,请心理专家协助解决心理问题。

第二节　局部麻醉病人的护理

局部麻醉,简称局麻,又称部位麻醉,是应用局部麻醉药暂时阻断周围神经,使其支配的区域内感觉暂时丧失,运动保持完好或同时有程度不等的被阻滞状态,产生麻醉效果的方法。优点:病人神志清醒;麻醉效果较好;简便易行;对病人的生理干扰较小,安全性大;并发症少。缺点:手术范围小;适用于浅表局限性手术;有些局麻药发生过敏反应,需要做皮试。广义的局部麻醉还包括椎管内麻醉,椎管内麻醉有其特殊性,习惯于将其视为单独的麻醉方法。

【概述】

（一）局麻药的分类

1. 根据化学结构 局麻药可分为酯类和酰胺类。临床常用的酯类局麻药有丁卡因和可卡因等，酰胺类局麻药有利多卡因、布比卡因、依替卡因和罗哌卡因等。酯类局麻药和酰胺类局麻药的起效时间和作用时效有明显不同。另外，酯类局麻药在血浆内水解或被胆碱酯酶分解，产生的对氨基化合物可形成半抗原，可引起变态反应而导致少数病人出现过敏反应。而酰胺类局麻药在肝脏内被酰胺酶分解，不形成半抗原，引起过敏反应极为罕见。

2. 根据局麻药作用维持时间 局麻药可分为短效局麻药、中效局麻药和长效局麻药。一般将作用时间短的普鲁卡因和氯普鲁卡因称为短效局麻药，作用时间稍长的利多卡因、甲哌卡因和丙胺卡因称为中效局麻药，作用时间长的布比卡因、丁卡因、罗哌卡因和依替卡因称为长效局麻药。

（二）局部麻醉的方法

1. 表面麻醉 将渗透性能强的局麻药与局部黏膜接触，穿透黏膜作用于神经末梢而产生的局部麻醉作用，称为表面麻醉。常用的表面麻醉药有 $0.5\% \sim 1.0\%$ 丁卡因、$2\% \sim 4\%$ 利多卡因。一般眼部的表面麻醉多采用滴入法，鼻腔内黏膜常采用棉片浸药填敷法，咽及气管内黏膜用喷雾法，尿道内黏膜表面麻醉用灌入法。

2. 局部浸润麻醉 将局麻药注射于手术区的组织内，阻滞神经末梢而达到麻醉作用，称为局部浸润麻醉。其基本方法为沿手术切口线，自浅入深进针，分层注射局麻药，逐层阻滞组织中的神经末梢。常用药物为 $0.25\% \sim 0.5\%$ 利多卡因、5% 布比卡因。麻醉过程中应注意：每次注药前应回抽，以防药液注入血管；药液内加用肾上腺素（$2.5\ \mu g/mL$），可减缓药液吸收，延长作用时间，减少局麻药中毒。

【知识链接】

局麻药应用新进展

《加速康复外科中国专家共识及路径管理指南（2018 版）》建议：使用利多卡因（2%）混合罗哌卡因（0.5%）或布比卡因（0.5%）局部浸润或周围神经阻滞的局部麻醉联合静脉注射小剂量的咪达唑仑 $1 \sim 3\ mg$ 和静脉输注丙泊酚 $25 \sim 100\ \mu g/(kg \cdot min)$，降低呼吸抑制发生率。

3. 区域阻滞 围绕手术区四周和底部注射局麻药，以阻滞进入手术区的神经干和神经末梢，称为区域阻滞麻醉。操作要点及注意事项与局部浸润麻醉相同，但不是沿切口注射局麻药，而是环绕被切除的组织（如小囊肿、肿块活检等）作包围注射，对于悬垂的组织，如舌、阴茎以及有蒂的肿瘤等，则环绕其基底部注射。

4. 神经及神经丛阻滞 将麻醉药注射于神经干、丛、节的周围，阻滞相应区域的神经冲动传递而产生麻醉作用，称为神经阻滞或神经丛阻滞。常用的局麻药有利多卡因、布比卡因、罗哌卡因等，颈丛使用 0.5% 罗哌卡因 $10 \sim 15\ mL$；臂丛使用 0.5% 罗哌卡因 $15\ mL$ 或

0.75%布比卡因 15 mL，也可以用利罗合剂(1%罗哌卡因 10 mL+2%利多卡因 8 mL+0.9%氯化钠溶液 5 mL)。临床常用臂丛神经阻滞、颈丛神经阻滞、肋间神经阻滞和指(趾)神经阻滞等。

【常见护理诊断/健康问题】

1. 焦虑/恐惧　与担心麻醉及手术的安全性等有关。
2. 潜在并发症：局麻药的毒性反应及过敏反应

【护理措施】

1. 一般护理　局麻药对机体影响小，一般无须特殊护理。门诊手术者若术中用药多、手术过程长，术后休息片刻，经观察无异常后方可离院，并告知病人若有不适，即刻就诊。

2. 局麻药的不良反应及护理　局麻药的不良反应包括局部和全身性不良反应。局部不良反应多为局麻药和组织直接接触所致，若局麻药浓度高或与神经接触时间过长可造成神经损害，用药必须遵循最小有效剂量和最低有效浓度的原则。全身不良反应包括高敏反应、变态反应、中枢神经毒性反应和心脏毒性反应。应用小剂量局麻药即发生毒性反应者，疑为高敏反应，一旦发生，立即停药并积极治疗。绝大部分局麻药过敏者是对酯类药过敏，对疑有变态反应者可行结膜试验、皮内注射试验或嗜碱性粒细胞脱颗粒试验，预防过敏反应发生。中枢毒性按程度依次表现为：舌或口唇麻木、头痛、头晕、耳鸣、视力模糊、眼球震颤、言语不清、肌肉抽搐，语无伦次、意识不清、惊厥、昏迷、呼吸停止；心血管毒性表现为：心肌收缩力降低、传导速度减慢，外周血管扩张。局麻药中毒的原因有：①药物浓度过高、用量过大，超过病人的耐受力；②误将药物注入血管；③局部组织血运丰富，药物吸收过快，血中浓度过高；④病人体质差，对正常用量的局麻药耐受力下降；⑤药物之间的相互影响导致毒性增强，如普鲁卡因与琥珀酰胆碱同时使用，前者分解减少，发生蓄积中毒。局麻药中毒的预防关键是控制局麻药的总量和浓度；注射局麻药前须反复进行"回抽试验"，证实无回血后方可注射；在血运丰富的部位注射局麻药时，添加肾上腺素可减慢吸收；麻醉前改善病人机体状况，提高耐受力；注意药物配伍禁忌。

第三节　椎管内麻醉病人的护理

椎管内有两个可用于麻醉的腔隙，即蛛网膜下隙和硬膜外腔。将局麻药注入上述两个腔隙(图5-1)，阻滞神经的传导，使其支配范围内无痛，并产生麻醉效果，称为椎管内麻醉。根据局麻药注入的腔隙不同，分为蛛网膜下隙阻滞(简称腰麻)、硬膜外腔阻滞。椎管内麻醉时，病人神志清楚，镇痛效果确切，肌肉松弛良好，但对生理功能有一定的干扰且不能完全消除内脏牵拉反应。

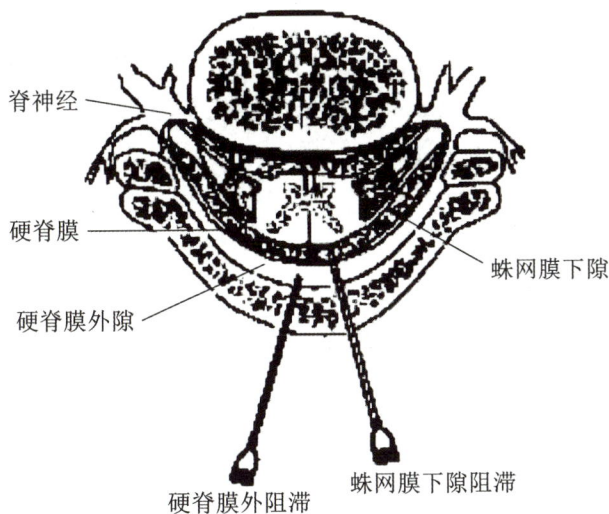

图 5-1 椎管横断面图

脊神经
硬脊膜
蛛网膜下隙
硬脊膜外隙
蛛网膜下隙阻滞
硬脊膜外阻滞

【概述】

(一)分类

1.蛛网膜下隙阻滞麻醉 简称"腰麻",是把局部麻醉药注入蛛网膜下隙,使脊神经根、根神经节及脊髓表面部分产生不同程度的阻滞,主要作用部位在脊神经根的前根和后根。是下肢及下腹部手术中最常用的麻醉方法。按给药方式和麻醉平面,腰麻有不同的分类,如鞍区麻醉。腰麻适用于持续 2~3 小时的下腹部、盆腔、下肢和肛门会阴部手术,如阑尾切除术、疝修补术、痔切除术、肛瘘切除术及下肢骨与关节手术等。

2.硬脊膜外阻滞麻醉 也称硬膜外阻滞,简称硬外麻醉,是指将局麻药注入硬膜外间隙,阻滞脊神经根,使其支配区域产生暂时性麻痹的麻醉方法。给药方式有单次法和连续法两种。因硬膜外麻醉不受手术持续时间的限制,适用于除头部、心肺以外的任何部位的手术,最常用于横膈以下的各种腹部、腰部和下肢手术。

(二)常用麻醉药

1.蛛网膜下隙阻滞麻醉 用于蛛网膜下隙阻滞的麻醉药包括利多卡因、布比卡因、派罗卡因、丁卡因等;可根据手术种类和持续时间加以选择。利多卡因常用于简单、短时手术,如刮宫术、环扎术等。布比卡因和丁卡因常用于长时间手术,如膝关节、髋关节置换术或下肢血管手术等。

2.硬脊膜外阻滞麻醉 用于硬脊膜外阻滞的局麻药具有穿透性和弥散性强、不良反应小、起效时间短、作用时间长等特点,临床最为常用的是丁卡因、利多卡因和布比卡因。

(1)利多卡因:优点是起效快,5~12 分钟发挥作用,在组织内渗透能力强,阻滞准确,麻醉效果好。缺点是作用持续时间较短,仅 1.5 小时左右。临床常用浓度为 1%~2%,成人一次最大用量为 400 mg。

(2)布比卡因:4~10 分钟起效,作用时间较长,可维持 4~6 小时。常用浓度为 0.5%~0.75%,但只有浓度达到 0.75% 时,才能取得满意的肌肉松弛效果。

（3）罗哌卡因：用于术后镇痛和无痛分娩。常用浓度为 0.2%，成人剂量可达 12～28 mg/h。

（4）左旋布比卡因：是酰胺类局部麻醉药，主要用于硬膜外阻滞麻醉。成人用于神经阻滞或浸润麻醉，一次最大剂量 150 mg。药液浓度配制为：硬膜外阻滞：0.5%～0.75%，10～20 mL，50～150 mg，中度至全部运动阻滞。

（5）丁卡因：一般 10～15 分钟起效，可维持 3～4 小时，常用浓度为 0.25%～0.33%，成人一次最大剂量为 60 mg。

【常见护理诊断/健康问题】

1. 焦虑/恐惧　与病人担心麻醉和手术的安全性有关。

2. 潜在并发症：低血压、呼吸抑制、恶心呕吐、腰麻后头痛、尿潴留、全脊髓麻醉、局麻药毒性反应、神经损伤、硬膜外血肿、硬膜外脓肿等

【护理措施】

（一）一般护理

1. 体位　在麻醉时，协助麻醉医生安置和维持麻醉体位（图 5-2）；硬膜外麻醉时，协助固定硬膜外导管（图 5-3）。腰麻手术后为预防麻醉后头痛，常规去枕平卧 6～8 小时。硬膜外麻醉手术后为防止直立性低血压，常规平卧 4～6 小时。

> 考点：椎管内麻醉术后的体位

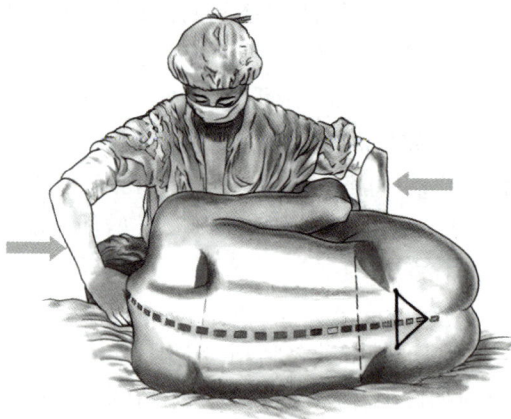

图 5-2　腰麻体位与穿刺点

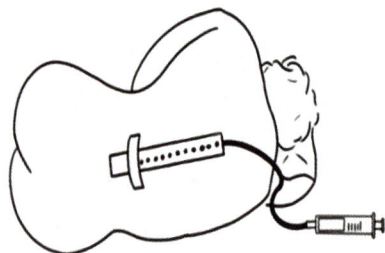

图 5-3　硬膜外导管胶布固定

2. 病情观察　密切监测生命体征，防止麻醉后并发症的出现。

3. 心理护理　做好详尽的解释工作，向病人介绍麻醉的过程和必要的配合，缓解其焦虑和恐惧。

（二）常见并发症的防治和护理

1. 蛛网膜下隙阻滞

（1）低血压：由交感神经阻滞所致。防治措施：加快输液速度，增加血容量；若血压骤降可用麻黄碱静脉注射，以收缩血管，维持血压。

（2）恶心、呕吐：由低血压、迷走神经功能亢进、手术牵拉内脏等因素所致。防治措施：吸氧、输液、暂停手术以减少迷走神经刺激，必要时用甲氧氯普胺 10 mg 静脉注射。

（3）呼吸抑制：常见于胸段脊神经阻滞，表现为肋间肌麻痹，胸式呼吸减弱，潮气量减少，咳嗽无力，甚至发绀。防治措施：谨慎用药、吸氧、维持血液循环，紧急时行气管插管、人工呼吸。

（4）头痛：发生率为 3%～30%，主要为腰椎穿刺时穿破硬脊膜和蛛网膜，致使脑脊液流失，颅内压下降，颅内血管扩张刺激所致。典型的头痛可发生在穿刺后 6～12 小时、病人术后第 1 次抬头或起床活动时，疼痛常位于枕部、顶部或颞部，呈搏动性，抬头或坐起时加重。约 75% 的病人在 4 天内症状消失，多数不超过 1 周，但个别病人的病程可长达半年以上。预防措施：麻醉前访视病人时，切忌暗示蛛网膜下隙阻滞后有头痛的可能；麻醉时采用细针穿刺，避免反复穿刺，提高穿刺技术，缩小针刺裂孔，保证术中、术后输入足量液体。

（5）尿潴留：主要为支配膀胱的第 2、3、4 骶神经被阻滞后恢复较迟，下腹部、肛门或会阴部手术后切口疼痛，下腹部手术时膀胱的直接刺激以及病人不习惯床上排尿体位等所致，一般经针刺足三里、三阴交、阳陵泉、关元和中极等穴位，或热敷下腹部、膀胱区有助于解除尿潴留，如上述措施无法解除尿潴留，可选用导尿。

2. 硬膜外阻滞

（1）全脊麻：是硬膜外麻醉最危险的并发症，系硬膜外阻滞时穿刺针或导管误入蛛网膜下隙而未及时发现，致超量局麻药注入蛛网膜下隙而产生异常广泛的阻滞。若未及时发现和正确处理，可发生心搏骤停。一旦疑有全脊麻，立即行面罩正压通气，必要时行气管插管维持呼吸，加快输液速度，给予升压药，维持循环功能。预防措施：麻醉前常规准备麻醉机与气管插管器械；穿刺操作时细致认真；注药前先回抽，观察有无脑脊液；注射时先用试验剂量（3～5 mL）并观察 5～10 分钟，改变体位后需再次注射试验剂量，以重新检验。

（2）穿刺针或导管误入血管：发生率为 0.2%～2.8%。足月妊娠者硬膜外间隙静脉怒张，易刺入血管，注药前必须回抽。检查硬膜外导管回流情况。一旦局麻药直接注入血管将发生毒性反应，出现抽搐或心血管症状。防治措施：吸氧，静脉注射地西泮或硫喷妥钠控制惊厥，同时维持通气和有效循环。

（3）硬膜外脓肿：多为无菌操作不严格或穿刺针经过感染，将细菌带入硬膜外腔引起感染而形成脓肿。病人表现为脊髓和神经根受刺激和压迫的症状，并伴有感染症状。密切观察病人有无全身感染症状及肌无力或截瘫表现。一旦明确诊断，立即使用抗菌药物，尽早行椎板切开引流。

（4）硬膜外间隙出血、血肿和截瘫：若硬膜外穿刺和置管时损伤血管，可引起出血，血肿压迫脊髓可并发截瘫。CT 检查或 MRI 检查可明确诊断并定位。一旦发现，尽早行硬膜外穿刺抽除血液，必要时切开椎板，清除血肿。预防措施：对凝血功能障碍或抗凝治疗期间的病人禁用硬膜外阻滞麻醉；置管动作宜细致轻柔。

患儿腰椎穿刺术后,去枕平卧6小时的目的是防止出现(　　)

A. 休克　　　　　　　　　　　　B. 脑疝

C. 头痛　　　　　　　　　　　　D. 惊厥

E. 呕吐

答案:C

分析:椎穿刺术后采取去枕仰卧位6小时,是为了防止颅内压降低所引起的头痛。穿刺后脑脊液可自穿刺点漏出至脊膜腔外,造成颅内压降低,牵拉颅内静脉窦和脑膜等组织,引起头痛。

第四节　全身麻醉病人的护理

✦ 案例导入

案例

病人,男,68岁,入院诊断为胃癌。拟在全麻下行胃癌根治术。

✦ 案例导入

案例

1. 该病人在麻醉中可能出现哪些并发症?

2. 该病人在麻醉复苏过程中出现呼吸困难时,应采取哪些护理措施?

全身麻醉是麻醉药作用于中枢神经系统并抑制其功能,以使病人意识和全身痛觉暂时消失的麻醉方法。全身麻醉是临床最常使用的麻醉方法,其安全性、舒适性均优于局部麻醉和椎管内麻醉。按给药途径的不同,全身麻醉可分为吸入麻醉和静脉麻醉。

【概述】

(一)常用全身麻醉药

1. 常用吸入麻醉药

(1)氟烷:氟烷的优点是术后恶心、呕吐发生率低,因其可降低心肌氧耗量,适用于冠心病病人的麻醉,缺点是安全范围小,须使用精确的挥发器;有引起氟烷性肝炎的危险;肌松作用不充分,需要肌松者应与肌松药合用。氟烷麻醉期间禁用肾上腺素和去甲肾上腺素,因此亦逐渐被异氟烷和七氟烷替代。

(2)恩氟烷:恩氟烷的优点是不刺激气道,不增加分泌物,肌肉松弛效果好,可与肾上腺素合用。缺点是对心肌有抑制作用,在吸入浓度过高时可产生惊厥,深度麻醉时抑制呼吸和循环。

（3）异氟烷：异氟烷的优点是肌松良好，麻醉诱导及复苏快，无致吐作用，循环稳定。缺点是价格昂贵，有刺激性气味，可使心率增快。

（4）氧化亚氮：又称笑气。其优点是麻醉诱导及复苏迅速，镇痛效果强，不刺激呼吸道黏膜。缺点是麻醉作用弱，高浓度时易引起缺氧。

（5）七氟烷：七氟烷的优点是诱导迅速，无刺激性气味，麻醉深度容易掌握。缺点是遇碱石灰不稳定。

（6）地氟烷：地氟烷的优点是神经肌肉阻滞作用较其他氟化烷类吸入麻醉药强，在体内生物转化少，对机体影响小，血、组织溶解度低，麻醉诱导及复苏快。缺点是沸点低，室温下蒸气压高，需用特殊的电子装置控制温度的蒸发器，药效较低，价格昂贵。

目前，异氟烷和七氟烷临床较为常用。

2. 常用静脉麻醉药

（1）氯胺酮：氯胺酮是分离性强效镇痛静脉麻醉药，其特点是体表镇痛作用强，麻醉中咽喉反射存在，但复苏慢。临床主要用于体表小手术的麻醉，以及全身麻醉的诱导。

（2）依托咪酯：为静脉全麻诱导药或麻醉辅助药，快速催眠性静脉全身麻醉药，其催眠效应是硫喷妥钠的 12 倍，通常在 1 分钟以内起效。对心血管和呼吸系统影响较小，可用于休克或创伤病人的全麻诱导。

（3）巴比妥类：临床麻醉中最常用的是超短效的硫喷妥钠和硫戊巴比妥钠，主要用于静脉诱导，目前趋于淘汰。

（4）丙泊酚：丙泊酚属于超短效静脉麻醉药，临床主要用于全身麻醉的诱导与维持以及人工流产等小手术的麻醉。复苏迅速，苏醒后无后遗症。

（5）地西泮类：临床常用的是咪达唑仑，其作用强度为地西泮的 1.5~2 倍，诱导剂量为 0.2~0.3 mg/kg，静脉注射后迅速起效。其次是右美托咪定，用于行全身麻醉的手术病人气管插管和机械通气时的镇静，成人剂量：配成 4μg/mL 浓度以 1 μg/kg 剂量缓慢静注，输注时间超过 10 分钟。

（6）辅助性麻醉镇痛药：临床最常用的是芬太尼，属于人工合成的强镇痛药，作用强度是吗啡的 50~100 倍，大量用药可出现呼吸抑制，常用于心血管手术者的麻醉。

瑞芬太尼用于全麻诱导和全麻中维持镇痛，成人按每千克体重 0.5~1 μg 的输注速率持续静滴，

舒芬太尼为强效麻醉性镇痛药，其镇痛作用强度为芬太尼的 5~10 倍，作用持续时间约为芬太尼的 2 倍，成人用量 10~30 μg/kg。

（7）肌松药：根据作用机制的不同主要分为两类：去极化肌松药和非去极化肌松药。去极化肌松药以琥珀胆碱为代表，起效快，肌松完全且短暂，主要用于全麻时的气管插管。非去极化肌松药以筒箭毒碱为代表，非去极化肌松药主要用于麻醉中辅助肌松。常用的非去极化肌松药有维库溴铵、哌库溴铵、阿曲库铵、罗库溴铵及泮库溴铵。

（二）全身麻醉方法

1. 吸入麻醉方法

吸入麻醉的实施应包括麻醉前准备、麻醉诱导、麻醉维持和麻醉复苏。分为开放滴药吸入麻醉和密闭式气管内吸入麻醉，前者目前使用较少，后者需要气管内插管（图5-4）。

（1）麻醉前准备：①病人身体与心理的准备；②麻醉前评估；③麻醉方法的选择；④相

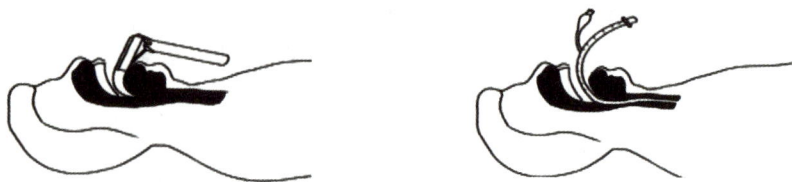

图 5-4　插入气管导管

应设备的准备和检查；⑤合理的麻醉前用药；⑥根据吸入麻醉诱导本身的特点向病人做好解释工作及呼吸道的准备。

（2）麻醉诱导：麻醉诱导是病人从清醒转入麻醉状态的过程，此时机体各器官功能受麻醉药影响出现亢进或抑制，是麻醉过程中的危险阶段。实施吸入麻醉诱导前，监测心电图、血压和血氧饱和度，并记录麻醉前的基础值。麻醉诱导分为浓度递增慢诱导法和高浓度快诱导法。单纯的吸入麻醉诱导适用于不宜用静脉麻醉及不易保持静脉开放的小儿，嗜酒者以及体格强壮者不宜应用。

（3）麻醉维持：麻醉维持期间应满足手术要求，维持病人无痛、无意识、肌肉松弛及器官功能正常，抑制应激反应，及时纠正水、电解质紊乱及酸碱平衡失调，补足血容量。目前低流量吸入麻醉是维持麻醉的主要方法。术中应根据手术特点、术前用药情况以及病人对麻醉和手术刺激的反应来调节麻醉深度，麻醉深度的判定见表 5-3。

表 5-3　麻醉深度的判定

麻醉深度	判定标准
意识消失	由清醒至呼之无反应，痛觉存在
兴奋抑制	呼吸不规则，屏气、喉痉挛、心律失常、痛觉过敏
浅麻醉	呼吸规则，窦性心律，血压略降，对强刺激有呼吸加强、血压升高和躯体运动反应
中度麻醉	呼吸抑制，血压下降，强刺激时仍有呼吸、循环等反应，但较弱
深麻醉	呼吸极度抑制直至停止，严重低血压，心律失常直至心脏停搏

（4）麻醉复苏：复苏与诱导相反是病人从麻醉状态转向清醒的过程。手术操作结束后，用高流量纯氧来快速冲洗病人及回路里的残余麻醉药。吸入麻醉药洗出越干净越有利于病人的苏醒和恢复，过多的残余可导致病人烦躁、呕吐，甚至抑制呼吸。在洗出吸入麻醉药的同时，经静脉给予少量的麻醉性镇痛药可增加病人对气管导管的耐受，并有利于吸入药尽早排出，同时还可减轻拔管时的应激反应，对防止苏醒早期躁动有良好效果。

2.静脉麻醉方法　静脉麻醉最突出的优点是无须经气道给药，不污染手术间。缺点是：①无任何一种静脉麻醉药能单独满足麻醉的需要；②可控性不如吸入麻醉；③药物代谢受肝肾功能的影响；④个体差异较大；⑤无法连续监测血药浓度变化。

（1）氯胺酮分离麻醉：分次肌内注射法通常仅用于小儿小手术的麻醉，常用量为 4~10 mg/kg。静脉给药法的适用范围同肌内注射给药法，但剂量小。通常首次量为

1~2 mg/kg，追加量为首次量的 1/2~3/4。

（2）丙泊酚静脉麻醉：用于麻醉诱导时，按 2~2.5 mg/kg 缓慢静脉注射，同时严密监测血压，若血压下降明显，立即停药或在肌松药辅助下行气管内插管。也可用于静脉麻醉，丙泊酚诱导后，按 2~12 mg/(kg·h)持续给药，同时加用镇痛药和肌肉松弛药。

（3）依托咪酯麻醉：是静脉全麻诱导药或麻醉辅助药，用作静脉全麻诱导，成人按体重静脉注射 0.3 mg/kg，于 30~60 秒内注完。合用琥珀酰胆碱或非去极化肌松药，便于气管内插管。术前给予镇静药，或在全麻诱导 1~2 分钟注射芬太尼 0.1 mg，应酌减本品用量。

【常见护理诊断/健康问题】

1.有受伤的危险　与病人麻醉后未完全清醒或感觉未完全恢复有关。

2.潜在并发症：恶心呕吐、窒息、麻醉药过敏、麻醉意外、呼吸道梗阻、低氧血症、低血压、高血压、心律失常、心搏骤停、坠积性肺炎等

【护理措施】

（一）麻醉期间的护理

1.病情观察　麻醉期间，连续观察呼吸和循环系统功能状态，采取必要的措施，维持呼吸、循环功能正常。

（1）呼吸功能：主要监测指标如下。①呼吸的频率、节律、幅度及呼吸运动的类型；②皮肤黏膜的颜色；③脉搏血氧饱和度（SpO_2）；④动脉氧分压（PaO_2）、动脉二氧化碳分压（$PaCO_2$）、血 pH；⑤潮气量、每分钟通气量；⑥呼气末二氧化碳分压。

（2）循环系统：主要检测指标如下。①脉搏；②中心静脉压（CVP）；③肺毛细血管楔压（PCWP）；④心电监护；⑤尿量；⑥失血量。

（3）其他：表情、意识、神志、体温等。

2.并发症的观察、预防和处理

（1）恶心、呕吐：向病人及家属解释麻醉、手术后出现恶心和呕吐的原因，嘱病人放松情绪、深呼吸，以减轻紧张感。对呕吐频繁者，除保持胃肠减压通畅、及时吸除胃内潴留物外，必要时按医嘱予以甲氧氯普胺 10 mg 静脉注射或肌内注射，多能缓解。

（2）窒息：全身麻醉时，病人意识消失、吞咽和咳嗽反射丧失、贲门松弛，若胃内容物较多且未及时吸除时，易发生胃内容物反流而引起窒息。

预防措施：①完善术前胃肠道准备；②术后体位，麻醉未清醒时取平卧位，头偏向一侧；麻醉清醒后，若无禁忌，可取斜坡卧位；③清理口腔，一旦病人发生呕吐，立即清理口腔等处的呕吐物，以免口腔内残留物造成误吸。

【护考真题链接】2015 年—A2 型题

病人，男，35 岁，因头部外伤急诊入院。现浅昏迷，CT 提示颅内血肿、脑挫裂伤。病人在全麻下行颅内血肿清除术。病人术后返回病房，正确的体位是（　　）

A.侧卧位　　　　　　　　　B.去枕仰卧位，头偏向一侧

C.头高足低位　　　　　　　D.头低足高位

E.中凹卧位

答案：B

分析：去枕平卧位适用于昏迷或全身麻醉未清醒的病人，同时要将头偏向一侧，用于防止呕吐物流入气管所引起的窒息或肺部并发症。根据题干可知该病人为全麻术后的病人，适用于此体位。

（3）麻醉意外：麻醉过程中，因各种因素作用，可导致麻醉意外，应积极预防和及时急救。护士应根据手术方式、麻醉类型和病人病情等准备麻醉物品、麻醉药品、抢救器械及药物等，以保证一旦病人出现麻醉意外时抢救所需。在麻醉过程中，麻醉医生要随时观察病人的呼吸状态和生命体征。

（4）呼吸道梗阻：主要原因为舌后坠、口腔分泌物或异物、喉头水肿等引起的机械性梗阻；喉头水肿为气管插管、手术牵拉或刺激喉头所致。病人主要表现为呼吸困难。不全梗阻者表现为呼吸困难及鼾声；完全梗阻者则有鼻翼扇动和三凹征。

护理措施：①密切观察病人有无舌后坠、口腔内分泌物积聚、发绀或呼吸困难征象；②对舌后坠者，托起其下颌、将其头后仰；置入口咽或鼻咽通气管；③清除咽喉部分泌物和异物，解除梗阻。

（5）下呼吸道梗阻：主要原因为气管导管扭折、导管斜面过长致其紧贴于气管壁、分泌物或呕吐物误吸入后阻塞气管和支气管。轻者无明显症状，仅能在肺部听到啰音。重者可表现为呼吸困难、潮气量低、气道阻力增高、缺氧发绀、心率增快和血压降低，处理不及时可危及病人生命。

护理措施：①及时清除呼吸道分泌物和吸入物；②注意观察病人有无呼吸困难、发绀，若发现异常应及时报告医生并配合治疗；③注意避免病人因变换体位而引起气管导管扭折。

（6）低氧血症：当病人吸入空气时，$SpO_2<90\%$ 或 $PaO_2<60$ mmHg 即可诊断为低氧血症。主要原因包括麻醉机故障、氧气供应不足、气管导管插入一侧支气管或脱出气管外、呼吸道梗阻、吸入性麻醉药导致弥散性缺氧、误吸、肺不张、肺水肿等。

护理措施：①密切观察病人的意识、生命体征和面色等，注意有无呼吸急促、发绀、烦躁不安、心动过速、心律失常、血压升高等低氧血症征象。监测血气分析结果：加强监测 SpO_2 和 PaO_2 的变化。②供氧和通气护理：若病人出现低氧血症，及时有效吸氧；必要时配合医生进行机械通气治疗和护理。

（7）低血压：当麻醉病人的收缩压下降超过基础值的30%或绝对值<80 mmHg 时，即为低血压。主要原因有麻醉过深、失血过多、过敏反应、肾上腺皮质功能低下、术中牵拉内脏等。长时间低血压可致心、脑及其他重要脏器的低灌注，导致病人出现少尿或代谢性酸中毒，严重者可出现心肌缺血、中枢神经功能障碍等。

护理措施：①密切观察病人的意识、血压、尿量、心电图及血气分析等变化；注意病人有无皮肤弹性差、少尿、代谢性酸中毒、心肌缺血及中枢神经功能障碍等表现。②调整麻醉深度，补充血容量，一旦发现病人低血压，应根据手术刺激的强度，调整麻醉深度，并根据失血量快速补充血容量。③用药护理，病人血压骤降，经快速输血、输液仍不能纠正时，应及时按医嘱应用血管收缩药以维持血压。术中牵拉反射引起低血压者，及时解除刺激，必要时静脉注射阿托品。

（8）高血压：当麻醉病人的收缩压高于基础值的30%或高于160 mmHg时，即为高血压。主要原因：并发原发病变，如原发性高血压等；手术、麻醉操作；麻醉浅、镇痛药用量不足；麻醉药物作用。

护理措施：①完善高血压病人的术前护理。对术前已存在高血压的病人，应完善其术前准备并有效控制高血压。②密切观察血压变化。随时观察病人的血压变化，一旦发现病人出现高血压，即应根据原因进行针对性处理。注意避免发生高血压危象。③用药护理。对麻醉过浅或镇痛药用量不足所致的高血压者，可根据手术刺激程度调整麻醉深度和镇痛药的用量；若为顽固性高血压，按医嘱应用降压药和其他心血管药物。

（9）心律失常和心搏骤停：主要原因为麻醉过浅可致窦性心动过速；低血容量、贫血及缺氧可引起心率增快；手术牵拉内脏或眼心反射可刺激迷走神经反射引起心动过缓，严重者可出现期前收缩，有发生心房颤动的可能。

护理措施：①密切监测病人心律变化，注意病人有无心动过速、心率增快、心动过缓、心搏骤停及房性期前收缩等心律失常表现。一旦发现异常，及时报告医生并配合救治。②去除诱因，因麻醉过浅引起的窦性心动过速可通过适当加深麻醉得以缓解。低血容量、贫血及缺氧引起的心率增快，分别给予补充血容量、输血和吸氧等。对心、肺并发症引起的频发房性期前收缩病人，按医嘱予以毛花苷C治疗。对手术牵拉内脏或眼心反射引起的心动过缓，甚至心搏骤停者，立即停止手术，静脉注射阿托品，并迅速施行心肺复苏术。

（二）麻醉恢复期的护理

1. **体位** 去枕平卧、头偏向一侧，直到完全清醒为止，防止呕吐窒息。

> 考点：麻醉恢复期的体位

2. **维持呼吸功能** 常规给氧；保持呼吸道通畅，及时清除口咽喉部的分泌物及呕吐物，防止窒息；手术结束后，除意识障碍病人需带气管插管回病房外，一般病人要在手术室或麻醉恢复室观察，直到病人意识完全恢复，拔除导管后送回病房；某些危重病人需要直接送到重症监护室。

气管插管拔管指征：①意识及肌力恢复，遵指令可进行睁眼、握手等各种活动；②自主呼吸恢复良好，无呼吸困难表现；③咽喉反射恢复；④鼻腔、口腔、咽喉及气管内无分泌物。

3. **维持循环功能** 在麻醉恢复期，血压容易波动，体位改变可影响循环功能。常见的有：①低血压。其主要原因有低血容量、静脉回流障碍、血管张力降低等。②高血压。常见原因有术后疼痛、尿潴留、低氧血症、高碳酸血症、颅内压增高等。严密监测血压变化，出现异常时查明原因，及时处理。

4. **其他护理**

（1）加强基础护理。注意保暖，提高室温，保持各种引流管、输液管通畅，记录引流量、输液量以及麻醉苏醒期间所用的药物，严密观察有无术后出血，如有，及时报告医生并协助处理。

（2）防止意外伤害。病人清醒过程中常可出现躁动不安或幻觉等，容易发生意外伤害。注意适当加以防护，必要时予以约束，防止病人发生坠床、碰撞及不自觉地拔出输液管或引流管等意外伤害。

（3）防治坠积性肺炎。主要原因：①呕吐物反流及误吸导致肺损伤、肺水肿及肺不张等；②呼吸道梗阻使分泌物积聚；③气管插管刺激呼吸道分泌物增加；④血容量不足使分泌物较黏稠；⑤病人术后长期卧床或因伤口疼痛惧怕咳嗽，或因身体虚弱无力咳嗽等致气道分泌物积聚。主要表现为发热、脉搏和呼吸增快，甚至出现气急、呼吸困难等。肺部听诊可闻及湿啰音。血常规检查可见白细胞计数和中性粒细胞比例增加等。

护理措施：保持呼吸道通畅，定时雾化吸入，稀释痰液，促进排痰。密切观察，定期监测血常规，一旦发生立即按医嘱及时、合理应用抗菌药物控制感染，同时予以吸氧、全身支持治疗等。

5. 麻醉苏醒的评估

（1）评分法评估病人苏醒进展：一般采用以下5项指标（表5-4）。

表5-4 全麻苏醒进展评分表

病人状态	0分	1分	2分
活动	四肢不能活动	能活动2个肢体	四肢均能活动
呼吸	无自主呼吸	呼吸困难或间断	能深呼吸并咳嗽
循环 （与麻醉前基础血压相比）	收缩压变化率 >50%	收缩压变化率 20%~50%	收缩压变化率 ±20%
意识	呼唤无反应	呼其名能睁眼	清楚、回答正确
皮肤黏膜颜色	明显青紫	苍白灰暗	色泽正常

注：此评分将各项得分相加，最高分10分，最低分0分。当评分>7分时，可离开麻醉复苏室回病房。

（2）满足下列条件可转回病房：①神志清醒、定向力恢复、回答问题正确；②呼吸平稳、能深呼吸及咳嗽、$SpO_2 \geqslant 95\%$；③血压及脉搏稳定30分钟以上，心电图无严重心律失常和心肌缺血改变。

6. 安全转运病人　病人完全苏醒后，转运到病房。转运前补足血容量，搬动时轻柔、缓慢。转运过程中妥善固定各种管道，防止脱落。有呕吐者，将头偏向一侧。全麻未醒者，根据情况可在人工辅助呼吸状态下转运。心脏手术等大手术、危重病人，在辅助呼吸及监测生命体征下转运。

【知识链接】

术后镇痛的方法

1. 传统方法　按处方让病人在需要时肌内注射阿片类药物镇痛，缺点是不灵活、依赖性强、不及时，导致镇痛效果不佳。

2. 现代方法　经过术前准备，向病人讲解术后镇痛有关知识并邀请病人参与镇痛方法的选择，常规疼痛评估，使用病人自控镇痛等新型镇痛装置和技术，硬膜外置管镇痛以及持续外周神经阻滞镇痛等更为广泛的内容。现代术后镇痛的宗旨是尽可能完善地控制术后疼痛，使病人感觉不到疼痛的痛苦，方法如下。①持续镇痛：以镇痛泵持续输入小剂量镇痛药。②病人自控镇痛：在持续镇痛的基础上，允许病人根据自身对疼痛的感受,触发释放一定量的药物。该电子泵系统可在预先设定的时间内对病人的第二次要求不作出反应,可防止药物过量,包括病人自控静脉镇痛,以阿片类药物为主;病人自控硬膜外镇痛,以局麻药为主;皮下自控镇痛,药物注入皮下;神经干旁阻滞镇痛,以局麻药为主。③其他:物理疗法、神经电刺激和心理治疗等。

✦ 案例分析

1.该病人在麻醉中可能出现的并发症:

(1)恶心呕吐:嘱病人放松情绪,深呼吸,减轻紧张感。对呕吐频繁者,需保持胃肠减压通畅,及时吸除胃内容物。

(2)窒息:全身麻醉时病人意识丧失、吞咽和咳嗽反射丧失等胃内容物过多易引起窒息。术前按要求禁饮禁食、麻醉未清醒时取平卧位头偏一侧、及时清理病人口腔内的呕吐物。

(3)麻醉意外:麻醉过程中,因各种因素可导致麻醉意外,应积极预防和及时抢救。

(4)呼吸道梗阻:主要为舌后坠、口腔分泌物或异物、喉头水肿、气管导管扭折、导管斜面过长贴于气管壁等。

(5)低氧血症:麻醉机故障、氧气供应不足、气管导管脱出等导致。需密切观察病人的意识、生命体征等,同时加强气道护理、保证供氧安全。

(6)低血压:主要原因为麻醉过深、失血过多、过敏反应、肾上腺皮质功能低下、术中牵拉内脏等。术中应加强观察、调整麻醉深度、适当补充血容量等。

(7)高血压:主要原因为原发性高血压、麻醉浅、镇痛药用量不足等。密切观察血压变化、术前有效控制血压、注意麻醉的深度及镇痛用药等。

(8)心律失常和心搏骤停:主要原因有麻醉过浅可致窦性心动过速、低血容量、贫血、缺氧可致心率增快等。

2.该病人在麻醉复苏过程中出现呼吸困难时,应采取的护理措施:

(1)密切观察病人病情,有无舌后坠、口腔内分泌物积聚、发绀或呼吸困难征象。

(2)对舌后坠者,托起其下颌、将其头后仰,置入口咽或鼻咽通气管,清除咽喉部分泌物和异物。

(3)插管病人:避免病人由体位改变导致气管导管扭折,进而出现呼吸困难。

✦ 【本章小结】

思维导图

(黄丽丽)

第六章

手术室护理工作

✦ **学习目标**

知识目标：

(1)能概述手术室的布局、环境与设备。

(2)能阐述手术室巡回护士和器械护士的工作职责。

(3)能阐述手术室常用体位及手术中的无菌操作原则。

能力目标： 能运用所学知识和手术人员密切配合，共同完成手术。

素质目标： 具有良好的职业道德和心理素质；具有严格的无菌观念、严谨的工作态度和较强的团队合作能力；具有严谨细致的工作作风，珍视生命，关爱病人，保护病人隐私。

第一节　手术室设施与设备

手术室担负着外科手术治疗和抢救病人的重要任务，是医院多个手术科室的运转枢纽和重要技术部门。手术室护理工作不同于其他临床护理工作。手术室护士素质要求：具有爱岗敬业的思想素质和娴熟、严谨的业务素质；具有敏锐、灵活的心理素质，以及良好的耐力和适应力；具有与手术医生和麻醉医生配合的意识，以及稳定病人情绪的能力，使手术在安全、和谐的氛围中顺利进行。其工作目标是满足外科手术的需要，保证手术能够安全、高效和顺利地进行。

(一)手术室的位置

手术室一般安排在低层建筑的较高层或高层建筑的中部，尽可能远离污染，以保持空气洁净；应与需要手术治疗的科室、检验科、血库等相邻近，最好有直接通道和通信联系设备。

(二)手术室的布局

手术室以手术间为核心，再配备其他辅助房间，共同构成一个完整的体系。它着重强调总体平面布局以及人、物的流程要清晰、顺畅，需符合功能流程和洁、污分区的要求。出入线路通常设计三通道方案，包括医护人员通道、病人通道、洁净物品供应和手术后器械、敷料等非洁净处置的循环通道，使手术室的各项工作更好地做到消毒隔离，洁污分流，避免交叉感染。另外，设有抢救病人专用的绿色通道，可以使危重病人得到最及时的救治。手术室清洁区附属房间包括刷手间、无菌器械间、敷料间、仪器间、药品间、麻醉准备间、病理检查间、护理站、术间休息室及术后恢复室等。手术室供应区附属房间包括更鞋间、更衣及洗浴间、手术器械准备间、敷料准备间、器械洗涤间、消毒间、办公室、库房、男女值班室和污物间，根据条件和需要可设家属等候室、录像放映室及餐饮室等。

手术室按功能流程及洁净度划分为三个区域，即非洁净区、准洁净区和洁净区。区与区之间可用门隔开，或设立明显的标志，手术室内人员和物品的流动应遵循洁污分开的原则，不能随意跨越各区。①非洁净区：设在手术室的外围，包括更衣室、洗浴室、卫生间、医护人员休息室、值班室、办公室、会议室、资料室、电视教学室、接收病人处、污物清洗区、污物间、手术标本间等。根据条件和需要设家属等候室、录像放映室及餐饮等。②准洁净区：设在手术室的中间，包括物品准备间、消毒间、术间休息室、石膏室、术后病人恢复室。该区是由非洁净区进入洁净区的过渡区域，进入者不得大声谈笑或喊叫，已做手臂消毒、穿无菌手术衣等无菌准备者，不可进入此区。③洁净区：在手术室的内侧，包括手术间、刷手间、无菌物品贮存间、药品间等。工作人员由专用通道进入手术室，在指定区域内更换消毒的手术服及拖鞋。

（三）手术间的设置

1. 建设要求　手术间的面积根据不同用途设计大小，一般大手术间为 40～50 m²，小手术间仅需 20～30 m²。用作心血管直视手术、器官移植手术的特殊手术间，因辅助仪器设备较多，可至 60 m² 左右。手术间高度以 3 m 左右为宜，门净宽不少于 1.4 m，走廊宽度不少于 2.5 m，以便平车进出及人员走动，最好采用感应自动开启门。天花板、墙面、地面选用坚硬、光滑无空隙、耐湿、耐腐蚀、防火、不着色、易清洁的材料。墙面最好用整体或装配式壁板，Ⅱ级以下洁净用房可采用大块瓷砖或涂料；地面可采用水磨石材料，有微小倾斜度，一般不设地漏。天花板、墙面、地面交界处呈弧形，避免卫生死角。手术间内应设有隔音及空气净化装置，以防止各手术间相互干扰，避免空气交叉污染。对洁净度要求高的手术间可采用封闭式无窗空调净化手术间。

2. 装备与设施　手术间数量与手术科室床位数的比例一般为 1:20～1:25。手术间内的设置力求简洁，只放置必需的器具和物品，包括手术台、器械台、器械托盘、麻醉机、麻醉桌、负压吸引器、吊式无影灯、立地聚光灯、阅片灯、坐凳、垫脚凳、供氧装置、药品柜、输液架、污物桶、时钟、计时器、敷料桌和各种扶托，固定病人的物品，如头架、肩挡、臂架、固定带、体位垫等，各种物品在手术间内应有固定的放置位置。手术间常配备双路电源，并有足够的载电能力，以避免术中意外停电。大型手术室还设置中心供气系统、中心负压吸引、中心压缩空气等设施，并配备各种监护仪、X 线、显微外科和闭路电视等装置。手术室内温度保持在 20～24 ℃，相对湿度为 50%～60%。

> 考点：手术室的温度和湿度

3. 手术间分类　按手术有菌或无菌的程度，手术间可划分为 5 类：①Ⅰ类手术间，即无菌净化手术间，主要接受颅脑、心脏、脏器移植等手术；②Ⅱ类手术间，即无菌手术间，主要接受脾切除术、闭合性骨折切开复位术、眼内手术、甲状腺切除术等无菌手术；③Ⅲ类手术间，即有菌手术间，接受胃、胆囊、肝、阑尾、肾、肺等部位的手术；④Ⅳ类手术间，即感染手术间，主要接受阑尾穿孔、腹膜炎手术、结核性脓肿、脓肿切开引流等手术；⑤Ⅴ

类手术间，即特殊感染手术间，主要接受铜绿假单胞菌、气性坏疽杆菌、破伤风梭菌等感染的手术。按不同专科，手术间又可分为普外科、骨科、妇产科、神经外科、心胸外科、泌尿外科、烧伤科、五官科等手术间。由于各专科的手术往往需要配置专门的设备及器械，专科手术的手术间应相对固定。

(四) 洁净手术室

随着临床医学科学的深入发展，外科各种高难度手术的不断涌现，创造洁净手术室已成为现代医院发展的潮流，也是现代化医院的重要标志。洁净手术室是指通过净化空调系统，有效控制室内的温度、湿度及尘粒，使手术室内的细菌数控制在一定范围和空气洁净度达到一定级别，创造理想的手术环境，降低手术感染率，提高手术质量。

1. 空气调节技术　空气过滤是有效、安全、经济和方便的除菌手段。通过采用科学设计的初、中、高效多级空气过滤系统，最大限度地清除悬浮于空气中的微粒或微生物，并有效阻止室外粒子进入室内，创造洁净环境。洁净手术室的空气调节系统主要由空气处理器、初中高效三级过滤器、加压风机、空气加湿器、送风口与回风口等各部分组成。初效过滤器设在新风口，对空气中≥5 μm的微粒除尘率在50%以上；中效过滤器设在回风口，对手术间回流空气中≥1 μm的微粒除尘率在50%以上；高效过滤器设在送风口，对新风、回风中≥0.5 μm的微粒除尘率在95%以上。经过高效过滤器的超净空气，其洁净度明显提高，使外科手术切口感染率大大下降。

2. 空气净化技术　空气净化技术是指采用初、中、高三级过滤网，通过不同的气流方式和换气次数过滤进入手术室的空气，以控制尘埃含量，使空气达到一定级别的净化。净化空气按气流方式分为两种形式。①乱流式气流：气流不平行、流速不均匀、方向不单一，时有交叉回旋的气流通过房间工作区截面。此方式除尘率较低，适用于万级以下的手术室。②层流式气流：送风气流具有流线平行、流速均匀、方向单一的特点，通过房间工作区整个截面，将微粒、尘埃通过回风口带出手术室，不产生涡流，故没有浮动的尘埃，净化程度强，适用于100级的手术室。分垂直层流和水平层流两种类型，垂直层流是将高效过滤器装在手术室的顶棚内，垂直向下送风，两侧墙下回风；水平层流是将高效过滤器安装在病人脚端一侧的墙面上，水平吹送气流，回风口设在相对一侧近墙面的房顶上。

3. 净化标准　空气洁净的程度以含尘浓度衡量，含尘浓度越低洁净度越高，反之则越低，并按手术室净化级别的不同，其用途各有不同(表6-1)。

表6-1　洁净手术室的等级标准及用途

等级/级	手术室名称	沉降法细菌最大平均浓度/(个/30 min·φ90 皿)		表面最大污染菌浓度/个·cm^{-2}	空气净化级别/级		适用范围
		手术区	周边区		手术区	周边区	
I	特别洁净手术室	0.2	0.4	5	100	1000	关节置换、器官移植、心脏外科及眼科等无菌手术

续表 6-1

等级/级	手术室名称	沉降法细菌最大平均浓度/(个/30 min·φ90 皿)		表面最大污染菌浓度/个·cm⁻²	空气净化级别/级		适用范围
		手术区	周边区		手术区	周边区	
Ⅱ	标准洁净手术室	0.75	1.5	5	1000	10000	胸外科、整形外科、泌尿外科、肝胆胰外科、骨外科的一类切口无菌手术
Ⅲ	一般洁净手术室	2	4	5	10000	100000	普外科（除一类手术），妇产科等手术
Ⅳ	准洁净手术室	5		5	300000		肛肠外科及污染类等手术

第二节　手术室管理

手术室需要有良好的管理制度，以保证手术安全、顺利进行。手术室的管理包括对人员、物品、药品以及环境等方面的管理。

（一）人员管理

手术室各级人员应分工明确，认真执行清点、查对及交接班制度，做好清洁、消毒工作，严格保证无菌技术的操作过程。手术医生应与病人同时到达手术室，充分做好术前准备。非手术人员不得擅自进入手术室。手、上肢患皮肤病、有伤口或感染者不得参加手术。上呼吸道感染者，如必须参加手术，则应戴双层口罩。手术室内人员应保持肃静，尽量避免咳嗽和打喷嚏。术中尽量减少人员活动。

（二）物品管理

1. 物品配备　手术间内的物品应为手术专用，整齐有序地摆放在固定位置，用后放回原处，做好消毒、保养工作。手术室内应准备各种急救物品。无菌物品应定期消毒，按消毒日期顺序使用，与有菌物品分开存放。已打开或铺置的无菌物品不能再放回无菌容器内，并需在规定时间内使用，到失效期者（无论使用与否）应重新灭菌。

2. 标本管理　手术取下的组织均要妥善保管，大标本放在弯盘或标本盒内，根据标本的体积、数量选择合适的容器盛装，防止标本干燥、丢失。检查标本与填写的标本单是否一致，并检查单上的病理号是否与标本容器上的病理号一致。

3. 清点制度　分别于术前和关闭体腔、缝合伤口前，与巡回护士共同准确清点各种器械、敷料、缝针等数目，核对后登记。术中追加的用物须反复核对清楚并及时记录。

（三）药品管理

（1）手术室应设立药物室、药品柜及抢救车，并指定一名护士专门负责药品管理。

（2）肌内注射、静脉用药须与外用药分开放置，统一贴上标签。标签纸颜色有所区别：

肌内注射、静脉用药为蓝色，外用药为红色，并注明药品名称、浓度和剂量。易燃易爆药品、对人体有损害的药品应妥善保管，远离火源和人群，并写有明显警示语提示他人。

（3）麻醉药、剧毒药品和贵重药品必须上锁，建立严格的领取制度，每天清理毒、麻醉药处方和基数，发现不符及时查明原因。

（4）生物制品、血液制品及需要低温储存的药品应置于冰箱内保存，每周定期派人清理一次，保持冰箱内整洁。

（5）药品基数不应太多，以免过期。一般常用药品每周领取一次，不常用药品每月领取一次，麻醉药、贵重药则根据每天使用情况领取。

（6）定期检查药品柜的存药，发现过期、变色、浑浊或标签模糊不清的药品及时按要求处理，不得使用。

（四）环境管理

为确保手术室无菌环境，必须实施严格的卫生消毒制度。无菌手术应优先于有菌手术进行，以避免交叉感染。日常消毒措施包括使用层流系统、化学消毒剂、紫外线照射、臭氧消毒机或空气净化装置。地面及物品用消毒液擦拭后紫外线消毒，确保手术室无菌。

第三节　手术室常用手术器械与物品

手术用物品包括布单类、敷料类、手术用缝合针及缝合线等特殊物品，以及手术器械等。手术过程中使用的所有器械和物品都必须严格灭菌处理，以防伤口感染。灭菌方法很多，最常用的是高压蒸汽灭菌法，多用于耐高温、耐湿的物品。其他方法有环氧乙烷灭菌法、过氧化氢低温等离子灭菌法、干热灭菌法等。

（一）布类

1.**手术衣**　手术衣分大、中、小三号，用于遮盖手术人员身体，起隔离作用。手术衣前襟及腰部为双层，袖口为松紧口。折叠时，衣身反面向外，领子在最外侧。

2.**手术单**　手术单包括大单、中单、手术巾、各种部位手术单、洞巾等，均有各自的尺寸及折叠方法。

3.**包布**　为双层，用以包裹手术用品及敷料。布类物品应选择质地细柔厚实的棉布，采用高压蒸汽灭菌，保存时间为7~14日，过期应重新灭菌。目前使用一次性无纺布制作并经灭菌处理的手术衣帽、布单可直接使用，但仍不能完全代替布类物品。

（二）敷料类

敷料类包括纱布类和棉花类，用于术中止血、拭血、压迫及包扎等。纱布类敷料包括不同大小的纱布垫、纱布块、纱布球及纱布条。常用的棉花类敷料包括棉垫、带线棉片、棉球及棉签。敷料类物品应采用吸水性强的脱脂纱布、脱脂棉花制作，高压蒸汽灭菌。感染性手术用过的敷料需按规定送指定地点焚烧处理。

（三）器械类

1.**基本器械**

（1）切割及解剖器械，包括手术刀（图6-1）、手术剪（图6-2）、剥离器、骨凿、骨剪等，用于手术切割。

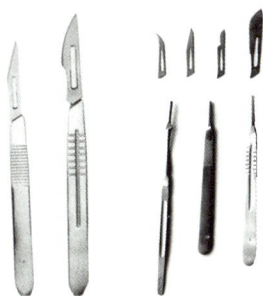

图 6-1 手术刀

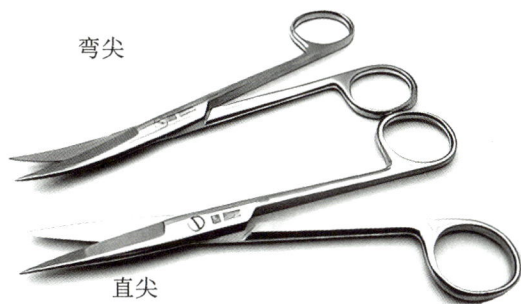

弯尖

直尖

图 6-2 手术剪

（2）夹持及钳制器械，包括止血钳（图6-3）、钳子及镊子（图6-4）、持针钳（图6-5）等，用于止血、分离组织、把持缝针等。

（3）牵拉器械，包括各种拉钩、胸腹牵开器（图6-6），用于暴露手术视野，方便手术操作。

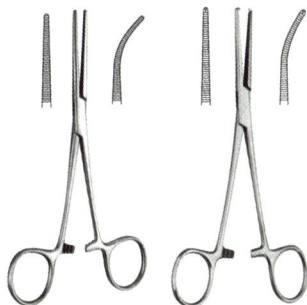

图 6-3 止血钳

（a）组织钳 （b）布巾钳 （c）卵圆钳

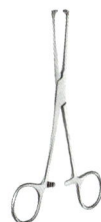

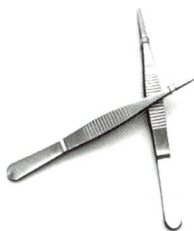

（d）镊子

图 6-4 钳子及镊子

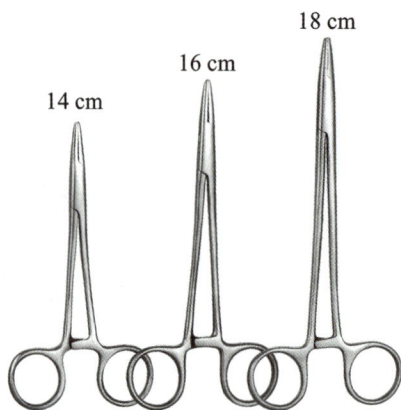

14 cm　16 cm　18 cm

图 6-5　持针钳

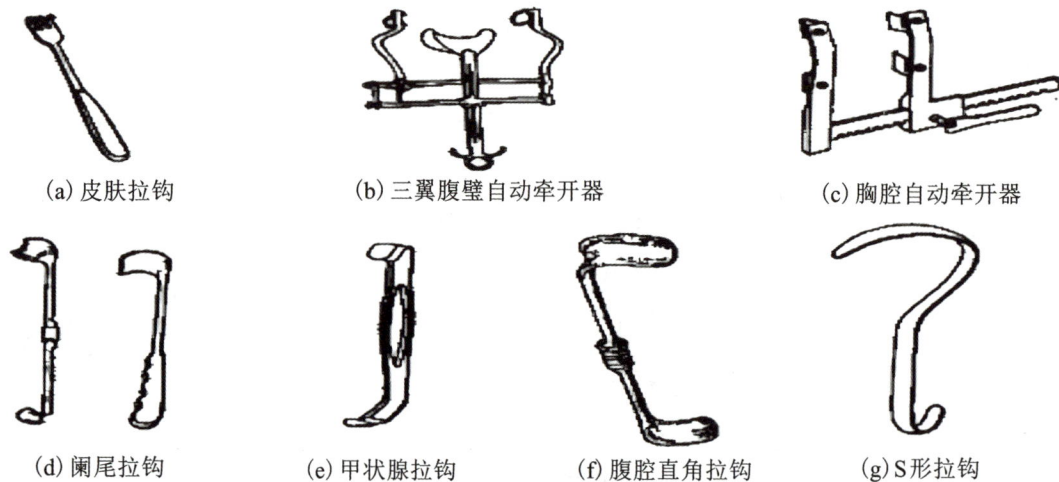

（a）皮肤拉钩　　　（b）三翼腹壁自动牵开器　　　（c）胸腔自动牵开器

（d）阑尾拉钩　　　（e）甲状腺拉钩　　　（f）腹腔直角拉钩　　　（g）S形拉钩

图 6-6　各种拉钩

（4）探查及扩张器械，包括各种探条、探子、探针（图 6-7）等，用于探查及扩大腔隙等。

（5）吸引器头（图 6-8），用于吸除积液、积脓，清理手术野。术后用多酶溶液浸泡刷洗、流水冲洗、干燥、水溶性润滑剂保护，分类打包后进行高压蒸汽灭菌。

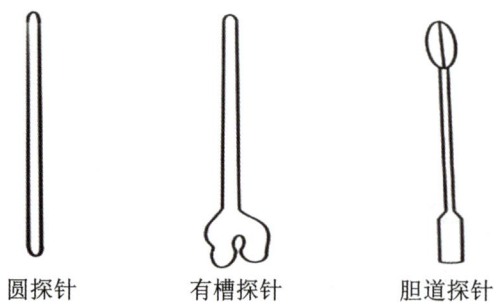

圆探针　　　有槽探针　　　胆道探针

图 6-7　探针、探子

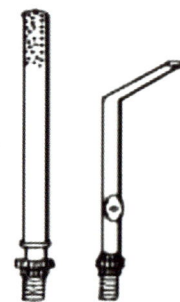

图 6-8　吸引器头

2.特殊器械　①内镜类，如膀胱镜、腹腔镜、胸腔镜、纤维支气管镜及关节镜等。②吻合器，如食管、胃肠道、血管吻合器。③其他精密及专科仪器，如高频电刀、激光刀、电钻、手术显微镜、神经导航仪器等。可根据制作材料选用不同的灭菌方法，较好的方法是环氧乙烷灭菌。各种器械均应专人保管、定位放置、定期检查、保养和维修。

(四)缝针及缝线

缝针(图6-9)有弯、直两种，粗细各异，根据用途及外形可分为圆针和三角针两类。圆针用于缝合血管、神经、脏器、肌肉等软组织；三角针用于缝合皮肤或韧带等坚韧组织。缝线用于缝合各类组织及脏器，粗细各异，用号码表明，常用1~10号线，号码越大，线越粗；细线用0表明，0前面的数字越大，线越细。缝线可分为不可吸收和可吸收两类。不可吸收缝线包括丝线、金属线、尼龙线等；可吸收线包括天然和合成两类。天然可吸收线如肠线、胶原线，常用于胃肠、胆管、膀胱等黏膜和肌层的吻合；合成缝线如聚乳酸羟基乙酸线、聚二氯杂环己酮线等，比肠线更易吸收，组织反应轻，但价格较高。

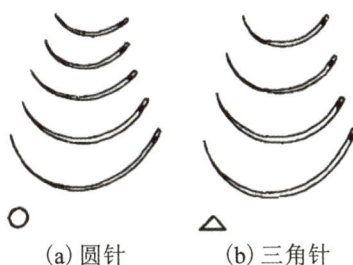

(a)圆针　　　(b)三角针

图6-9　缝针

(五)特殊物品

1.引流条

(1)橡皮片引流条：多用于浅部切口和少量渗出液的引流。

(2)纱布引流条：用于浅表部位、感染创口的引流。

(3)油纱：用于植皮、烧伤等手术。

2.导管　导管有各种粗细的橡胶、硅胶或塑料类制品，是目前品种最多、应用最广泛的引流物，包括普通引流管、双腔(或三腔)引流套管、T形引流管、蕈状引流管、胃管等，用途各异。普通的单腔引流管可用于胸、腹部术后创腔引流；双腔(或三腔)引流套管多用于腹腔脓肿、胃肠、胆或胰瘘等的引流；T形引流管用于胆道减压、胆总管引流；蕈状引流管用于膀胱及胆囊的手术引流；胃管用于鼻饲、洗胃或胃引流。

3.止血用品　骨蜡用于骨面的止血。止血海绵、生物蛋白胶、透明质酸钠等用于创面止血。

🔊【知识链接】

腹腔镜手术

腹腔镜手术是传统的外科方法与现代高科技相结合的产物。以套管鞘为腹部与外界的通道，人工气腹产生一个操作的空间，腹腔镜摄录像系统生成的手术视野由电视屏幕显示出来，外科医生手持长臂器械镜下远距离操作。对医生来说，要由原先的三维立体像变成二维平面像，由手工直线操作变成持器械操作。

第四节　病人的准备

案例导入

案例

病人，女，30岁，诉右上腹部疼痛，伴呕吐1次。急诊以"急性胆囊炎"收入院。体格检查：右上腹压痛，墨菲征阳性。拟急诊行"胆囊切除术"。

思考

1. 应给该病人安置什么手术体位？

2. 术中应如何协助医生进行铺单？

一、一般准备

手术病人须提前送达手术室，做好手术准备。手术室护士应热情接待病人，按手术安排表仔细核实病人，确保手术部位准确无误，点收所带药品及物品，认真做好"三查七对"和麻醉、手术前准备工作。同时加强对手术病人的心理准备，减轻其焦虑和恐惧等心理反应，以配合手术的顺利进行。

二、手术体位安置

安置体位的基本要求：①充分暴露手术区域，避免不必要的暴露；②病人的肢体和托垫必须摆稳，不能悬空；③维持正常呼吸功能，避免挤压胸部、颈部；④维持正常的循环功能，避免因挤压或带过窄、过紧而影响血液循环；⑤避免压迫神经、肌肉。手术室常用的手术体位如下。

（一）仰卧位

1. 水平仰卧位　适用于前胸壁、腹部、盆腔及四肢等部位的手术。病人仰卧于平置的手术台上，头部垫软枕；双臂用中单固定在体侧，掌心向下，如果一侧手臂有静脉输液，需将其固定在臂托上；膝下放一软枕，使膝部放松、腹肌松弛，膝部用较宽的固定带固定；足跟部用软垫保护(图6-10)。

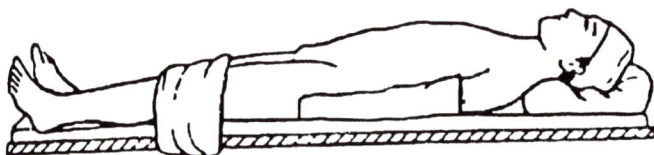

图6-10　水平仰卧位

2. 上肢外展仰卧位　适用于纵劈胸骨行纵隔或心脏手术、乳腺手术。纵劈胸骨行纵隔或心脏手术，背部纵向垫小软枕，两侧腰部分别垫小沙袋，双上臂外展置于臂托上。乳腺手术时，术侧靠近台边，肩胛下垫一块卷折的中单或软垫，上臂外展，置于臂托上；对侧手臂用中单固定于体侧(图6-11)。

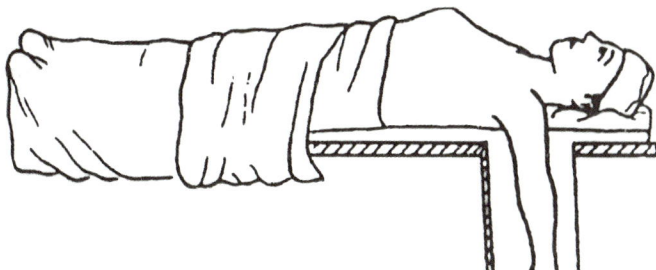

图6-11 上肢外展仰卧位

3. 颈伸仰卧位 适用于甲状腺等颈部手术。肩部垫软枕抬高肩部20°(或头板下放10°~20°),病人颈后垫圆枕,枕下放头圈,避免颈部悬空,使头部稳定、颈部过伸,暴露手术区域(图6-12)。

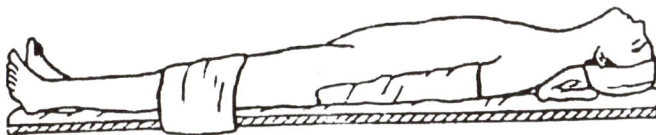

图6-12 颈伸仰卧位

(二)侧卧位

1. 胸部手术侧卧位 病人健侧卧90°,患侧在上,腰部和肋下各垫一软枕;双上肢分别放于同侧双层搁手架的上下层板上;双下肢上腿屈曲90°,下腿伸直,用固定带固定髋部和膝部(图6-13)。

图6-13 胸部手术侧卧位

2. 肾脏手术侧卧位 病人健侧卧90°、患侧在上,手术床头、尾部适当摇低,手术床腰桥架对准肾区,使腰部抬高,腰部和肋下各垫一软枕;两上肢分别放于同侧双层托手架的上下层板上;两下肢上腿伸直、下腿屈曲90°,用固定带固定髋部和膝部(图6-14)。

3. 半侧卧位 适用于乳房和腋部手术。病人侧卧,一侧肩背部垫软枕,使身体呈30°~50°,手术侧在上,术侧上肢固定在托手架上,肩背部、腰部和臀部各放一软枕(图6-15)。

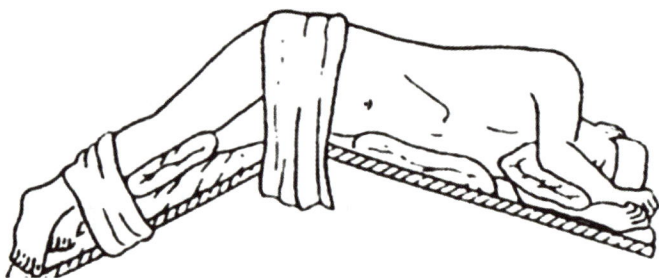

图 6-14　肾脏手术侧卧位

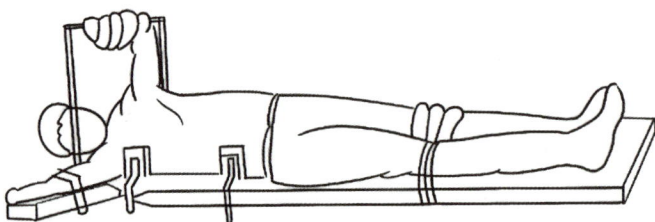

图 6-15　半侧卧位

(三)俯卧位

适用于脊柱及其他背部手术。病人俯卧于手术台上,头侧向一边,双肘稍屈曲,置于头旁。胸部、耻骨下垫以软枕,使腹肌放松。足下垫小枕。颈椎手术时,头面部应置于头架上,口鼻部位于空隙处,稍低于手术台面(图 6-16)。腰椎手术时,在病人胸腹部垫一弧形拱桥,调低手术床尾端,使腰椎间隙拉开,暴露术野(图 6-17)。

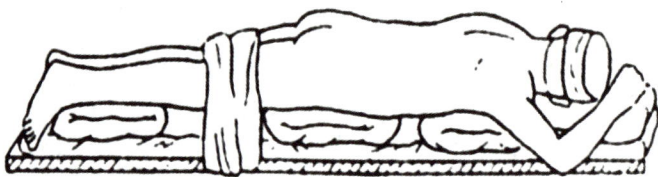

图 6-16　颈椎手术俯卧位

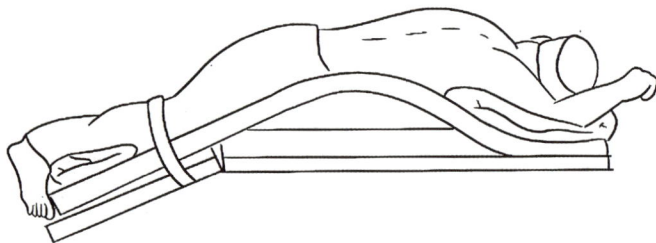

图 6-17　腰椎手术俯卧位

(四)截石位

适用于会阴部、尿道、肛门部手术。病人仰卧,臀部与手术床背板下缘平齐,臀下垫一小枕;两腿屈膝、屈髋置于腿架上,两腿间角度为 60°~90°,高度以病人腘窝的自然屈曲下垂为准,腘窝部垫以软枕,约束带固定(图 6-18)。

考点:截石位的适用范围

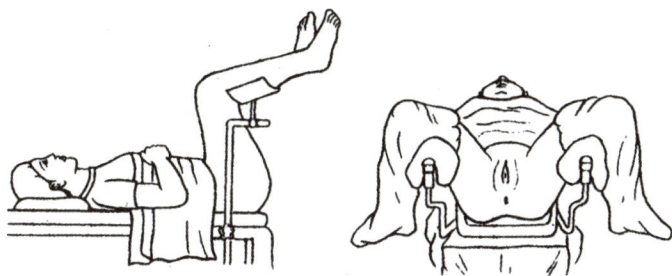

图 6-18　截石位

【护考真题链接】2021 年—A1 型题
膀胱镜检查时应采取的体位为(　　)
A.膝胸卧位　　　　　　　　　B.截石位
C.半坐卧位　　　　　　　　　D.侧卧位
E.端坐卧位
答案:B
分析:截石位的适用于肛门、会阴部位的检查、治疗或手术,如膀胱镜检查、妇产科检查、产妇分娩等。

(五)半坐位

适用于鼻咽部手术。将手术床头端调高 75°,尾端调低 45°,病人屈膝半坐、头与躯干靠在手术床上;整个手术床后仰 15°,双手用中单固定于体侧(图 6-19)。

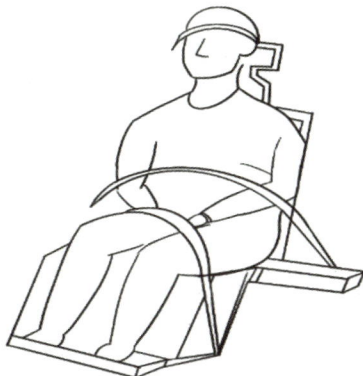

图 6-19　坐位

三、手术区皮肤消毒

为病人安置好手术体位后，裸露手术区并进行皮肤消毒，以杀灭手术切口及其周围皮肤上的病原微生物。

1. 消毒剂　目前国内普遍使用络合碘或2%安尔碘，属中效消毒剂。由于其中的碘溶解在表面活性剂里，不易沉淀在皮肤、黏膜，减轻了刺激性，可直接用于皮肤、黏膜和切口消毒。

2. 消毒方法　用无菌纱球浸上络合碘涂擦病人手术区皮肤两遍即可。对婴幼儿、面部、会阴部皮肤及口鼻腔黏膜的手术消毒，一般选用0.5%安尔碘；植皮时，供皮区皮肤用75%乙醇消毒3遍。腹部手术消毒时，要先在脐窝中滴加适量消毒剂，皮肤消毒后再擦净。

3. 消毒范围　手术切口及周围15~20 cm的区域，如有延长手术切口的可能，应扩大消毒范围。

(四)消毒原则

(1)无菌手术切口：以手术切口为中心向四周消毒。

(2)感染伤口或肛门会阴部：应由手术区外周向感染伤口或肛门、会阴部消毒。

(3)消毒液不要蘸取过多，稍用力擦拭，已接触污染区的消毒液纱球不能返回清洁处。

四、手术区铺单法

(一)铺盖手术单的目的

铺盖无菌布单的目的是显露手术切口所必需的皮肤区，遮盖住其他部位，以避免和尽量减少手术中的污染。也可在手术区的皮肤上粘贴无菌塑料薄膜，切开后薄膜仍黏附在伤口边缘，可防止皮肤常驻细菌在术中进入伤口。

(二)铺盖手术单的原则

铺盖手术单的原则：手术医生外科洗手后铺第一层切口单，随后重新消毒手臂，穿戴手术衣和手套后再铺其他无菌单。洗手护士传递手术单时需手持两端，医生接收时手持中间，确保无菌手术单不接触工作人员腰部以下部位，一旦污染立即更换。铺洞单时，手需卷在手术单内以防污染。无菌手术单铺好后不宜移动，必要时只能由手术区向外移动。铺单需遵循从相对清洁到清洁、由远至近的顺序。手术单距离切口中心2~3 cm，悬垂于手术台边缘下至少30 cm。术区周围需有4~6层无菌单，外周至少2层。接触皮肤的第一层无菌单可用巾钳或皮肤保护膜固定，最后一层用组织钳固定。术中若手术单被水或血液浸湿，应立即加铺新的无菌单以隔离无菌区。

(三)铺盖手术单的方法

以腹部铺单法为例(图6-20)。

1. 铺无菌巾　又称切口巾，即用4块无菌巾遮盖切口周围。①器械护士把第1块、第2块、第3块无菌巾的折边1/3朝向第一助手，第4块无菌巾的折边朝向器械护士自己，按顺序传递给第一助手。②第一助手接过折边的无菌巾，分别铺于切口下方、对侧及上方，最后铺同侧。每块巾的内侧缘距切口线3 cm以内，铺下的无菌巾若需少许调适，只允许自内向外移动。若铺巾的医生已穿好无菌手术衣，则铺巾顺序改为：先下后上，再近侧后对侧。③手术巾的四个交角处分别用布巾钳固定。现临床多用无菌塑料薄膜粘贴，皮肤

(a)传递无菌巾(前3块巾折边朝向第一助手)　　(b)第1块巾铺在切口下方

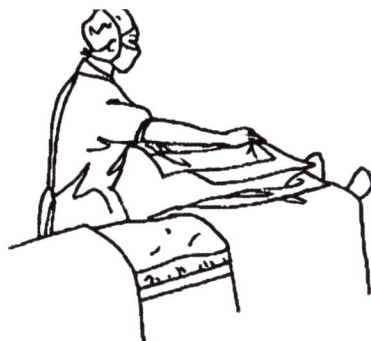

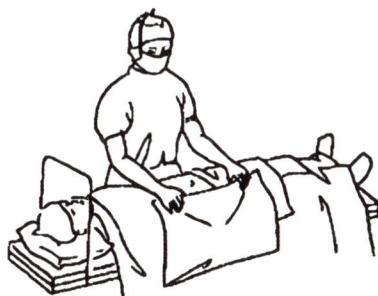

(c)第2块巾铺在切口对侧　　　　　(d)第3块巾铺在切口上方

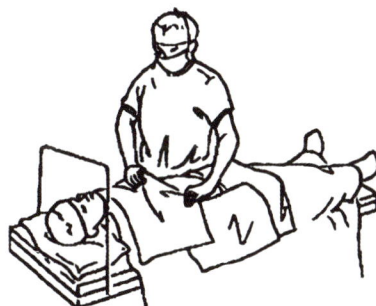

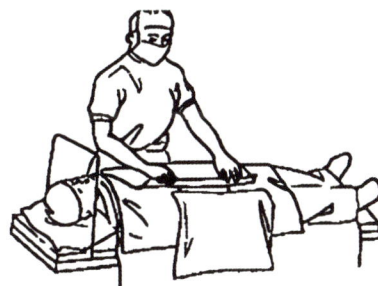

(d)第4块巾铺在切口同侧　　　　　(e)铺手术中单(切口下方)

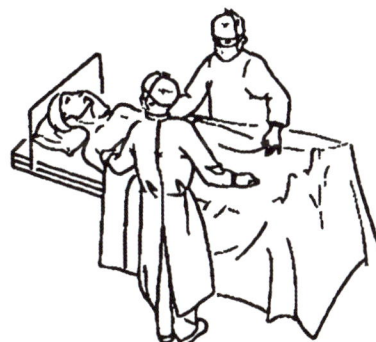

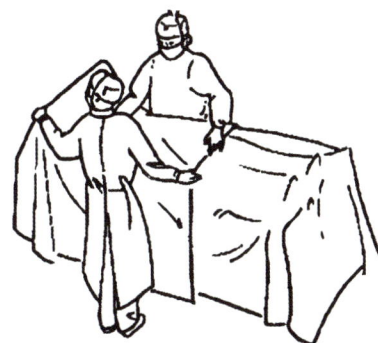

(f)铺手术中单(切口上方)　　　　　(g)铺手术洞单

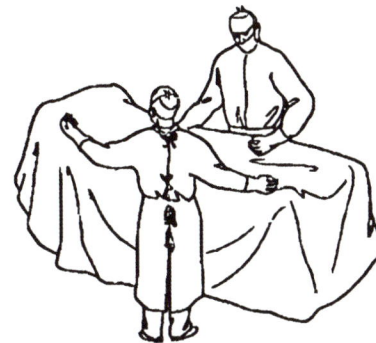

图 6-20　腹部手术铺单法

切开后薄膜仍黏附在伤口边缘,可防止皮肤上残存的细菌在术中进入伤口。

2.铺手术中单　将两块无菌中单分别铺于切口的下、上方。铺巾者需注意避免自己的手触及未消毒的物品。

3.铺手术洞单　将有孔洞的大单正对切口,短端向头部,长端向下肢,先向上方再向下方分别展开,展开时手卷在腹单里面,以免污染。要求短端盖住麻醉架,长端盖住器械托盘,两侧和足端应超过手术台边缘30 cm。

无菌手术单也有一次性制品,质地好,使用简单方便,用粘贴带隔离无菌区和有菌区,可提高手术的安全性。根据不同手术的特点还设置了一些必要的功能性装置(如器械袋、肛指套)。使用时按照说明铺置即可。但由于价格较高,国内还未全面推广应用。

案例分析

1.应给该病人安置的手术体位:

该病人应取水平仰卧位,此体位适用于前胸壁、腹部、盆腔及四肢等部位的手术。

2.术中铺盖手术单的原则:

(1)手术医生外科洗手后铺第一层切口单,然后需重新消毒手臂,穿手术衣、戴手套后再铺盖其他无菌单。

(2)洗手护士传递手术单时应手持两端,医生接时应手持中间。无菌手术单不能接触工作人员腰部以下的无菌衣或其他部位,一经污染必须立即更换。

(3)铺洞单时,应把手卷在手术单内,以免手被污染。

(4)无菌手术单铺盖后则不宜移动,如果必须移动,只能由手术区向外移,而不能向内移动。

(5)严格遵循铺单顺序和方法,通常第一层手术单是按照从相对清洁到清洁、由远至近的方向铺盖的。

(6)无菌手术单一般距离切口中心2~3 cm,悬垂于手术台边缘下至少30 cm。

(7)一般要求术区周围应有4~6层无菌单,外周至少2层。

(8)接触皮肤的第一层无菌单可以用巾钳或皮肤保护膜固定,最后一层无菌单应用组织钳固定,以免无菌单移动后造成污染。

(9)术中手术单如被水或血浸湿,应加盖另一无菌单,以隔离无菌区。

该病人为腹部铺单法:

(1)铺无菌巾:又称切口巾,即用4块无菌巾遮盖切口周围。①器械护士把第1块、第2块、第3块无菌巾的折边1/3朝向第一助手,第4块无菌巾的折边朝向器械护士自己,按顺序传递给第一助手。②第一助手接过折边的无菌巾,分别铺于切口下方、对侧及上方,最后铺同侧。每块巾的内侧缘距切口线3 cm以内,铺下的无菌巾若需少许调整,只允许自内向外移动。若铺巾的医生已穿好无菌手术衣,则铺巾顺序改为先下后上,再近侧后对侧。③手术巾的四个交角处分别用布巾钳固定。现临床多用无菌塑料薄膜粘贴,皮肤切开后薄膜仍黏附在伤口边缘,可防止皮肤上残存的细菌在术中进入伤口。

(2)铺手术中单:将两块无菌中单分别铺于切口的下、上方。铺巾者需注意避免自己的手触及未消毒的物品。

(3)铺手术洞单:将有孔洞的大单正对切口,短端向头部,长端向下肢,先向上方再向下方分别展开，展开时手卷在腹单里面，以免污染。要求短端盖住麻醉架，长端盖住器械托盘，两侧和足端应超过手术台边缘30 cm。

第五节　手术人员的准备

一、更衣

手术人员进入手术室时，必须在换鞋区更换手术室专用鞋，然后在更衣室戴好手术帽和口罩，穿好洗手衣、裤，内衣不可露在洗手衣外面。检查指甲，长度适中，甲下无污垢。手与手臂皮肤没有皮肤病、破损或感染，无上呼吸道感染，方可进入刷手间。

二、外科手消毒

外科手消毒，指的是手术人员运用机械刷洗与化学消毒的手段，去除并杀灭双手及前臂的暂驻菌，从而实现皮肤消毒的目的。手臂消毒主要涵盖两个步骤，分别是洗手和消毒。

(一)洗手方法

(1)取适量肥皂液或洗手液清洗双手、前臂和上臂下1/3，认真揉搓。清洁双手时，应注意清洁指甲下的污垢和手部皮肤的褶皱处。

(2)用流动水冲洗双手、前臂和上臂下1/3。从手指到肘部，沿一个方向用流动水冲洗手和手臂，不要在水中来回移动手臂。

(3)使用干手物品擦干双手、前臂和上臂下1/3。

(二)手消毒方法

手消毒方法包括免刷手消毒方法和刷手消毒方法。

1.免刷手消毒方法

(1)冲洗手消毒方法：取适量的手消毒剂揉搓到双手的每个部位、前臂和上臂下1/3，认真揉搓2~6分钟，用流动水冲洗双手、前臂和上臂下1/3，用无菌巾彻底擦干(图6-21)。流动水应达到GB5749《生活饮用水卫生标准》的规定。特殊情况下水质达不到要求时，手术医生在戴手套前，应用醇类消毒剂消毒双手后戴手套。

(2)免冲洗手消毒方法：取适量消毒剂涂抹到双手的每个部位、前臂和上臂下1/3，并认真揉搓至消毒剂干燥。

(3)涂抹外科手消毒液：取免冲洗手消毒剂于一侧手心，揉搓一侧指尖、手背、手腕，将剩余手消毒液环转揉搓至前臂、上臂下1/3。取免冲洗手消毒剂于另一侧手心，步骤同上。最后取手消毒剂，按照六步洗手法揉搓双手至手腕部，揉搓至干燥。手消毒剂的取液量、揉搓时间及使用方法应遵循产品的使用说明。

2.刷手消毒方法　不建议常规使用。

(1)清洁洗手：用肥皂液或洗手液清洗双手及手臂，流动水冲洗干净。

(2)刷手：取无菌手刷，蘸取适量洗手液或外科手消毒液，刷洗双手、前臂和上臂下1/3，时间约3分钟(根据洗手液说明)。刷时稍用力，先刷甲缘、甲沟、指蹼，再由拇指桡

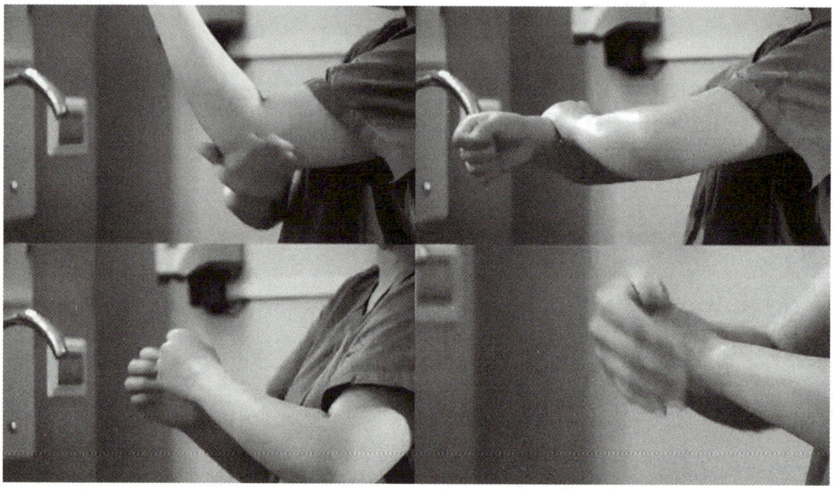

图 6-21　冲洗手消毒方法

侧开始，渐次到指背、尺侧、掌侧，依次刷完双手手指。然后再分段交替刷左右手掌、手背、前臂至肘部。刷手时要注意勿漏刷指间、腕部尺侧和肘窝部（图 6-22）。用流动水自指尖至肘部冲洗，不要在水中来回移动手臂。用无菌巾从手至肘部依次擦干，不可再向手部回擦。拿无菌巾的手不要触碰已擦过皮肤的巾面。同时还要注意无菌巾不要擦拭未经刷过的皮肤。同法擦干另一手臂。保持拱手姿势，自然干燥。双手不能下垂，也不能接触未经消毒的物品。

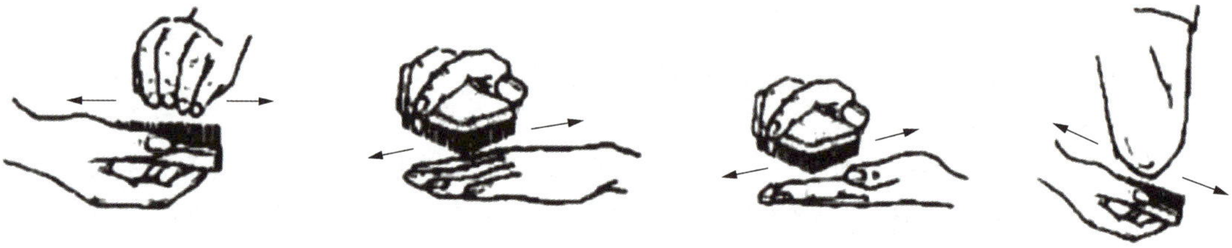

图 6-22　刷手消毒法

三、穿无菌手术衣及戴手套

（一）穿无菌手术衣法

1. 传统对开式手术衣穿法　①手臂消毒后，双手提起衣领两端，将手术衣抖开，再轻轻向前上方抛起，双手顺势伸入衣袖中，双臂向前伸直；②巡回护士从身后牵拉手术衣，系好领口带；③穿上手术衣后，双手交叉，用手指夹起衣带，由巡回护士从身后接取并系紧；④穿手术衣时，不得用未戴手套的手拉衣袖或接触其他处，以免污染（图 6-23）。

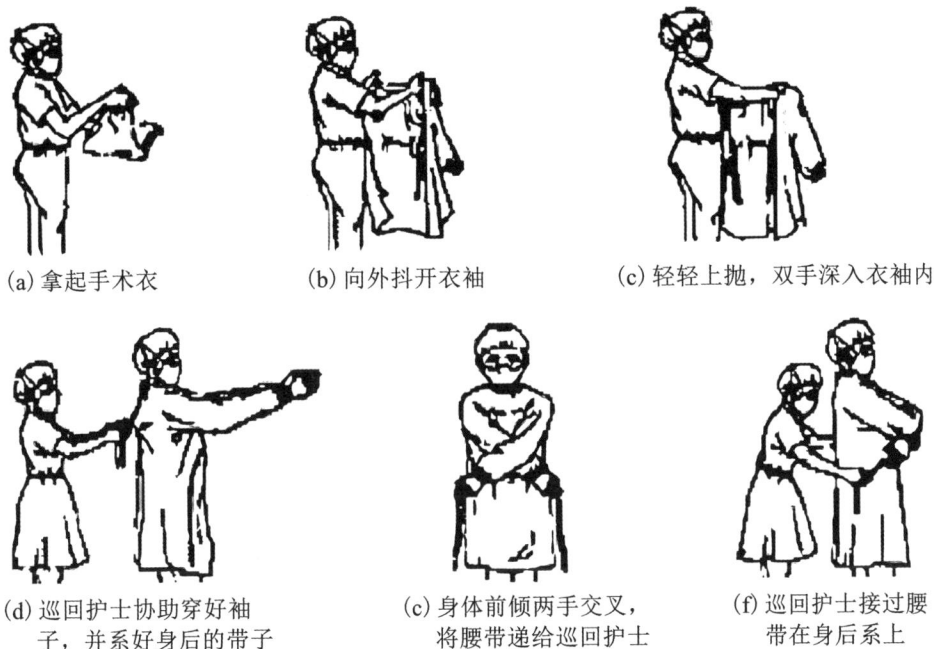

(a) 拿起手术衣　　　　　(b) 向外抖开衣袖　　　　　(c) 轻轻上抛，双手深入衣袖内

(d) 巡回护士协助穿好袖　　(e) 身体前倾两手交叉，　　(f) 巡回护士接过腰
　　子，并系好身后的带子　　　将腰带递给巡回护士　　　带在身后系上

图 6-23 传统对开式手术衣穿法

2. 全遮盖式手术衣穿法　①取手术衣，双手插入衣袖，将手术衣展开；②双手向前伸直，伸出衣袖，由巡回护士在身后提起手术衣，系好领口带和内片腰带；③戴好无菌手套；④解开腰带结递给已戴好无菌手套的医生或护士，或用手套纸包好递给巡回护士，或由巡回护士用无菌持物钳夹持，原地旋转一周后使手术衣的外片遮盖住内片，接过腰带系于腰间(图 6-24)。

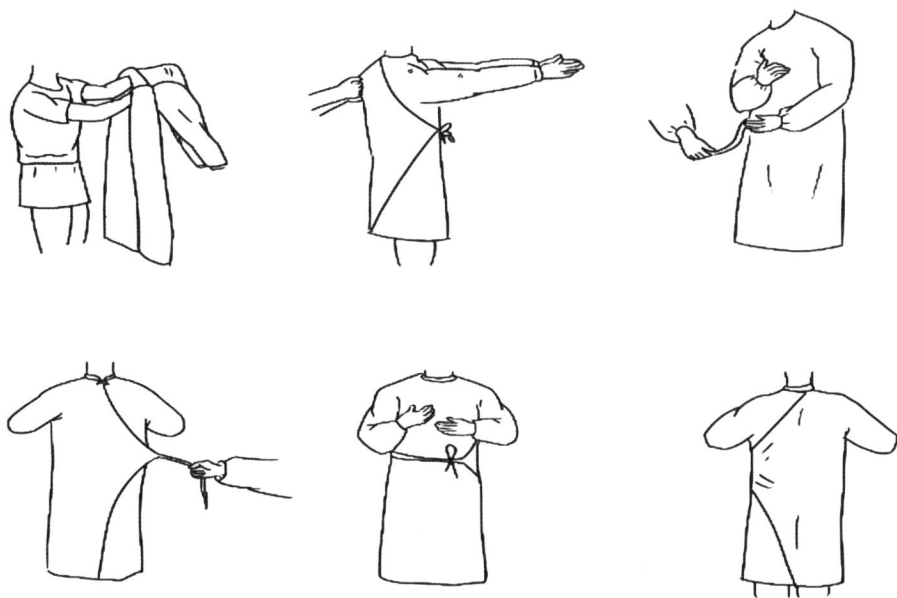

图 6-24 全遮盖式手术衣穿法

3.穿手术衣的注意事项 ①取手术衣时,双臂应伸直,以免手术衣无菌面与洗手衣接触而被污染;②穿手术衣时应与周围的人和物体保持一定距离,以免衣服展开时被污染;③穿手术衣之前,应先用双手提起手术衣衣领两端,轻轻向前上方抖开;④穿上手术衣后,双臂举在胸前,未戴手套的手不得触及手术衣。

(二)戴无菌手套

1.戴干手套法 戴干手套法是临床常用的戴手套方法。根据戴手套者的手是否直接接触手套,分为闭合式和开放式两种。

(1)闭合式:①穿手术衣时,手不伸出袖口。右手隔衣袖取左手手套,并放在左手袖口上,手套指端朝向手臂,各手指相互对应。②两手隔衣袖分别抓住手套上、下两侧的反折部,将手套翻套于袖口上,手伸出袖口顺势插入手套。同法戴右手手套(图6-25)。

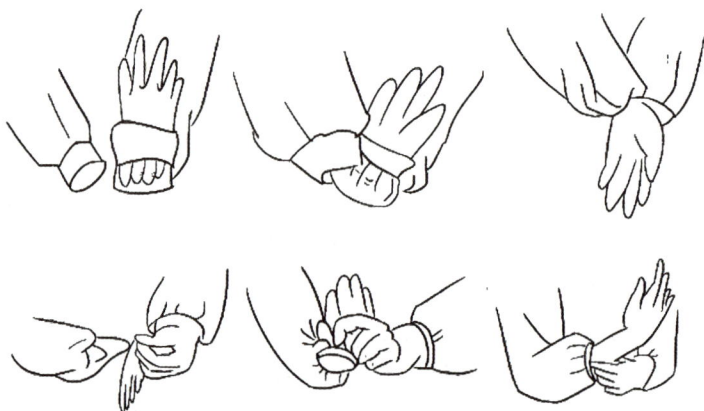

图6-25 闭合式戴无菌手套法

(2)开放式:①左手捏住右手手套反折部,右手伸入手套戴好;②已戴上手套的右手拇指外展,其余4指伸入左手手套反折部的内面(即手套的无菌面),左手插入手套并戴好,注意右手拇指不要触及左手手套反折部;③将一手拇指外展,其余4指伸入对侧手套反折部,将其翻转并套在手术衣袖口外。干手套戴好后,要用0.9%氯化钠注射液冲洗手套外面的滑石粉,同时检查手套有无破损,如发现有水渗入手套里面,必须立即更换(图6-26)。

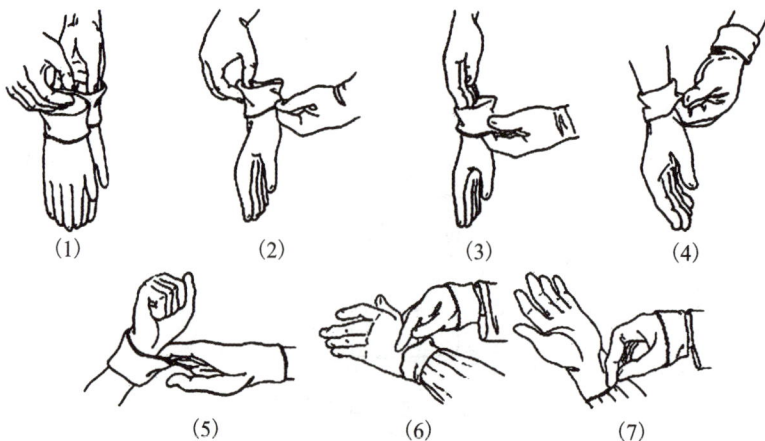

(1)　　　　(2)　　　　(3)　　　　(4)

(5)　　　　(6)　　　　(7)

图6-26 开放式戴无菌手套法

2. 协助他人戴手套法　已戴手套者双手拇指外展，其余手指插入手套反折部内面，使手套拇指朝向外上方，小指朝向内下方，撑开手套。戴手套者对准手套，五指稍用力向下伸入手套，已戴手套者将手套同时向上提，并将手套反折部翻转套住袖口。同法戴另一只手套（图 6-27）。

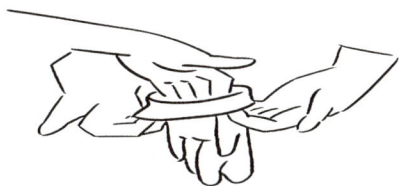

图 6-27　他人协助戴手套法

3. 戴无菌手套的注意事项　①未戴手套的手不能接触手套外面，已戴手套的手不能接触未戴手套的手；②协助他人戴无菌手套时，应先自行戴好手套，并避免接触其皮肤；③手套的上口要严密地套在手术衣袖外；④戴手套时应注意检查手套有无破损，如有破损必须立即更换。

(三) 连台手术更换手术衣、手套法

一台手术结束后，如需进行另一台手术，必须在巡回护士的协助下更换手术衣和手套。

1. 脱手术衣法　脱手术衣时应注意不要让手术衣的污染面接触到身体或物体，以免污染。①他人帮助脱衣法：术者双手抱肘，由巡回护士将手术衣肩部向肘部翻转，继而向手的方向拉扯，即可脱下手术衣。此法可将手套一同脱掉。②个人脱衣法：左手抓住手术衣右肩向下拉，使衣袖翻向外，同法拉下手术衣左肩，脱下手术衣，使衣里外翻。此法可保护手臂及洗手衣裤不被手术衣污染面所污染。

2. 脱手套法　脱手套时应注意不要让手套的污染面接触到已消毒的手臂，否则要重新洗手。方法为：先除去右手手套，用手套对手套法，即左手抓取右手手套外面，使其翻转脱下。再除去左手手套，用皮肤对皮肤法，右手拇指伸入左手手套的手掌部以下，提起手套，使其翻转脱下。

无菌手术完毕，如果手套未破，在需连续施行其他手术时可不用重新刷手。在巡回护士的协助下先脱手术衣，再脱手套，注意皮肤不与手术衣、手套的外面接触。用 75% 乙醇泡手 5 分钟，或用 0.5% 络合碘擦手和前臂 3 分钟。然后再穿上无菌手术衣，戴上无菌手套，进行下一台手术。若前一台手术为污染手术，则应重新洗手。

第六节　手术室护士主要岗位与配合

手术过程中需要医护人员的密切配合，包括直接配合及间接配合。直接配合的护士称为器械护士（或洗手护士），直接参与手术，管理器械台，默契配合手术操作；间接配合的护士不直接参与手术，而是在固定的手术间内配合器械护士、手术医生、麻醉医生做好台下巡视的护理工作，称为巡回护士。

(一) 器械护士和巡回护士的工作职责

1. 器械护士　于术前一日访视病人，了解病人身心状况，向病人及家属介绍手术的相关知识。准备手术所需物品，如器械、敷料等。术前 15~20 分钟洗手，穿无菌手术衣，戴无菌手套，整理、准备无菌器械台，与巡回护士一起清点器械、敷料等，并协助医生做好皮

肤消毒、铺巾。术中与手术者默契配合，传递用物，做到及时、准确、平稳，防止损伤；随时整理用物，保持无菌区的整齐、干燥、无菌；关注手术进展，积极配合抢救；同时妥善保存术中切取的标本。关闭体腔前与巡回护士再次清点、核对物品，防止将物品遗留于病人体腔内。手术后协助医生包扎伤口，固定引流物；处理手术器械并协助整理手术间。

【护考真题链接】2021年—A1型题

手术前，护士收集病人的资料中，属于客观资料的是（　　）

A. 瘙痒　　　　　　　　　　B. 恶心

C. 腹痛　　　　　　　　　　D. 血压

E. 恐惊

答案：D

分析：根据收集资料的方法不同，将所收集的资料分为客观资料和主观资料。客观资料是护士经观察、体检、借助其他仪器检查或实验室检查等所获得的病人的健康资料，如黄疸、发绀、呼吸困难、血压、心脏杂音、体温39.0℃等（D对）；主观资料是病人的主诉，包括病人所感觉的、所经历的以及看到的、听到的、想到的内容的描述，也包括亲属代述内容，如头晕、麻木、乏力、瘙痒、恶心、疼痛、惊恐等。

2. 巡回护士　巡回护士是手术间的负责护士，术前应检查手术间的清洁与消毒是否合格，设备是否安全有效，用物是否备齐，创造最佳手术环境及条件；热情接待并检查病人，做好输血准备，建立静脉通路；协助麻醉医生进行麻醉；安置病人体位；协助器械护士及手术者穿无菌手术衣；配合皮肤消毒；协助器械护士清点用物并记录。术中关注手术进展，供应术中用物，随时调整灯光；保持手术间清洁、安静，随时补充用物；保证输血、输液通畅；监督手术人员遵守无菌原则；并负责外部联络。关闭体腔前再次与器械护士清点、核对物品，并记录签名；术后协助医生包扎切口、固定引流管，与护送病人的人员仔细交接；整理手术间并清洁消毒。

(二)器械台的护理工作

1. 器械台要求　手术器械台用于手术中放置各种无菌物品及器械，分为大、小两种。大号器械台长宽高分别为110 cm×60 cm×90 cm，小号器械台为80 cm×40 cm×90 cm。应根据手术的性质、范围进行选择。

2. 铺无菌台　铺无菌器械台时，必须严格按照无菌原则操作。由巡回护士将手术包置于器械台上，并用手打开包布的外层，再用无菌钳先远后近地打开第二层包布。器械护士刷手后，用手打开第 | **考点：无菌盘铺好后的有效期**
三层包布，注意无菌单下垂至少30 cm；穿无菌手术衣并戴无菌手套后，将器械分类、有序地摆放于器械台上。上刀片，穿好两根针线，与巡回护士共同清点器械及敷料数目。无菌器械台应做到现铺现用，铺好备用的无菌器械台超过4小时即不能再用。

【护考真题链接】2018年—A2型题

某护士在临床带教老师的指导下，正在进行无菌技术操作。其任务为铺无菌盘及戴无菌手套。铺好的无菌盘有效期不得超过（　　）

A. 4 小时　　　　　　　　　　B. 8 小时
C. 12 小时　　　　　　　　　　D. 24 小时
E. 48 小时
答案:A
分析:不同情况下无菌物品的有效期如下。①铺好的无菌盘和一次性口罩有效期为4 小时;②无菌持物钳一般病房每周更换一次,使用频率高的科室如手术室、门诊换药室、注射室等,应每日更换 1 次,干燥存放应每 4 小时更换一次;③无菌容器的有效期为 7 天;④开启后的无菌包、一次未用完的无菌溶液有效期为 24 小时。

3. 器械托盘　为可调高低的长方形托盘,盘面 48 cm×33 cm,横置于病人适当部位,用于手术时放置刀剪钳等常用器械和物品。手术区铺单时,用双层手术单包裹,并在其上再铺手术巾。病人消毒皮肤后,将切开皮层的用物移至手术台托盘上。

【护考真题链接】2021 年—A1 型题
手术室中浸泡的无菌持物钳的有效期为(　　　)
A. 4 小时　　　　　　　　　　B. 24 小时
C. 12 小时　　　　　　　　　　D. 7 天
E. 14 天
答案:B

分析:无菌持物钳(镊)及其容器应定期消毒。浸泡存放时,一般病房每周更换一次,使用频率较高的如手术室、门诊换药室、注射室等,应每日更换一次(B 对,C、D、E 错);干燥存放应每 4 小时更换一次(A 错);未一次用完的无菌溶液和无菌包物品有效期为 24 小时,铺好的无菌盘有效期为 4 小时。

(三)手术中的无菌原则
在手术室的所有人员都应严格执行无菌操作原则,以预防术后切口感染,保证病人的安全。

1. 明确无菌范围　手术人员消毒后的手臂不可接触未经消毒的物品。穿无菌手术衣及戴好无菌手套后,背部、腰部以下和肩部以上都应视为有菌区。无菌桌仅桌缘平面以上为无菌区,手术台边缘及以下的布单不可接触,凡下坠超过手术台边缘以下的物品一概不可再拾回使用。任何无菌包及容器的边缘均视为有菌,取用无菌物品时不可触及。在手术过程中,手术人员须面向无菌区,并在规定区域内活动。

2. 保持无菌物品的无菌状态　无菌区内所有物品都必须为无菌,若无菌包破损、潮湿、可疑污染时均应视为有菌。手术中若手套破损或接触到有菌物品,应立即更换。前臂或肘部若污染,应立即更换手术衣或加套无菌袖套。无菌区的布单若湿透,应加盖或更换干的无菌单。巡回护士须用无菌持物钳夹取无菌物品,并与无菌区保持一定距离。

3. 减少空气污染　手术时应关闭门窗,减少人员走动,室内空调风口不能吹向手术台。每间手术室参观人员不宜超过2人，不可在室内频繁走动，也不可过于靠近手术者或站得过高。手术过程中勿高声谈笑，避免不必要的谈话，尽量避免咳嗽、打喷嚏，不得已时注意不要面对无菌区。口罩潮湿时应更换。请他人擦汗时，头应转向一侧。

4. 保护皮肤切口　切开皮肤前先用无菌聚乙烯薄膜覆盖，再经薄膜切开皮肤。切开皮肤和皮下脂肪层后，应以大纱布垫或手术巾遮盖切口边缘并固定。凡与皮肤接触的刀片和器械不应再用。延长切口或缝合前，皮肤再用75%乙醇消毒一次。暂停手术时，切口应用无菌巾覆盖。

5. 正确传递物品及调换位置　手术中传递器械及用物时，应由器械台正面方向递给，不可由手术人员背后或头顶方向传递。若手术人员需调换位置，应先退后一步，转过身背对背地转至另一位置。

6. 污染手术的隔离技术　在进行肠道、呼吸道、宫颈等部位的污染手术中，切开空腔脏器前先用纱布垫保护周围组织，并随时吸净外流的内容物。被污染的器械和物品应放在专用的放污染器械的盘内，避免与其他器械接触。污染的缝针及持针器应在等渗盐水中刷洗。手术人员应及时更换无菌手套或用无菌溶液冲洗，尽量减少污染的可能。

【知识链接】

腹腔镜手术的术中配合

1. 器械护士提前上台，依次将高频电刀头、电凝导线及冲洗吸引管上端固定于洞单左上侧，冷光源导线、摄像系统连接线、连接管上端固定于洞单右下侧，下端递给巡回护士，正确妥善连接。

2. 巡回护士根据术者要求，调节冷光源亮度、电刀 频率，腹腔镜手术需启动气腹机，使气腹机压力维持在 1.5~2.0 kPa，必要时连接并开启冲洗器。

3. 腹腔镜手术尤其要加强气腹的护理。

4. 为避免镜头起雾，巡回护士要备好 70~80 ℃的无菌 0.9%氯化钠溶液或无菌防雾油供应台上。

5. 手术完毕，巡回护士将各仪器旋钮旋至零位，关闭电源开关，慎重卸下各种连接导线。器械护士擦净各连接导线上的血迹，盘绕时勿成锐角，以防折断。各种器械按清洗消毒原则处理。

【本章小结】

思维导图

（黄丽丽）

第七章
围术期病人的护理

✦ **学习目标**

知识目标：

(1)能阐述围术期病人的护理措施。

(2)能阐述术后并发症的病情观察要点和预防措施。

能力目标：学会术前准备的各项操作技术，能运用所学知识对术后病人实施整体护理。

素质目标：具有良好的职业道德、心理素质，以及严谨的工作态度；珍视生命，关爱病人。

围术期是指从决定手术治疗时起，到与本次手术有关的治疗基本结束为止的一段时间，包括术前、术中和术后三个阶段。①术前期：从病人决定接受手术到将病人送至手术台的过程。②术中期：从病人被送到手术台到病人被送到复苏室的过程。③术后期：从病人被送到复苏室至病人出院。围术期病人的护理目标是全面评估并调整病人的生理和心理状况，做好充分的术前准备工作，提高病人手术耐受性，减少术后并发症，促进病人康复。

外科手术大致分为三类。

1.急症手术 对危及生命的疾病，应在最短时间内进行必要准备，并迅速实施手术，如脾破裂、肝破裂等。

> **考点：外科手术的分类（按照手术的时限性）**

2.限期手术 手术时间可以有选择，但有一定的限度，不宜延迟过久，应在尽可能短的时间内做好术前准备，如各种恶性肿瘤根治术。

3.择期手术 手术时间的选择可以不必限制，不会影响病情的变化，应在充分的术前准备后进行手术，如一般的良性肿瘤切除术。

第一节　术前病人的护理

案例导入

案例

病人，男，60岁。反复上腹痛20年余，加重半年，既往有糖尿病、高血压病史，嗜烟酒。门诊初步诊断为"胃癌"，拟行胃癌根治术。

思考

1.针对该病人，术前应采取哪些护理措施？

2.该病人的血压、血糖应控制在什么范围内？

【护理评估】

（一）健康史

1.一般资料　如性别、年龄、民族、职业、文化程度、宗教信仰、生活习惯等。

2.现病史　本次发病的原因、诱因、主诉、主要症状和体征等。

3.既往史　了解有关心血管、呼吸、消化、血液、内分泌等系统疾病史，创伤史、手术史、过敏史、创伤史、家族史、遗传史、用药史、个人史、女性病人月经史和婚育史。

（二）身体状况

1.营养状态　根据病人身高、体重、肱三头肌皮褶厚度、血浆蛋白测定及氮平衡试验等检测，全面评估病人的营养状态。

2.重要器官功能状况　全面评估病人心、肝、肺、肾、泌尿系统、血液系统及免疫系统功能等。

3.手术耐受力　①耐受良好：全身情况较好，无重要内脏器官功能损害，疾病对全身影响较小者。②耐受不良：全身状态不良，重要内脏器官功能损害较严重，疾病对全身影响明显、手术损害大者。

（三）心理-社会状况

最常见的心理反应有焦虑、恐惧、抑郁、睡眠障碍等，应积极了解病人心理状况，了解家庭/单位对其关心程度，心理支持是否有力，了解家庭经济承受能力等。

（四）辅助检查

血、尿、粪常规检查，凝血功能检查，血液生化检查，心功能检查，肺功能检查等。

【常见护理诊断/健康问题】

1.焦虑与恐惧　与担忧手术预后及住院费用高等有关。

2.营养失调：低于机体需要量　与疾病消耗、营养摄入不足有关。

3.知识缺乏：缺乏手术相关知识

4.睡眠形态紊乱　与环境陌生、疾病引起不适、担心预后。

5.潜在并发症：感染、体液不足等

🔊【知识链接】

快速康复

快速康复(enhanced recovery after surgery，ERAS)由丹麦医生 Kehlet 等在 2001 年首次提出，指在围手术期运用已被循证医学证实的优化措施以减少手术应激反应和术后并发症。ERAS 是一种包含多学科的围手术期护理措施，可以缩短住院时间，减少住院费用，促进病人快速康复，最终达到加速康复而不影响手术有效性和病人安全的目的。

主要内容包括：①术前合理的准备，包括对病人及家属的宣教、减轻病人的心理压力、心理及身体状况评估、对手术风险的正确预测；②合理的麻醉及手术方式，包括麻醉药物及方式的选择、增加病人手术舒适度、微创手术的实施、术中低温的防止、术中液体的合理管理等；③术后加快康复管理的实施，包括并发症的防治、合理的液体管理(尽量避免脱水及液体过量诱发循环系统疾病)、早期口服 EN、多模式镇痛(尽量减少阿片类药物的使用)、早期下床活动。

【护理措施】

(一)心理护理

主动热情接待病人和家属，介绍医院环境和主治医生及护士；鼓励病人表达感受，帮助其宣泄不良情绪；讲解术前准备、术中配合和术后注意事项；安排家属、朋友探视和陪伴。

(二)一般准备与护理

1. 饮食护理　加强饮食指导，制订饮食计划，避免营养不良对术后康复不利。

2. 呼吸道准备　吸烟者，术前 2 周戒烟；肺部感染者，遵医嘱使用抗菌药物；痰液黏稠者，可雾化吸入，并配合拍背或体位引流排痰；训练深呼吸和有效咳嗽，增加肺通气量。

3. 胃肠道准备　术前 8~12 小时禁食，4 小时禁饮。胃肠道手术者术前 1~2 日进流质饮食，常规放置胃管，幽门梗阻者术前 3 日每晚洗胃，结肠或直肠手术者术前口服肠道不吸收的抗菌药物，术前一日清洁灌肠，减少感染机会。

> 考点：术前病人胃肠道准备

4. 适应性训练　练习床上排便；练习术中体位；指导病人深呼吸及有效咳嗽、咳痰。

5. 手术区皮肤准备　简称备皮。手术前协助病人沐浴、洗头、修剪指甲，更换清洁衣服，充分清洁手术野皮肤和剃除毛发，预防切口感染。若毛发细小，可不必剃毛；若毛发影响手术操作，应剃除。备皮范围包括切口周围至少 15 cm 的区域，不同手术部位的备皮范围见表 7-1、图 7-1~图 7-9。

> 考点：备皮的范围

表 7-1　常见手术皮肤准备的范围

手术部位	备皮范围
颅脑手术	剃除全部头发及颈部毛发，保留眉毛
颈部手术	上自唇下，下至乳头水平线，两侧至斜方肌前缘
乳房及前胸手术	上至锁骨上及肩上，前至健侧锁骨中线，后至腋后线

续表 7-1

手术部位	备皮范围
胸部手术	上至锁骨上及肩上，下至脐水平，包括同侧上臂和腋下，胸背均超过中线 5 cm 以上
上腹部手术	上至乳头水平线，下至耻骨联合，两侧至腋后线，清洁并消毒脐部
下腹部手术	上至剑突，下至大腿上三分之一内侧及会阴部，两侧至腋后线，去除阴毛
腹股沟区及阴囊部手术	上至脐水平线，下至大腿上 1/3 内侧，两侧至腋后线，包括会阴部，剃除阴毛
肾区手术	上至乳头水平线，下至耻骨联合，前后均过正中线
会阴部及肛门手术	上至髂前上棘，下至大腿上 1/3，包括会阴及臀部，剃除阴毛
四肢手术	以切口为中心包括上下方各 20 cm 以上，一般为全周整个肢体备皮或上下各超过一个关节，修剪指甲

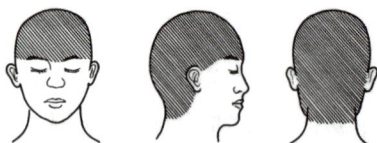

图 7-1　颅脑手术

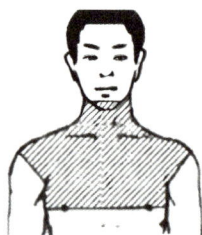

图 7-2　颈部手术

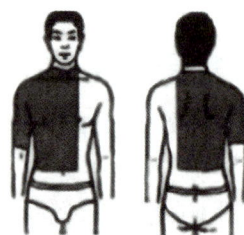

图 7-3　胸部手术

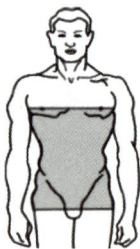

图 7-4　上腹部手术

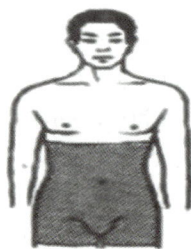

图 7-5　下腹部手术

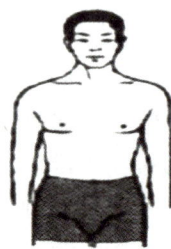

图 7-6　腹股沟区和阴囊部手术

图 7-7　肾区手术

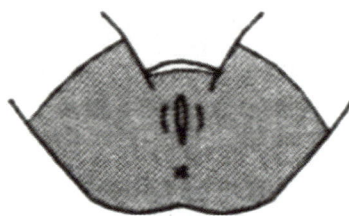

图 7-8　会阴部和肛门手术

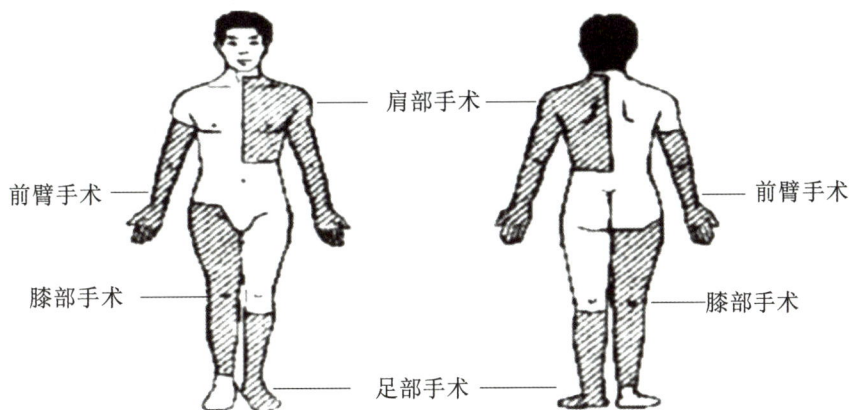

图 7-9　四肢手术

6. 其他准备　拟行大手术前，做好血型鉴定和交叉配血试验；完成药物过敏试验；术前一晚遵医嘱给予镇静药。

7. 手术日晨护理　测量并记录生命体征，若发现病人有体温、血压升高或女性病人月经来潮，及时报告医生，必要时延期手术；遵医嘱术前半小时给予术前用药；取下病人义齿、发夹、眼镜、手表、首饰等；排空尿液，手术时间在 4 小时以上或盆腔手术者，留置导尿管，使膀胱空虚，以免术中误伤；准备术中需要的物品，如病历、X 线片、CT 片、MRI 片、药品、引流瓶等，并随病人一同带入手术室。

(三) 特殊准备与护理

1. 急症手术　在最短时间内完成急救处理，如输液、输血、抗休克，以及尽快处理外伤伤口等。同时，进行必要的术前准备，如立即禁食禁水、备皮、皮试、配血，完善心电图、血常规、出凝血时间检测等。

2. 营养不良　术前血清白蛋白在 30~35 g/L 者，补充富含蛋白质的饮食，若血清白蛋白低于 30 g/L，遵医嘱输注血浆/人血清白蛋白等营养支持，改善营养状况。

3. 心血管疾病　高血压病人血压在 160/100 mmHg 以下时可不做特殊处理。血压过高者给予降压药，使血压相对平稳，但不要求血压降至正常后才手术。急性心肌梗死者 6 个月内不行择期手术，6 个月以上且无心绞痛发作者在严密监测下可施行手术；心力衰竭者最好在心力衰竭控制 3~4 周后再进行手术。

4. 糖尿病　糖尿病病人易发生感染，术前需积极控制血糖及相关并发症，手术前应控制血糖为 5.6~11.2 mmol/L，尿糖 (+)-(++)。

🔊 【护考真题链接】2018 年—A2 型题

病人，女，40 岁，因患子宫肌瘤拟行经腹部全子宫切除术，术前不应做的护理准备措施是 (　　)

A. 留置导尿管　　　　　　　B. 清洁灌肠

C. 皮肤准备　　　　　　　　D. 阴道准备

E. 进无渣饮食

答案：D

分析：据题干可知该病人拟行经腹部全子宫切除手术，术前一日应进行腹部皮肤准备和肠道准备；若为经阴道切除，则须做阴道准备；术日晨常规留置导尿管；其中肠道准备包括饮食管理和机械性肠道准备，机械性肠道准备包括口服导泻剂和灌肠；饮食管理包括无渣饮食、流质饮食以及术前禁饮禁食。

（四）健康指导

向病人及家属介绍术前用药、准备、麻醉及术后恢复的相关知识；指导病人练习深呼吸及有效咳嗽咳痰、床上排便及床上活动等。

【知识链接】

中国外科之父——裘法祖

裘法祖（1914—2008），浙江杭州人，著名医学家、中国现代普通外科的主要开拓者、肝胆外科和器官移植外科的主要创始人和奠基人之一、晚期血吸虫病外科治疗的开创者、中国科学院资深院士，被誉为"中国外科之父"。

（1）家国情怀：裘法祖在德国工作、生活已经稳定，但抗战胜利之后他毅然回到祖国，把一生献给我国的外科医疗和教育事业，并做出了卓越贡献，体现了他对国家的热爱和为祖国的医疗事业发展而奋斗的责任担当。

（2）人文素养：他重视并强调医德在医疗中的作用，认为"德不近佛者不可以为医"，设身处地为病人着想，表现出对病人高度的人文关怀。

（3）敬业精神：他对病人有着高度的责任感，认真负责，绝不因工作疏忽给病人带来痛苦；为了更好地治疗病人，他精益求精，创造"裘氏刀法"，几十年未错一刀；负责主编外科学教材时，为了一句话、一个字反复推敲。这些都体现了他的敬业精神。

（4）科学精神：他率先对外科进行分科，积极探索器官移植技术，并创新和改进了"胃底横断术""贲门周围血管离断术"等20多种手术方式，体现了他锐意进取、勇于探索创新的科学精神。

（5）淡泊名利：裘法祖团队经过长期摸索，获得异体移植技术的成功，却毫无保留地告诉了同行。虽被人称为"中国外科之父"，他却非常谦逊。"一身正气，两袖清风，三餐温饱，四大皆空"的箴言更是他淡泊名利的真实写照。

案例分析

1. 术前应采取以下护理措施：

（1）心理护理。

（2）术前2周戒烟酒，术前8~12小时禁食、2小时禁水。

（3）术前1~2日进食流质饮食，术日晨留置胃管。

（4）备皮，常规做好血型和交叉配血试验等相关术前检查。

（5）监测血压及血糖。

（6）宣教手术相关知识。

2.该病人的血压、血糖应控制的范围如下：

病人血压应控制在 160/100 mmHg 以下，血糖应控制在 5.6~11.2 mmol/L。

第二节　术后病人的护理

✦ 案例导入

案例

病人，女，50 岁，因患急性胆囊炎行胆囊切除术，术后第 5 日，T 39 ℃，BP 100/80 mmHg，R 20 次/min，主诉伤口疼痛，无腹膜刺激征，换药时发现伤口有脓液流出。

思考

1.针对该病人，应采取哪些护理措施？

2.为预防此类情况的发生，今后应注意采取哪些措施？

术后病人护理的重点是密切观察病人病情，针对性地采取护理措施，减轻病人疼痛等不适，防治并发症，促进病人康复。

【护理评估】

1.一般情况　了解麻醉及手术方式，出血量、输血、输液、尿量、用药情况，引流管放置部位、名称等。

2.身体状况　全面评估病人生命体征、意识状态、切口情况、引流管情况、有无术后不适和术后并发症等。

3.心理-社会状况　随着原发病的解除和安全度过麻醉及手术，病人心理上会有一定的解脱感，但随之又会有新的心理变化，如担心不良的病理检查结果；担心术后不适和术后并发症；手术致正常生理结构和功能改变者，担忧对今后生活、工作及社交带来不利影响；甚至担忧医疗费用昂贵，无法维持后续治疗等。

【常见护理诊断/健康问题】

1.疼痛　与手术创伤有关。

2.低效性呼吸型态　与术后卧床、活动量减少、切口疼痛、呼吸运动受限有关。

3.体液不足　与术中出血、失液或术后禁食、呕吐、引流有关。

4.活动无耐力　与切口疼痛、疲乏等有关。

5.营养失调：低于机体需要量　与术后禁食、代谢增高有关。

6.知识缺乏：缺乏术后相关知识

7.潜在并发症：出血、感染、切口裂开、深静脉血栓形成等

【护理措施】

(一) 一般护理

1. 体位

(1) 全麻未清醒者：去枕平卧位，头偏向一侧，防止口腔分泌物或呕吐物误吸。

考点：术后病人的护理措施

(2) 蛛网膜下隙麻醉者：去枕平卧6~8小时，防止脑脊液外渗致头痛。

(3) 硬膜外麻醉者：平卧4~6小时，以防血压波动。

(4) 麻醉作用消失、血压平稳，可根据手术部位和病情需要调整体位：颅脑手术者，如无休克或昏迷，可取15°~30°头高脚低斜坡卧位，利于静脉回流，预防脑水肿和降低颅内压；颈胸部手术者，采取高半坐卧位，利于呼吸和引流；腹部手术者，取低半卧位或斜坡卧位，减少腹壁张力，利于引流，并可使腹腔渗液流入盆腔，防止膈下脓肿；脊柱或臀部手术者，可取俯卧位或仰卧位。

2. 维持呼吸和循环功能

(1) 监测生命体征：根据手术情况，遵医嘱定时监测病人体温、脉搏、呼吸、血压。病情不稳定或特殊手术者，应送重症监护病房，及时发现呼吸道梗阻、伤口以及胃肠道出血和休克等的早期表现，并对症处理。

(2) 保持呼吸道通畅：①防止舌后坠，及时去除口咽通气管；发生舌后坠者将下颌部向前上方托起，或用舌钳将舌头拉出。②促进排痰和肺扩张，鼓励病人做深呼吸和有效咳嗽，协助病人翻身叩背排痰，痰液黏稠者可采用超声雾化吸入，必要时吸痰。

3. 饮食护理

(1) 非腹部手术：视手术大小、麻醉方式及病人的全身反应而定。体表或肢体手术后，全身反应较轻者，术后即可进食；手术范围较大，全身反应明显者，待反应消失后才可进食；局部麻醉者，无不适反应，术后即可进食；蛛网膜和硬膜外麻醉者，若无恶心、呕吐，术后3~6小时可进食；全身麻醉者，待麻醉清醒，若无恶心、呕吐方可进食。进食时，先流质，再过渡为半流质或普食。

(2) 腹部手术：一般需禁食24~48小时，待胃肠功能恢复、肛门排气后可进食少量流质饮食，逐步增加至全量流质饮食、半流质饮食，7~9日可进软食，10~12日逐步过渡到普食。避免食用牛奶、豆类等产气食物。

4. 切口护理　应注意保持敷料的清洁干燥，若敷料渗湿、脱落或被大小便污染，应及时更换；若切口疼痛明显或有周围皮肤发红等感染迹象应及时通知医生；缝线拆除时间根据病人年龄、切口部位、局部血液供应情况决定。一般头、面、颈部4~5日拆线；下腹部、会阴部6~7日；胸部、上腹部、背部、臀部7~9日；四肢10~12日(近关节处可适当延长时间)；减张缝线14日。

5. 引流护理　应注意妥善固定；保持引流通畅，避免引流管扭曲、受压、阻塞；观察并记录引流液的颜色、性质及量；乳胶引流片一般于术后1~2日拔除；单腔或双腔引流管多用于引流液较多的病人，多于术后2~3日拔除；胃肠减压管一般在肠道功能恢复且肛门排气后拔除。

6.休息与活动　原则上术后病人早期床上活动，争取短期内下床活动。早期活动可增加肺活量，减少肺部并发症，改善血液循环，促进伤口愈合，预防深静脉血栓形成，促进肠蠕动和膀胱功能恢复，减少腹胀和尿潴留的发生。术后 1~2 日可试行离床活动。病人已清醒，麻醉作用消失后，鼓励病人在床上活动，如深呼吸、四肢主动活动及间歇翻身等。争取短期内下床活动，有特殊制动要求的除外。下床活动时注意固定引流管，随时观察病人情况，防跌倒。

🔊 【护考真题链接】2020 年—A2 型题

病人，男，35 岁，因头部外伤急诊入院。现处于浅昏迷，CT 显示颅内血肿，脑挫裂伤，在全身麻醉下行颅内血肿清除术。病人术后返回病房，正确的体位是(　　　)

A.侧卧位　　　　　　　　　　　B.去枕平卧位，头偏向一侧

C.头高足低位　　　　　　　　　D.头低足高位

E.中凹卧位

答案：B

分析：去枕平卧位适用于昏迷、全身麻醉未清醒的病人、呕吐或呕血的病人及椎管麻醉或腰椎穿刺术后 6~8 小时的病人；据题干可知该病人全身麻醉术后返回病房，应采取去枕平卧位，侧卧位适用于预防压力性损伤、灌肠、肛门检查及配合；头高足低位适用于进行颅骨牵引的颈椎骨折病人、为减轻颅内压的病人及开颅手术后的病人；头低足高位适用于肺部分泌物引流者、十二指肠引流者、妊娠时胎膜早破者和跟骨及胫骨结节牵引病人；中凹卧位适用于休克病人。

(二)心理护理

为病人提供个体化心理支持，加强沟通，注意倾听，及时疏缓病人不良情绪；正确处理术后疼痛等不适，帮助病人适应术后生理功能的改变，为病人回归家庭和社会提供心理疏导和健康指导。

(三)术后不适的护理

1.疼痛　术后 24 小时较为剧烈，术后 2~3 日后逐渐减轻。

护理要点：①评估疼痛的程度、性质、部位和规律；②遵医嘱给予镇静药、止痛药或镇痛泵；③指导病人运用非药物措施缓解疼痛，如咳嗽时用手按压伤口部位、听音乐、数数字等。

2.发热　由于手术的创伤反应，术后病人体温可略升高，一般不超过 38 ℃，称为外科手术热或吸收热，术后 2~3 日恢复正常。术后 24 小时体温超过 39 ℃，常为代谢或内分泌异常、肺不张和输血反应等，若术后 3~5 日仍发热，则提示存在感染的可能。

考点：外科手术热

护理要点：①监测体温；②物理降温；③遵医嘱使用解热镇痛药；④保证足够的液体摄入，及时更换潮湿的床单和衣裤。

3.恶心、呕吐　常见原因是麻醉反应，待麻醉作用消失后自行停止。若持续恶心、呕吐，应查明原因。

护理要点：①稳定病人情绪，取合适体位，头偏向一侧；②遵医嘱使用镇静、止呕药

物；③清除呕吐物，清理口鼻腔。

4.腹胀　随着胃肠蠕动功能恢复、肛门排气后，症状可自行缓解。严重腹胀可影响呼吸、循环功能，并影响胃肠吻合口和腹壁切口的愈合，故需及时处理。可采用持续胃肠减压、肛管排气、再次手术等方法减轻。

5.呃逆　手术后早期发生暂时性呃逆者，可经压迫眶上缘、抽吸胃内积气积液、给予镇静或解痉药物等措施得到缓解，如果上腹部手术后出现顽固性呃逆，应警惕膈下感染或积液。

6.尿潴留　病人术后6~8小时尚未排尿，叩诊耻骨上区呈浊音，诊断为尿潴留。应安抚病人情绪，在无禁忌的情况下，协助病人坐于床沿或站立排尿；听流水声、下腹部热敷、按摩；应用镇静药或止痛药解除疼痛；若上述措施均无效，可在严格无菌操作下导尿。

（四）并发症的观察及护理

1.出血　常见于术后24~48小时，切口敷料被血液渗湿，疑为手术切口出血，应打开敷料检查伤口，通知医生并及时压迫或加压止血。严密观察术后病人的生命体征和切口情况，观察引流液的性状、颜色、量的变化，结合病人有无呕血、黑便及中心静脉压、尿量变化等评估病人有无出血。出血量大时，加快输液速度，遵医嘱输血、输液，做好再次手术的准备。

> 考点：术后常见并发症

2.切口感染　常见于术后3~5日，表现为切口疼痛加重或减轻后又加重，伴体温升高、脉搏加速、血白细胞计数和中性粒细胞比例增高，切口有红、肿、热、痛或波动感等典型体征。切口早期出现感染症状时，应勤换敷料、局部理疗、有效应用抗菌药物等，已化脓者可拆除缝线或置引流管引流脓液。

3.切口裂开　多见于腹部及邻近关节处，腹部切口裂开较常见，常见于术后1周左右或拆除皮肤缝线24小时内。病人在突然增加腹压或有切口的关节屈伸幅度较大时，自觉切口剧痛和松开感，随即有淡红色液体流出，敷料浸湿。对切口完全裂开者，立即用生理盐水（0.9%氯化钠溶液）纱布覆盖切口，并用腹带包扎；通知医生并送手术室重新缝合；若有内脏脱出，切勿在床旁还纳内脏，以免造成腹腔内感染；加强心理护理；禁食、胃肠减压。

4.肺不张及肺部感染　常发生于胸、腹部大手术后，多见于老年人、长期吸烟和呼吸道感染者，表现为术后早期发热、呼吸和心率增快，继发感染时体温明显升高，血白细胞和中性粒细胞计数增多。鼓励病人深呼吸，有效咳嗽，协助翻身、叩背；遵医嘱给予有效抗菌药物；采用超声雾化吸入；若痰量持续过多，可用支气管镜吸痰，必要时行气管切开。

5.泌尿系统感染　尿潴留是泌尿系统感染的常见原因，可引起肾盂肾炎和膀胱炎。肾盂肾炎多发于女性，主要表现为畏寒、发热、肾区疼痛，急性膀胱炎主要表现为尿频、尿急、尿痛、排尿困难，一般无全身症状。鼓励病人多饮水，保持尿量在1500 mL以上；根据细菌药敏试验结果，合理选用抗菌药物；残余尿在200 mL以上，应留置导尿管，严格遵循无菌操作，防止继发二重感染。

6.深静脉血栓形成　多发生于下肢，病人表现为小腿轻度疼痛及压痛或腹股沟区疼痛及压痛，患肢凹陷性水肿，腓肠肌挤压试验或足背屈曲试验阳性。血栓脱落可引起肺动脉栓塞，导致死亡。术后鼓励病人早期离床活动，卧床期间进行主动运动和被动运动；抬高下肢，穿弹力袜等，以促进下肢血液回流；补充足够的水分以降低血液黏稠度。若已发生深静脉血栓，应抬高、制动患肢，严禁局部按摩及经患肢输液；同时遵医嘱给予抗凝、溶栓治疗。

(五)健康指导

(1)给予个体化心理疏导，缓解病人不良的心理问题。

(2)为病人讲解病情、治疗和护理的目的及配合方法。

(3)告知病人康复锻炼的知识，指导术后康复锻炼的具体方法。

(4)告知病人术后 1~3 个月门诊随访 1 次。

【护考真题链接】2017 年—A2 型题

病人，女，56 岁。痔疮术后第 3 日，病人出现心慌、出冷汗、面色苍白并伴有肛门坠胀感，敷料渗血较多，考虑病人可能出现了(　　)

A.创面出血　　　B.切口感染　　　C.尿潴留　　　D.便秘　　　E.肛门狭窄

答案：A

分析：痔疮术后易并发创面出血，由于肛管直肠静脉丛丰富，术后容易因止血不彻底、用力排便等出现创面出血；表现为病人出现恶心、呕吐、心慌、出冷汗、面色苍白等，并伴有肛门坠胀感和急迫排便意进行性加重，敷料渗血较多；切口感染会出现切口红、肿、热、痛等表现；尿潴留表现为术后 8 小时仍未排尿且病人会感到下腹胀痛、隆起；便秘的病人会有排便困难、粪便干结、排便次数减少等表现；肛门狭窄的病人术后会有排便困难及大便变细的表现。

✦ 案例分析

1.针对该病人，应采取以下护理措施：

该病人切口感染，应采取拆除部分缝线或置引流管引流脓液，及时更换敷料，并观察记录引流液的颜色、性状和量，局部理疗、有效应用抗菌药物等措施。

2.为预防此类情况的发生，今后应注意采取以下措施：

(1)术前完善备皮和肠道准备。

(2)严格遵守手术无菌操作原则。

(3)改善病人的营养状况，增强抵抗力。

(4)保持切口敷料的清洁、干燥。

(5)合理使用抗菌药物。

(6)防止医源性交叉感染。

✦ 【本章小结】

思维导图

（温玉芬）

第八章
外科感染病人的护理

知识目标：
（1）能阐述外科感染的临床表现和处理原则。
（2）能阐述外科感染的特点、分类、转归。
能力目标： 能运用所学知识正确评估外科感染病人，并实施整体护理。
素质目标： 具有关爱、理解、体贴病人的意识，减轻病人痛苦，促进病人健康。

第一节　概述

外科感染（surgical infection）是指需要外科手术治疗的感染，包括创伤、烧伤及手术等并发的感染。

外科感染的特点：常为多种细菌引起的混合感染；大部分感染病人有明显的局部症状和体征；常需清创、引流、切开等外科处理。

【外科感染的分类】

（一）按致病菌种分类

1.非特异性感染　最常见。特点：①一种致病菌可引起不同的化脓性感染；②不同致病菌也可引起同一种感染；③各种疾病具有共同的病理改变、临床表现和治疗护理。常发生于疖、痈、急性淋巴管炎和淋巴结炎、手部感染等。常见致病菌有金黄色葡萄球菌、溶血性链球菌、大肠埃希菌、变形杆菌等。

2.特异性感染　是由一些特殊的病菌、真菌引起的感染。特点：①一种致病菌仅引起一种特定的感染；②感染的表现和治疗各具特点。常见致病菌有结核分枝杆菌、破伤风梭菌、炭疽杆菌、产气肠杆菌、白念珠菌等。

（二）按病程分类

1.急性感染　病程在3周以内。

2.亚急性感染　病程为3周至2个月。

3.慢性感染　病程超过 2 个月。

(三) 其他分类

1.按病原菌入侵时间　可分为原发性感染和继发性感染。

2.按病原菌来源　分为内源性感染和外源性感染。

3.按感染发生条件　分为条件性感染和医院内感染。

【病理生理】

(一) 感染后的炎症反应

致病菌侵入组织并繁殖，产生多种酶与毒素，可以激活凝血、补体、激肽系统以及血小板和巨噬细胞等，导致炎症介质的生成，引起血管扩张与通透性增加，白细胞和吞噬细胞进入感染部位发挥吞噬作用，单核-巨噬细胞通过释放促炎症细胞因子协助炎症及吞噬过程。炎症反应的作用是使入侵微生物局限化并最终被清除，局部出现红、肿、热、痛等炎症的特征性表现。部分炎症介质、细胞因子和细菌毒素等还可进入血液循环，引起全身反应。

(二) 感染的转归

病程演变受致病菌、人体抵抗力及治疗措施等诸多因素影响。

1.炎症局限　当人体抵抗力占优势、治疗及时或有效，炎症即被局限、吸收或局部化脓。若局部形成小脓肿，可自行吸收，较大的脓肿可破溃或经手术切开排脓后，转为修复过程，感染部位逐渐长出肉芽组织，形成瘢痕而痊愈。

2.炎症扩散　致病菌毒性大、数量多和(或)宿主抵抗力低下时，感染迅速扩散，导致全身性感染，严重者可危及生命。

3.转为慢性感染　当人体抵抗力与致病菌毒性处于相持状态，感染病灶可被局限，但其内仍有致病菌，组织炎症持续存在，局部由于中性粒细胞浸润减少、成纤维细胞增加而被瘢痕组织包围而形成慢性感染。一旦人体抵抗力下降，致病菌可再次繁殖，慢性感染又重新变为急性过程。

第二节　浅部组织细菌性感染病人的护理

✦⁺ 案例导入

案例

病人，男，30 岁，1 天前挤压上唇部红肿的小硬节，出现寒战、发热、头痛、呕吐，于 1 小时前入院。体格检查：T 39 ℃，P 110 次/min，R 25 次/min，BP 100/80 mmHg。血常规示白细胞计数为 $20×10^9/L$。

思考

1.该病人发生了何种并发症？

2.如何对该病人进行健康指导？

浅部组织细菌性感染是指发生于皮肤、皮下组织、淋巴管、淋巴结、肌间隙及周围疏松结缔组织处，常见的有疖、痈、急性蜂窝织炎、丹毒、急性淋巴管炎、脓肿等。

【定义】

1. 疖 疖是指单个毛囊及其周围组织的急性化脓性感染。多个疖同时或反复发生在身体各部位，称为疖病。好发于头面、颈项和背部等毛囊丰富的部位。

2. 痈 痈是指相邻的多个毛囊及其周围组织的急性化脓性感染。好发于颈部、背部等皮肤较厚的部位。

3. 急性蜂窝织炎 急性蜂窝织炎是指发生在皮下、筋膜下、肌间隙或深部疏松结缔组织的急性弥漫性化脓性感染。

4. 丹毒 丹毒是指皮肤网状淋巴管的急性非化脓性感染。好发于下肢和面部。

5. 急性管状淋巴管炎 急性管状淋巴管炎是指致病菌侵入淋巴管，引起淋巴管及其周围组织的急性炎症。

6. 脓肿 脓肿是化脓性感染后，病灶坏死、液化后形成脓液积聚，有完整的脓腔壁。

【致病菌】

浅部组织细菌性感染常见致病菌见表8-1。

表8-1 浅部组织细菌性感染常见致病菌

感染类型	主要致病菌
疖	金黄色葡萄球菌
痈	金黄色葡萄球菌
急性蜂窝织炎	溶血性链球菌
丹毒	溶血性链球菌、金黄色葡萄球菌
急性管状淋巴管炎	溶血性链球菌、金黄色葡萄球菌
脓肿	金黄色葡萄球菌

【护理评估】

(一)健康史

了解病人有无感染病史或皮肤黏膜损伤，评估病人的营养状况和机体抵抗力，是否伴有糖尿病、结核病、皮肤病等。

(二)身体状况

1. 疖 可由红、肿、痛的小硬结，逐渐增大至呈锥形隆起；硬节中央组织坏死，红、肿、痛范围扩大，触之稍有波动感，中心处可见黄白色脓栓，继而脓栓脱落、脓液流尽后炎症消退愈合。鼻、上唇及其周围称为"危险三角区"，此部位的疖受挤压时可引起化脓性海绵状静脉窦炎，眼部及其周围组织出现红肿和疼痛，可有寒战、高热、头痛等症状，可危及生命。

> 考点："危险三角区"的疖

挤压面部"危险三角区"未成熟的疖,最严重的后果是( )

A. 鼻部感染　　　　　　　　　　B. 面部肿胀

C. 形成痈　　　　　　　　　　　D. 留瘢痕

E. 化脓性海绵状静脉窦炎

答案:E

分析:面部"危险三角区"血管丰富又无静脉瓣,且与颅内海绵窦相通,挤压面部"危险三角区"未成熟的疖能使该处血管扩张,血流量增多,导致细菌和毒素进入血液循环,造成化脓性海绵状静脉窦炎。

2. 痈　早期为小片皮肤硬肿、色暗红,表面有多个凸出的脓点,疼痛较轻;病情发展,皮肤硬肿范围扩大,疼痛加剧,脓点增大增多,中心处破溃流脓,组织坏死脱落,破溃处呈"火山口"状。病人多有寒战、发热、食欲不振、乏力等症状。唇痈易引起颅内化脓性海绵状静脉窦炎。

> 考点:浅部组织细菌性感染的临床表现及辅助检查

3. 急性蜂窝织炎　局部红、肿、热、剧痛。边界不清,中央区常出现缺血坏死;深部急性蜂窝织炎,皮肤红肿不明显,但有组织肿胀和深压痛,全身症状明显。口底、颌下、颈部的急性蜂窝织炎易致喉头水肿和气管受压,出现呼吸困难,甚至窒息。

4. 丹毒　起病急,开始即有畏寒、发热等,局部表现为片状皮肤红疹,略隆起,颜色鲜红,中间稍淡,边界清楚,伴烧灼样疼痛。下肢丹毒反复发作,可造成淋巴水肿,甚至发展为"象皮肿"。

病人,女,61 岁,寒战,高热,左下肢皮肤出现大片红疹,颜色鲜红,可诊断为( )

A. 管状淋巴管炎　　　　　　　　B. 静脉炎

C. 动脉炎　　　　　　　　　　　D. 蜂窝织炎

E. 网状淋巴管炎

答案:E

分析:根据题干,可判断病人的小腿出现大片红疹,颜色鲜红,且伴有寒战、高热,与网状淋巴管炎的临床表现相符。管状淋巴管炎分浅、深两种。浅层急性淋巴管炎:在病灶表面出现一条或多条"红线",硬而有压痛。深层急性淋巴管炎:不出现红线,但患肢肿胀、有条形压痛区。静脉炎:沿静脉走行区域出现疼痛、条索、红斑。动脉炎:通常指的是大动脉炎,大动脉炎是指主动脉及其主要分支和肺动脉的慢性非特异性炎性疾病,因病变部位不同而临床表现各异。蜂窝织炎:局部有红、肿、热和剧痛,中央区呈暗红色,边缘稍淡,与周围正常皮肤无明显分界,压痛明显。

5. 急性管状淋巴管炎　分为浅、深两种。浅层急性淋巴管炎,在病灶表面出现一条或多条"红线"，硬而有压痛；深层急性淋巴管炎，无表面红线，但患肢肿胀、压痛。两种淋巴管炎都可引起畏寒、发热、头痛、乏力、食欲减退等全身症状。

6. 脓肿　浅部脓肿，红、肿、热、痛明显，可有波动感；深部脓肿，有局部疼痛，有明显的全身症状。穿刺抽出脓液可确诊。

【护考真题链接】2023 年—A2 型题

病人，女，52 岁，左前臂红肿，大小约 2 cm×4 cm，皮温高，触之有波动感，与正常组织分界清楚，应考虑(　　　)

A. 疖　　　　　　　　　　　　　　B. 痈

C. 丹毒　　　　　　　　　　　　　D. 脓肿

E. 急性蜂窝织炎

答案：D

分析：脓肿的主要表现为红、肿、热、痛，有波动感。

(三) 心理-社会状况

疼痛、寒战、发热等可引起病人的焦虑和恐惧。

(四) 辅助检查

1. 血常规检查　白细胞计数增多，中性粒细胞比例增高。

2. 生化检查　检查血清白蛋白、细胞和体液免疫系统等。

3. 细菌培养　细菌培养及药物敏感试验可明确致病菌种类。

4. 影像检查　B 超、CT、MRI 检查可早期发现脓肿。

【护考真题链接】2011 年—A1 型题

病人诊断为痈时，最可能出现下列哪项常规检查结果(　　　)

A. 嗜酸性粒细胞增多　　　　　　　B. 淋巴细胞计数增多

B. 网织红细胞计数增多　　　　　　D. 中性粒细胞计数增多

E. 中性粒细胞比例增多

答案：E

分析：急性化脓性感染时，中性粒细胞增高程度取决于感染微生物的种类、感染灶的范围、感染的严重程度、病人的反应能力。痈病人最可能出现中性粒细胞比例增加；嗜酸性粒细胞增加常见于过敏反应；淋巴细胞计数增多常见于病毒感染、结核病、淋巴细胞白血病、淋巴肉瘤等；网织红细胞计数反映的是骨髓的造血功能。

(五) 处理原则

1. 疖　早期可涂碘酊、热敷、理疗、外敷金黄散或鱼石脂软膏。疖顶出现脓点时，可用无菌针头将脓栓剔出；形成脓肿时，必须切开引流。感染严重者给予抗菌药物。

> 考点：浅部组织细菌性感染的处理原则

2. 痈　局部治疗同疖。皮肤紫褐色或已破溃流脓时，采用"+"或"++"形切口切开引流并清除坏死组织，脓腔内填塞 0.9%氯化钠溶液或凡士林纱条。唇痈禁忌切开。

3. 急性蜂窝织炎　局部制动；中西药湿热敷，理疗；改善全身营养状况；应用有效抗菌药物。对厌氧菌感染者，用 3%过氧化氢溶液冲洗伤口并湿敷。口底、颌下与颈部的急性蜂窝织炎应尽早切开减压，以防呼吸困难和窒息。

4.丹毒　卧床休息，抬高患肢，局部50%硫酸镁湿热敷，理疗。丹毒有接触传染性，予以接触隔离。

5.急性管状淋巴管炎　积极治疗原发感染；中、西药湿热敷；合理应用抗菌药物，首选青霉素。

6.脓肿　一旦确诊，应立即切开引流。全身症状重者，应用抗菌药物。

【护考真题链接】2012年—A1型题

急性蜂窝织炎病人应用抗菌药物治疗时，选择抗菌药物最理想的依据是(　　　)

A.感染发生部位　　　　　　　　B.感染的严重程度

C.药物敏感试验结果　　　　　　D.病人的抵抗力

E.病菌的类型

答案：C

分析：急性蜂窝织炎的致病菌多为溶血性链球菌，其次为金黄色葡萄球菌、大肠埃希菌或其他类型链球菌等。病原微生物对各种抗菌药物的敏感(或耐药)程度不同，应用病原微生物敏感性低或耐药的抗菌药物治疗会导致较差的临床结局，因此应采集创面分泌物做细菌培养和药物敏感试验，根据药敏试验结果筛选出针对感染致病菌的有效抗菌药物，合理应用以达到治疗效果。

【护考真题链接】2015年—A1型题

急性淋巴管炎病人首选的抗菌药物是(　　　)

A.庆大霉素　　　　　　　　　　B.青霉素

C.头孢菌素　　　　　　　　　　D.卡那霉素

E.氨苄西林

答案：B

分析：急性淋巴管炎通常由溶血性链球菌引起，多对青霉素敏感。

【常见护理诊断/健康问题】

1.体温过高　与感染有关。

2.疼痛　与炎症刺激有关。

3.潜在并发症：颅内感染、窒息、脓毒症

【护理措施】

1.一般护理　抬高患肢并制动；进食高能量、高蛋白、高维生素饮食，提高机体抵抗力；注意休息。

2.观察病情　观察病人神志、精神状态；监测生命体征；注意有无全身感染中毒征象；对于"危险三角区"和上唇部位的感染，要注意病人有无颅内感染征象；观察口底、颌下、颈部的急性蜂窝织炎病人有无呼吸困难、窒息等症状；发现异常及时告知医生。

3.治疗配合

(1)控制感染：对于脓肿切开引流者，在严格无菌操作下更换敷料。对厌氧菌感染者，以过氧化氢溶液冲洗创面和湿敷。

(2)用药护理：遵医嘱及早合理应用抗菌药物；遵医嘱中西药热湿敷。

(3)对症护理：疼痛严重者，遵医嘱给予镇痛药；高热病人给予物理或药物降温，鼓励病人多饮水；加强营养支持。

4.心理护理　向病人及家属解释外科感染的治疗方法、护理措施；加强沟通，鼓励病人积极配合治疗，缓解病人不良情绪。

5.健康指导　注意个人和环境卫生；保持皮肤清洁；加强锻炼，提高抵抗力。做好劳动保护，预防损伤；有感染病灶应及时就医处理，防止感染进一步加重。

✦ 案例分析

1.该病人并发了化脓性海绵状静脉窦炎。

2.应对病人进行如下健康指导：

告知病人不能挤压面部"危险三角区"的疖，注意个人卫生；保持皮肤清洁；加强锻炼，提高抵抗力；遵医嘱服用抗菌药物；保证足够的营养摄入；有感染病灶，及时就医处理，防止感染进一步加重。

【知识链接】

手部急性化脓性感染

手部急性化脓性感染主要由外伤引起，比较常见，致病菌以金黄色葡萄球菌为主。较多见的是甲沟炎、脓性指头炎、急性化脓性腱鞘炎、滑囊炎、手掌深部间隙感染等。针刺、剪指甲过深、逆剥新皮倒刺等轻微外伤，均可发展为手部的严重感染。因解剖关系复杂，感染可向深部蔓延，并使引流困难；感染引起的肌腱与腱鞘的缩窄或瘢痕形成，将严重影响手的功能。本病治疗原则主要在感染初期，患处湿热敷，合理使用抗菌药物，必要时切开引流。

第三节　全身性外科感染病人的护理

全身性感染是指致病菌侵入人体血液循环，并在体内生长繁殖或产生毒素而引起的严重的全身感染或中毒症状。通常指脓毒症和菌血症。脓毒症是指感染引起的全身性炎症反应，体温、循环、呼吸、神志有明显的改变。菌血症是指细菌侵入血液循环，血培养呈阳性。导致全身性感染的主要原因是致病菌数量多、毒力强、机体抵抗力下降、严重创伤后、深静脉留置导管污染，最常见的致病菌是革兰氏阴性杆菌。

> 考点：全身外科感染最常见的致病菌

【护理评估】

(一)健康史

了解有无严重创伤、局部感染、长期静脉置管;是否长期应用抗菌药物、免疫抑制药、激素或抗肿瘤药物;有无免疫缺陷等全身性疾病。

(二)身体状况

(1)寒战、高热,体温可至 40~41 ℃或不升。

(2)起病急,病情重,发展快。

(3)头痛、头晕、恶心呕吐、腹胀、面色苍白、出冷汗。

(4)神志淡漠,烦躁,谵妄甚至昏迷。

(5)心率加快,脉搏细速,呼吸急促甚至困难。

(6)代谢紊乱,如代谢性酸中毒。

(7)严重者出现感染性休克或多器官功能衰竭。

(三)心理-社会状况

病人常出现焦虑、恐惧等心理。

> 考点:进行细菌培养的时机

(四)辅助检查

1.血常规检查　白细胞计数显著增多或减少,中性粒细胞比例升高。

2.生化检查　不同程度的水、电解质和酸碱平衡紊乱;肝、肾功能不同程度受损。

3.细菌学检查　在病人寒战、高热时采血进行细菌培养,易发现致病菌。

> 考点:全身感染的治疗重点

4.影像学检查　B 超、X 线、CT、MRI 检查可发现积液或脓肿。

(五)处理原则

1.处理原发病灶

2.应用抗菌药物　尽早、足量、联合使用抗菌药物;真菌性感染者应用抗真菌药。

3.全身支持疗法　补充血容量,输血,纠正低蛋白血症,控制高热,纠正水、电解质紊乱和酸碱平衡失调。

4.对症治疗

【护考真题链接】2016 年—A2 型题

病人,女,30 岁,下肢急性蜂窝织炎伴全身感染症状,需采血做抗菌药物敏感试验。最佳的采血时间应在病人(　　)

A.寒战时　　　　　　　　　　B.高热时

C.发热间歇期　　　　　　　　D.静脉滴注抗菌药物时

E.抗菌药物使用后

答案:A

分析:一般选择在病人寒战或发热初期,以及抗菌药物使用之前采血,这样可以避免应用抗菌药物以后出现的假阴性结果,较易发现致病菌。

【知识链接】

外科抗菌药物的合理应用

抗菌药物在医疗领域广泛应用，据统计，全球范围内，抗菌药物的处方量和使用量逐年增加。抗菌药物的滥用不仅存在于人类医疗领域，在畜牧业和农业中也存在广泛的滥用。

抗菌药物滥用的后果：①导致细菌耐药性增加，使得抗菌药物失去疗效，出现"超级细菌"等耐药性强的细菌；②对人体的肠道菌群和免疫系统产生负面影响，增加人体感染疾病的风险；③长期使用抗菌药物还可能导致药物不良反应和过敏反应的发生，对病人的身体健康造成危害。

国家发布《抗菌药物临床应用指导原则》，文中指出，抗菌药物治疗性应用的基本原则。

（1）诊断为细菌性感染者方有指征应用抗菌药物。

（2）尽早查明病原，根据病原种类及药物敏感试验结果选用抗菌药物。

（3）抗菌药物的经验性治疗。

（4）按照药物的抗菌作用及其体内过程特点选择用药。

（5）综合病人病情、病原菌种类及抗菌药物特点制订抗菌治疗方案。

【常见护理诊断/健康问题】

1. 体温过高　与全身感染有关。

2. 焦虑　与病情严重、担心预后有关。

3. 潜在并发症：感染性休克等

【护理措施】

(一)一般护理

1. 体位与休息　保持病室安静，通风良好，注意休息。

2. 饮食与营养　鼓励病人进食高热量、高蛋白、高维生素、易消化饮食。对无法进食者，做好肠内或 PN 支持。

(二)病情观察

密切观察病人的面色和神志，监测生命体征。

(三)治疗配合

遵医嘱使用药物治疗；高热病人给予物理或药物降温，维持水、电解质及酸碱平衡。

(四)心理护理

关心体贴病人，及时了解病人情绪变化，提供适时的心理支持。

(五)健康指导

注意劳动安全和个人卫生；加强营养、积极锻炼，提高机体抵抗力；发现感染病灶应及早就医；不滥用抗菌药物。

第四节　特异性感染病人的护理

案例导入

案例

病人，男，36岁，因头晕、头痛、咀嚼无力3天，张口困难1天就诊。病人10天前手部被生锈的铁钉刺伤，当时只简单用毛巾按压，未做其他处理。体格检查：神志清楚，牙关紧闭、苦笑面容、颈项强直、全身肌肉阵发性痉挛。初步诊断为"破伤风"。

思考

1. 为避免诱发病人抽搐发作，实施护理操作时应注意哪些问题？
2. 如何为病人安置病房？

破伤风是由破伤风梭菌侵入人体，在缺氧环境下生长繁殖、产生毒素，而引起的一种特异性感染。

【病因病理】

1. **破伤风梭菌**　破伤风梭菌为革兰氏阳性厌氧芽孢杆菌，是破伤风的病原菌，平时存在于人畜的肠道，随粪便排出体外，广泛分布于土壤、粪便以及生锈的金属中。

2. **伤口及缺氧环境**　破伤风梭菌及其毒素不能侵入正常皮肤和黏膜，但一旦发生开放性损伤，甚至细小的木刺或锈钉刺伤等造成的皮肤黏膜完整性受损，加之缺氧环境这一主要因素的存在，则易感染破伤风。缺氧环境，如伤口深窄、坏死组织多、填塞过紧、引流不畅、局部缺氧等。各种创伤后、不洁条件下分娩的产妇和新生儿均可感染破伤风。

3. **机体抵抗力低下**　破伤风梭菌可产生大量外毒素（痉挛毒素和溶血毒素）。①痉挛毒素：是引起症状的主要毒素，可使全身横纹肌持续性收缩和阵发性痉挛。②溶血毒素：可引起局部组织坏死和心肌损害。

【护理评估】

(一)健康史

询问病人有无开放性损伤史；对患病新生儿，应了解其出生过程、脐带处理等。

(二)身体状况

1. **潜伏期**　一般7天左右，多数病人在伤后2周内发病，但也可短至24小时或长达数月、数年。潜伏期越短，预后越差。新生儿在断脐后7日左右发病，俗称"七日风"。

> **考点：破伤风的潜伏期**

2. **前驱期**　全身乏力、头痛、头晕、失眠、多汗、咀嚼无力、烦躁不安、打哈欠等。以张口不便为特点，常持续12~24小时。

> **考点：破伤风病人的症状**

3. **发作期**

(1)阵发性痉挛：典型的表现是在肌肉紧张性收缩的基础上，伴有阵发性强烈痉挛。

最先受累的肌群是咀嚼肌,以后依次累及面部表情肌、颈、背、腹、四肢肌,最后为膈肌,相继出现咀嚼不便、张口困难(牙关紧闭)、苦笑面容、颈项强直、角弓反张。膈肌痉挛可致病人呼吸困难,甚至呼吸暂停。在肌肉持续紧张收缩的基础上,任何轻微的声音、光线、接触、饮水等均可诱发阵发性痉挛,发作时病人神志清楚,表情痛苦。新生儿因肌肉纤弱而症状不典型,常表现为不能啼哭和吸乳,活动少,呼吸弱或呼吸困难。

(2)伴随症状:面唇发绀、呼吸急促、大汗淋漓、手足抽搐、头后仰,每次发作持续数秒或数分钟不等。

(3)并发症:强烈的肌肉收缩可造成肌肉断裂或骨折;呼吸道分泌物淤积、误吸可致肺炎、肺不张;持续的呼吸肌和膈肌痉挛可导致呼吸骤停;中毒时间过长可致心力衰竭、心脏骤停等。病人的主要死因是窒息。

(三)心理社会状况

由于痉挛频繁发作及隔离治疗,病人往往会产生紧张、焦虑、恐惧和孤独等心理反应。

> 考点:破伤风伤口清创

(四)辅助检查

伤口渗出物涂片检查可发现破伤风梭菌。

(五)处理原则

1. 清除毒素来源 破伤风预防的关键是创伤后早期彻底清创,敞开伤口,充分引流,用3%过氧化氢溶液冲洗伤口。

> 考点:破伤风治疗的重要环节

2. 中和游离毒素 破伤风抗毒素(TAT)和破伤风免疫球蛋白可中和游离毒素,但不中和已与神经组织结合的毒素,故应尽早使用;TAT用药前需做过敏试验,每毫升皮试液含150 IU。破伤风免疫球蛋白一般只用一次。

3. 控制和解除痉挛 这是治疗的重要环节。遵医嘱可交替使用镇静及解痉药物。

> 考点:破伤风病人首选的抗菌药物

4. 防治并发症 保持呼吸道通畅;补充水和电解质;合理使用抗菌药物,首选青霉素。

🔊 【护考真题链接】2022年—A2型题

病人,女,23岁,在工厂干活时手部被锈铁钉刺伤,急诊予3%过氧化氢冲洗伤口,为中和游离毒素,医嘱予破伤风抗毒素注射,破伤风抗毒素皮试药液浓度是( )

A. 250 IU/mL　　　　　　　　　B. 150 IU/mL

C. 50 IU/mL　　　　　　　　　　D. 25 IU/mL

E. 15 IU/mL

答案:B

分析:破伤风抗毒素皮试液的具体配制方法如下。以一支破伤风抗毒素(1 mL,1500 IU)为例,取出0.1 mL药液,加0.9%氯化钠注射液稀释至1 mL,则浓度为150 IU/mL,即成破伤风抗毒素皮试液。

【护考真题链接】2021 年—A2 型题

病人，女，46 岁，4 小时前足部不慎被刺伤，伤口较深，给予病人注射破伤风抗毒素的原理是(　　)

A. 控制可解除痉挛　　　　　　B. 防止感染

C. 中和游离毒素　　　　　　　D. 防止窒息

E. 被动免疫

答案：C

分析：破伤风的治疗原则如下。①注射破伤风抗毒素可中和游离毒素，但若破伤风毒素已与神经组织结合，则难以起效，故应尽早使用。用药前应做过敏试验。②控制并解除痉挛，使病人镇静，减少对外界刺激的敏感性，根据病情交替使用镇静及解痉药物。新生儿破伤风慎用镇静解痉药物。③应用抗菌药物防止感染。④保持呼吸道通畅防止窒息。⑤病人在受伤之前，没有接受过主动免疫，要积极给予被动的免疫方法治疗。⑥彻底清除坏死组织和异物，用 3%过氧化氢溶液冲洗，敞开伤口，充分引流。

【护考真题链接】2022 年—A1 型题

为破伤风病人清洗伤口时，使用的冲洗溶液是(　　)

A. 3%过氧化氢溶液　　　　　　B. 1%碳酸氢钠溶液

C. 10%水合氯醛溶液　　　　　D. 1%有效氯溶液

E. 10%过氧乙酸溶液

答案：A

分析：破伤风为破伤风梭菌感染所致，破伤风梭菌属于厌氧菌，双氧水对厌氧菌的消毒效果比较好。3%过氧化氢溶液也称为双氧水，过氧化氢溶液在过氧化氢酶的作用下对细菌发生氧化作用，从而起到抗菌作用。

【常见护理诊断/健康问题】

1. 有窒息的危险　与持续性喉头和呼吸肌痉挛、误吸、痰液堵塞气道有关。

2. 有受伤的危险　与肌肉强直痉挛有关。

3. 有体液不足的危险　与反复肌痉挛消耗、大量出汗有关。

4. 潜在并发症：肺部感染、尿潴留、心力衰竭等

【护理措施】

(一)一般护理

1. 防止交叉感染　安置病人于单人隔离病房，室内安静、避光，减少一切刺激。治疗及护理操作尽量集中在使用镇静药后的 30 分钟内进行。严格执行消毒隔离制度，所有器械、敷料专用，使用后予以灭菌处理，病人的用品和排泄物应严格消毒，敷料必须焚烧。

> 考点：创伤后预防破伤风的方法

2. 防止病人受伤　使用带护栏的病床，必要时加用约束带，以防止痉挛发作时病人坠床和自我伤害。病人抽搐时，勿强行按压肢体，应用牙垫，防止舌咬伤。

3.加强营养　进食高维生素、高热量、高蛋白、易消化饮食,少量多次,以免引起呛咳、误吸,病情严重不能经口进食者,予以鼻饲,必要时予以全PN。

🔊 **【护考真题链接】2012 年—A2 型题**

病人,男,20岁,被铁钉扎伤 1 周后,出现张口受限、苦笑面容、角弓反张、抽搐频繁,护理措施不正确的是(　　)

A.注射破伤风抗毒素

B.保持病室安静避光

C.病情严重时少食多餐

D.密切观察病情

E.做好隔离

答案:C

分析:病情严重者常因牙关紧闭、吞咽困难等问题无法正常进食,应提供肠内、肠外营养,以维持人体正常需要。中和游离毒素:注射破伤风抗毒素。环境要求:将病人安置于隔离病室,保持安静,减少一切刺激,遮光,防止噪声。严密观察病情变化,设专人护理,每4小时测量体温、脉搏、呼吸一次,必要时随时测量。严格隔离消毒:破伤风梭菌具有传染性,为防止播散,应执行接触隔离。

(二)病情观察

密切观察病人的生命体征和神志;记录抽搐发作次数、持续时间、间隔时间及伴随症状,注意发作前的征兆。

(三)治疗配合

1.保持呼吸道通畅　床旁常规备好气管切开包及氧气吸入装置,急救物品齐全。对于频繁抽搐、药物不易控制的严重病人,应尽早进行气管切开。

2.维持体液平衡　遵医嘱补液,保持输液管道通畅。

3.遵医嘱用药　遵医嘱使用抗菌药物。

(四)心理护理

安慰病人和家属,及时进行心理疏导,减轻病人的紧张、恐惧感,鼓励病人配合治疗和护理。

(五)健康指导

破伤风是可以预防的,接受破伤风主动免疫或被动免疫,创伤后早期清创,可避免或减少破伤风感染概率;加强劳动安全意识,避免不洁接生。

1.主动免疫　主动免疫是健康时有效预防的方法。通过注射破伤风类毒素,使机体产生抗体。

2.被动免疫　被动免疫是创伤后预防破伤风的有效措施。早期彻底清创,并及时注射破伤风抗毒素或破伤风免疫球蛋白。

【知识链接】

气性坏疽

气性坏疽(gas gangrene)是由梭状芽孢杆菌引起的急性肌坏死或肌炎,属厌氧菌感染。护理要严格执行隔离制度,设专人护理,密切观察病情,对症护理,做好心理护理和健康指导。

案例分析

1.为避免诱发病人痉挛发作,实施护理操作时应注意以下问题:

(1)医护人员要做到走路轻、操作轻、说话轻,避免声、光、寒冷及精神刺激,使用工具无噪声。

(2)护理操作集中进行。

(3)尽量不要搬动病人。

2.应将病人置于单人隔离病室,室内遮光、安静、温湿度适宜。

【本章小结】

思维导图

(温玉芬、任秀玲)

第九章
损伤病人的护理

学习目标

知识目标：

(1)能阐述创伤、烧伤、蛇咬伤病人的护理评估和护理措施以及烧伤面积的评估。

(2)能阐述创伤、烧伤、蛇咬伤的处理原则。

(3)能阐述创伤的分类和愈合的影响因素，以及冻伤和咬伤病人的护理。

能力目标：能运用所学知识对创伤、烧伤、咬伤病人实施整体护理。

素质目标：具有良好的职业道德，注重人文关怀。

第一节　概述

损伤(injury)是指各种致伤因素作用于人体造成的组织结构完整性破坏或功能障碍及其所引起的局部和全身反应。

【病因分类】

按损伤的原因不同，通常分为4类。

1.机械性损伤　指锐器切割、钝器打击、重物挤压、跌、撞、火器等机械性因素所致的损伤，通常又称为创伤，是外科最常见的一种损伤。

2.物理性损伤　高温、冷冻、电流、激光、放射线等物理因素所致的损伤。

3.化学性损伤　由强酸、强碱、毒气等化学性因素所致的损伤。

4.生物性损伤　机体遭受毒蛇、犬、猫、昆虫等咬、抓、蜇伤等生物性因素后所产生的损伤。

【组织修复】

组织修复过程分为以下3个阶段。

1.炎症反应阶段　在伤后立即发生，常持续3~5日，主要是血管和细胞反应、免疫应答、血液凝固和纤维蛋白溶解。

2.组织增生和肉芽形成阶段 新生的毛细血管与成纤维细胞共同构成肉芽组织,充填伤口,形成瘢痕愈合。这个过程需要 1~2 周。

3.组织塑形阶段 主要是胶原纤维交联增加、强度增加;多余的胶原纤维被胶原蛋白酶降解、吸收。最终达到受伤部位外观和功能的改善。此期大约为 1 年。

第二节 创伤病人的护理

✦ 案例导入

案例

病人,男,52 岁,因车祸急送入院。病人面色苍白,痛苦呻吟。体格检查:BP 96/65 mmHg,P 100 次/min,R 22 次/min,左下肢局部疼痛、肿胀,反常活动、畸形和活动受限,有一面积约 2 cm×3 cm 的创面在出血。诊断为开放性下肢骨折。

思考

1.立即为该病人采取哪些急救处理措施?

2.应协助病人尽快完成哪些辅助检查?当前主要观察该病人的哪些情况?

创伤(trauma)是指机械性致伤因素作用于人体造成的组织结构完整性破坏或功能障碍,是常见的一种损伤。

【病因和分类】

(一)创伤的分类

根据受伤时皮肤和黏膜是否完整,创伤可分为两大类。

1.**闭合性创伤** 损伤处皮肤或黏膜保持完整,多为钝性暴力所致。常见的闭合性创伤有以下几种。

> **考点:闭合性创伤及开放性创伤的常见类型**

(1)挫伤:钝力碰撞、挫压、挤捏等导致皮下软组织损伤,常发生水肿、血肿、结缔组织或肌纤维断裂。头、胸、腹部挫伤可能合并深部器官损伤。

(2)扭伤:旋转、牵拉或肌肉猛烈而不协调地收缩等暴力,使关节突然发生超出生理范围的活动,造成肌肉、肌腱、韧带、筋膜、关节囊等组织撕裂、断裂或移位等。

(3)挤压伤:肢体或躯干肌肉丰富部位较长时间受钝力挤压所致的损伤。严重时肌肉组织广泛缺血、坏死,继而引起以肌红蛋白血症、肌红蛋白尿、高血钾和急性肾衰竭为特点的全身性改变,称为挤压综合征(crush syndrome)。

(4)爆震伤(冲击伤):爆炸产生强烈的冲击波形成的高压及高速气流对胸、腹部的脏器造成损伤,伤者体表无明显损伤,但含气的脏器或鼓膜可发生出血、破裂或水肿等病理改变。

2.**开放性创伤** 受伤部位皮肤或黏膜完整性遭到破坏,伤口与外界相通。常见的有以下几种。

（1）擦伤：皮肤与表面较粗糙的物体快速摩擦造成的损伤，创面有擦痕、小出血点及少量浆液渗出。

（2）刺伤：由尖锐而细长的物体插入组织所致，可导致深部组织和脏器损伤。

（3）切割伤：由锐利器械切割所致，伤口整齐，多呈直线状，周围组织损伤较轻，可造成血管、神经和肌腱等深部组织损伤。

（4）撕裂伤：急剧的牵拉或扭转导致浅表和深部组织的撕脱与断裂，伤口多不规则。

（5）火器伤：是弹片或枪弹造成的创伤，可能发生贯通伤（有入口和出口者），也可能导致非贯通伤（只有入口而无出口者），周围损伤范围大，坏死组织多，易感染。

根据伤口是否污染或感染，可将开放性创伤的伤口分为清洁伤口、污染伤口和感染伤口3种。

【护考真题链接】2013 年—A2 型题

病人，男，20 岁，因工程塌方被石板压迫 4 小时，伤肢严重肿胀，组织广泛坏死。该损伤属于（　　）

A. 扭伤　　　　　　　　　　B. 挤压伤

C. 摔伤　　　　　　　　　　D. 冲击伤

E. 撕裂伤

答案：B

分析：该病人被重物压迫较长时间，出现肢体严重肿胀、组织广泛坏死，损伤属于挤压伤。

（二）创伤愈合的类型

1. 一期愈合　组织修复以同类细胞为主，创缘对合良好，呈线状，伤口愈合快、功能良好。

2. 二期愈合　组织修复以纤维组织为主，修复慢，瘢痕明显，不同程度地影响结构和功能的恢复。多见于创伤程度重、创口较大、创缘不齐、坏死组织多及伴有感染的伤口。

（三）影响创伤愈合的因素

1. 局部因素　伤口感染是最常见的影响因素。创伤范围大、坏死组织多、异物存留、局部血液循环障碍、伤口引流不畅、局部制动不足、包扎或缝合过紧等因素是影响伤口愈合的局部因素。

2. 全身因素　包括高龄、营养不良、大量使用皮质激素等；合并有糖尿病、结核、肿瘤等慢性疾病及全身严重并发症等是影响伤口愈合的全身因素。

【护理评估】

（一）健康史

询问致伤原因，了解受伤的时间、部位，当时所处的姿势，以及伤后接受过何种急救和治疗。

(二)身体状况

1. 局部症状

(1)疼痛：损伤最早、最常见的表现是疼痛。疼痛程度与创伤的程度、部位、性质、范围、炎症反应强弱及个人耐受力等有关。疼痛一般在伤后 2~3 天逐渐缓解，若疼痛持续或加重，则可能并发感染。为避免漏诊和误诊，创伤引起的体腔内疼痛，在明确诊断前慎用麻醉性镇痛药。

(2)肿胀：为局部出血和创伤性炎症反应所致，可伴有发红、青紫，局部皮下出现瘀斑或血肿。组织疏松或血管丰富的部位，肿胀尤为明显。严重肿胀可致远端组织或肢体血供障碍，出现远端皮肤苍白、皮温降低等。

(3)功能障碍：解剖结构破坏造成功能障碍、疼痛或炎症反应，使病人活动受限。神经、肌肉、骨骼创伤所致的功能障碍，对诊断有定位价值。

(4)伤口和出血：是开放性创伤特有的征象。创口的出血量因受伤部位和程度而异。

2. 全身症状

(1)发热：创伤出血或组织坏死分解产物吸收及创伤产生的致热因子均可引起发热。创伤性炎症反应所致的发热，体温一般不超过 38.5 ℃。发生颅脑创伤或继发感染时，病人可出现高热。

(2)全身炎症反应综合征：指损伤后，由于交感神经-肾上腺髓质系统兴奋，大量儿茶酚胺和其他炎性介质的释放、疼痛、精神紧张和血容量减少等因素引起体温、心血管、呼吸和血细胞等方面的异常。

(3)其他：病人可有口渴、尿少、食欲不振、疲倦、失眠、月经异常等。伤情较重者可出现神志淡漠、烦躁不安、四肢湿冷等。

3. 合并伤和并发症

不同部位的创伤可以并发各部位的重要脏器伤、血管伤和神经伤。常见的并发症有休克、感染、挤压综合征等。

(三)辅助检查

1. 实验室检查

血常规和红细胞比容检查可了解失血及感染情况。尿常规可提示泌尿系统有无损伤。电解质检查和血气分析可了解水、电解质、酸碱平衡失调状况及有无呼吸功能障碍。

2. 诊断性穿刺、导尿检查

胸、腹腔穿刺检查可用以判断内脏受损破裂情况，导尿检查可帮助诊断尿道、膀胱损伤。

3. 影像学检查

X 线检查可证实骨折、脱位、气胸、气腹等。超声检查可诊断胸、腹腔内的积血及肝、脾、肾等实质性器官的损伤状况。CT 检查可辅助诊断颅脑损伤、腹部实质性器官及腹膜后损伤；MRI 有助于诊断颅脑、脊柱、脊髓等损伤。

(四)心理-社会状况

评估病人及其家属对突受创伤打击的心理承受程度以及心理变化，有无紧张、恐惧或焦虑等。同时了解病人对创伤的认知程度及对治疗的信心。

全身炎症反应综合征

1991 年，美国胸科医师学会和美国急救医学会在芝加哥召开的联合会议上提出了全身炎症反应综合征(SIRS)的概念。其实质是各种严重侵袭造成炎症介质大量释放而引起的全身反应。SIRS 可由感染及其致病菌的毒素，或由严重创伤等非感染因素引起。具有下列临床表现中两项或两项以上即可诊断：①体温>38 ℃ 或<36 ℃；②心率>90 次/min；③呼吸>20 次/min 或过度通气，$PaCO_2$<32 mmHg；④白细胞计数>$12×10^9$/L 或<$4×10^9$/L 或未成熟粒细胞>10%。

(五) 处理原则

1. **急救处理** 做到判断快、救治快、转送快。处理原则是抢救生命、重点检查、止血包扎、妥善固定、快速转运。

2. **软组织闭合性损伤处理** 如无深部重要组织、器官损伤，多不需特殊处理，可自行修复。

3. **软组织开放性损伤处理** 污染伤口应尽早施行清创术，使其转为清洁伤口，争取一期愈合；感染伤口应控制感染，加强换药，促进愈合。

【常见护理诊断/健康问题】

1. 疼痛　与创伤、局部炎症反应或伤口感染有关。
2. 体液不足　与创伤后失血、失液等因素有关。
3. 组织完整性受损　与致伤因素导致组织结构破坏有关。
4. 焦虑　与组织受损、担心影响生活和工作有关。
5. 潜在并发症：休克、感染、挤压综合征等

【护理措施】

(一) 急救护理

现场急救是挽救病人生命的重要保证，并与病人的预后密切相关。在紧急情况下，优先处理危及病人生命的紧急问题。

> 考点：创伤病人急救的首要处理

1. **迅速抢救生命** 首先处理危及生命的紧急情况，如心跳及呼吸骤停、窒息、张力性气胸或开放性气胸、活动性大出血、休克、腹腔内脏脱出等。应就地进行救治。

【护考真题链接】2013 年—A2 型题

病人，男，19 岁，车祸致伤，来院急诊，神志不清，咯血，口鼻均有泥沙夹血外溢，呼吸困难，烦躁不安、左胸侧严重擦伤、肿胀，P 98 次/min，BP 120/90 mmHg，左大腿中度肿胀，有瘀斑和严重擦伤。此时最紧迫的抢救措施是(　　)

A.请胸外科医生会诊处理　　　　　B.清除上呼吸道异物，保持呼吸道通畅

C.开放静脉通道，输血　　　　　　D.鼻导管低流量吸氧

E.左下肢夹板固定

答案：B

分析：该病人由车祸造成大范围创伤，首先处理危及生命的紧急情况，即清除上呼吸道异物，保持呼吸道通畅，以免发生窒息。

2. 迅速有效止血及包扎　根据条件，以无菌敷料或清洁布料包扎伤口。用压迫法、肢体加压包扎、止血带或器械迅速控制伤口大出血。肢体使用止血带止血时，要注意正确的缚扎部位、方法和持续时间，一般每隔40~60分钟放松一次止血带，每次2~3分钟，避免引起肢体长期缺血导致坏死。

3. 妥善固定骨折、脱位　可用夹板或代用品固定伤肢，注意远端血运。已污染的开放性骨折，可对受伤部位进行包扎固定。达到减轻疼痛、防止再损伤、方便搬运的效果。

4. 安全转运病人　经急救处理，待伤情稳定、出血控制、呼吸好转、骨折固定、伤口包扎后，专人迅速护送病人到医院。搬动前对四肢骨折应妥善固定，防止再次损伤和发生医源性损害；胸腰椎骨折，应三人以平托法将病人轻放、平卧于硬板床上，防止脊髓损伤；颈椎损伤者，采用四人平托法，一人固定头部，其余三人平托；胸部损伤重者，取伤侧向下的低斜坡卧位，以利健侧呼吸。

5. 密切观察病情变化　①密切监测意识、呼吸、血压、脉搏、中心静脉压和尿量等，做好记录；②保证有效输液，根据医嘱给予止痛、镇静，给氧，注意保暖，预防休克；③协助医生进行创伤评估。

(二)软组织闭合性创伤的护理

1. 病情观察　对伤情较重者，要密切观察生命体征的变化，注意观察有无深部组织器官损伤，对挤压伤病人应观察尿量、尿色、尿比重，注意是否发生急性肾衰竭。

2. 局部制动　抬高患肢15°~30°以减轻肿胀和疼痛。对骨折部位先进行复位，然后选用夹板、石膏绷带等方法固定、制动，以缓解疼痛，利于修复。

3. 配合治疗　①小范围软组织创伤后早期局部冷敷，以减少渗血和肿胀；②24小时后可热敷和理疗，促进吸收和炎症消退；③血肿较大者，应在无菌操作下穿刺抽吸，并加压包扎，预防感染；④病情稳定后，指导病人配合理疗、按摩和功能锻炼，促进伤肢功能尽快恢复。

(三)软组织开放性创伤的护理

考点：清创术的最佳时机

1. 术前准备　做好备皮、药物过敏试验、配血、输液、协助完成X线片检查等。有活动性出血者，在抗休克的同时积极准备手术止血。

2. 污染伤口的护理　按清创术要求做好必要准备。清创术的最佳时机是伤后6~8小时。但对污染较轻、头面部的伤口、早期已应用有效抗菌药物等情况，清创缝合的时限可延长至伤后12小时，甚至更长。

3. 感染伤口的护理 先清创后换药。换药，也称作更换敷料，是针对经过初期治疗的伤口（包括手术切口）进行进一步处理的统称。通过换药可动态观察伤口变化，保持引流通畅，控制局部感染，促进组织修复，使伤口尽快愈合。换药时应遵循无菌操作原则，安排换药顺序时，应先清洁伤口，再污染伤口，后感染伤口（特异性感染伤口单独换药）。

4. 手术后护理 ①密切观察病情变化，警惕活动性出血等情况的发生。②防治休克：对血容量不足者，按医嘱给予输液、输血，维持体液平衡和血容量。③防治感染：遵医嘱使用抗菌药物预防感染，注射破伤风抗毒素以预防破伤风的发生。④伤口护理：保持敷料清洁干燥。抬高伤肢并制动，改善局部血液循环，促进伤口愈合。⑤功能锻炼：病情稳定后，鼓励并协助病人进行早期活动，指导病人进行肢体功能锻炼，以促进功能恢复和预防并发症。

（四）心理护理

安慰病人，尤其是对外观受损或有致残可能的病人，多与其沟通，进行心理疏导，使病人情绪稳定，积极配合治疗，树立恢复健康的信心。

（五）健康指导

指导病人加强营养，以促进组织修复和脏器功能恢复。根据病情，指导病人进行功能锻炼，以促使患部功能得到最大限度地恢复。指导病人及社区人群注意交通安全及自我防护，避免损伤的发生。

✦ 案例分析

1. 针对该病人的急救处理措施：

(1) 优先处理危及生命的紧急状况，迅速且有效地进行止血与包扎。可运用压迫法、肢体加压包扎、止血带或器械等方式，快速控制伤口的大量出血。当使用止血带为肢体止血时，需留意正确的缚扎部位、方法和时长。

(2) 妥善固定骨折与脱位部位。可采用夹板或替代物品固定受伤肢体，并观察远端的血液循环状况。

(3) 安全转运病人。在完成急救处理，待病人伤情稳定、出血得到控制、呼吸状况好转、骨折完成固定、伤口完成包扎后，安排专人迅速护送病人前往医院。

(4) 密切观察病情变化。

2. 辅助检查及当前对该病人的主要观察内容：

(1) 辅助检查：实验室检查方面，血常规和红细胞比容检查有助于了解失血情况；影像学检查方面，X 线片检查可用于证实骨折。

(2) 主要观察内容：密切监测病人的意识、呼吸、血压、脉搏、中心静脉压和尿量等指标，并做好详细记录；重点留意病人伤口是否存在出血、渗出及感染的迹象；关注伤肢的末梢循环、皮肤颜色和温度等变化。

第三节 烧伤病人护理

案例导入

案例

病人，男，49岁，2小时前因电器起火引起房屋发生火灾，被烧伤面部、双前臂、躯干前部。体格检查：面部、双前臂、胸腹部有大小不等的水疱，疱壁较薄，局部红肿、疼痛剧烈。

思考

1. 简述该病人的烧伤面积估计、烧伤深度及烧伤程度。

2. 该病人当前的主要护理诊断是什么？

烧伤是指由热力（火焰、热液、蒸汽及高温固体）、电流、化学物质、激光、放射线等因素导致的局部和全身组织损伤。其中，由热力造成的烧伤在临床上最为常见。烧伤不仅会损伤皮肤，还会累及肌肉和骨骼。严重情况下，病人会出现休克、脓毒症等一系列病理生理变化，进而危及生命。烧伤的程度取决于温度和作用时间。烧伤的主要致死原因包括窒息、烧伤全身性感染，和多器官功能衰竭。

【病理生理】

烧伤不仅会损伤皮肤，还会累及肌肉和骨骼。情况严重时，伤者会出现休克、脓毒症等一系列病理生理变化，进而危及生命。烧伤的程度取决于温度和作用时间。烧伤的主要致死原因包括窒息、烧伤全身性感染，以及多器官功能衰竭。

> 考点：烧伤后48小时内导致病人死亡的主要原因

根据烧伤后的病理生理全身反应及临床特点，临床上将烧伤分为4期。

1. 急性体液渗出期（又称休克期） 休克是烧伤后48小时内导致病人死亡的主要原因。大面积烧伤的热力作用，使毛细血管通透性增加，导致大量血浆外渗至组织间隙及创面，引起有效循环血量锐减，容易发生低血容量性休克。体液渗出多自烧伤后逐渐开始，一般伤后2小时开始渗出，在伤后6～12小时最快，持续24～48小时，随后开始回吸收，临床表现为血压趋于稳定，尿量开始增多。

🔊 **【护考真题链接】2022年—A2型题**

一位大面积烧伤的病人，入院时表现为头晕、乏力、恶心、呕吐，不渴，尿量为31 mL/h，尿比重为1.027，血压为87/77 mmHg，血清钠浓度为139 mmol/L，中心静脉压为3.9 cmH$_2$O，CO$_2$CP 60%，血浆 HCO$_3^-$ 为24 mmol/L。根据该病人的检查结果，判断病人的体液失衡属于（   ）

A. 呼吸性酸中毒   B. 呼吸性碱中毒

C. 等渗性脱水   D. 低渗性脱水

E. 水中毒

答案：C

分析：病人的体液失衡属于等渗性脱水。入院时头晕、乏力、恶心、呕吐，不渴，血压和中心静脉压下降，但钠在正常范围内，符合等渗性脱水的临床表现，且等渗性脱水多见于烧伤早期，故考虑该病人为等渗性脱水。

2. 急性感染期　创面从以渗出为主逐渐转化为以吸收为主，创面及组织中的毒素和坏死组织分解产物吸收入血，引起中毒症状。另外，烧伤使皮肤失去防御功能，污染创面的细菌易在坏死组织中生长繁殖并产生毒素。烧伤越深、面积越大，感染机会越多、病情越严重。

3. 创面修复期　组织烧伤后，在炎症反应的同时，创面已开始了修复过程。浅度烧伤多能自行修复。深Ⅱ度烧伤如无感染等并发症，3~4周逐渐修复，留有瘢痕。Ⅲ度烧伤或严重感染的深Ⅱ度烧伤形成瘢痕或挛缩，可导致肢体畸形和功能障碍，需经过功能锻炼，皮肤移植整形修复。

4. 康复期　深度创面愈合后，可形成瘢痕，严重者影响外观和功能，需要锻炼、整形以恢复。深Ⅱ度、Ⅲ度创面愈合后，常有瘙痒、疼痛、反复出现水疱，这种现象往往持续较长时间；严重大面积深度烧伤愈合后，大部分汗腺被毁，机体散热调节体温能力下降，在盛暑季节，这类伤员多感全身不适，通常需要2~3年调整适应过程。

【护理评估】

(一) 健康史

询问病人烧伤的病因，热源的种类，受伤的时间、部位以及伤后处理措施。小儿、老人、孕妇以及偏瘫、癫痫、高血压、梅尼埃病等病人是发生烧伤的高危人群；消防措施不齐全、消防意识薄弱的某些厂矿、商场、歌舞厅是重大火灾的多发地，也是烧伤的常见社会、环境因素。

(二) 身体状况

根据烧伤面积和深度，对烧伤程度进行评估。全面了解病人的身体状况、并发症发生的可能性和危险性、病情严重性以及预后。

1. 烧伤面积和深度

(1) 烧伤面积：我国统一采用的烧伤面积计算方法有两种。

考点：烧伤面积计算

1) 中国新九分法：适用于较大烧伤面积的评估，将体表面积分成11个9%的等份，另加1%，共100%的体表面积；12岁以下小儿头部面积相对较大，双下肢面积相对较小，测算方法应结合年龄进行计算(表9-1、图9-1)。

表9-1　中国新九分法

部位			占成人体表面积/%		占小儿体表面积/%
头颅	发部 面部 颈部	3 3 3	9×1	(9)	9+(12-年龄)
双上肢	双上臂 双前臂 双手	7 6 5	9×2	(18)	9×2=18
躯干	躯干前 躯干后 会阴	13 13 1	9×3	(27)	9×3=27
双下肢	双臀 双大腿 双小腿 双足	5 21 13 7	9×5+1	(46)	46-(12-年龄)

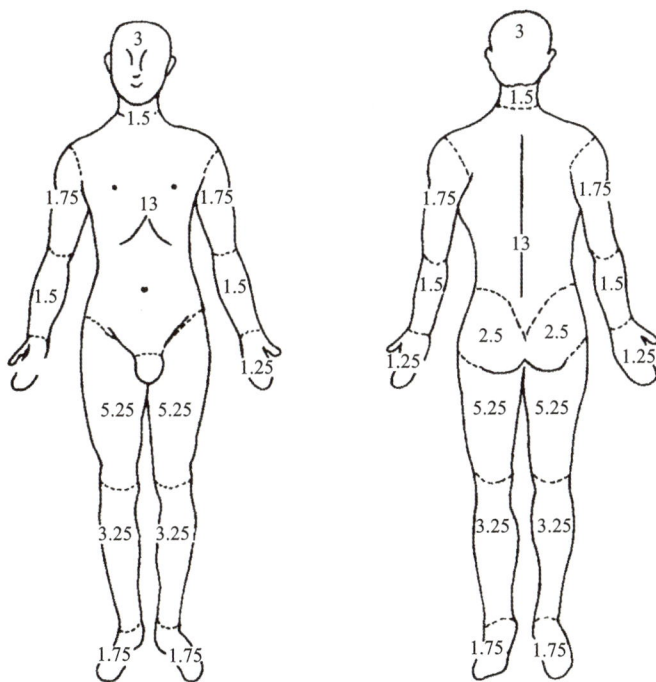

图9-1　新九分法成人体表各部位面积百分比示意图

中国新九分法体表面积计算口诀：三三三(头颅)，五六七(双上肢)，躯干前后二十七(躯干)，两个臀部一个五，七加十三二十一(双下肢)。

　2)手掌法：适用于较小烧伤面积的评估或辅助九分法评估烧伤面积的补充。不论年龄、性别，以病人自己的 1 个手掌(五指并拢)面积为 1% 计算(图 9-2)。

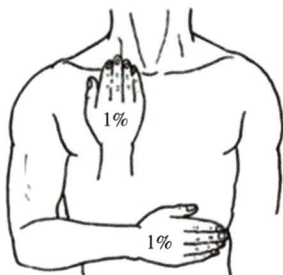

图 9-2　手掌法

(2)深度估计：按组织损伤的层次，用三度四分法将烧伤分为Ⅰ度、浅Ⅱ度、深Ⅱ度和Ⅲ度烧伤(表 9-2、图 9-3)。Ⅰ度、浅Ⅱ度属浅度烧伤；深Ⅱ度、Ⅲ度属深度烧伤。

考点：烧伤深度评估

表 9-2　烧伤深度的评估

分度	损伤深度	临床表现	愈合过程
Ⅰ度(红斑)	表皮层	红、肿、热、痛、烧灼感、无水疱	3~7 天痊愈，脱屑，无瘢痕
浅Ⅱ度(水疱)	真皮浅层	水疱较大，剧痛，创底肿胀、潮红	1~2 周内愈合，无瘢痕多有色素沉着

续表 9-2

分度	损伤深度	临床表现	愈合过程
深Ⅱ度（水疱）	真皮深层	水疱较小或无水疱，感觉迟钝，有拔毛痛；创面浅红或红白相间	3~4周可愈合，有瘢痕
Ⅲ度（焦痂）	全层皮肤，可深达皮下组织、肌肉和骨骼	无水疱，蜡白或焦黄，皮革状，甚至炭化，感觉消失，或可见树枝状栓塞血管	3~4周后，焦痂脱落，形成肉芽组织，难愈合，多需植皮

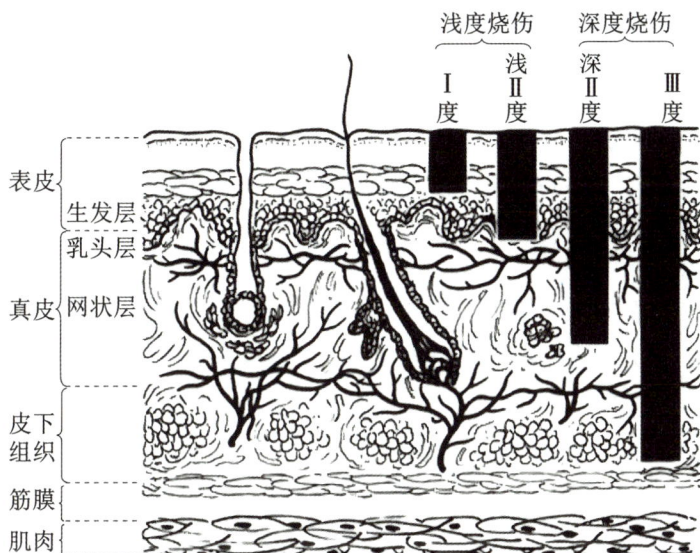

图 9-3　烧伤深度示意图

【护考真题链接】2019 年—A1 型题

小儿手臂被烫伤，可见大小不等的水疱，判断其烧伤深度为（　　　）

A. Ⅰ度烧伤　　　　　　　　　　　B. 浅Ⅱ度烧伤

C. 深Ⅱ度烧伤　　　　　　　　　　D. Ⅲ度烧伤

E. 深Ⅲ度烧伤

答案：B

分析：据题干可知该小儿手臂被烫伤后，有大小不等的水疱形成，与浅Ⅱ度烧伤的临床表现相符；Ⅰ度烧伤又称红斑烧伤，仅伤及表皮浅层，再生能力强，临床表现为伤处表面红斑状、干燥，有烧灼感，3~7天脱屑痊愈，短期内可有色素沉着（A错）；深Ⅱ度烧伤多伤及真皮层，可有小水疱，疱壁较厚、基底苍白与潮红相间、创面湿润，痛觉迟钝，超过3周未愈合，常有瘢痕增生（C错）；Ⅲ度烧伤可伤及皮肤全层甚至达到皮下、肌肉及骨骼，临床表现为痛觉消失，创面无水疱，呈蜡白或焦黄色甚至炭化呈焦痂，痂下可见树枝状栓塞的血管，本期为烧伤分度中最严重的存在（D错）；烧伤程度不包括深Ⅲ度烧伤（E错）。

2.烧伤程度判断

（1）轻度烧伤：Ⅱ度烧伤面积<10%。

（2）中度烧伤：Ⅱ度烧伤面积11%~30%，或Ⅲ度烧伤面积小于10%。

（3）重度烧伤：烧伤总面积31%~50%，或Ⅲ度烧伤面积11%~20%，或Ⅱ度、Ⅲ度烧伤面积虽未达到上述面积，但已发生休克、吸入性损伤或较严重的复合伤。

（4）特重烧伤：烧伤总面积>50%，或Ⅲ度烧伤面积>20%。或存在较严重的吸入性损伤、复合伤等。

（三）辅助检查

1.实验室检查　较严重的烧伤可发生血管内凝血、红细胞破坏，故病人有红细胞、血红蛋白减少及血红蛋白尿；感染时白细胞计数、中性粒细胞百分比明显升高；分解代谢增强，以及肾功能的损害，可引起尿素氮变化。

2.影像学检查　胸部X线检查有助于了解肺部有无损伤及感染的情况。

3.其他　尿量可反映全身血容量及肾功能状况。检查血中电解质、血气分析，了解有无水、电解质和酸碱平衡失调。

（四）心理-社会状况

了解病人对伤情的认识程度，了解病人及家属对治疗和康复知识的掌握程度，有无不良的心理状态。严重烧伤病人起病急、病情危重、并发症较多，以及伤后毁容、残肢等因素影响，可使病人及家属产生焦虑、恐惧心理。

（五）处理原则

1.现场急救　及时、正确的急救处理措施直接关系到病人的生命安全，影响到病人的治疗效果。现场急救措施包括脱离火灾现场、灭火、挽救生命和适当处理。

2.处理创面　正确处理创面能有效减少全身性感染等并发症，提高大面积烧伤的治愈率，是治愈烧伤的关键环节。创面处理的目的是保护创面，防治感染，促进愈合，最大限度地恢复功能。处理创面的措施有清创、包扎疗法或暴露疗法、Ⅲ度烧伤的去痂和植皮等。

3.防治休克　中度以上烧伤病人，必须及早采用液体疗法，维持有效循环血量；注意维护重要脏器功能，防治多器官功能障碍综合征。

4.防治感染　根据药敏试验选用抗菌药物；注射破伤风抗毒素；同时营养支持，提高免疫力。

【常见护理诊断/健康问题】

1.急性疼痛　与组织损伤、感染、换药时刺激等因素有关。

2.有窒息的危险　与头面部、呼吸道或胸部等部位烧伤有关。

3.体液不足　与烧伤创面渗出过多、血容量减少有关。

4.皮肤完整性受损　与烧伤导致组织破坏有关。

5.潜在并发症：低血容量性休克、感染、应激性溃疡等

6.焦虑/恐惧　与烧伤现场刺激、担忧毁容或残疾、治疗费用过高等有关。

【护理措施】

(一)现场救护

1.迅速脱离热源

(1)火焰烧伤：指导和协助病人尽快脱离险境；如有浓烟用湿布捂住口鼻保护呼吸道，可以用棉被、雨衣、毯子、雪或沙土覆盖火焰部位。不要奔跑，就地卧倒打滚压灭火焰，或跳入附近水池、河沟内灭火。凝固汽油弹爆炸时，用衣服或其他物件遮盖身体，待油滴落下后抛掉遮盖物，离开燃烧区。

> **考点：不同烧伤热源的处理方法**

(2)化学烧伤：强酸或强碱烧伤应立即脱去或剪开沾有酸或碱的衣服，以大量清水反复冲洗，尽快缩短强酸、强碱与皮肤接触的时间。沥青烧伤亦应迅速用水冲洗冷却。磷及磷的氧化物烧伤用湿布覆盖，创面浸入水中，不要将创面暴露于空气中，以防磷在空气中自燃；禁止创面涂油膏，以免磷溶解后被吸收引起中毒症状；用湿布捂住口鼻，可防止磷化物吸入呼吸道。

(3)热液烫伤：应立即脱去或剪开浸渍的衣服。四肢烫伤，可将肢体浸泡于凉水中。

(4)电击伤：迅速断开电源。

【护考真题链接】2017 年—A1 型题

病人皮肤被浓硫酸灼伤，急救护士使用清水为其冲洗后，还可用于擦拭病人局部皮肤的溶液是( )

A.3%过氧化氢　　　　　　　　B.食醋

C.1%醋酸　　　　　　　　　　D.酒精

E.2%~5%碳酸氢钠

答案：E

分析：浓硫酸灼伤后立即用大量冷水冲洗，之后用 2%~5%的碳酸氢钠涂在灼伤的地方，因为碳酸氢钠是碱性溶液，可以中和硫酸，减轻对皮肤的损害。3%过氧化氢、食醋及 1%醋酸为酸性溶液，酒精为中性溶液，均不可中和浓硫酸的酸性，不宜用于该病人的局部皮肤擦拭(A、B、C、D 错)。

2.抢救生命　急救的首要原则是处理窒息、心搏骤停、大出血、休克、开放性或张力性气胸等危急情况。当遇到头、颈部烧伤或疑似呼吸道烧伤的情况时，需保持呼吸道通畅。必要时，协助医生进行气管切开手术，并持续监测生命体征。

3.预防休克　若病情平稳，口渴者可口服淡盐水，不能饮大量的白开水，以免体液低渗发生脑水肿。中度以上烧伤须转运者，须建立静脉通道，途中须持续输液。

4.保护创面　暴露的体表和创面，应立即用无菌敷料或干净床单覆盖包裹，以免再污染和加重损伤；协助病人调整体位，避免创面受压，创面勿涂任何药物。

5.及时转运　宜尽早转运，大面积烧伤早期应避免长途转运，途中持续输液；对已发生休克的病人，积极抗休克治疗，待病情平稳后再转送。

(二)防治休克

中度以上烧伤,伤后应迅速建立静脉输液通路,及时给予补液,防止休克的发生。有时需多条通路输液,必要时通过静脉切开插管输液。为了保证各种液体的及时输入,尽早恢复有效循环血量,应掌握补液量的估计和液体的种类。

(1)补液量估计:我国目前常用的补液方案是伤后第一个 24 小时补液量(mL)=(Ⅱ度、Ⅲ度)烧伤面积×体重(kg)×1.5 mL(儿童 1.8 mL、婴儿 2.0 mL)+2000 mL(儿童 60~80 mL/kg、婴儿 100 mL/kg)。①其含义是烧伤后第 1 个 24 小时,每 1%的Ⅱ、Ⅲ度烧伤面积,成人每千克体重需补给电解质和胶体溶液共 1.5 mL,再加日需量 2000 mL。电解质溶液和胶体溶液的比例一般为 2:1,特重度烧伤为 1:1。②伤后第二个 24 小时补液量中,日需量不变,电解质和胶体溶液为第一个 24 小时的一半。③第三个 24 小时补液量根据病情变化决定。

> 考点:烧伤病人补液量的估计

(2)液体的种类与安排:电解质溶液首选平衡盐溶液,并适当补充碳酸氢钠溶液。胶体液首选血浆,也可用全血或血浆代用品,如中分子右旋糖酐(一般 24 小时不超过 1000 mL)。生理需要量一般用 5%~10%的葡萄糖注射液。因为烧伤后第 1 个 8 小时内渗液最快,所以应在首个 8 小时内输入补液总量的 1/2,其余分别在第 2 个、第 3 个 8 小时内均匀输入。

> **【护考真题链接】2017 年—A2 型题**
>
> 病人,男,30 岁,大面积烧伤合并血红蛋白尿,输液时每小时尿量应在(　　　)
>
> A. 10 mL 以上　　　　　　　　　B. 20 mL 以上
>
> C. 30 mL 以上　　　　　　　　　D. 40 mL 以上
>
> E. 50 mL 以上
>
> 答案:E
>
> 分析:如肾功能正常,尿量是判断血容量是否充足的简便而可靠的指标。因此,大面积烧伤病人补液时应常规留置导尿管进行观察。成人每小时尿量大于 30 mL,有血红蛋白尿时要维持在 50 mL 以上,但对儿童、老年人、心血管疾病病人,输液要适当限量(A、B、C、D 错)。

补液的原则通常为先晶后胶、先盐后糖、先快后慢,将胶体溶液与晶体溶液交替输入。尤其需要注意的是,不可在某一时间段内输入单一类型的液体。

> 考点:补液的原则

> **【知识链接】**
>
> **烧伤补液量的计算及液体的分配**
>
> 病人,男,53 岁,体重 50 kg,浅Ⅱ度烧伤面积 80%。伤后第一个 24 小时的补液总量为 80×50×1.5+2000=8000(mL),该病人烧伤面积达 80%,为特重度烧伤,故电解质和胶体量均为 80×50×1.5×1/2=3000(mL),生理需要量 2000 mL/d(表 9-3)。

表 9-3　此例病人的液体分配

液体种类	总量	第1个8小时	第2个8小时	第3个8小时
电解质溶液(平衡盐)	3000 mL	1500 mL	750 mL	750 mL
胶体溶液(血浆等)	3000 mL	1500 mL	750 mL	750 mL
5%葡萄糖注射液	2000 mL	1000 mL	500 mL	500 mL

（3）调节输液量和速度的指标：①尿量。一般要求成人维持在30~50 mL/h，小儿 20 mL/h，若低于上述水平，表示补液量不足，应加快输液；但对于老年人、心血管疾病病人、吸入性烧伤或合并颅脑损伤者，输液不能太快，只要求每小时尿量 20 mL 左右即可；发生血红蛋白尿时要维持在 50 mL/h 以上。②其他指标，如血压、脉搏、末梢循环情况、精神状态、中心静脉压等，应维持基本正常。下述情况说明血容量已基本恢复：每千克体重每小时尿量不少于 1 mL；收缩压在 90 mmHg 以上；成人心率 120 次/min 以下，儿童在 140 次/min 以下；病人安静；肢体温暖，中心静脉压正常。

> 考点：调节输液量和速度的指标

【护考真题链接】2012 年—A2 型题

病人，女，烧伤后休克期。护士调整补液速度最有效的观察指标为（　　）

A.意识　　　　　　　　B.脉搏

C.血压　　　　　　　　D.末梢循环

E.尿量

答案：E

分析：尿量是休克状态是否好转的指标，也是调整补液速度最有效的观察指标，意识可判断精神状态（A 错）；脉搏、血压可判断休克的严重程度（B、C 错）；末梢循环可判断循环血量（D 错）。

（三）创面护理

创面处理原则：保护创面，减轻损害和疼痛，防止感染，促进创面愈合，最大限度地恢复功能。

1. 创面的早期清创护理　病人休克得到控制后，应尽早开展创面的清创工作，具体包括清洗、消毒以及清理创面。清创顺序通常是按照头部、四肢、胸腹部、背部与会阴部依次进行。Ⅰ度烧伤创面无须进行特殊处理，可自行消退。对于浅Ⅱ度创面，完整的水疱应予以保留；已脱落的疱皮以及深度创面上的疱皮，则需去除，也可用无菌油性敷料进行包扎。深度创面的坏死组织必须去除。应依据烧伤的具体情况和现有的医疗条件，选择采用暴露疗法或包扎疗法。清创术后，需注射破伤风抗毒素，必要时应及时使用抗菌药物。

2. 包扎疗法的护理　适用于小面积和四肢Ⅰ度、Ⅱ度烧伤。采用敷料对烧伤创面包扎固定的方法，其目的是保护创面，减轻创面疼痛、减少创面污染、及时引流渗液，同时一定的压力可部分减少

> 考点：暴露疗法的护理

创面渗出、减轻创面水肿。方法是在清创后的创面先放一层油质纱布覆盖，外面覆盖数层纱布、棉垫，其厚度为 2~3 cm，包扎的范围以不被渗液浸透为度，再予以适当压力包扎。

包扎后的护理要点如下。

(1)观察肢端感觉、运动和血液循环情况，若发现指、趾末端皮肤发冷、青紫、麻木等情况，须立即放松绷带。

(2)抬高患肢，注意保持肢体功能位。

(3)保持敷料清洁干燥，如外层敷料被浸湿，须及时更换；防止感染。

3.暴露疗法的护理　适用于Ⅲ度烧伤、特殊部位(头面部、颈部或会阴部)及特殊感染(如铜绿假单胞菌、真菌)的创面、大面积创面。暴露疗法的病房应具备以下条件：严格执行消毒隔离制度，室内清洁，室温控制在 28~32 ℃，湿度适宜，每日空气消毒 2 次，使创面暴露在温暖、干燥、清洁的空气中；病房设施设备便于治疗和抢救。若躯干环形烧伤，须睡翻身床。

暴露疗法的护理要点如下。

(1)床单、被套等床上用品均使用高压蒸汽灭菌处理，病室内其他物品应每日使用消毒液擦拭，便器用消毒液浸泡消毒。

(2)保持创面干燥，随时用灭菌敷料吸净创面渗液。

(3)保护创面，适当约束肢体，防止无意识抓伤；用翻身床或定时翻身，防止创面因受压而影响愈合。

(4)注意创面不宜用甲紫或中药粉末，以免妨碍创面观察。

(5)接触创面时应戴无菌手套，接触不同病人时要更换手套并洗手，避免发生院内交叉感染。

> 【护考真题链接】2015 年—A2 型题
>
> 病人，女，16 岁，因煤气泄漏爆炸致头面部、双上肢烧伤入院。体格检查：烧伤部位有大量水疱，痛觉迟钝。病人入院第 5 天出现发热，体温 39.2 ℃，创面有黄绿色分泌物伴有恶臭味，引起感染的细菌考虑为(　　　)
>
> A.溶血性链球菌　　　　　　　B.大肠埃希菌
>
> C.金黄色葡萄球菌　　　　　　D.铜绿假单胞菌
>
> E.梭形芽胞杆菌
>
> 答案：D
>
> 分析：创面水肿、渗出液增多、肉芽颜色转暗、出现水肿等炎症表现，或上皮停止生长，原来干燥的焦痂变得潮湿、腐烂，创面有出血点等都是感染的表现。病人出现发热，创面有黄绿色渗出物，并伴有恶臭味，这是感染的表现。其中黄绿色渗出物伴有恶臭味是需氧菌铜绿假单胞菌感染的特点。

4.去痂、植皮护理　深度烧伤创面愈合慢或难以愈合，且瘢痕增生可造成畸形并引起功能障碍。因此Ⅲ度烧伤创面应早期采取切痂、削痂和植皮，做好植皮手术前后的护理。

5.感染创面的护理　加强烧伤创面的护理，及时清除脓液及坏死组织。局部根据感染特征或细菌培养药敏试验选择外用药物，已成痂的保持干燥，或采用湿敷、半暴露、浸浴疗法清洁创面。待感染基本控制，肉芽组织生长良好，及时植皮，促使创面愈合。

6. 特殊部位烧伤护理

（1）吸入性烧伤：呼吸道烧伤可引起气管、支气管黏膜充血水肿，严重者影响通气，甚至发生窒息，要做好以下急救准备：①床旁备急救物品，如气管切开包、吸痰器、支气管镜等；②保持呼吸道通畅，如气管切开者，做好气管造口护理；③及时吸氧；④密切观察，并积极预防肺部感染。

（2）头面颈部烧伤：多采用暴露疗法，安置病人取半卧位，观察有无呼吸道烧伤，必要时给予相关处理。做好五官护理，如及时用棉签拭去眼、鼻、耳分泌物，保持其清洁干燥；双眼使用抗菌药物眼药水或眼膏，避免角膜干燥而发生溃疡；避免耳郭受压；加强口腔护理，防止口腔黏膜溃疡及感染。

（3）会阴部烧伤：保持局部干燥，将大腿外展，使创面暴露；留置导尿管，每日行会阴部擦洗 2~3 次；避免粪便污染，便后使用 0.9% 氯化钠溶液清洗肛门、会阴部；注意保持创面周围的清洁，防止尿路及会阴部感染。

（四）防治感染的护理

烧伤感染途径是多渠道的，包括外源性、内源性及静脉导管相关感染等。

1. 一般护理　发热病人做好降温处理，保持呼吸道通畅，加强皮肤护理，保护骨隆突处，暴露的创面尽可能避免受压，使用烧伤专用翻身床或气垫床，同时确保操作安全，并做好疼痛病人的对症处理。

2. 密切观察病情变化　护理中要密切观察生命体征、意识变化、胃肠道反应，同时注意创面局部情况。如果有创面水肿、渗出液增多、肉芽颜色转暗、创缘出现水肿等炎症表现，或上皮停止生长，原来干燥的焦痂变得潮湿、腐烂，创面出血点等都是感染的现象。应及时报告医生，并协助医生正确处理创面，做好创面护理。

3. 合理应用抗菌药物　做好创面细菌培养和抗菌药物敏感试验，遵医嘱及早应用抗菌药物，须同时注意不良反应及二重感染的发生。

4. 营养支持　烧伤后病人丢失蛋白质较多，消耗增加，病人呈高代谢状态，应加强营养，补充高蛋白、高热量、多种维生素、清淡易消化的饮食，少量多餐。大面积烧伤者，可遵医嘱适时输入适量血浆或全血或人体血清蛋白，以增强抵抗力。

5. 做好消毒隔离工作　严格执行无菌操作原则，加强各种治疗性导管的护理。病房用具应专用；工作人员出入病室要更换隔离衣、口罩、鞋、帽；接触病人前后要洗手，做好病房的终末消毒工作。采取保护性隔离措施，防止交叉感染。

（五）心理护理

护理过程中以真诚的态度加强与病人的沟通与交流，根据不同病人的心理状态采取相应措施。如缺乏自制力者，要加强安全措施，严防病人再次受伤；对有恐惧、抑郁心理反应者，鼓励病人表达情感，帮助寻找消除恐惧及悲哀情绪的方法；对伤残或面容受损害者，鼓励病人参与力所能及的自理活动，积极参加社交活动，增强其自信心与独立能力，促进其尽早回归社会。

（六）健康教育

对病人进行相关健康指导，使病人掌握健康防护知识，提高自我管理能力。①普及烧伤预防和急救知识；②预防感染的方法，包括伤口保护、环境清洁等；③与病人及家属共同制订康复计划，指导病人进行正确的康复训练和功能锻炼；④指导生活自理能力训练，鼓励参与一定的家庭和社会活动；⑤指导其保护皮肤，防止紫外线、红外线的过多照射，避免对瘢痕组织的机械性刺激等；⑥调整和适应容貌、生活状态改变的策略，重新适应生活和环境，树立重返工作岗位、回归社会的信心。

【知识链接】

冻伤

　　冻伤是因低温寒冷侵袭机体而引发的局部或全身性损伤，可分为两类：一类是非冻结性冻伤，由冰点以上至10 ℃的低温，且多在潮湿条件下造成，涵盖冻疮、战壕足、水浸足(手)等情况。另一类是冻结性冻伤，由冰点以下的低温导致，可分为局部冻伤(冷伤)和全身性冻伤(冻僵)。

　　冻伤的急救与复温：应尽快让病人脱离寒冷环境，进行全身和局部复温，以缩短组织冻结的时间。可将冻僵部位置于40~42 ℃的温水中进行复温，时间通常为20~30分钟。若没有复温条件，可将伤肢放在救护者怀中复温，但切记不可用火烤、雪搓或拍打。对于心搏、呼吸骤停的病人，需施行胸外心脏按压、人工呼吸和吸氧等急救措施。

案例分析

1. 该病人的烧伤面积估计、烧伤深度和烧伤程度：

(1)烧伤面积估计：3+5+6+13 = 27(%)。

(2)深度：浅Ⅱ度。

(3)烧伤程度：中度烧伤。

2. 该病人当前的主要护理问题：

(1)急性疼痛：与组织损伤、感染、换药时刺激等因素有关。

(2)有窒息的危险：与头面部、呼吸道或胸部等部位烧伤有关。

(3)体液不足：与烧伤创面渗出过多、血容量减少有关。

(4)皮肤完整性受损：与烧伤导致组织破坏有关。

(5)潜在并发症：低血容量性休克、感染、应激性溃疡等。

(6)焦虑/恐惧：与恐惧、烧伤现场刺激、担忧毁容或残疾、治疗费用过高等有关。

第四节　咬伤病人的护理

　　引发咬伤的因素众多，像蛇、犬、蜂、蝎、蜈蚣、毒蜘蛛、水蛭等常借助自身的齿、爪、刺、角等对人类发起攻击，从而导致咬伤、蜇伤、刺伤等情况，严重时可能致使受害者致残甚至死亡。

　　本节主要探讨最为常见的蛇咬伤和犬咬伤。

案例

病人，男，28岁，在山上劳动时，被银环蛇咬伤小腿外侧，伤口有2个明显毒牙印。病人感觉伤口发麻，出血少，疼痛不明显，患肢无力。

思考

1.该病人属于何种毒蛇咬伤？

2.怎样实施现场急救？

蛇咬伤(snake bite)以南方农村和山区为多，多发于夏、秋两季。蛇分为无毒蛇和毒蛇两类。无毒蛇咬伤只在局部皮肤留下两排对称的细小齿痕，轻度刺痛，无生命危险。毒蛇头部呈三角形，色彩斑纹鲜明，有一对毒牙，毒蛇咬伤后伤口局部常有一对大而深的牙痕。毒蛇咬伤人时，毒腺排出毒液，经过毒牙注入皮下或肌肉组织内，蛇毒沿着淋巴循环或血液循环扩散，引起局部及全身中毒症状，重者可危及生命。

【病因与病理】

蛇毒含有多种毒性蛋白质、多肽以及酶类。按蛇毒的性质及其对机体的作用可分为以下3类。

1.*神经毒素*　主要作用于延髓和脊神经节细胞，且可阻断神经肌肉接头，引起肌肉瘫痪和呼吸麻痹，常见于金环蛇、银环蛇咬伤。

2.*血液毒素*　具有强烈的溶组织、溶血或抗凝作用，对血细胞、血管内皮细胞及组织有破坏作用，可引起出血、溶血、血压下降、休克或心力衰竭等，见于竹叶青、五步蛇咬伤。

3.*混合毒素*　兼有神经毒素和血液毒素的作用。病情的严重程度与进入身体的毒素剂量有关。

【护理评估】

(一)健康史

详细询问病人被蛇咬伤的地点、时间、蛇的形态特征，了解咬伤的部位、受伤当时和伤后的情况，受伤后曾接受过何种急救和治疗。既往健康状况，有无药物过敏史等。

(二)身体状况

1.*神经毒素类毒蛇咬伤*　咬后1~6小时可出现头晕、视物模糊、眼睑下垂、言语不清、全身无力、疲乏、四肢麻木、吞咽困难、胸闷、呼吸困难，最后呼吸停止，循环衰竭。伤口局部麻木，肿胀较轻，疼痛不明显。

> 考点：蛇咬伤身体状况的评估

2.*血液毒素类毒蛇咬伤*　全身出血现象，如广泛皮下瘀斑、睑结膜下出血、咯血、呕血、便血、血尿等，严重者因休克、心力衰竭、急性肾衰竭而死亡。伤口局部剧烈肿痛，并迅速向近心端扩散，伤口内有血性液体不断渗出。

【护考真题链接】2021 年—A1 型题

五步蛇咬伤后会出现的症状是（　　）

A. 出血

B. 痉挛

C. 偏瘫

D. 瘀斑

E. 抽搐

答案：A

分析：蛇毒按毒性分为血液毒素和神经毒素两类。血液毒素以竹叶青蛇、五步蛇为代表，其毒素对血细胞、血管内皮细胞及组织有破坏作用，可引起出血、溶血、休克或心力衰竭等；神经毒素以金环蛇、银环蛇为代表，对中枢神经和神经肌肉接头有选择性毒性作用；混合毒素以眼镜蛇、蝮蛇为代表，兼有神经、血液毒素的特点。

（三）心理-社会状况

了解病人的心理反应。由于病人担心蛇咬伤给生命带来严重威胁，会产生紧张、焦虑和恐惧心理。护士应评估病人焦虑和恐惧的原因和程度，了解病人及其家属对疾病的认知程度。

（四）处理原则

1. 急救处理

（1）缚扎：立即在伤口近心端5~10 cm 处用止血带或布带等环形缚扎，松紧以阻止静脉和淋巴回流为度，每30 分钟松解1 次，每次1~2 分钟。

> 考点：蛇咬伤的急救处理

（2）冲洗：用大量清水、肥皂水冲洗伤口及周围皮肤，以促使毒液从伤口排出。

（3）稳定病人情绪：病人切勿惊慌奔跑，以免加速蛇毒的吸收和扩散。

2. 伤口处理　①伤口局部抽吸、清创，促使毒液从伤口排出。②伤口湿敷和外敷中草药。③伤口周围使用胰蛋白酶加普鲁卡因局部封闭，破坏蛇毒等。④血液毒素毒蛇咬伤禁切开，以防出血不止。

3. 转运病人　转运途中应保持患肢下垂并制动。

4. 全身治疗　①解毒治疗：解蛇毒中草药治疗及尽早使用抗蛇毒血清。②重症病人的综合治疗。③其他治疗：预防破伤风及防治感染；快速、大量静脉输液，使用利尿药等，加快蛇毒排出，减轻中毒症状；积极抗休克，改善出血倾向，维护心、肝、肺、肾等脏器功能。

【护考真题链接】2021 年—A1 题型

被毒蛇咬伤时常用胰蛋白酶在伤口四周做局部浸润或在伤口上方环状封闭，其作用是（　　）

A. 抑制蛇毒扩散

B. 控制感染

C. 中和蛇毒

D. 阻止蛇毒吸收

E. 分解蛇毒答案：E

分析：毒蛇咬伤的急救措施如下。①解毒：胰蛋白酶有直接分解蛇毒的作用，可取2000 U 加入 0.05%普鲁卡因 20 mL，在伤口四周做局部浸润或在伤口上方做环状封闭，有止痛、抗感染、消肿和减轻过敏的作用。②镇静：叮嘱病人切勿惊慌奔跑，以免加速蛇毒的吸收和扩散。③环形缚扎：立即在伤口的近心端 5~10 cm 处用止血带或布带等环形结扎；松紧以阻止静脉和淋巴回流为度，目的是防止毒素随血液回流到心脏。④伤口排毒：大量冷水冲洗伤口后，用手自上而下向伤口挤压，以排出伤口内的蛇毒。伤口冲洗后，用锐器在咬痕处挑开，需深达真皮下，扩大创口以促进蛇毒排出。血液毒素性质的蛇咬伤者禁忌切开，以防出血不止。

【常见护理诊断/健康问题】

1. 焦虑/恐惧 与毒蛇咬伤、生命受到威胁及担心预后有关。
2. 皮肤完整性受损 与毒蛇咬伤、组织结构破坏有关。
3. 潜在并发症：感染、多器官功能障碍
4. 知识缺乏：缺乏防蛇咬伤及伤后急救的知识

【护理措施】

(一)一般护理
病人卧床休息，不宜抬高患肢。多饮水，促进蛇毒排出。

(二)病情观察
密切观察病人的生命体征、意识、呼吸及循环功能和尿量变化，注意有无休克和心、肺、肾等脏器衰竭及内脏出血等情况。观察伤口局部肿胀和渗出情况。

(三)伤口局部护理
及时清除坏死组织，勤换药。遵医嘱进行伤口周围及近心端封闭。

(四)减轻机体中毒症状
(1)应用单价或多价抗蛇毒血清，能中和毒素，缓解症状。单价抗蛇毒血清对已知蛇类咬伤有较好疗效，使用前须做过敏试验，阳性者采用脱敏注射法。

(2)尽早应用破伤风抗毒素和抗菌药物防治感染，使用前应做过敏试验。

(3)可注射呋塞米、依他尼酸钠、甘露醇等，或选用中草药利尿排毒，加快血液中的蛇毒排出，缓解中毒症状。我国民间有许多蛇药，如季德胜蛇药、广州蛇药等，在被毒蛇咬伤后即内服和湿化后外敷伤口，利于毒液排出、肿胀消退、伤口愈合，尤其对蝮蛇咬伤疗效显著。

(五)支持疗法
由于大量体液渗入组织间隙，广泛肿胀，以及毒素作用引起低血压，应及时给予输液或其他抗休克治疗措施，溶血、贫血现象严重时予以输血，忌用库血。呼吸微弱时给予呼吸兴奋剂及氧气吸入，必要时进行辅助呼吸。对重型、危重型蛇伤病人，应使用适量的肾上腺皮质激素，增强机体对毒蛇的抵抗能力和耐受能力。随时注意观察病人的病情，防止中毒性休克、心、肺、肾衰竭、内脏出血等情况的发生。加强各器官功能的支持治疗。

（六）心理护理

安慰病人，讲解毒蛇咬伤的治疗方法及治疗效果，以减轻恐惧心理，保持情绪稳定，帮助病人树立信心，积极配合治疗和护理。

（七）健康教育

1. 讲解毒蛇咬伤的有关知识，强化自我防范意识　野外作业时尽可能避开丛林茂密的地段，在山村、丘陵地带应做好自我防护，如穿长袖上衣、长裤、厚袜和鞋子，可将裤口、袖口扎紧，必要时戴上草帽等。

2. 教授急救方法　被毒蛇咬伤后切忌慌乱奔跑，学会就地绑扎、冲洗、排毒等急救方法。患肢下垂并制动，并尽快送至就近的医疗机构进行观察及治疗。

【知识链接】

犬咬伤病人的护理

随着家养宠物数量的不断增多，犬咬伤的发生率也随之上升。犬咬伤往往伴有撕裂伤，除了尖牙造成的深且细的伤口外，周围组织、血管会有不同程度的挫裂伤，还会出现较为广泛的组织水肿、皮下出血，甚至可能引发大出血。伤口污染情况严重，极易继发感染，同时还可能传播一些疾病。

处理原则：需严格且细致地清洁伤口，必要时进行清创术，清除坏死组织和异物，用大量 0.9% 氯化钠注射液、3% 过氧化氢溶液冲洗。伤口应开放引流，不宜缝合或包扎；凡是需要清创的伤口，均应注射破伤风抗毒素及抗菌药物；若怀疑被狂犬咬伤，应立即注射狂犬病疫苗。

案例分析

1. 该病人被何种毒蛇咬伤？

按蛇毒的性质及其对机体的作用来判断，为神经毒毒蛇咬伤。

2. 怎样实施现场急救？

（1）缚扎：立即在伤口近心端 5~10 cm 处用止血带或布带等环形缚扎，松紧以阻止静脉和淋巴回流为度，每 30 分钟松解 1 次，每次 1~2 分钟。

（2）冲洗：用大量清水、肥皂水冲洗伤口及周围皮肤，以促使毒液从伤口排出。

（3）稳定病人情绪：病人切勿惊慌奔跑，以免加速蛇毒的吸收和扩散。

3. 如何进行伤口处理？

（1）伤口局部抽吸、清创，促使毒液从伤口排出。

（2）伤口湿敷和外敷中草药。

（3）伤口周围使用胰蛋白酶加普鲁卡因局部封闭，破坏蛇毒等。

（4）血液毒素毒蛇咬伤禁切开，以防出血不止。

【本章小结】

思维导图

（宋昱亮、任秀玲）

第十章
肿瘤病人的护理

✦ **学习目标**

知识目标：

(1)能概述肿瘤、良性肿瘤、恶性肿瘤、交界性肿瘤的概念。

(2)能陈述常见体表良性肿瘤的分类。

(3)能阐述恶性肿瘤的临床表现和护理措施。

能力目标： 能运用所学知识对手术治疗、放射治疗和化学治疗的肿瘤病人实施整体护理。

素质目标： 具有关心病人、尊重病人隐私、减轻病人痛苦的职业素养。

第一节 概述

肿瘤(tumor)是机体细胞在各种始动与促进因素作用下产生的异常增生与异常分化所形成的新生物。

根据肿瘤的形态及其对机体的影响，即肿瘤的生物学行为，肿瘤可分为良性肿瘤、恶性肿瘤、介于良恶性肿瘤之间的交界性肿瘤3类。

1. 良性肿瘤(benign tumor)　一般称为"瘤"，无浸润和转移能力。良性肿瘤通常有包膜或边界清楚呈膨胀性生长，生长速度缓慢，色泽和质地接近相应的正常组织。瘤细胞分化成熟，组织和细胞形态变异较小，少有核分裂象。彻底切除后少有复发，对机体危害小。

2. 恶性肿瘤(malignant tumor)　来自上皮组织者称为"癌"；来源于间叶组织者称为"肉瘤"；胚胎性肿瘤常称母细胞瘤，如神经母细胞瘤、肾母细胞瘤等。但某些恶性肿瘤仍沿用传统名称"瘤"或"病"，如恶性淋巴瘤、精原细胞瘤、白血病、霍奇金淋巴瘤等。恶性肿瘤具有浸润和转移能力，通常无包膜，边界不清，向周围组织浸润生长，生长速度快。瘤细胞分化不成熟，有不同程度的异型性，对机体危害大；病人常因肿瘤复发、转移而死亡。

3. 交界性肿瘤(borderline tumor)　少数肿瘤形态上属良性，但常呈浸润性生长，切除后易复发，甚至出现转移，在生物学行为上介于良性与恶性之间，故称交界性或临界性肿瘤，如包膜不完整的纤维瘤、黏膜乳头状瘤、唾液腺多形性腺瘤等。有的肿瘤虽为良性，但由于生长部位与器官特性所致的恶性后果，而显示为恶性生物学行为，如颅内良性肿瘤伴颅内高压、肾上腺髓质肿瘤伴恶性高血压及胰岛素瘤伴低血糖等。

第二节　良性肿瘤病人的护理

良性肿瘤可发生于全身不同器官和组织，因肿瘤的来源和发生部位不同，其病理生理变化和临床表现各异。良性肿瘤有完整的包膜，与周围组织界限清楚，多为膨胀性生长，生长速度缓慢，病程较长，不发生转移，术后不易复发。

临床常分为各脏器良性肿瘤和常见体表良性肿瘤。前者因所在器官不同而有不同的临床特点和处理原则，此处仅介绍体表常见良性肿瘤。

体表肿瘤指来源于皮肤、皮肤附件、皮下组织等浅表软组织的肿瘤，需与非真性肿瘤的瘤样肿块相鉴别。

【体表良性肿瘤分类】

1. **皮肤乳头状瘤**（skin papilloma）　此为表皮乳头样结构的上皮增生所致，同时向表皮下乳头状延伸，有蒂，单发或多发，表面常角化，伴溃疡，好发于躯干、四肢及会阴，易恶变为皮肤癌。手术切除为首选的治疗方法。

2. **黑痣**（black nevus）　此为良性色素斑块，分为3种。

(1)皮内痣：痣细胞位于表皮下真皮层，常高出皮肤，表面光滑，可存有汗毛（称毛痣），没有活跃的痣细胞，较稳定，很少恶变。

(2)交界痣：痣细胞位于基底细胞层，向表皮下延伸，呈扁平状，色素较深，多位于手、足，有活跃的痣细胞，易在局部刺激或外伤后发生恶变，又称黑色素瘤。

(3)混合痣：为皮内痣与交界痣同时存在，痣细胞位于表皮基底细胞层和真皮层。当色素加深、变大，或有瘙痒、疼痛时，可能恶变，应及时做完整切除，切忌做不完全切除或化学烧灼。

3. **脂肪瘤**（lipoma）　脂肪瘤为正常脂肪样组织的瘤状物。女性多见，好发于四肢、躯干。多数为单发，也可多发。质地软，边界清，呈分叶状，可有假囊性感，无痛、生长缓慢。位于深部者可恶变，应及时切除。多发者瘤体常较小，呈对称性，有家族史，可伴疼痛（称为痛性脂肪瘤）。

4. **纤维瘤**（fibroma）　纤维瘤位于皮肤及皮下的纤维组织肿瘤。呈单个结节状，瘤体不大，质硬，边界清，活动度大，生长缓慢，极少恶变。可手术切除。

5. **神经纤维瘤**（neurofibroma）　神经纤维瘤来源于神经鞘膜的纤维组织及鞘细胞，故神经纤维瘤包括神经鞘瘤和神经纤维瘤。常位于四肢屈侧较大的神经干上，多发、对称，大多无症状，也可伴明显疼痛或感觉过敏。手术切除时应注意避免伤及神经干。

6. **血管瘤**（hemangioma）　血管瘤多为先天性，生长缓慢，按结构可分为3类。

(1)毛细血管瘤（capillary hemangioma）：多见于婴儿，大多数为女性，好发于颜面、肩、头皮和颈部。出生时或出生后早期可见皮肤红点或小红斑，逐渐增大、红色加深并可隆起。若生长速度快于婴儿发育，则为真性肿瘤。瘤体边界分明，压之可稍有褪色，释手后恢复红色。多数为错构瘤，1年内可停止生长或消退。早期瘤体较小时，手术切除或液氮冷冻治疗效果均良好。

（2）海绵状血管瘤（cavernous hemangioma）：由小静脉和脂肪组织构成。多位于皮下组织、肌内，少数在骨或内脏。皮肤色泽正常或呈青紫色。肿块质地软、边界不太清，可有钙化结节和触痛，应及早手术切除，以免增大而影响局部组织功能且增加治疗困难。

（3）蔓状血管瘤（hemangioma racemosum）：由较粗的迂曲血管构成，范围较大。大多来自静脉，也可来自动脉或动静脉瘘。除发生于皮下和肌组织外，还常侵入骨组织。外观常见蜿蜒的血管，有明显的压缩性和膨胀性，或可闻及血管杂音或触及硬结。应争取手术切除。术前做血管造影检查，了解病变范围，充分做好手术准备，包括术中控制出血及输血等。

7. 囊性肿瘤及囊肿

（1）皮样囊肿（dermoid cyst）：为囊性畸胎瘤。浅表者好发于眉梢或颅骨骨缝处，呈圆珠状，质地硬，可与颅内交通，呈哑铃状。手术切除前应有充分的估计和准备。

（2）皮脂腺囊肿（sebaceous cyst）：非真性肿瘤，为皮脂腺排泄受阻所致潴留性囊肿，多见于皮脂腺分布密集部位，如头面部及背部。囊内为油脂样"豆渣物"，易继发感染而伴有奇臭，控制感染后手术切除治疗。

（3）表皮样囊肿（epidermoid cyst）：为外伤所致表皮移位于皮下而生成的囊肿，常见于臀、肘等易受外伤或磨损部位，可手术切除治疗。

（4）腱鞘或滑液囊肿（synovial cyst）：非真性肿瘤，由浅表滑囊经慢性劳损而发生黏液样变。常位于手腕、足背肌腱或关节附近，屈曲关节时有坚硬感。可加压挤破或抽出囊液注入醋酸氢化可的松或手术切除治疗，但治疗后易复发。

第三节　恶性肿瘤病人的护理

案例导入

案例

病人，女，35岁，因腹痛6个月，加重伴呕血、黑便2周入院。病人于6个月前无明显诱因出现上腹部隐痛不适，口服复方氢氧化铝、去痛片等后稍缓解。近2周自觉腹痛加重，餐后尤明显，伴呕吐、黑便和呕血。病人既往身体健康，无药物过敏史，喜食盐腌食品，自发病以来，精神萎靡，食欲不振，体重较前减轻约5 kg。体格检查：T 36.3 ℃，P 85 次/min，R 18 次/min，BP 115/80 mmHg，左锁骨上窝触及4个肿大淋巴结，质硬，固定。心、肺、腹部检查无异常。胃镜示胃小弯近幽门局部隆起，黏膜皱襞消失，中央有1个5 cm×4 cm的溃疡，边缘不规则隆起，切面呈灰白色，质硬，底部凸凹不平，有出血坏死。

思考

1. 请提出该病人现存的护理诊断。

2. 针对该病人应采取哪些护理措施？

恶性肿瘤是机体在各种致瘤因素长期作用下，某一正常组织细胞发生异常分化和过度增生的结果。这种现象一旦形成，具有向周围组织乃至全身侵袭和转移的特性，其生长变化快慢与机体免疫功能有关。随着疾病谱的改变，恶性肿瘤对人类的威胁日益突出，是目前最常见的死亡原因之一。

【病因】

1. 外源性因素

(1)环境因素：包括物理、化学、生物等因素。①物理因素，如电离辐射可致皮肤癌、白血病；紫外线可引起皮肤癌。②化学因素，如烷化剂(有机农药、硫芥等)可致肺癌及造血器官肿瘤；多环芳香烃类化合物与皮肤癌、肺癌有关；氨基偶氮类染料易诱发膀胱癌、肝癌；亚硝胺类与食管癌、胃癌和肝癌有关；黄曲霉毒素易致肝癌、胃癌等。③生物因素，主要为病毒感染，如 EB 病毒与鼻咽癌有关，乙型肝炎病毒与肝癌有关等。

(2)不良生活方式：如饮食与吸烟。饮食习惯，尤其以进食霉变、腌制、烟熏、煎炸食物以及高脂肪、低纤维、低维生素 C 等饮食与致癌有密切关系；大量饮酒亦是相关因素。吸烟不仅与肺癌有关，还可诱发其他部位的肿瘤，如膀胱癌。

(3)慢性刺激与炎症：经久不愈的窦道和溃疡可因长期局部刺激而发生癌变。如慢性胃溃疡有 5% 发生癌变；皮肤慢性溃疡可恶变为皮肤鳞癌等。

2. 内源性因素

(1)遗传因素：恶性肿瘤有遗传倾向。相当数量的食管癌、肝癌、胃癌、乳腺癌、鼻咽癌病人有家族史。

(2)内分泌因素：某些激素与肿瘤发生有关，如雌激素和催乳素与乳腺癌、子宫内膜癌的发生有关；生长激素可以刺激肿瘤的生长。

(3)免疫因素：先天或后天性免疫缺陷及长期使用免疫抑制药者，恶性肿瘤的发生率较高。

(4)心理-社会因素：如经历重大精神刺激、剧烈情绪波动或抑郁者易患恶性肿瘤。

【病理】

恶性肿瘤无包膜，与周围组织界限不清楚，主要呈浸润性生长，生长速度快，常发生转移，术后易复发。恶性肿瘤的发生发展可分为癌前期、原位癌、浸润癌三个阶段。恶性肿瘤的转移途径包括直接蔓延、淋巴转移、血行转移和种植性转移。

【知识链接】

肿瘤 TNM 分期法

对肿瘤的分期有助于合理制订治疗方案，正确地评估疗效，判断预后。国际抗癌联盟提出了 TNM 分期法。T 指原发肿瘤；N 为淋巴结；M 为远处转移。根据病灶大小及浸润深度在字母后标以 0~4 的数字，表示肿瘤的发展程度。1 代表小，4 代表大，0 代表无。临床上无法判断肿瘤体积时，则以 T_X 表示。

【护理评估】

(一)健康史

了解病人有无吸烟、长期饮酒、不良饮食习惯或与职业有关的接触史、暴露史及感染史;家族中有无肿瘤病人;有无经历重大精神刺激、剧烈情绪波动或抑郁等致癌、促癌的相关因素。询问有无身体其他部位肿瘤病史或手术治疗史,有无其他系统伴随疾病。

(二)身体状况

1. 局部表现

(1)肿块:常是体表或浅表肿瘤的首要症状,相应地可见扩张或增大增粗的静脉。肿瘤性质不同,其硬度、移动度及边界可不同。位于深部或内脏的肿块不易触及,但可出现脏器受压或空腔器官梗阻等症状。

(2)疼痛:肿块膨胀性生长、破溃或感染等使神经末梢或神经干受刺激或压迫,出现局部刺痛、跳痛、烧灼痛、隐痛或放射痛,常难以忍受,尤以夜间更明显。空腔脏器肿瘤可致疼挛而产生绞痛,如肿瘤致肠梗阻后发生的肠绞痛。

(3)溃疡:体表或空腔器官的肿瘤若生长迅速,可因血液供应不足继发坏死,或因继发感染而发生溃烂,可有恶臭及血性分泌物。

(4)出血:体表及与体外相交通的肿瘤发生破溃、血管破裂可致出血。上消化道肿瘤可有呕血或黑便;下消化道肿瘤可有血便或黏液血便;胆道与泌尿道肿瘤除血便和血尿外,常伴局部绞痛;肺癌可有咯血或痰中带血;肝癌破裂可致腹腔内出血。

(5)梗阻:肿瘤可堵塞或压迫空腔器官导致梗阻,随其部位不同可出现不同的临床表现。如胃癌伴幽门梗阻可致呕吐,肠肿瘤可致肠梗阻,胰头癌和胆管癌可压迫胆总管而出现黄疸。

(6)浸润与转移症状:可出现区域淋巴结肿大、局部静脉曲张、肢体水肿。若发生骨转移,可有疼痛、硬结或病理性骨折等表现。

2. 全身表现　早期病人多无明显的全身症状,或仅有非特异性表现,如消瘦、乏力、体重下降、低热、贫血等;晚期出现全身衰竭,呈恶病质。不同部位肿瘤,恶病质出现迟早不一,消化道肿瘤病人出现较早。某些部位的肿瘤可呈现相应器官的功能亢进或低下,继发全身性改变,如颅内肿瘤引起颅内压增高和定位症状等。不少肿瘤病人是以全身症状作为就医的主诉。因此,对病因不明而有全身症状的病人,必须重视和深入检查。

(三)辅助检查

1. 实验室检查

(1)常规检查:包括血、尿常规及大便常规检查。其阳性检查结果并非恶性肿瘤的特异性标志,但常可提供诊断线索。如恶性肿瘤病人常可伴血沉加快;白血病者血常规明显改变;泌尿系统肿瘤可见血尿;胃肠道肿瘤病人可伴贫血及大便隐血试验阳性等。

(2)血清学检查:用生化方法可测定人体内由肿瘤细胞产生的分布在血液、分泌物、排泄物中的肿瘤标志物(tumor marker),可以是酶、激素、糖蛋白、胚胎性抗原或肿瘤代谢产物。大多数肿瘤标记物在恶性肿瘤和正常组织之间并无质的差异而仅为量的差别,故特异性较差,但肿瘤标记物的检测和动态观察有助于肿瘤的诊断和鉴别、判断疗效和预后、提示治疗后的复发和转移。常用的血清酶学检查有碱性磷酸酶(AKP)、酸性磷酸酶

（ACP）、乳酸脱氢酶（LDH）。

（3）肿瘤相关抗原：常用的肿瘤免疫学标志物癌胚抗原（CEA）在结肠癌、胃癌、肺癌、乳腺癌均可增高，对预测大肠癌复发有较好的作用。甲胎蛋白（AFP）对肝癌、前列腺特异抗原（PSA）对前列腺癌、抗 B 病毒抗原的 IgA 抗体（VCA-IgA 抗体）对鼻咽癌、人绒毛膜促性腺激素（HCG）对滋养层肿瘤的诊断均有较高的特异性及敏感性，但仍存在一定的假阳性。

（4）流式细胞分析术：是用以了解细胞分化的一种方法，分析染色体 DNA 倍体类型、DNA 指数等，结合肿瘤病理类型可以判断肿瘤的恶性程度及推测其预后。

（5）基因或基因产物检查：核酸中碱基排列具有极其严格的特异序列，基因诊断即利用此特征，根据检测样品中有无特定序列以确定是否存在肿瘤或癌变的特定基因，从而作出诊断。基因检测敏感而特异，常早于临床症状出现，如早期发现尿液中存在突变的 $p53$ 基因，数年后才发生癌症。由于其敏感特性，可对手术切缘组织进行检测，如阳性则易局部复发，从而估计预后。

2. 影像学检查　利用 X 线、超声、造影、放射性核素、CT、MRI 和正电子发射断层成像（positron emission tomography computed tomography，PET-CT）等各种方法，可判断肿瘤的部位、形态、大小和性质。

3. 内镜检查　内镜检查能直接观察病变，采集细胞和组织进行病理学检查，也可经内镜插管做造影检查，对于肿瘤的诊断具有重要价值。临床上常用的有支气管镜、胃镜、结肠镜、膀胱镜、腹腔镜、关节镜等。

4. 病理学检查　病理学检查是目前确定肿瘤的直接而可靠的方法，包括临床细胞学检查、病理组织学检查及免疫组织化学检查三种方法。

（1）临床细胞学检查：取材方便、易被接受，被临床广泛应用。①体液自然脱落细胞：肿瘤细胞易于脱落，可取胸腔积液、腹腔积液、尿液沉渣、痰液等进行涂片。②黏膜细胞：食管拉网、胃黏膜洗脱液、宫颈刮片及内镜下肿瘤表面刷检细胞。③细针吸取（fine-needle aspiration，FNA）或超声引导下穿刺吸取肿瘤细胞进行涂片染色检查。

（2）病理组织学检查：皮下软组织或某些内脏实性肿块采用穿刺活检，体表或腔道黏膜的表浅肿瘤采用钳取活检。对于深部或体表较大而完整的肿瘤，可穿刺活检，或于手术中切取组织行快速（冷冻）切片诊断。病理组织学检查理论上有可能促使恶性肿瘤扩散，因此应在术前短期内或术中施行。

（3）免疫组织化学检查：具有特异性强、敏感性高、定位准确、形态与功能相结合等优点，有助于提高肿瘤诊断的准确率、判断组织来源、发现微小癌灶、正确分期及判断恶性程度。

> 考点：肿瘤病人的辅助检查

【护考真题链接】2023 年—A3 型题

病人，男，48 岁，因剑突下反复灼烧痛 3 个月入院，诊断为胃癌。为了明确病人的病理分型，应该选用的检查是（　　）

A. 病理组织活检　　　　　　　　B. X 线钡餐

C. MRI　　　　　　　　　　　　D. 螺旋 CT

E. B 超

答案：A

分析：病理组织活检可以确定诊断并明确分型。

（四）心理-社会状况

肿瘤病人因各自的文化背景、心理特征、病情性质及对疾病的认识程度不同，会产生不同的心理反应，常表现为未确诊前的焦虑情绪；确诊之后产生一系列心理变化，可分为以下几期。

1. 震惊否认期　表现为不相信自己患病的事实，是病人面对癌症困扰的自我保护反应，如反应强烈，可能延误治疗。

> 考点：肿瘤病人的心理变化分期

2. 愤怒期　表现为激动、烦躁、理智减弱、粗暴无礼，这是恐惧、绝望的心理反应，表明病人已开始正视现实。

3. 磋商期　病人有祈求延长生命的愿望，以便了却未了的心愿。

4. 忧郁期　病人感到无助和绝望，甚至严重意志消沉，产生轻生念头，自杀意识和倾向明显增强。

5. 接受期　病人心境变得平静，并能理性地对待治疗；当治疗效果不佳时，病人还会出现忧虑、恐惧、绝望等心理变化。

因此，评估病人的性格，对疾病的心理承受能力，病人及家属对疾病的诊断、治疗及预后的情绪反应，伴随疾病的心理变化特点，病人的经济来源及家庭经济承受能力，病人及家属对疾病相关知识的了解程度等都具有重要意义。

【护考真题链接】2022 年—A2 型题

某病人被确诊癌症后，对家人、医护人员发脾气，该病人此时的心理状态属于（　　　）

A. 接受期　　　　　　　　　　B. 愤怒期

C. 妥协期　　　　　　　　　　D. 抑郁

E. 否认期

答案：B

分析：愤怒期，表现为激动、烦躁、理智减弱、粗暴无礼，这是恐惧、绝望的心理反应。

（五）处理原则

恶性肿瘤大多采用以手术治疗为主的综合治疗，包括化学治疗、放射治疗、生物治疗、中医中药及内分泌治疗等。对已有转移的病人，在去除或控制原发病灶后进行转移灶的治疗。

【知识链接】

质子重离子技术治疗肿瘤的进展及优势

质子重离子技术是指运用带电粒子放射线来治疗肿瘤，这是放射治疗领域的一项先进技术，适用于以下几类病人：儿童肿瘤病人、有长期生存可能性的肿瘤病人，以及那些需要高剂量照射，但肿瘤与正常器官邻近，需要加以保护的病人，比如前列腺癌、头颈肿瘤、脑肿瘤、肺癌、肝癌等病人。

此外，对于老年病人、因并发心肺疾病而不适合进行手术的病人，或者连常规光子放疗都无法耐受的病人而言，该技术提供了一种无创治疗的契机。

质子重离子的放射物理学和放射生物学特性，使其在肿瘤治疗中具备独特优势，有助于提升部分肿瘤的治疗效果，并降低放疗所带来的不良反应。

质子重离子放疗在临床应用仅有 20 多年的历史，累计治疗的病人仅有 15 万多例。与有着 100 多年发展历程的光子放疗相比，质子重离子放疗仍处于发展阶段，在技术层面还有待进一步提升。

【常见护理诊断/健康问题】

1. 焦虑 与担忧疾病预后等有关。
2. 营养失调：低于机体需要量 与代谢性消耗过多、消化吸收障碍、放疗、化疗后食欲减退、恶心、呕吐等有关。
3. 疼痛 与肿瘤生长侵及神经、肿瘤压迫有关。
4. 潜在并发症：感染、骨髓抑制、静脉炎等
5. 知识缺乏：缺乏肿瘤相关知识

> 考点：肿瘤病人常见护理诊断

【护考真题链接】2023 年—A2 型题

病人，女，胃癌术后化疗，出现恶心、呕吐、消瘦、食欲不振，Hb 98 g/L，血清总蛋白 53 g/L，护理诊断是（ ）

A. 呕吐
B. 恶心
C. 低蛋白血症
D. 食欲不振
E. 营养失调

答案：E

分析：与病人化疗后食欲减退、恶心、呕吐有关，造成营养失调。

【护理措施】

(一) 心理护理

1. 加强沟通 耐心向病人解释手术对挽救生命、防止肿瘤复发的重要性和手术方式；解释放疗或化疗的目的和意义、注意事项、可能出现的反应及有效的应对方式，并介绍治疗成功的典型案例，使病人能正确认识疾病，树立信心，积极配合治疗。

2. 密切观察 观察病人的心理反应，给予相应的心理支持和疏导。

(1) 对震惊否认期的病人应鼓励家属给予其情感上的支持、生活上的关心，使之有安全感。坦诚温和地回答病人询问，逐渐使病人了解病情真相。

(2) 对处于愤怒期的病人，尽量让其表达自身的想法，有宣泄情感的机会。给予病人宽容、关爱和理解，注意安全，适时陪伴。

(3) 磋商期病人易接受他人的劝慰，有良好的遵医行为。应注意维护病人的自尊，尊

重病人的隐私,满足病人需要,积极引导,减轻压力。

(4)对抑郁期病人,应给予更多关爱和抚慰,诱导其发泄不满,帮助其树立生活的信心。同时加强防范措施,如加强巡视、避免病人独处、鼓励家人陪伴等,防止发生意外。

(5)对进入接受期的病人,应尊重其意愿,满足其需求,尽可能提高生活质量。

(二)营养支持

充分的营养是提高机体抵抗力和对治疗的耐受力的重要条件。因此,应加强营养知识宣教,创造愉快舒适的进餐环境,制订合理的饮食计划,鼓励病人摄取足够的营养。可根据病人口味选择高热量、高蛋白、富含维生素、易消化的饮食;注意食物色、香、味及温度;避免粗糙、辛辣食物;忌油腻,少量多餐。多饮水和富含维生素 C 的果汁;口腔黏膜溃疡严重者进微冷、无刺激的流质或半流质饮食;咀嚼、吞咽困难者进流质饮食。对不能从口进食者和严重呕吐、腹泻者,给予静脉补液,防止脱水,必要时遵医嘱给予肠内、外营养支持。

(三)疼痛护理

1.活动与休息 为病人创造安静舒适的环境,鼓励其适当参与娱乐活动以分散注意力,并与病人共同探索控制疼痛的途径,如松弛疗法、音乐疗法等,鼓励家属也关心、参与止痛计划。

2.镇痛护理 晚期肿瘤疼痛难以控制者,可按三阶梯镇痛方案处理。一级镇痛法:疼痛较轻者,可用阿司匹林等非阿片类解热抗炎镇痛药。二级镇痛法:适用于中度持续性疼痛者,用可待因等弱阿片类药物。三级镇痛法:疼痛进一步加剧,改用强阿片类药物,如吗啡、哌替啶等。

3.给药要点 口服、按时、按阶梯、个体化给药。镇痛药物剂量根据病人的疼痛程度和需要由小到大,直至病人疼痛消失为止,不应对药物限制过严,导致用药不足。也可使用病人自控镇痛泵(PCA 泵),根据病情设定自动连续给药和病人自控给药的间隔时间和剂量。

(四)手术治疗的护理

手术是治疗恶性肿瘤最重要的手段,尤其对早、中期恶性肿瘤应列为首选方法。

1.手术前 除常规准备外,应注意备皮时动作要轻柔,避免用力擦洗;直肠癌术前灌肠,应选用细肛管,涂足够的液状石蜡,轻柔插入,直达肿瘤上方,低压灌肠,以防刺激肿瘤引起癌细胞扩散。

2.手术后 密切观察病情变化,加强引流管和切口的护理,重视皮肤和口腔护理,鼓励病人翻身、深呼吸、有效咳嗽、咳痰,早期下床活动。采取有效护理措施,防止并发症的发生。

3.康复指导 指导病人进行功能锻炼及重建器官的自理训练。根据手术种类及部位进行相应的功能锻炼,可提高手术效果,促进机体功能恢复。

(五)放射治疗的护理

放射治疗是利用各种放射线照射肿瘤,以抑制或破坏肿瘤细胞从而达到治疗效果的一种方法。

1.照射野护理 照射前做好定位标志,保持局部皮肤清洁、干燥、防破损;对照射野内的组织器官进行必要的辅助治疗及护理,如头颈部病变特别是照射野通过口腔时,应做好口腔卫生，并拔除龋齿，对牙周炎或牙龈炎者也应采取相应治疗后再进行放射治疗。

2.放射反应护理

(1)局部反应。

1)皮肤反应：放疗照射部位常出现不同程度的皮肤损害，轻者出现红斑、灼痛、刺痒感、脱屑；重者出现充血、水肿、溃疡等反应。治疗期间应注意选用全棉柔软内衣，避免粗糙衣物摩擦；照射野皮肤保持清洁干燥，用柔软毛巾吸干，禁用肥皂擦洗或热水浸浴，禁用碘酒、酒精等刺激性消毒剂，避免冷热刺激如热敷、冰敷等；外出时避免阳光直晒；照射区皮肤禁做注射；忌用化妆品外涂，不可贴胶布，因氧化锌含有重金属，可产生二次射线，加重皮肤放射性损伤。放疗病人进入放射治疗室时不能携带任何金属物品，如手表、钢笔、项链、耳环、义齿、钥匙等，以免增加射线吸收，加重皮肤损伤。

2)黏膜反应：表现为充血、水肿、黏膜表面出现白点或白斑、出血点等。治疗期间应加强局部清洁，如口腔含漱、阴道冲洗、鼻咽用抗菌药物及润滑剂滴鼻等。

3)照射器官反应：如口腔、胃肠道黏膜出血、水肿、坏死，形成溃疡或出血；膀胱照射后出现血尿；胸部照射后发生放射性肺纤维化等。故治疗期间应加强对照射器官反应的病情观察，给予相应护理，反应严重时暂停放疗。

(2)全身反应：放疗后病人常出现虚弱、乏力、头痛、厌食、恶心、呕吐等症状，应嘱病人照射前后30分钟内禁食，可避免条件反射性厌食；照射后静卧30分钟，鼓励多饮水，加强营养，补充大量B族维生素及维生素C，必要时遵医嘱适当补充白蛋白、氨基酸、血浆等。

(3)感染的预防：监测病人有无感染症状和体征，每周查1次血常规，发现白细胞低于$3×10^9$/L，血小板低于$80×10^9$/L时需暂停治疗；严格执行无菌操作，防止交叉感染；指导并督促病人注意个人卫生，如口腔清洁等；外出时注意保暖，防止感冒诱发肺部感染；鼓励病人多进食，增加营养，提高免疫力。

> **考点：放疗的护理措施**

> 【护考真题链接】2021年—A3型题
> 恶性肿瘤病人放疗期间血小板降至$80×10^9$/L时，首先应（　　）
> A.减少放射量　　　　B.加强营养
> C.少量输血　　　　　D.暂停放疗
> E.服用生血药物
> 答案：D
> 分析：恶性肿瘤病人放疗期间血小板低于$80×10^9$/L时，须暂停治疗。

(六)化学治疗的护理

化学治疗是利用化学药物抑制或根治肿瘤的治疗方法，简称化疗。护士应了解化疗方案，熟悉化疗药物剂量、给药方法及不良反应，做到按时、准确给药。化疗药物要现配现用，不可久置。推注过程中注意控制速度，并严密观察病人的反应，了解病人的主诉，准确记录出入量，并做好以下护理。

1.保护静脉　鉴于药物会对静脉产生刺激，在注射前需将药物稀释至规定浓度，并于规定时间内输注完毕。选择血管时，应两臂交替、由远及近进行，避免反复穿刺同一部位，可采用经外周静脉穿刺的中心静脉导管（PICC），以降低血管损伤。要妥善固定针头，确保其处于血管内。注射完抗癌药物后，需再注入 5~10 mL 的 0.9%氯化钠注射液，以减轻药物对静脉壁的刺激。

2.药液外漏 若注射部位刺痛、烧灼或水肿，则提示药液外漏，须立即停止用药并更换注射部位。漏药部位根据不同的化疗药物采用不同的解毒剂做皮下封闭。如氮芥、丝裂霉素、放线菌素 D 溢出可采用等渗性硫代硫酸钠；长春新碱外漏时可采用透明质酸酶；其他药物均采用等渗盐水封闭，具体方法为：用 20 mL 注射器抽取解毒剂在漏液部位周围采取菱形注射，为防止疼痛还需局部注射普鲁卡因 2 mL，必要时 4 小时后可重复注射。

3.静脉炎 发生后可进行局部热敷，沿血管走行涂抹可的松软膏，或采取理疗等措施。

4.胃肠道反应 因抗癌药物对胃肠黏膜的损害，大多数病人在用药后 3~4 小时出现厌食、恶心、顽固性呕吐、腹痛、腹泻等。化疗期间应大量饮水，以减轻药物对消化道黏膜的刺激，并有利于毒素排泄。宜摄取油腻少、易消化、刺激小、维生素含量丰富的饮食。恶心、呕吐严重者，化疗尽量安排在晚饭后进行，适当给予镇静止吐药并保持口腔卫生。

5.骨髓抑制 密切观察骨髓抑制征象，定期为病人进行血细胞计数和骨髓检查，当白细胞计数<3.5×10^9/L 时，暂停化疗。血小板计数<80×10^9/L、白细胞计数<1.0×10^9/L 者，予以保护性隔离，预防交叉感染。注意观察病人有无出血倾向，如牙龈、鼻出血、皮肤瘀斑、血尿及便血等。静脉穿刺时慎用止血带，注射完毕时压迫针眼 5 分钟，严防利器损伤病人皮肤。

> 考点：化疗的护理措施

【护考真题链接】2023 年—A3 型题

病人，男，48 岁，支气管肺癌。病理检查报告为"鳞状细胞癌"。病人治疗过程中，应停止化疗或减量的标准是白细胞计数少于（ ）

A. $6.5×10^9/L$ B. $5.5×10^9/L$

C. $4.5×10^9/L$ D. $3.5×10^9/L$

E. $2.5×10^9/L$

答案：D

分析：当白细胞计数<3.5×10^9/L 时，暂停化疗。

6.黏膜、皮肤反应 化疗期间应嘱病人多饮水，以减轻药物对黏膜的毒性刺激。保持口腔清洁，预防口腔溃疡。皮肤形成斑丘疹，有渗液或小水疱时，可涂络合碘防止破溃感染；对发生剥脱性皮炎者，用无菌巾保护性隔离。

7.脱发 病人通常会在用药后的两个月内出现脱发情况。应让病人了解这属于可逆性反应，并告知病人在化疗停止后的 3~6 个月，头发能够重新生长。在化疗前，给病人头部戴上冰帽，用药结束 10 分钟后取下，可减轻脱发症状。

（七）健康指导

1.疾病知识指导 向病人和家属介绍诊断性检查、治疗、护理和康复方面的知识，如各种检查的意义，放疗、化疗的目的、方法及注意事项等。

2.功能锻炼指导 教育病人树立正确的自我价值观，学会新的自我照顾方法；进行功能锻炼，尽早适应社会及身体功能的改变。

3.加强肿瘤三级预防的宣教　一级预防为病因预防，目的是消除或减少可能致癌的因素，降低癌症的发病率；二级预防是早发现、早诊断、早治疗，目的是降低癌症的死亡率；三级预防是康复预防，目的是提高生存质量、减少痛苦及延长寿命。

案例分析

1.该病人现存的护理诊断：

(1)焦虑/恐惧：与病人对癌症治疗和预后缺乏信心有关。

(2)营养失调：低于机体需要量。与摄入不足及消耗增加有关。

(3)疼痛：与癌症有关。

(4)潜在并发症：出血、感染等。

2.针对该病人应采取以下护理措施：

(1)手术前护理。

①心理护理：鼓励病人表达自身感受，根据病人个体情况提供信息，向病人解释胃癌手术治疗的必要性，解释疾病相关知识，增强治疗的信心。鼓励家属和朋友给予病人关心和支持，使其能积极配合治疗和护理。

②改善营养状况：病人应少量多餐，进食高蛋白、高热量、富含维生素、易消化的食物。营养状况差的病人，术前应予以纠正，必要时静脉补充全血或血浆，改善营养状况可提高手术耐受力。术前一日进流质饮食。

③术前准备：协助病人做好术前各种检查及手术前常规准备。

(2)手术后护理。

①体位与活动：术后平卧，血压平稳后取低半卧位。根据病人情况，鼓励早期活动。

②饮食护理：术后暂禁食，禁食期间，遵医嘱静脉补充液体，维持水、电解质平衡并补充必需营养素；准确记录24小时出入液量；营养状况差或贫血者应补充全血或血浆。拔除胃管后由试验饮水或米汤，逐渐过渡到半量流质饮食、全量流质饮食、半流质饮食、软食至正常饮食。

③病情观察：监测生命体征，每30分钟一次，病情平稳后延长间隔时间。

④胃管与引流管的护理：保持管道通畅，妥善固定胃肠减压管和引流管，防止脱出；观察并记录引流液的颜色、性质和量。

⑤疼痛护理：根据病人的疼痛情况，遵医嘱应用镇痛药物。

⑥并发症的观察和护理：胃癌手术后主要并发症有出血、吻合口破裂或瘘、十二指肠残端破裂和术后梗阻等。

【本章小结】

思维导图

（肖新亚）

第十一章

颅脑疾病病人的护理

✦ **学习目标**

知识目标：

（1）能阐述颅内压增高、颅脑损伤病人的护理评估和护理措施。

（2）能阐述颅内压增高、颅脑损伤病人的处理原则、常用检查方法及其意义。

（3）能阐述颅内肿瘤病人的护理要点。

能力目标：

（1）学会观察颅脑疾病病人的病情并对其进行护理评估，进行脑室引流的护理。

（2）能运用所学知识对颅内压增高、颅脑损伤病人实施整体护理。

素质目标： 具有良好的人文精神和医护团队合作能力，关爱病人，维护其健康。

第一节　颅内压增高病人的护理

✦ **案例导入**

案例

病人，男，43 岁，头痛 7 个月，用力时加重，多见于清晨及晚间，常伴有恶心、呕吐。经 CT 检查，诊断为颅内占位性病变。入院后第 3 日，因便秘、用力排便，突然出现头痛、呕吐、左侧肢体瘫痪，随即意识丧失。体格检查：T 36.59 ℃，P 51 次/min，R 14 次/min，BP 170/90 mmHg；右侧瞳孔散大，对光反射消失。

思考

1. 该病人目前最主要的护理诊断/问题是什么？

2. 急救护理措施包括哪些？

3. 应如何解决该病人的便秘问题？

颅内压（intracranial pressure，ICP）是指颅腔内脑组织、脑脊液和血液对颅腔壁所产生的压力，通常以侧卧位腰穿测得的脑脊液压力来代表，成人正常值为 70～200 mmH_2O

（0.7~2.0 kPa），儿童为 50~100 mmH$_2$O（0.5~1.0 kPa）。当颅内压持续高于 200 mmH$_2$O 时，称为颅内压增高。

【病因病理】

1. 病因　引起颅内压增高的原因可归纳为以下三类。

（1）颅腔内容物体积或量增加，如脑水肿（为颅内压增高的最常见因素）、脑积水、脑血流量增加等。

（2）颅腔占位性病变，如颅内血肿、脑肿瘤、脑脓肿等。

（3）颅腔容积变小，如狭颅症、颅底凹陷症等。

2. 病理生理　颅内压增高时，脑血流量减少，脑组织处于严重缺血、缺氧的状态。严重的脑缺氧会造成脑水肿，进一步加重颅内压增高，形成恶性循环。当颅内压增高到一定程度时，尤其是占位性病变使颅内各分腔之间压力不均衡，会使一部分脑组织通过生理性间隙从高压区向低压区移位，形成脑疝。移位的脑组织压迫脑内重要结构和生命中枢，常危及生命。

【知识链接】

库欣反应

当颅内压持续升高时，脑血流量随之减少，脑组织处于严重缺氧的状态。为维持必要的脑血流量，一方面脑血管会扩张；另一方面，机体通过自主神经系统进行调节，让全身血管收缩，进而使血压升高、心率减慢、心搏出量增加，同时呼吸变得慢而深，以此提高血氧饱和度。动脉压升高，同时伴有心率减慢、心搏出量增加以及呼吸深慢的三联反应，就是库欣反应，也被称作全身血管加压反应。

【护理评估】

（一）健康史

病人是否有颅脑外伤、颅内感染、脑肿瘤、高血压、脑动脉硬化、颅脑畸形等病史，初步判断颅内压增高的原因；有无呼吸道梗阻、咳嗽、便秘、癫痫等导致颅内压增高的诱因；询问症状出现的时间和病情进展情况，以及发病以来所做的检查和用药等情况。

（二）身体状况

头痛、呕吐、视神经盘水肿是颅内压增高的典型表现，称为颅内压增高"三主征"。

1. 头痛　是最常见的症状，以早晨和晚间较重，多位于前额和颞部，程度随颅内压的增高而进行性加重，当病人低头、弯腰、用力、咳嗽时常使头痛加重。

2. 呕吐　呈喷射性，常发生于剧烈头痛时，可伴有恶心，与进食无关，呕吐后头痛可有所缓解。

> 考点：颅内压增高病人的身体状况

3. 视神经盘水肿　是颅内压增高的重要客观体征。表现为视神经盘充血水肿，边缘模糊不清，中央凹陷消失，视网膜静脉怒张，严重时可伴有视力减退、视野缩小，甚至失明。

4. 意识障碍及生命体征变化　颅内压增高的初期可有嗜睡、反应迟钝等，进而出现昏睡、昏迷，伴瞳孔散大、对光反射消失、发生脑疝。病人可伴有典型的生命体征变化。出现库欣综合征，即呼吸深慢、心率/脉搏减慢、血压升高等，严重病人可因呼吸循环衰竭而死亡。

🔊【护考真题链接】2016 年—A2 型题

病人，男，20 岁，头部被木棒击伤后昏迷 12 分钟，清醒后头痛并呕吐。入院后，若病人出现急性颅内压增高，伴随其出现的生命体征应是(　　)

A. 血压升高，脉搏加快，呼吸急促　　　　B. 血压升高，脉搏缓慢，呼吸深慢

C. 血压升高，脉搏加快，呼吸深慢　　　　D. 血压下降，脉搏缓慢，呼吸深慢

E. 血压下降，脉搏细速，呼吸急促

答案：B

分析：生命体征改变早期代偿性出现血压升高，脉压增大，脉搏慢而有力，呼吸深而慢("二慢一高")，称为库欣综合征。病情严重者出现血压下降、脉搏快而弱、呼吸浅促或潮式呼吸，最终因呼吸、循环衰竭而死亡。

---

5. 脑疝

(1)小脑幕裂孔疝：又称小脑幕切迹疝、颞叶钩回疝，为颞叶海马回、颞叶钩回通过小脑幕切迹向幕下移位形成，常由一侧颞叶或大脑半球外侧的占位性病变引起。

在颅内高压的基础上，病人出现进行性意识障碍、患侧瞳孔先缩小后逐渐散大、病变对侧肢体瘫痪、生命体征紊乱，最终因呼吸循环衰竭而死亡。

(2)枕骨大孔疝：是小脑扁桃体经枕骨大孔向颈椎管内移位所形成。病情变化快，头痛剧烈，呕吐频繁，颈项强直，生命体征改变显著且出现较早，而意识障碍和瞳孔改变出现较晚。由于延髓的呼吸中枢受压，病人早期可突发呼吸骤停而死亡(图 11-1)。

> 考点：脑疝的判断

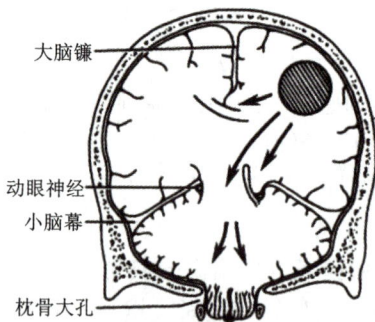

大脑镰

动眼神经

小脑幕

枕骨大孔

图 11-1　脑疝示意图

🔊【护考真题链接】2021 年—A2 型题

病人，女，68 岁，因颅内压增高，头痛逐渐加重，行腰椎穿刺脑脊液检查。术后突然停止呼吸，血压下降。该病人最可能发生了(　　)

A. 小脑幕切迹疝　　　　　　　　　　　B. 枕骨大孔疝

C.大脑镰下疝　　　　　　　　　　D.脑干缺血

E.脑血管意外

答案：B

分析：当发生枕骨大孔疝时，其生命体征改变出现较早，可迅速出现呼吸停止、血压下降等；小脑幕切迹疝的典型临床表现是双侧瞳孔不等大，患侧瞳孔散大，对侧肢体瘫痪、肌张力增高、腱反射亢进、病理征阳性；大脑镰下疝由于同侧额叶内侧面或旁中央小叶的软化，会出现对侧下肢瘫痪、感觉减退和排尿功能障碍等症状；脑干缺血发病较急，主要表现为偏瘫或四肢瘫，吞咽及发音困难，高热，意识障碍等；脑血管意外，病人突然昏倒后，迅即出现昏迷、面色潮红、口眼歪斜，出血对侧肢体瘫痪、握拳、牙关紧闭、鼾声大作，或面色苍白、手撒口张、大小便失禁等。

6.其他症状和体征　颅内压增高还可出现复视、头晕、猝倒等。婴幼儿可见头颅增大、额颞部头皮静脉怒张、囟门饱满、骨缝分离，颅骨叩诊时呈破罐音。

（三）心理-社会状况

枕骨大孔处颅内压增高的病人，可能会因头痛、呕吐等症状而产生烦躁不安、焦虑、紧张等心理反应。应了解病人及其家属对疾病的认知和心理反应，还有家庭支持状况以及家庭经济状况。

（四）辅助检查

1.腰椎穿刺　直接测量颅内压并取脑脊液检查，但当有明显颅内压增高症状和体征时，可导致枕骨大孔疝的危险，应禁忌。

2.影像学检查　头部 X 线、CT、MRI 等检查有助于明确病因和病变部位。

（五）处理原则

1.非手术治疗　包括限制液体摄入量，应用脱水剂和糖皮质激素，亚低温冬眠疗法等以减轻脑水肿，降低颅内压。

2.手术治疗　手术去除病因是最根本和最有效的治疗方法。如手术切除颅内肿瘤、清除颅内血肿、处理大片凹陷性骨折等，脑积水者行脑脊液分流术，大量脑出血、脑疝形成者可采用去骨瓣减压术。

【常见护理诊断/健康问题】

1.有脑组织灌注不足的危险　与颅内压增高有关。

2.有体液不足的危险　与剧烈呕吐及应用脱水剂有关。

3.急性疼痛　与颅内压增高有关。

4.潜在并发症：脑疝

【护理措施】

（一）一般护理

1.休息与体位　绝对卧床休息，保持病室安静。抬高床头15°～30°的斜坡位，以利头部静脉回流，减轻脑水肿，降低颅

> 考点：颅内压增高病人的一般护理措施

内压。昏迷者应取侧卧位,以免呕吐物误吸。

2. 给氧 持续或间断吸氧,使脑血管收缩,减少脑血流量,降低颅内压。

3. 饮食与补液 神志清醒者,给予低盐普食;不能进食者,成人每日输液量控制在1500~2000 mL,其中0.9%氯化钠溶液不超过500 mL,24小时尿量不少于600 mL即可。输液速度不宜过快,防止短时间内输注大量液体而加重脑水肿。使用脱水剂时应注意水、电解质的平衡。

> **【护考真题链接】2021年—A1型题**
>
> 颅内压增高的病人,每日等渗盐水的入量不宜超过(   )
>
> A. 250 mL   B. 500 mL
>
> C. 750 mL   D. 1000 mL
>
> E. 1250 mL
>
> 答案:B
>
> 分析:颅内压增高不能进食者,成人每天静脉输液量应为1500~2000 mL的病人,其中等渗盐水不宜超过500 mL,同时需保持每日尿量不少于600 mL,并控制输液速度,以防止在短时间内输入大量液体加重脑水肿;输液过程中,护士应密切观察病人意识、生命体征、瞳孔和肢体活动的变化,以避免发生严重的并发症。

4. 维持正常体温 中枢性高热应以物理降温为主,以药物治疗为辅,必要时使用冬眠疗法。一般体温达到38.0 ℃可应用头部物理降温,达到38.5 ℃以上应全身降温。

5. 加强基础护理 做好口腔护理,定时翻身、拍背,雾化吸入,清醒者鼓励深呼吸,有效咳嗽,防止发生肺部并发症;保持会阴部、臀部清洁干燥,以防发生压力性损伤;对留置导尿管者,做好导尿管护理,防止泌尿系感染;昏迷者眼分泌物增多时,应定时清洗,必要时用抗菌药物眼药水或眼膏,以防眼部感染;眼睑不能闭合者涂以眼膏或用眼罩以防暴露性角膜炎;注重安全,防止损伤。

(二) 病情观察

密切观察病人的意识状态、生命体征、瞳孔和肢体活动变化。

1. 意识状态 意识状态反映了大脑皮质和脑干的功能状态,目前通用格拉斯哥昏迷量表(Glasgow coma scale, GCS)进行评估。评定睁眼、语言及运动反应,以三者得分相加表示意识障碍轻重,最高15分,表示意识清醒,8分以下为昏迷,最低3分,分数越低表明意识障碍越严重(表11-1)。

表11-1 GCS评分标准

睁眼反应(E)	得分/分	语言反应(V)	得分/分	运动反应(M)	得分/分
自动睁眼	4	回答正确	5	按吩咐动作	6
呼唤睁眼	3	回答错误	4	刺痛能定位	5
刺痛睁眼	2	吐字不清	3	刺痛时回缩	4
不能睁眼	1	有音无语	2	刺痛后屈曲	3

续表 11-1

睁眼反应（E）	得分/分	语言反应（V）	得分/分	运动反应（M）	得分/分
		不能发声	1	刺痛后过伸	2
				无反应	1

2. 瞳孔　瞳孔的观察对判断病变部位具有重要的意义，要注意双侧瞳孔是否等大、等圆及对光反射是否正常。颅内压增高病人出现病侧瞳孔先小后大，对光反射迟钝或消失，应警惕小脑幕裂孔疝的发生。

3. 生命体征　观察脉搏的频率、节律及强度；血压、脉压；呼吸的频率、幅度和类型等。为避免病人躁动影响测量的准确性，应先测呼吸，再测脉搏，最后测血压。

4. 肢体功能　是否存在病变对侧肢体肌力减弱和麻痹；是否存在双侧肢体自主活动消失；有无阳性病理征等。

（三）防止颅内压骤升的护理

1. 安静休息　避免情绪激动，以免血压骤升，引起颅内压升高。

2. 保持呼吸道通畅　引起呼吸道梗阻的原因有呼吸道分泌物积聚、呕吐物误吸、卧位不正确导致气管受压或舌根后坠等。呼吸道梗阻时，病人用力呼吸致胸腔内压力增高，由于颅内静脉无静脉瓣，胸腔内压力可直接逆行传导到颅内静脉，增加颅内压；呼吸道梗阻使 $PaCO_2$ 增高，导致脑血管扩张，脑血流量增多，加重颅内高压。因此，防止呕吐物吸入呼吸道、及时清除呼吸道分泌物、呕吐物；卧位时防止颈部屈曲或胸部受压；舌后坠者托起下颌或放置口咽通气管；痰液黏稠者行雾化吸入；对意识不清或咳痰有困难者，应配合医生尽早行气管切开。

3. 避免剧烈咳嗽和便秘　剧烈咳嗽、用力排便均可使胸腹腔内压骤然升高而引起脑疝。因此，避免感冒、咳嗽并及时治疗。多吃蔬菜和水果或给予缓泻剂以防止便秘。对已有便秘者，给予开塞露或低压、小剂量灌肠，禁忌高压灌肠，必要时戴手套掏出粪块。

4. 及时控制癫痫发作　癫痫发作可加重脑缺氧和脑水肿。因此，要注意观察有无癫痫发作，一旦发生，应报告医生，按医嘱定时、定量给予抗癫痫药物及降颅压处理。

（四）对症护理

1. 高热　高热造成脑组织相对缺氧，加重脑损害，必须采取降温措施，必要时应用冬眠低温疗法。

2. 头痛　减轻头痛最好的方法是应用高渗性脱水剂，适当应用镇痛药，但禁用吗啡和哌替啶，以免抑制呼吸中枢；避免咳嗽、打喷嚏、弯腰、低头等使头痛加重的因素。

3. 躁动　寻找原因（如呼吸不畅，尿潴留，卧位不适，衣服、被子被大小便或呕吐物浸湿等），并及时处理。慎用镇静药；忌强制约束，以免病人挣扎而使颅内压进一步增高；加床档，防止坠床等伤害。

4. 呕吐　及时清除呕吐物，防止误吸，观察并记录呕吐物的量和性状。

（五）药物治疗护理

1. 脱水治疗的护理　颅内压增高者常用高渗性和利尿性脱水剂。脱水药物应按医嘱定时、反复使用，停药前逐渐减量或延

> 考点：甘露醇使用注意事项及目的

长给药间隔,以防颅内压反跳。使用20%甘露醇250 mL,15~30分钟内快速滴完;使用呋塞米还需注意有无血糖升高;在脱水期间要观察血压、脉搏、尿量变化,了解脱水效果及有无血容量不足、水电解质失衡等不良反应,注意观察和记录24小时出入水量。

> 🔊 **【护考真题链接】2013年—A2型题**
>
> 病人,男,40岁,因脑外伤住院,院后病人出现脑疝症状,立即输注20%甘露醇治疗,其目的是(　　)
>
> A.降低血压 　　　　　　　B.升高血压
>
> C.降低颅内压　　　　　　 D.增加血容量
>
> E.升高颅内压
>
> 答案:C
>
> 分析:病人出现脑疝症状时输注20%甘露醇,应在15~30分钟内滴完,目的是减轻脑水肿、降低颅内压。

2.**激素治疗的护理**　肾上腺皮质激素如地塞米松、氢化可的松等,可预防或缓解脑水肿,但激素可引起消化道应激性溃疡和感染,应加强观察和护理。

(六)脑疝的急救与护理

(1)快速静脉输注20%甘露醇200~400 mL,利用留置导尿管观察脱水效果。

(2)保持呼吸道通畅并给氧,对呼吸功能障碍者,应行气管插管人工辅助呼吸。

(3)密切观察病人意识、瞳孔、生命体征和肢体活动情况,配合医生完成必要的诊断性检查(如CT检查)。

(4)做好紧急手术的准备。

(七)脑室外引流的护理

1.**妥善固定**　病人回病房后,在无菌操作下连接引流瓶(袋),妥善固定引流管和引流瓶(袋)。引流管开口需高于侧脑室平面10~15 cm,以保持正常颅内压。搬动病人时,将引流管暂时夹闭,以防止脑脊液逆流引起颅内感染。

> **考点:脑室外引流的护理**

2.**保持引流通畅**　防止引流管受压、扭曲、折叠、成角,活动翻身时避免牵拉引流管。若引流管被小凝血块或挫碎的脑组织阻塞,可在严格的无菌操作下用无菌注射器轻轻向外抽吸,切不可注入0.9%氯化钠注射液进行冲洗,以免管内阻塞物冲入脑室系统,引起脑脊液循环受阻。

3.**注意引流速度和量**　禁忌流速过快,避免颅内压骤降造成脑移位危险,每次引流量以不超过500 mL为宜。

4.**严格执行无菌操作**　每天定时更换引流袋,更换时先夹闭引流管,以防空气进入或脑脊液逆流入颅内,注意保持整个装置的无菌状态。

5.**观察和记录**　观察和记录脑脊液的性状、颜色和量。正常脑脊液无色透明、无沉淀。若脑脊液中有大量鲜血,提示脑室内出血,若脑脊液混浊,则提示感染。

6.**拔管**　脑室外引流管放置一般不宜超过7天,开颅术后脑室引流管一般放置3~4天。拔管前行头颅CT检查,并夹闭引流管或抬高引流瓶24小时,观察有无颅内压增高征象。拔管时先夹闭引流管，以免管内液体逆流入脑室引起感染。拔管后如有脑脊液漏，应告知医生妥善处理，以免引起颅内感染。

病人，女，55 岁，因脑室出血行侧脑室外引流术，术后连接引流瓶，妥善固定引流管和引流瓶。引流管开口的位置应在(　　　)

A. 低于侧脑室平面 60 cm　　　　　　B. 高于侧脑室平面 10~15 cm

C. 低于侧脑室平面 15~30 cm　　　　　D. 高于侧脑室平面 25~30 cm

E. 与侧脑室平面平齐

答案：B

分析：脑室引流管开口需高于侧脑室平面 10~15 cm，以保持正常颅内压。

(八) 冬眠低温疗法的护理

冬眠低温疗法是应用药物和物理方法降低病人体温，以降低脑组织耗氧量和新陈代谢率，减少脑血流量，增加脑对缺血缺氧的耐受力，防止脑水肿的发生和发展，同时有一定的降低颅内压的作用。适用于各种原因引起的严重脑水肿、中枢性高热病人，但儿童和老年人慎用，休克、全身衰竭或有房室传导阻滞者禁用。

> 考点：冬眠低温疗法的护理

1. 安置病人　于单人房间，室内光线宜暗，室温 18~20 ℃。

2. 降温方法　遵医嘱给予冬眠药物(如氯丙嗪、异丙嗪及哌替啶组成的冬眠合剂Ⅰ号，哌替啶、异丙嗪及氢麦角碱组成的冬眠合剂Ⅱ号)，最好选择静脉滴注。给冬眠药物半小时后，机体御寒反应消失，进入睡眠状态后，方可加用物理降温。物理降温可采用头部戴冰帽或在体表大血管处放置冰袋，如颈动脉、腋动脉、肱动脉、股动脉等处。降温速度以每小时下降 1 ℃为宜，以肛温 32~34 ℃、腋温 31~33 ℃为宜，体温过低易诱发心律失常、低血压等并发症。

3. 防止发生直立性低血压　用冬眠药物半小时内不能搬动病人和为病人翻身。

4. 密切观察病情变化　在冬眠治疗前观察并记录意识、瞳孔、体温、脉搏、呼吸、血压和神经系统体征，作为治疗前后观察对比的基础。在冬眠期间，若发现收缩压 < 100 mmHg，脉搏>100 次/min，呼吸次数减少或不规则时，应及时通知医生，遵医嘱停止冬眠疗法或更换冬眠药物。

5. 液体管理　冬眠期间机体代谢率降低，对能量、水分的需求减少。因此，液体输入量每日不宜超过 1500 mL；鼻饲者，鼻饲饮食温度应当与当时体温相同。

6. 预防并发症　预防肺部、泌尿系感染，防止冻伤和压力性损伤等并发症。

7. 冬眠低温治疗　时间一般为 3~5 天，停止冬眠疗法时先停物理降温，然后逐步减少冬眠药物剂量直至停用；注意保暖，让体温自然回升。

(九) 心理护理

及时发现病人的心理异常和行为异常，查找并去除病因；协助病人对人物、时间、地点定向力的辨识，用爱心、细心、同情心、责任心照顾病人，有助于改善病人的心理状况。

(十)健康指导

1. 心理指导   颅脑疾病发生后，病人及其家属往往会对脑功能的康复产生一定程度的忧虑，他们担心这会对未来的生活和工作造成影响。此时，应鼓励病人尽早实现生活自理。对于病人在恢复过程中出现的头痛、耳鸣、记忆力下降等症状，医护人员需给予恰当的解释，以帮助病人树立康复信心。

2. 康复训练   颅脑疾病手术后，可能遗留语言、运动或智力障碍，伤后1~2年内仍有恢复的可能，制订康复计划，进行语言、记忆力等方面的训练，以改善生活自理能力和社会适应能力。

案例分析

1. 该病人目前最主要的护理诊断/问题：

(1)疼痛：头痛与颅内压增高有关。

(2)有脑组织灌注不足的危险：与颅内压增高、脑疝有关。

(3)有体液不足的危险：与颅内压增高引起呕吐有关。

2. 针对该病人的急救护理措施：

(1)体位：昏迷病人取侧卧位，以保持呼吸道通畅。

(2)脱水疗法：是降低颅内压，减轻脑组织水肿，防止脑疝形成的关键。成人常用20%甘露醇250 mL快速滴注，30分钟内快速静脉滴注完，每4~6小时一次，同时使用利尿药，密切观察症状是否改善。

(3)饮食与补液：成人每日输液量控制在1500~2000 mL，每日尿量≥600 mL，输液速度不宜过快，避免颅内压骤增。

(4)给氧：保持呼吸道通畅，持续或间断吸氧，有助于降低颅内压。

(5)维持正常体温和防治感染。

(6)肢体活动障碍的护理：保持肢体功能位，禁用热水袋，防烫伤。加强基础护理，防止意外伤害。

(7)密切观察病情变化：动态细致的病情观察可以赢得抢救时机。观察时可根据病情每15~30分钟一次，稳定后可适当延长，观察的内容包括意识状态、瞳孔、生命体征、头痛、呕吐及视力障碍情况、肢体活动和癫痫发作情况。

3. 针对该病人的便秘问题，应鼓励其多吃蔬菜、水果等粗纤维类食物，适量喝水，顺时针按摩腹部，必要时使用开塞露。

第二节   颅脑损伤病人的护理

案例导入

案例

病人，男，41岁，从高处坠落，右侧额部着地，进行性意识障碍4小时，肢体无自主活动。体格检查：意识不清，呼之不应，压迫眶上缘有痛苦表情。P 120 次/min，R 20 次/min，

BP 150/70 mmHg，T 37.2 ℃。右侧瞳孔直径6 mm，对光反应消失，左侧瞳孔直径3 mm，对光反应迟钝。腱反射可引出，左侧巴氏征(+)，右侧巴氏征(-)。辅助检查：头颅CT示右额叶广泛脑挫裂伤、硬脑膜下血肿。

思考

1. 该病人处于何种意识状态？
2. 该病人目前出现何种需要紧急处理的问题？
3. 目前的紧急处理措施有哪些？

颅脑损伤是一种常见疾病，其发生率仅次于四肢损伤，主要由交通事故、坠落、跌倒、钝器及锐器伤害等因素所致。颅脑损伤可分为头皮损伤、颅骨骨折和脑损伤，这三种损伤情况可单独出现，也可能合并存在。对颅脑损伤预后起决定性作用的是脑损伤的程度以及处理效果。

一、头皮损伤病人的护理

头皮损伤在颅脑损伤中极为常见，具体可分为头皮血肿、头皮裂伤和头皮撕脱伤。一般而言，单纯的头皮损伤通常不会造成严重后果。然而，头皮损伤的部位往往就是着力部位，准确判断着力部位有助于推断脑损伤的位置。头皮的血液供应十分丰富，受伤后很容易失血，甚至可能引发休克。此外，头皮具备较强的抗感染和愈合能力，但一旦发生感染，就很容易向深部蔓延，进而诱发颅内感染。

【护理评估】

(一)健康史

头皮损伤均由直接外力所致。应了解病人受伤的方式和致伤物的种类，因可能合并有其他脑损伤，要询问病人受伤后的意识状况和有无其他不适。

(二)身体状况

1. 头皮血肿 多为钝器损伤导致头皮内血管破裂，而头皮仍保持完整，形成头皮血肿。

(1)皮下血肿：位于皮肤表皮层与帽状腱膜层之间，因受皮下纤维隔限制，血肿体积小，张力高，压痛明显。

(2)帽状腱膜下血肿：位于帽状腱膜层与骨膜层之间，该处组织疏松，出血易扩散，血肿较大，触之软，有明显波动感。

(3)骨膜下血肿：与骨缝为界，局限于某一颅骨范围。血肿较大，张力较高，可有波动，应注意是否伴有颅骨骨折。

2. 头皮裂伤 锐器所致的头皮裂伤，伤口创缘整齐，多数裂伤仅限于头皮，可深达骨膜，一般颅骨完整。钝器造成的头皮裂伤多不规则，创缘有挫伤痕迹，常伴着力点的颅骨骨折或脑损伤。因头皮血管丰富，伤后出血多，易发生失血性休克。

3. 头皮撕脱伤 是最严重的头皮损伤。多因发辫受机械牵拉，大块头皮自帽状腱膜下层或连同骨膜一起被撕脱所致。伤后出血多，易发生失血性休克，应及时处理。

（三）辅助检查

头颅 X 线检查可判断有无颅骨骨折。

（四）处理原则

较小的头皮血肿一般在 1~2 周可自行吸收，无需特殊处理；早期冷敷，24~48 小时后热敷；血肿较大者可在无菌操作下穿刺抽吸后加压包扎。头皮裂伤争取在 24 小时内清创缝合。头皮撕脱伤现场急救应立即加压包扎止血，同时使用抗菌药物、强镇痛药和破伤风抗毒素。在无菌、无水和低温密封下保护撕脱头皮，随病人一起送至医院，争取尽早清创植皮。

【常见护理诊断/健康问题】

1.组织完整性受损　与头皮损伤有关。
2.潜在并发症：感染、休克

【护理措施】

1.病情观察　密切观察病人血压、脉搏、呼吸、瞳孔和神志变化；注意有无脑损伤和颅内压增高。
2.伤口护理　注意创面有无渗血、疼痛，保持敷料干燥清洁，保持引流通畅。
3.预防感染　遵医嘱给予抗菌药物和破伤风抗毒素；观察有无全身和局部感染表现。

二、颅骨骨折病人的护理

颅骨骨折是指颅骨在暴力作用下发生结构改变。其临床意义并非在于骨折本身，而在于骨折所引发的脑膜、脑、血管和神经损伤，并且可能合并脑脊液漏、颅内血肿及颅内感染。

按照骨折部位，可分为颅盖骨折和颅底骨折；按照骨折是否与外界相通，可分为开放性骨折和闭合性骨折；按照骨折形态，可分为线形骨折和凹陷性骨折。

【护理评估】

（一）健康史

询问病人受伤的过程，如暴力的方式、部位、大小、方向，当时有无意识障碍及口鼻流血、流液等情况，初步判断有无脑损伤和其他损伤。

（二）身体状况

1.颅盖骨折　通常会合并头皮损伤。倘若骨折片陷入颅内，就可能引发脑损伤，进而出现相应的症状和体征；若导致颅内血肿，便会出现颅内压增高的症状。

> 考点：颅底骨折的临床表现

2.颅底骨折　多因间接暴力作用于颅底所致，常伴有硬脑膜破裂，引起脑脊液漏而确诊。主要表现为皮下和黏膜下瘀斑、脑脊液外漏和脑神经损伤三个方面（表 11-2）。

表 11-2　颅底骨折的临床表现

骨折部位	瘀斑部位	脑脊液漏	脑神经损伤
颅前窝	眼睑、球结膜下("熊猫征"或"眼镜征")	鼻漏	嗅神经
颅中窝	无	耳漏	颞骨岩部骨折损伤面神经、听神经;骨折位于中线位,则累及第Ⅱ~Ⅵ对脑神经
颅后窝	乳突区和枕下部(Battle 征)、咽后壁黏膜下	无	第Ⅸ~Ⅻ对脑神经

【护考真题链接】2022 年—A1 型题

下列哪种骨折会导致颅脑损伤后出现"熊猫眼征"(　　　)

A. 颅前窝骨折　　　　　　　　B. 颅后窝骨折

C. 硬膜下血肿　　　　　　　　D. 颅盖骨折

E. 颅中窝骨折

答案:A

分析:颅前窝骨折可出现"熊猫眼征""兔眼征";颅后窝骨折可出现耳后及枕下部、咽后壁瘀斑;硬脑膜下血肿有颅内压增高的症状;颅盖骨折常伴有颅内血肿的症状和体征;颅中窝骨折可出现乳突区瘀斑。

(三)辅助检查

颅骨 X 线和 CT 检查可明确骨折的部位和性质。

(四)处理原则

颅盖线形骨折一般不需特殊处理;凹陷性骨折,如有脑组织受压症状或凹陷直径大于 5 cm,深度达 1 cm 者,应给予手术整复。颅底骨折脑脊液漏一般在 2 周内愈合,超过 4 周不自行愈合者应手术修补硬脑膜。开放性骨折应给予抗菌药物、破伤风抗毒素预防感染。

【常见护理诊断/健康问题】

1. 有感染的危险　与脑脊液外漏有关。

2. 潜在并发症:颅内出血、颅内压增高、颅内低压综合征等

【护理措施】

1. 病情观察　密切观察病人的意识状态、瞳孔、生命体征、肢体活动等颅内压增高症状。

2. 脑脊液外漏的护理　关键在于预防因脑脊液逆流而引发的颅内感染。

(1)嘱病人采取半卧位,头偏向患侧,借重力作用使脑组织向颅底移动,促进漏口封闭,维持至停止漏液后 3~5 天。

(2)保持外耳道、鼻腔、口腔清洁,每天 2~3 次消毒,棉签不可过湿,防止逆行感染。

(3)严禁堵塞鼻腔和外耳道;勿挖鼻、抠耳,禁止耳、鼻滴药或冲洗;严禁经鼻腔吸

氧、吸痰和放置胃管；禁忌进行腰椎穿刺。

（4）避免用力打喷嚏、擤鼻涕、咳嗽、用力排便，以防止脑脊液逆流。

（5）观察和记录脑脊液流出量、颜色及性状。

（6）注意观察有无颅内感染征象，遵医嘱使用抗菌药物和破伤风抗毒素。

【护考真题链接】2021年—A1型题

颅底骨折导致脑脊液耳、鼻外漏时，下列护理措施错误的是（　　）

A.应用抗菌药物　　　　　　　　　　B.忌腰穿

C.冲洗消毒后用棉球堵塞　　　　　　D.禁擤鼻涕

E.床头抬高15°

答案：C

分析：颅底骨折合并脑脊液漏病人的护理措施如下。①对于脑脊液鼻漏者，不可经鼻腔进行护理操作，严格禁止耳、鼻滴药、冲洗和堵塞；但可在鼻前庭或外耳道口放置干棉球，随湿随换，以预估脑脊液的外漏量；②遵医嘱应用抗菌药及TAT或破伤风类毒素以控制感染；③对脑脊液鼻漏者禁忌腰椎穿刺；④嘱病人勿用力屏气排便、咳嗽、擤鼻涕或打喷嚏等，以免颅内压骤然升降导致气颅或脑脊液逆流；⑤嘱病人采取半坐位，床头抬高15°，将头偏向患侧，维持体位至停止漏液后的3~5日。

3.注意颅内低压综合征　若脑脊液外漏多，可使颅内压过低而导致颅内血管扩张，出现剧烈头痛、眩晕、呕吐、厌食、反应迟钝、脉搏细弱、血压偏低。嘱病人卧床休息，头低足高位，遵医嘱多饮水或静脉滴注0.9%氯化钠注射液以补充大量水分而缓解症状。

4.心理护理　向病人介绍病情、治疗方法和注意事项，以取得配合，消除其紧张情绪。

三、脑损伤病人的护理

脑损伤是指脑膜、脑组织、脑血管以及脑神经在受到外力作用后发生的损伤。

【病因及分类】

根据伤后脑组织与外界是否相通，将脑损伤分为开放性损伤和闭合性损伤两类。前者多由锐器或枪弹直接造成，伴有头皮裂伤、颅骨骨折和硬脑膜破裂，有脑脊液漏；后者多由间接暴力或头部接触钝性物体所致，脑膜完整，无脑脊液漏。根据脑损伤机制及病理改变，分为原发性和继发性两类。前者指暴力作用后立即发生的脑损伤，如脑震荡、脑挫裂伤；后者是指受伤一定时间后出现的脑损害，包括脑水肿和颅内血肿等。

【护考真题链接】2015年—A1型题

开放性脑损伤的主要表现不包括（　　）

A.硬脑膜破裂　　　　　　　　　　　B.头皮裂伤

C.脑积水　　　　　　　　　　　　　D.脑脊液漏

E.颅骨骨折

答案：C

分析：脑积水是颅脑疾病使得脑脊液分泌过多和(或)循环、吸收障碍而致颅内脑脊液量增加(C错，为本题的正确答案)；开放性脑损伤多由锐器或火器直接造成，脑组织与外界直接相通，所以伴有头皮裂伤、颅骨骨折、硬脑膜破裂和脑脊液漏。

【护理评估】

(一)健康史

详细了解病人的受伤经过，如暴力的性质、大小、方向及速度；了解其身体状况，有无意识障碍及其程度和持续时间，有无头痛、恶心、呕吐、抽搐、大小便失禁和肢体瘫痪等。了解现场急救情况及既往健康状况。

(二)身体状况

1.脑震荡　为一过性脑功能障碍，伤后立即出现短暂的意识障碍，一般不超过30分钟。同时伴有面色苍白、出冷汗、血压下降、脉搏缓慢、呼吸浅慢、肌张力降低、各种生理反射迟钝或消失。清醒后大多不能回忆受伤前及当时的情况，称为逆行性遗忘。常伴有头痛、头晕、恶心、呕吐等症状。神经系统检查无阳性体征，脑脊液化验无异常，头部CT无阳性发现。

2.脑挫裂伤　为脑实质的损伤，包括脑挫伤和脑裂伤，两者常并存。因受伤部位不同，临床表现差异较大。

(1)意识障碍：为最突出的临床表现，伤后立即出现，其程度和持续时间与脑挫裂伤的程度、范围有关，多数在30分钟以上。严重者可长期昏迷。

(2)局灶症状与体征：受伤时立即出现与受伤部位相应的神经功能障碍和体征，如语言中枢受损出现失语，运动中枢受损出现对侧肢体瘫痪等。

(3)生命体征改变：由于脑水肿和颅内压增高，早期可出现血压升高、脉搏变慢、呼吸深慢，严重者可致呼吸、循环功能衰竭。

(4)头痛、恶心、呕吐：脑挫裂伤最常见症状，头痛于伤后1~2周内最明显，以后逐渐减轻，可能与颅内压增高、蛛网膜下隙出血、脑血管运动功能障碍有关。伤后早期恶心、呕吐因脑干呕吐中枢受到脑脊液、血液刺激等引起，晚期则多为颅内压增高所致。

3.颅内血肿　是颅脑损伤中最常见、最严重的继发性病变。如不及时处理，其引起的颅内压增高及脑疝往往可危及病人的生命。根据血肿的来源和部位分为硬脑膜外血肿、硬脑膜下血肿和脑内血肿。根据血肿引起颅内压增高及出现症状的时间分为急性血肿(3天内)、亚急性血肿(3天至3周)、慢性血肿(3周以上)。

(1)硬脑膜外血肿：约占外伤性颅内血肿的30%，大多属于急性型。出血积聚于颅骨与硬脑膜之间，与颅骨损伤致脑膜中动脉及分支破裂出血有密切关系。

其典型临床表现是在原发性意识障碍后有一段中间清醒期，然后再度意识障碍，并逐渐加重(即昏迷—清醒—昏迷)。如原发性脑损伤较重或血肿形成较迅速，也可能不出现中间清醒期而表现为伤后持续昏迷并进行性加重，少数病人也可无原发性昏迷，而在血肿形成后出现昏迷。病变发展可有颅内压增高以及血肿压迫所致的神经局灶症状和体征，甚至有脑疝表现。

> **考点：硬脑膜外血肿"中间清醒期"**

(2)硬脑膜下血肿：约占外伤性颅内血肿的 40%，多属于急性或亚急性型。出血积聚在硬脑膜下隙，多因对冲性脑挫裂伤导致脑皮质血管破裂所致。因多数与脑挫裂伤和脑水肿同时存在，故伤后持续性昏迷且进行性加重。较早出现颅内压增高和脑疝症状。

(3)脑内血肿：比较少见，发生在脑实质内，常与硬脑膜下血肿共存。临床表现与脑挫裂伤和急性硬脑膜下血肿类似，以进行性加重的意识障碍为主要表现，若血肿累及重要脑功能区，可出现偏瘫、失语、癫痫等症状。

(三)心理-社会状况

因脑损伤多有不同程度的意识障碍和肢体功能障碍，故病人清醒后对脑损伤及其功能的恢复有较重的心理负担，常表现为焦虑、悲观、恐惧等；病人意识和智力障碍也可使家属产生不良的心理反应；此外，家庭对病人的支持程度和经济能力也影响着病人的心理状态。

(四)辅助检查

CT 是目前最常用的检查方法，能清晰显示颅骨骨折、脑挫裂伤、颅内血肿的部位、范围和程度；MRI 能显示脑挫裂伤病灶。

(五)处理原则

脑震荡无须特殊治疗，一般卧床休息 1~2 周，适当予以镇静、镇痛等对症处理，预后良好。脑挫裂伤的处理包括卧床休息，保持呼吸道通畅，给予营养支持及维持水、电解质和酸碱平衡；防治脑水肿，对症处理等。重度脑挫裂伤在颅内压增高明显时应做脑减压术或局部病灶清除术。颅内血肿一经确诊，原则上应采取手术治疗，通过手术清除血肿并彻底止血。

【常见护理诊断/健康问题】

1. 急性意识障碍　与脑损伤、颅内压增高有关。
2. 清理呼吸道无效　与意识障碍、不能有效排痰有关。
3. 营养失调：低于机体需要量　与伤后进食障碍及高代谢状态有关。
4. 潜在并发症　颅内压增高、脑疝、感染、外伤性癫痫、压力性损伤及肌肉萎缩等。

【护理措施】

(一) 急救护理

1. **现场急救**　争分夺秒地抢救心搏骤停、窒息、开放性气胸、大出血等危及病人生命的伤情，颅脑损伤救护时应做到保持呼吸道通畅，注意保暖，禁用吗啡止痛，以免抑制呼吸。

2. **妥善处理伤口**　开放性颅脑损伤应剪短伤口周围的头发，伤口局部不清洗、不用药，用无菌纱布保护外露的脑组织以避免受压。应遵医嘱尽早应用抗菌药物和破伤风抗毒素。

3. **防治休克**　有休克征象者应积极补充血容量，并查明有无其他部位的损伤和出血，如多发性骨折、内脏破裂等，及时做好手术前准备。

4. **做好护理记录**　记录受伤经过、异常表现及处理经过；生命体征、意识、瞳孔及肢体活动等。

(二) 一般护理

1. **体位**　抬高床头 15°~30°，以利于颅内静脉回流，减轻脑水肿。昏迷病人应采取侧卧位或侧俯卧位，以利于口腔内分泌物的排出和防止呕吐物、分泌物误吸。

> **【护考真题链接】2015 年—A2 型题**
>
> 病人，男，35 岁，因"头部外伤"急诊入院。现浅昏迷，CT 提示颅内血肿、脑挫裂伤，在全麻下行颅内血肿清除术。术后第 2 天采取头高足低位的目的是（　　　）
>
> A. 促进排痰　　　　　　　　B. 利于呼吸
> C. 便于观察瞳孔　　　　　　D. 促进引流
> E. 预防脑水肿
> 答案：E
> 分析：病人开颅手术返回病房后第 2 天，应采取头高足低位，降低颅内压，预防脑水肿（E 对）；此卧位不利于呼吸的作用（B 错）；目的也不是便于瞳孔观察（C 错）；若想促进排痰，应采用头低足高位，但术后第二天头低足高位会增高颅内压，使病情恶化（A 错）；便于引流的卧位应根据开颅手术的开口位置而定，题干未涉及此方面信息（D 错）。

2. **保持呼吸道通畅**　颅脑损伤病人有意识障碍，丧失正常咳嗽反射和吞咽功能，呼吸道分泌物不能有效排出，舌后坠等可引起严重的呼吸道梗阻。因此，必须及时有效地清除口咽部的血块、呕吐物和分泌物。病人取侧卧位，定时吸痰，痰液黏稠时给予雾化吸入以稀释痰液；必要时置口咽通气管，或行气管切开术和人工辅助呼吸。

3. 营养支持　无法进食的病人应及早采用肠外营养，控制盐和水的摄入量，每天静脉输液量在 1500~2000 mL，输液速度不可过快。从静脉补充葡萄糖、氨基酸、脂肪乳剂、维生素等。待肠蠕动恢复后，可采用鼻胃管补充营养。要定期评估病人的营养状况，如体重、氮平衡、血浆蛋白、血糖和电解质，以及时调整营养供给量和配方。

4. 做好基础护理　加强皮肤护理，定时翻身，预防压力性损伤；保持四肢关节功能位，每日做四肢活动及肌肉按摩；留置导尿时，要定时消毒尿道口；可给予缓泻剂防止便秘，忌高压灌肠，以免诱发颅内压增高。

(三) 病情观察

病情观察是颅脑损伤病人护理的重要内容，目的是观察病情变化及治疗效果，及时发现和处理继发性病变(参见本章第一节颅内压增高病人的护理)。

(四) 治疗配合

治疗配合的具体措施：①遵医嘱应用脱水剂、糖皮质激素、亚低温冬眠疗法等措施降低颅内压。②应用抗菌药物防治颅内感染。③对癫痫病人应掌握其发作先兆，做好预防措施，如采用护栏、床头放枕头，遵医嘱按时给予抗癫痫药物以防发生；发作时应专人护理，用牙垫防止舌咬伤，及时吸出气管内分泌物，保持呼吸通畅。④昏迷者按昏迷常规护理，眼睑不能闭合者涂眼膏，防止角膜炎或角膜溃疡。⑤高热病人，注意降温，常用方法有物理降温，如头部冰帽，大血管处处置冰袋等，如物理降温无效，可遵医嘱给予亚低温冬眠疗法。⑥做好手术病人术前常规准备，术后脑室引流者，注意妥善固定、无菌操作，保持通畅，定时观察记录和掌握拔管指征。

(五) 心理护理

对于在疾病恢复过程中产生的症状，如头痛、耳鸣、记忆力减退等，给予适当的解释和安慰；鼓励病人树立战胜疾病的信心。

(六) 健康指导

脑损伤后遗留的语言、智力或运动功能障碍，通过康复训练在伤后 1~2 年内有部分恢复的可能。协助制订康复计划，鼓励病人尽早开始康复训练，如语言、运动等方面的功能锻；耐心指导，以提高生活自理能力和社会适应能力。

✦ 案例分析

1. 该病人处于浅昏迷状态。

2. 病人目前出现小脑幕切迹疝，需要紧急处理。

3. 针对该病人，目前的紧急处理措施：

(1) 抬高床头 15°~30°，以利于颅内静脉回流，减轻脑水肿。该病人处于昏迷状态，应取侧卧位，便于呼吸道分泌物排出。

(2) 保持呼吸道通畅，给予氧气吸入，使脑血管收缩，减少脑血流量，降低颅内压。

(3) 快速静脉输入 20% 甘露醇 200~500 mL，地塞米松 10 mg，以降低颅内压。密切观察生命体征、意识、瞳孔变化和肢体活动情况；迅速做好术前准备。

第三节　颅内肿瘤病人的护理

颅内肿瘤，又称脑瘤，包含原发性和继发性两大类。其发病部位以大脑半球最为常见，其次为鞍区、小脑脑桥角、小脑、脑室及脑干。常见类型如下。①神经胶质瘤：源于神经上皮，是颅内最为常见的恶性肿瘤，占颅内肿瘤的 40%~50%。②脑膜瘤：约占颅内肿瘤的 20%，多数为良性，生长较为缓慢。③垂体腺瘤：属于良性肿瘤，依据细胞的分泌功能差异，可分为催乳素腺瘤（PRL 瘤）、生长激素腺瘤（GH 瘤）、促肾上腺皮质激素腺瘤（ACTH 瘤）等。④听神经瘤：为良性肿瘤，位于第Ⅷ脑神经前庭支上。⑤颅咽管瘤：是良性肿瘤，处于鞍上区。⑥转移瘤：来自肺、乳腺等部位的恶性肿瘤。

【护理评估】

（一）健康史

有无长期接触电磁辐射、神经系统致病物和感染病毒的病史。

（二）身体状况

1. 颅内压增高　约 90% 的病人表现出颅内压增高的症状和体征，通常呈慢性、进行性加重态势。若未得到及时且正确的治疗，轻者会引发视神经萎缩，约 80% 的病人会出现视力减退；重者则可能引发脑疝。

2. 局灶症状与体征　由于不同部位的肿瘤对脑组织造成的刺激、压迫和破坏不同而各异，如意识障碍、癫痫发作，进行性运动障碍或感觉障碍，各种脑神经的功能障碍，小脑症状等。

（三）心理—社会状况

病人及其家属常常会因担忧肿瘤的性质和预后情况，而表现出惶恐不安。此外，家庭对病人的支持程度以及经济状况也会影响病人的心理状态。

（四）辅助检查

CT、MRI 检查及血清糖皮质激素的检测是目前最常用的辅助检查手段。

（五）处理原则

1. 降低颅内压　常用脱水剂、糖皮质激素、亚低温冬眠疗法和脑脊液外引流等以缓解症状。

2. 手术治疗　颅内肿瘤的根本治疗是切除肿瘤，但有些肿瘤无法全部手术切除而需进行放疗、化疗。

3. 放疗　可采取内照射法、外照射法。

4. 化疗　化学治疗在颅内肿瘤的综合治疗中已成为重要的治疗方法之一。

5. 其他治疗　如免疫治疗、中医中药治疗等。

【知识链接】

γ-刀聚焦治疗的原理

γ-刀治疗借助 γ 射线的几何学聚焦原理，在精准的三维立体定向仪辅助下，将预先规划好的大剂量射线，在短时间内通过准直器集中投射到颅内预先选定的靶目标上，一次性、致死性地摧毁靶点内的组织或病变，给局部组织或病变造成永久性、不可恢复的损伤乃至死亡，从而达到治疗疾病的目的。经准直器各小孔通过的极细的 γ 射线束，不会对颅内血管、脑神经和细胞造成损伤。其治疗照射范围与正常组织的界限极为明显，边缘犹如刀割一般，因此人们形象地将其称为"伽马刀"。

【常见护理诊断/健康问题】

1. 自理缺陷　与肿瘤压迫导致的肢体瘫痪以及开颅手术有关。
2. 潜在并发症：颅内压增高、脑疝、脑脊液漏、尿崩症等

【护理措施】

颅内肿瘤病人的护理与颅脑损伤、颅内压增高的护理措施基本相同。具体包括生活护理、心理护理、预防颅内压增高护理、伤口及脑室引流护理等。

【本章小结】

思维导图

（戴利萍、李雯）

第十二章
颈部疾病病人的护理

✦ 学习目标

✦ 学习目标

知识目标：

(1)能阐述单纯性甲状腺肿、甲状腺功能亢进、甲状腺肿瘤的症状、体征和护理措施。

(2)能阐述单纯性甲状腺肿、甲状腺功能亢进、甲状腺肿瘤的辅助检查和处理原则。

(3)能阐述单纯性甲状腺肿的病因及发病机制、甲状腺功能亢进的分类、甲状腺肿瘤的病理。

能力目标： 能运用甲状腺疾病的护理知识和技能对甲状腺疾病病人实施整体护理。

素质目标： 具有良好的心理素质和护患沟通能力，尊重病人，关爱病人，保护病人隐私。

第一节 单纯性甲状腺肿病人的护理

单纯性甲状腺肿(simple goiter)是指多种原因引起的非炎症性或非肿瘤性甲状腺肿大，一般不伴有甲状腺功能异常的临床表现。

【病因及发病机制】

(一)病因

1.碘缺乏 碘缺乏是引发单纯性甲状腺肿的主要因素。碘是甲状腺激素(thyroid hormone，TH)的重要原料之一。在高山区，土壤中的碘盐会被冲洗流失，导致饮水和食物中的含碘量不足。因此，我国多山的省份居民患此病的较多，所以该病又被称为"地方性甲状腺肿"，是碘摄入不足，致使 TH 合成不足。

> 考点：单纯性甲状腺肿的病因

2.TH 合成或分泌障碍 散发性(地方性/原发性)甲状腺肿病因复杂，主要包括：①碘摄入过量，甲状腺内碘的有机化过程出现障碍；②致甲状腺肿的食物，如萝卜、卷心菜等，某些药物如硫脲类、氰酸盐等；③先天性 TH 合成障碍。

3. TH 需要量增加　在青春发育期、哺乳期，机体对 TH 需要量暂时性增高，可出现相对性缺碘而致生理性甲状腺肿。

【护考真题链接】2017 年—A2 型题

病人女，50 岁，患者单纯性甲状腺肿。护士指导该病人避免吃卷心菜、萝卜的理由是（　　）

A. 减轻对胃黏膜的刺激　　　　　　B. 会阻碍甲状腺素的合成

C. 避免消化不良　　　　　　　　　D. 避免过敏

E. 减少纤维素摄入

答案：B

分析：因为食用卷心菜、萝卜会阻碍甲状腺激素合成，不利于机体对碘的吸收，会进一步加重病情。单纯性甲状腺肿的健康教育：①在地方性甲状腺肿流行地区，开展防治宣传教育工作，指导病人补充碘盐，这是预防缺碘性地方性甲状腺肿最有效的措施。②指导碘缺乏病人和妊娠期、哺乳期妇女及青春期青年人多进食含碘丰富的食物，如海带、紫菜等海产品，并避免摄入大量阻碍甲状腺激素合成的食物和药物，食物有卷心菜、花生、菠菜、萝卜等，药物有硫氰酸盐、保泰松、碳酸锂等。

（二）发病机制

发病机制尚未明确。一般认为，上述一种或多种因素阻碍 TH 合成，导致促甲状腺激素（thyroid-stimulating hormone，TSH）分泌增加，从而引起甲状腺代偿性增生肥大。

【护理评估】

（一）健康史

了解发病的过程及治疗经过；有无家族史、有无高原或山区长期居住史；有无致甲状腺肿药物长期服用史；是否处于青春期、妊娠期、哺乳期；是否有既往史及有无手术史等。

（二）身体状况

1. 甲状腺肿大　早期呈轻度或中度弥漫性肿大，两侧对称，腺体表面光滑，质地柔软，无压痛，随吞咽动作上下移动。晚期可出现结节性肿大，增长缓慢，质地较硬（图 12-1）。

考点：单纯性甲状腺肿大的身体状况评估

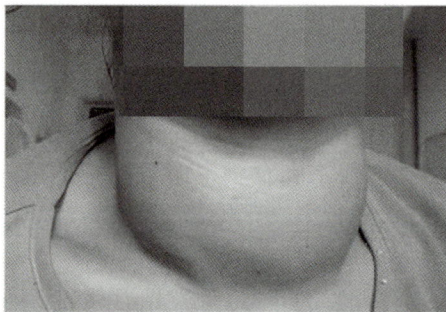

图 12-1　甲状腺肿大

2.压迫症状 单纯性甲状腺肿体积较大时可引起周围组织压迫症状。①压迫气管可引起咳嗽、呼吸困难；②压迫食管引起不同程度的吞咽困难；③压迫喉返神经引起声音嘶哑；④压迫颈交感神经节可引起霍纳综合征（Horner syndrome），表现为患侧上眼睑下垂、瞳孔缩小、眼球内陷、面部无汗；⑤压迫颈深部大静脉，出现面部青紫、肿胀及颈胸部浅静脉怒张。此外，结节性甲状腺肿可继发甲状腺功能亢进或恶变。

（三）辅助检查

1.血液检查 三碘甲状腺氨酸（T_3）和四碘甲状腺原氨酸（T_4）是甲状腺分泌的两种关键激素，二者与 TSH 共同构成评估甲状腺的核心指标。单纯性甲状腺肿病人的 T_3 或 T_4 基本正常，TSH 大多正常，亦可有不同程度的增高。

> **考点：单纯性甲状腺肿大的辅助检查**

2.影像学检查

（1）B 超：可明确显示甲状腺形态、大小及结构，可见弥漫性结节性甲状腺肿，常呈均匀分布。B 超是甲状腺肿首选的辅助检查。

（2）核素扫描：主要是评估甲状腺的功能状态。早期可发现均匀性变化，晚期可发现有功能结节或无功能结节。

（3）B 超引导下的甲状腺细针穿刺活检：穿刺细胞学检查是术前评价甲状腺结节良恶性最有效的方法。

🔊【护考真题链接】2017 年—A1 型题

甲状腺功能检查前 14 日应禁食的食物为（　　　）

A. 海参　　　　　　　　　　B. 猪肝

C. 五花肉　　　　　　　　　D. 豌豆

E. 白菜

答案：A

分析：甲状腺试验饮食适用于进行甲状腺功能检查的病人，以协助放射性核素[131]I 检查明确诊断。要求病人在检查或治疗前 2 周禁食含碘量高的食物，以免影响试验结果，如海带、海蜇、紫菜、淡菜、苔菜、海参、虾、鱼以及加碘食盐等。猪肝富含铁元素，五花肉富含大量蛋白质，豌豆和白菜富含维生素，这些食物均可正常食用。

（四）心理-社会状况

明显肿大的甲状腺导致颈部外形改变，导致病人产生自卑感、挫折感，也可导致焦虑、恐惧等情绪反应；评估病人情绪状况、是否了解甲状腺疾病相关知识；了解家庭的经济承受能力；是否接受手术治疗。

（五）处理原则

1.非手术治疗 单纯性甲状腺肿，在没有并发症的情况下，给予口服碘剂治疗可以有效地缓解单纯性甲状腺肿；20 岁以下的甲状腺弥漫性单纯性肿病人，不宜手术，可给予小剂量甲状腺素片或左甲状腺素片，以抑制腺垂体 TSH 分泌，缓解甲状腺的增生和肿大。

2.手术治疗 多采用甲状腺次全切除术。有以下情况时，应及时行手术治疗：①有明显压迫症状者；②巨大甲状腺肿影响工作和生活者；③胸骨后甲状腺肿；④结节性甲状腺肿继发甲亢者；⑤结节性甲状腺肿疑恶变者。

【常见护理诊断/健康问题】

1. 自我形象紊乱　与甲状腺肿大导致颈部增粗有关。
2. 知识缺乏：缺乏对疾病知识、饮食方法、药物使用方法及康复知识的了解
3. 潜在并发症：呼吸困难、声音嘶哑、吞咽困难等

【护理措施】

(一)非手术治疗的护理

1. 病情观察　观察病人甲状腺肿大的程度、质地，有无结节及压痛，颈部增粗的进展情况，以及有无并发症等。

2. 用药护理　观察药物疗效和不良反应。如出现心动过速、呼吸急促、食欲亢进、怕热多汗、腹泻等甲状腺功能亢进症表现，应及时汇报医生处理。

3. 心理护理　了解病人对身体外形变化的心理反应，多与病人接触交流，鼓励其表达感受。向病人说明身体变化是疾病发生发展、过程的表现，使其明确治疗效果及疾病转归，帮助病人树立信心。

(二)手术前后的护理

见本章第二节甲状腺功能亢进病人的护理。

(三)健康教育

1. 饮食指导　应在甲状腺肿流行地区推广加碘食盐；鼓励病人多进食含碘丰富的食物，如海带、紫菜等；避免大量摄入阻碍 TH 合成的食物，如卷心菜、菠菜、萝卜等。

2. 用药指导　应坚持长期服药，以免停药后复发。学会观察药物疗效及不良反应。避免服用硫氰酸盐、保泰松、碳酸锂等阻碍 TH 合成的药物。

3. 防治指导　妊娠期、哺乳期、生长发育期应增加碘的摄入。

第二节　甲状腺功能亢进病人的护理

案例导入

案例

病人，女，39 岁，甲状腺肿大 9 个月，性情急躁，失眠，怕热，食欲亢进，明显消瘦，伴有突眼。体格检查：甲状腺弥漫性肿大，质地柔软，腺体上极可闻及血管杂音，P 114 次/min，BP 145/76 mmHg，双手震颤。实验室检查：T_3 2.8 nmol/L，T_4 174 nmol/L；放射性^{99m}Tc 扫描示左甲状腺热结节；甲状腺吸收率 2 小时为 35%，24 小时为 60%。

思考

1. 该病人的基础代谢率是多少？
2. 该病人可能的诊断是什么？
3. 治疗方法是什么？

甲状腺功能亢进(hyperthyroidism)简称甲亢,是各种原因导致甲状腺素分泌过多而出现以全身代谢亢进为主要特征的疾病。

【分类】

按其发病的原因可分为以下几类。

1. 原发性甲亢 指在甲状腺肿大的同时,出现功能亢进症状,最常见。发病年龄在20~40岁,女性多见。腺体肿大呈弥漫性,两侧对称,常伴有眼球突出,故又称"突眼性甲状腺肿"。

2. 继发性甲亢 指在结节性甲状腺肿基础上发生甲亢,病人先有结节性甲状腺肿多年,逐渐出现功能亢进症状。较少见,好发年龄在40岁以上。腺体呈结节状肿大,两侧多不对称,无眼球突出,容易发生心肌损害。

3. 高功能腺瘤 即腺体内有单个或多个自主性高功能结节,无眼球突出,结节周围的甲状腺组织呈萎缩改变。放射性碘扫描显示结节的聚碘量增加,呈"热结节"。

【病因与发病机制】

目前普遍认为,原发性甲亢属于自身免疫性疾病。在病人的血液中存在两类可刺激甲状腺的自身抗体,分别是长效甲状腺素和甲状腺刺激球蛋白,二者均属于 G 类免疫球蛋白,且都源自病人的淋巴细胞。这两类抗体都能够抑制腺垂体分泌 TSH,并与甲状腺滤泡壁细胞膜上的 TSH 受体相结合,进而促使甲状腺细胞大量分泌三碘甲状腺原氨酸(T_3)和甲状腺素(T_4)。

继发性甲亢和高功能腺瘤可能与结节自身的自主性分泌紊乱存在关联。

【护理评估】

(一)健康史

(1)询问病人家族中有无本病的发病史,有无其他自身免疫性疾病史。

(2)发病前有无精神刺激、感染、创伤或其他强烈应激等情况。

(3)怀疑继发性甲亢或高功能腺瘤者,了解有无结节性甲状腺肿及甲状腺腺瘤病史;有无相关用药史和手术史。

(二)身体状况

1. 全身表现 病人主要表现为性情急躁、易激惹、失眠、双手颤动、怕热、多汗、皮肤潮湿、无力、易疲劳等;食欲亢进却体重减轻、肠蠕动亢进和腹泻;心悸、脉搏快而有力(脉搏常在 100 次/min以上,休息和睡眠时仍快)和脉压增大(常大于 40 mmHg)。

> 考点:甲亢病人身体状况评估

2. 局部表现 大多数原发性甲亢病人有不同程度的弥漫性、对称性甲状腺肿大,肿大程度与甲亢轻重无明显关系,多无局部压迫症状。由于腺体内血管扩张,血流加速,左、右叶上下极可扪及震颤感,听诊时可闻及血管杂音。突眼为眼征中重要且较特异的体征之一,突眼多与甲亢同时发生。典型者双侧眼球突出、睑裂增宽(图 12-2)。

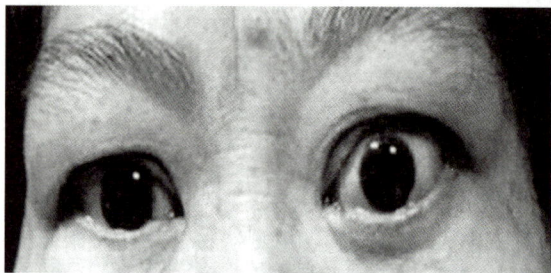

图 12-2　甲亢突眼征

病人，女，20 岁，近 1 个月来出现脾气急躁、怕热多汗、多食及失眠等症状，遂前往医院就诊。体格检查发现，病人甲状腺呈 Ⅰ 度肿大，双手轻微颤抖，眼球轻度突出，P 90 次/min。实验室检查：T_3 6.5 nmol/L，T_4 263 nmol/L，均高于正常水平。请问该病人最有可能的诊断是（　　）

A. 生理性甲状腺肿

B. 甲状腺功能亢进性心脏病

C. 甲状腺功能亢进症

D. 地方性甲状腺肿

E. 甲状腺癌

答案：C

分析：高代谢综合征是 T_3、T_4 分泌过多，促进营养物质代谢，病人产热与散热明显增多，以致出现怕热、多汗，皮肤温暖湿润，低热等，多食易饥，体重下降。甲状腺呈弥漫性、对称性肿大，随吞咽上下移动，质软、无压痛，有震颤及杂音，为本病重要体征。

（三）辅助检查

1. 基础代谢率测定　使用基础代谢率测定器进行测定，结果较为可靠；也可以依据脉压和脉率来计算，常用的计算公式为：基础代谢率（BMR）=（脉率+脉压）−111。测定必须在清晨、空腹且静卧的状态下进行。

> 考点：基础代谢率测定

BMR 正常值为 ±10%，+20%~+30% 为轻度甲亢，+30%~+60% 为中度甲亢，+60% 以上则为重度甲亢。

某甲状腺功能亢进症病人，进行基础代谢率测定的时间宜在（　　）

A. 下午 6 点、餐后和静卧　　　　　　B. 清晨、空腹和静卧

C. 下午 4 点，静卧　　　　　　　　　D. 午间 12 点、餐后和静卧

E. 下午 2 点，静卧

答案：B

分析：基础代谢率（BMR）测定应在禁食 12 小时、睡眠 8 小时以上、清晨、静卧空腹状态下进行。常用 BMR 简易计算公式：BMR＝脉压＋脉率－111。正常 BMR 为±10%，约 95% 的甲亢病人有 BMR 增高。

2. 甲状腺摄^{131}I 率测定　正常甲状腺 24 小时内摄取的^{131}I 量为总入量的 30% ~ 40%，若 2 小时内甲状腺摄^{131}I 量超过 25%，或 24 小时内超过总入量的 50%，且^{131}I 吸收高峰较早出现，都提示有甲亢，但不反映甲亢的严重程度。

3. 血清 T_3、T_4 测定　甲亢病人血清 T_3、T_4 的升高可以不同步，两者均测定对不同病人有意义。血清游离甲状腺素（FT_4）及游离三碘原氨酸（FT_3）均可增高。游离甲状腺素能直接反映甲状腺功能，而且不受血中 TBG 变化的影响，对甲亢的诊断较 T_3、T_4 更为准确。

4. 其他　B 超有利于分析甲状腺形态、腺体内结节数量，并可区分实质性或囊性结节；核素扫描可评估甲状腺肿块良、恶性的倾向；心电图可反映心脏有无异常；颈部 X 线吞钡透视或摄片可显示气管、食管有无受压变形或移位。

（四）心理-社会状况

病人常处于精神紧张、急躁易怒状态，易与他人发生争执，家庭内外人际关系紧张。病人也可能因甲状腺肿大、突眼等外形改变，造成自我形象紊乱，影响人际交往。

（五）处理原则

手术是治疗甲亢的主要方法之一。手术的治愈率为 90% ~ 95%，手术病死率<1%，主要缺点是有一定的并发症，4% ~ 5% 的病人术后甲亢复发。

手术适应证：①继发性甲亢或高功能腺瘤；②中度以上的原发性甲亢；③腺体较大，伴有压迫症状或胸骨后甲状腺肿等类型的甲亢；④抗甲状腺药物或^{131}I 治疗后复发或坚持长期用药有困难者；⑤妊娠早、中期的甲亢病人凡具有上述指征者。

手术禁忌证：①青少年病人；②症状较轻者；③老年病人或有严重器质性疾病不能耐受手术者。

术后并发症主要有：①呼吸困难及窒息；②喉返神经损伤；③喉上神经损伤；④甲状腺危象；⑤手足抽搐等。最危险的并发症是呼吸困难及窒息。

【常见护理诊断/健康问题】

1. 焦虑　与担心手术及预后等有关。

2. 营养失调：低于机体需要　与甲亢时基础代谢率显著增高所致代谢需求量大于摄入量有关。

3. 自我形象紊乱　与甲状腺肿大和突眼有关。

4. 潜在并发症：甲状腺危象、呼吸困难和窒息、喉返神经损伤、喉上神经损伤或手足抽搐

【护理措施】

(一)手术前护理

1. 一般护理　给予高热量、高蛋白质、富含维生素的食物；每天饮水 2000~3000 mL 以补充出汗、腹泻，呼吸加快等所丢失的水分。但有心脏疾病病人应避免大量饮水，以防肺水肿和心力衰竭。禁止饮用对中枢神经有兴奋作用的浓茶、咖啡等刺激性饮料。应适当限制活动，卧床休息。

2. 适应性训练　手术时，头要过度后仰，以充分显露颈部，便于手术。因此，术前 3 日休息时，将枕头放在肩胛骨下，使头后仰，以适应手术中头过度后仰引起的不适。

3. 协助完善术前准备　手术前 1 天为病人进行备皮，协助病人完成各项术前检查。手术当日清晨，执行各类术前用药医嘱，并对病人进行检查。若出现意外情况，需及时通知医生并协助处理。病人进入手术室后，准备麻醉床，在床旁备好引流装置、无菌手套、拆线包、气管切开包、吸痰器以及氧气等急救物品。

4. 术前药物准备　术前通过药物降低基础代谢率是甲亢病人进行手术准备的重要环节。通常采用碘剂进行术前准备，碘剂能够抑制蛋白水解酶，减少甲状腺球蛋白的分

> 考点：碘剂和抗甲状腺药物的作用和不良反应

解，逐步抑制甲状腺素的释放。同时，它还可以减少甲状腺的血流量，使腺体缩小变硬，从而降低手术风险。对于甲亢症状严重的病人，可遵医嘱先选用抗甲状腺功能亢进药物进行治疗。待甲亢症状基本得到控制后，再改服碘剂。但是，碘剂仅能抑制甲状腺素的释放，却无法抑制其合成。一旦停用碘剂，贮存于甲状腺滤泡内的甲状腺球蛋白会大量分解，甲亢症状可能会重新出现，甚至更为严重。因此，不打算进行手术的病人不宜服用碘剂。

(1)单用碘剂：常用复方碘化钾溶液(又称 Lugol 液)，采取口服方式，每日服用 3 次。起始剂量为每次 3 滴，之后每次增加 1 滴，直至每次服用 16 滴，随后维持该剂量直至手术日。服药 2~3 周后待甲亢症状得到基本控制，表现为病人情绪稳定、睡眠良好、体重增加、脉率稳定在 90 次/min 以下、脉压恢复正常、基础代谢率降至+20% 以下，且腺体缩小变硬时，便可进行手术治疗。逾期不手术者，其碘剂抑制甲状腺素释放的能力下降，因此术前准备要有预见性，如避开月经期。碘剂具有刺激性，可在饭后用凉开水稀释服用，或把碘剂滴在饼干、面包片上吞服，以减少对口腔和胃黏膜的刺激。

(2)先用硫脲类药物：待甲亢症状基本控制后停药，再单独服用碘剂 1~2 周，再行手术。硫脲类药物能使甲状腺肿大充血，手术时极易出血，增加手术风险；碘剂能减少甲状腺的血流量，减少腺体充血，使腺体缩小变硬，服用硫脲类药物后再服用碘剂。

(3)少数病人服碘剂 2 周后症状改善不明显，可加服硫脲类药物，待甲亢症状基本控制，停用硫脲类药物后再继续单独服用碘剂 1~2 周后手术。在此期间严密观察用药的效果与不良反应。

(4)对心率较快的病人，采用碘剂与普萘洛尔联合进行术前准备。每 6 小时服药 1 次，每次服用 20~60 mg。通常在服用 4~7 天后，脉率即可降至正常水平。鉴于普萘洛尔的半衰期不足 8 小时，因此最后一次服药时间需安排在术前 1~2 小时，术后还需继续口服 4~7 天。术前切勿使用阿托品，以防引发心动过速。

【护考真题链接】2016 年—A1 题型型

护士为甲亢病人进行甲基硫氧嘧啶的用药指导，用药后 1~2 个月需要观察的主要不良反应是（　　）

A. 静脉炎　　　　　　　　　　B. 粒细胞减少

C. 肾功能损害　　　　　　　　D. 胃肠道不适

E. 听神经损伤

答案：B

分析：服用甲基硫氧嘧啶的不良反应如下。会出现白细胞减少的情况，其中粒细胞缺乏最为严重，这种情况多在治疗后的 1~2 个月内出现，也可能随时发生。其他常见的不良反应包括药疹、眩晕、关节痛、腹泻、厌食等。若剂量过大，可能导致甲状腺功能低下，表现为乏力、嗜睡、畏寒、浮肿或黏液性水肿等症状，停药后可自行痊愈。

5. 心理护理　与病人进行有效沟通，向病人介绍手术的目的和意义、术前用药及检查的重要性，解除病人心理压力，树立起战胜病魔的信心。

【知识链接】

妊娠伴甲亢的治疗

甲亢会对妊娠产生不良影响，如引发流产、早产、胎儿宫内死亡、妊娠高血压综合征等；与此同时，妊娠也会加快甲亢的进展。

因此，处于妊娠早期和中期的甲亢病人，可考虑进行手术治疗，且无须终止妊娠；而在妊娠晚期发现的甲亢，对妊娠的影响已相对较小，可待分娩后再实施手术治疗。

（二）手术后护理

1. 一般护理　术后取平卧位，待全麻清醒、血压平稳后取半坐卧位。变换体位、起身活动，咳嗽时可用双手固定颈部，保持头颈部舒适，以减少震动引起或加重切口局部疼痛。清醒病人，即可给予少量温水或凉水，若无呛咳、误咽等不适，可逐步给予微温流质饮食，防止过热，以免使手术部位血管扩张，加重创口渗血。以后逐渐过渡到半流质及高热量、高蛋白质和富含维生素的软食，以利伤口早期愈合。

2. 病情观察

（1）生命体征：心电监护仪监测生命体征，维持血压稳定，当病人脉率过快、体温升高，应警惕甲状腺危象的发生。遵医嘱及时肌内注射苯巴比妥钠或冬眠合剂Ⅱ号，并给予有效降温。

（2）切口：观察切口渗血及肿胀情况，及时更换污染敷料，记录出血量。术后手术切口常规放置橡皮条或引流管引流 24~48 小时，利于观察切口内出血情况和及时引流积血，预防术后气管受压。

（3）并发症的观察：观察病人有无呛咳或误咽，尤其是在病人饮水、进食流质饮食后。观察病人发音，与手术前相比有无音调降低或声音嘶哑。观察病人有无面部、口唇或手足部的针刺样麻木感或强直感。

3. **呼吸道护理** 确保呼吸道通畅，给予持续低流量氧气吸入。指导病人深呼吸，协助病人有效咳嗽。必要时行超声雾化吸入，帮助其及时排出痰液，预防肺部并发症。

4. **引流管护理** 术后24~48小时内，护士应注意定时观察并记录引流液的颜色、性质和量。警惕出血的危险。保持引流管通畅，防止扭转、折叠、脱管，当引流液减少时，及时拔管；橡皮片引流者，24小时后拔除。及时更换敷料，促进伤口愈合。

5. **用药护理** 甲亢病人术后遵医嘱继续服用复方碘化钾溶液，由每天3次，每次16滴开始，逐日每次减少1滴，至每次3~4滴病情稳定时停用。术前服用普萘洛尔，术后继续服用，逐渐减量停止。年轻病人术后常规口服甲状腺素，30~60 mg/d，连服6~12个月，以抑制促甲状腺激素的分泌，预防复发。

> **考点：用药护理**

> 🔊 **【护考真题链接】2021年—A2型题**
>
> 病人，女，17岁，诊断为甲状腺功能亢进症。体格检查：甲状腺Ⅰ度肿大。治疗首选(　　)
>
> A. 硫脲类药物 　　　　　　　　B. 放射性碘
>
> C. 手术治疗 　　　　　　　　　D. β受体拮抗药
>
> E. 肾上腺皮质激素
>
> 答案：A
>
> 分析：目前常用的抗甲状腺药物包括硫脲类(甲硫氧嘧啶、丙硫氧嘧啶等药物)和咪唑类(甲巯咪唑、卡比马唑等药物)，主要适用于甲状腺轻、中度肿大病人，年龄在20岁以下的病人，孕妇或合并严重心、肝、肾病等不宜手术的病人，术前准备的病人，以及放射性^{131}I治疗前后辅助治疗的病人。根据甲状腺肿大情况可分成1~3度，即轻度、中度、重度，因此甲状腺Ⅰ度肿大病人首选硫脲类药物治疗。

(三)并发症的护理

1. **甲状腺危象** 甲状腺危象是甲亢术后的严重并发症之一，可危及病人生命。临床表现为术后12~36小时内病人出现高热(>39 ℃)、脉快而弱(>120次/min)、大汗、烦躁不安、谵妄甚至昏迷，常伴有呕吐、水样便腹泻。若处理不及时或不当，病人常迅速死亡。其原因可能与术前准备不充分、甲亢症状未控制、肾上腺皮质功能减退，以及手术创伤致甲状腺素过量释放等有关。

> **考点：并发症的护理**

(1)预防措施：关键是做好充分的术前准备，使病人基础代谢率降至正常范围后再手术。①避免诱因：避免诱发甲亢病人甲状腺危象的因素，如应激状态(感染、手术、放射性碘治疗等)；严重的躯体疾病(心力衰竭、脑血管意外、急腹症、重症创伤、败血症、低血糖等)；口服过量甲状腺激素制剂；严重精神创伤及手术中过度挤压甲状腺等。②提供安静轻松的环境：保持病室安静，室温稍低，色调和谐，避免病人精神刺激或过度兴奋，使病人得到充分的休息和睡眠。必要时可给病人提供单人病室，以防病人间的互相干扰。③术前用药：术前使用抗甲状腺药物、碘剂及普萘洛尔，使临床症状减轻或恢复正常。

(2)密切观察：术后早期加强巡视和观察病情，一旦出现甲状腺危象的征象，立即通知医生，并配合急救。

（3）急救护理：对发生甲亢危象者，护士应遵医嘱及时落实各项治疗和护理措施。①碘剂：口服复方碘化钾溶液 3~5 mL，紧急时将 10%碘化钠 5~10 mL 加入 10%葡萄糖注射液 500 mL 中静脉滴注，以降低循环血液中甲状腺素水平或抑制外周 T_4 转化为 T_3。②氢化可的松：每天 200~400 mg，分次静脉滴注，以拮抗应激反应。③肾上腺素受体拮抗药：利血平 1~2 mg，肌内注射；或普萘洛尔 5 mg，加入葡萄糖注射液 100 mL 中静脉滴注，以降低周围组织对儿茶酚胺的反应。④镇静药：常用苯巴比妥钠 100 mg，或冬眠合剂 Ⅱ 号半量肌内注射，6~8 小时/次。⑤降温：使用物理降温、药物降温和冬眠治疗等综合措施，使病人体温尽量维持在 37 ℃左右。⑥输液：静脉输入大量葡萄糖注射液。⑦吸氧：低流量持续吸氧，满足代谢需要，减轻组织缺氧。⑧强心：心力衰竭者，加用洋地黄制剂。

🔊 【护考真题链接】2013 年—A1 型题

预防甲状腺大部分切除手术后出现甲状腺危象最重要的措施是（　　　）

A. 充分做好术前准备　　　　　B. 防止损伤甲状旁腺

C. 尽量多地保留甲状腺　　　　D. 保证残余甲状腺的血液供应

E. 手术中尽量少挤压甲状腺

答案：A

分析：甲状腺危象是病情恶化时出现的严重症候群，会危及生命。其发生原因可能与交感神经兴奋、垂体-肾上腺皮质轴反应减弱以及大量 T_3、T_4 释放入血有关。诱因包括应激、感染、^{131}I 治疗反应、手术准备不充分等。

2. 呼吸困难和窒息　呼吸困难和窒息为术后最危急的并发症，多发生在术后 48 小时内。常见原因如下：①切口内出血形成血肿，进而压迫气管；②喉头水肿；③气管塌陷；④双侧喉返神经损伤。病人表现为烦躁不安，呈现进行性呼吸困难、吸气性三凹征，甚至出现口唇、指端发绀和窒息的情况。因切口内血肿压迫导致呼吸困难者，颈部会出现肿胀，切口有渗血现象。一旦发生这种情况，应立即在床旁进行抢救，拆除缝线，敞开伤口，清除血肿。若情况仍无改善，则需立即实施气管插管或气管切开，随后紧急送往手术室做进一步检查、止血及其他处理。轻度喉头水肿病人无需治疗；中度病人应嘱咐其避免说话，并遵医嘱采用皮质激素雾化吸入，同时静脉滴注氢化可的松 300 mg/d；严重病人应紧急进行环甲膜穿刺或气管切开。

3. 喉返神经损伤　喉返神经损伤主要由手术操作直接损伤引发，如切断、缝扎或过度牵拉等；少数是由血肿压迫或瘢痕组织牵拉所致。缝扎造成的神经损伤为永久性损伤；钳夹、牵拉或血肿压迫导致的损伤多为暂时性损伤，经过理疗等处理后，一般在 3~6 个月内可逐渐恢复。一侧喉返神经损伤会导致声嘶；两侧喉返神经损伤会致使两侧声带麻痹，引发失声或呼吸困难，甚至窒息。若因严重损伤导致呼吸困难和窒息，大多需立即进行气管切开术。

🔊 【护考真题链接】2013 年—A2 型题

病人，女，22 岁，因甲亢住院进行手术治疗。术后第 1 天病人出现声音轻微嘶哑，表现焦虑。为了减轻不适感，正确的健康教育是告知病人（　　　）

A. 轻微嘶哑是暂时的   B. 减少饮水量

C. 热敷局部   D. 平卧位

E. 及早练习发音

答案：A

分析：甲亢术后第1天，出现声音轻微嘶哑，首先考虑可能在术中钳夹了喉返神经，造成喉返神经轻微挫伤，或术后血肿形成后压迫喉返神经，这些损伤均为暂时的，通过适当的治疗护理是可恢复的。由于病人目前已出现焦虑状况，护理时应避免刺激病人，并给予安慰，以免加重焦虑。

4. **喉上神经损伤** 喉上神经损伤多为手术时损伤引起喉上神经外支使环甲肌瘫痪，引起声带松弛，音调降低；如损伤其内支，则喉部黏膜感觉丧失，进食特别是饮水时，容易误咽，发生呛咳。一般经理疗后自行恢复。要加强对该类病人在饮食过程中的观察和护理，并鼓励其多进食固体食物。

5. **手足抽搐** 手术时误伤甲状腺旁腺或其血液供应受损，导致具有升高和维持血钙水平的甲状旁腺激素不能正常分泌，血钙浓度下降。多数病人症状轻而短暂，仅有面部或手足的强直感或麻木感；重者每日多次面肌和手足疼痛性痉挛，甚至喉、膈肌痉挛而窒息。护理方法：限制肉类、乳品和蛋类等食品的摄入。若抽搐发作，立即遵医嘱静脉注射10%葡萄糖酸钙或氯化钙10~20 mL。轻者可口服葡萄糖酸钙或乳酸钙2~4 g，3次/d；症状重或长期不恢复者，可加服维生素D 5万~10万 U/d，以促进钙在肠道内的吸收。

6. **突眼** 对眼睑不能闭合者必须注意保护角膜和结膜，经常滴眼药水，防止干燥、外伤及感染，外出戴墨镜或使用眼罩以避免强光、风沙及灰尘的刺激。睡眠时头部抬高，以减轻眼部肿胀。若病人不易或无法闭合眼睛时，睡前涂抗菌药物眼膏，并覆盖纱布或使用眼罩，预防结膜炎和角膜炎。结膜发生充血水肿时，用0.5%醋酸可的松滴眼剂滴眼，并加用冷敷；眼睑闭合严重障碍者，可行眼睑缝合术。

🔊 **【护考真题链接】2012 年—A1 型题**

甲亢突眼的眼部护理内容不包括(   )

A. 佩戴有色眼镜   B. 睡前涂抗菌药物眼膏

C. 睡觉或休息时，抬高头   D. 多食用碘盐

E. 加盖眼罩防止角膜损伤

答案：D

分析：甲状腺功能亢进症病人有突眼者，应加强眼部护理，如经常点眼药，外出时戴茶色眼镜，以避免强光与灰尘的刺激，睡前涂眼药膏、戴眼罩，并抬高头部，低盐饮食，以减轻眼球后软组织水肿。

(四) 健康教育

1. **康复锻炼知识** 协助病人合理安排休息与活动，鼓励病人尽可能生活自理。指导病人自我控制情绪，保持精神愉快、情绪稳定，树立战胜疾病的信心。讲解有关甲状腺术后

并发症的表现和预防方法。鼓励病人早期下床活动，但应保护头颈部。拆线后教会病人练习颈部活动，促进功能恢复。对于声音嘶哑者，指导病人练习发音。

2. 饮食　高热量、高蛋白、富含维生素的饮食，以利于术后机体的康复。

3. 用药指导　明确术后用药的重要性，并遵医嘱服药。

4. 随访　定期门诊随访，若有不适及时就诊。

案例分析

1. 基础代谢率（BMR）=（脉率+脉压）-111，即 BMR=（114+69）-111= 69%。

2. 该病人诊断为甲亢，其基础代谢率%（BMR）为 69%，T_3 为 2.8 nmol/L、T_4 为 174 nmol/L；放射性^{99m}Tc 扫描显示左甲状腺热结节；甲状腺吸收率 2 小时为 56%，24 小时为 60%，属于重度情况。

3. 需要进行手术治疗。

第三节　甲状腺肿瘤病人的护理

案例导入

案例

病人，女，57 岁，因发现颈部肿块 14 天入院。病人 14 天前发现左侧颈前有一肿块，无食欲亢进，无压痛，无心悸、气促，无呼吸困难及吞咽困难，无声嘶。超声显示甲状腺实质性肿块，收入院。

体格检查：T 36.5 ℃，P 68 次/min，BP 120/82 mmHg，体重 68 kg。左侧甲状腺可触及 2 cm×3 cm 结节，质硬，边界模糊不清，无压痛，活动度差。放射性^{99m}Tc 扫描显示左侧甲状腺存在结节；超声检查表明甲状腺左侧叶呈现异常低回声。

思考

1. 该病人的护理评估的重点内容有哪些？

2. 拟为该病人实施甲状腺癌根治术，手术前的护理诊断/健康问题有哪些？

甲状腺肿瘤是外科常见疾病，可分为良性和恶性两类。良性肿瘤大多为腺瘤；恶性肿瘤则以癌为主，肉瘤极为少见。

【病因和病理】

1. 甲状腺腺瘤　最常见的甲状腺良性肿瘤。按形态学可分为滤泡状和乳头状腺瘤两种。腺瘤具有完整的包膜。临床上以滤泡状腺瘤常见。多见于 40 岁以下的女性。

2. 甲状腺癌　最常见的甲状腺恶性肿瘤，约占全身恶性肿瘤的 1%，女性发病率高于男性。除髓样癌，绝大多数甲状腺癌源于滤泡上皮细胞。肿瘤的病理类型见表 12-1。

表 12-1　甲状腺癌的病理类型分型

项目	乳头状腺瘤	滤泡状腺瘤	未分化癌	髓样癌
发病率	60%（成人）100%（儿童）	20%	15%	7%
好发年龄	30~45 岁女性	中年人	老年人	常有家族史
恶性程度	较低，分化好	中度恶性	高度恶性	中度恶性
远处转移	少	33%	迅速	可有
颈部淋巴结转移	较早	10%	50%	可有
预后	好	较好	差（3~6 个月）	较差

【护理评估】

(一)健康史

了解发病过程及治疗经过，了解颈部结节的性质、大小、活动度，是否有压迫症状，是否有既往史、家族史及手术史。

(二)身体状况

1. 甲状腺腺瘤　颈部出现圆形或椭圆形结节，大多为单发。这些结节表现为质地稍硬、表面光滑的肿块，边界清晰，无压痛感，会随吞咽动作作上下移动。多数病人并无任何症状。腺瘤生长较为缓慢。若乳头状腺瘤为囊壁血管破裂导致囊内出血，肿瘤可能在短期内急剧增大，且局部会出现胀痛感。

2. 甲状腺癌　腺体内肿块质地坚硬且位置固定，表面凹凸不平，这是各种病理类型甲状腺癌的共同特征。发病初期，大多没有明显症状，甲状腺内仅存在单个、固定、质地坚硬、表面不光滑的肿块。随着时间的推移，肿块会逐渐增大，吞咽时上下移动的幅度减小。

到了晚期，甲状腺癌常因压迫喉返神经、气管或食管，进而引发声音嘶哑、呼吸困难或吞咽困难等症状。若肿瘤压迫颈部交感神经节，会导致 Horner 综合征；侵犯颈丛时，则会出现耳、枕、肩等部位的疼痛，同时还可能伴有局部淋巴结及远处器官转移等表现。其中，未分化癌较早出现颈部淋巴结转移。

髓样癌组织能够产生具有激素样活性的物质，如 5-羟色胺和降钙素。病人可能会出现腹泻、心悸、面部潮红和血钙降低等症状，并且还可能伴有其他内分泌腺体的增生。

(三)辅助检查

1. 放射性 ^{131}I 或 ^{99m}Tc 扫描　甲状腺腺瘤多呈现为温结节；若存在囊内出血的情况，则表现为冷结节或凉结节，且结节边缘较为清晰。甲状腺癌呈现为冷结节，其边缘通常较为模糊。

2. 细胞学检查　结节用细针穿刺、抽吸、涂片，进行病理学检查。

3. 影像学检查

(1)B 超检查：能发现甲状腺肿块；若有囊内出血，提示囊性变。能确定甲状腺大小，测定结节的位置、大小、数目及与邻近组织的关系。若结节呈实质性，并不规则反射，则恶性可能较大。

(2)X 线检查：颈部正侧位片，以了解有无气管移位、狭窄、肿块钙化及上纵隔增宽等。若甲状腺部位有细小的絮状钙化影，恶性可能较大。胸部及骨骼摄片，以了解有无肺及骨转移。

（3）核素显像检查：甲状腺核素显像能够显示甲状腺的位置、大小和形态，还可以提供甲状腺结节的功能及血供状况。结节的功能和血液供应状态与病变的良恶性存在关联，功能越低，血液供应越丰富，结节为恶性的概率就越大。

4.**血清降钙素测定** 采用放射免疫法测定血清降钙素，对髓样癌的诊断具有一定的辅助作用。

（四）心理-社会状况

了解病人对身体外形改变的认知，病人是否了解甲状腺肿瘤的相关知识和康复知识，是否接受手术，了解病人对甲状腺肿瘤的心理反应，了解社会、家庭支持因素。

（五）处理原则

1.**甲状腺腺瘤** 鉴于20%的甲状腺腺瘤可引发甲亢，且10%的病例存在恶变的可能性，因此应尽早对患侧甲状腺实施包含腺瘤的大部或部分切除术。切除的标本必须即刻进行冷冻切片检查，以判断是否发生恶变。

> **考点：甲状腺癌的基本治疗方式是手术切除**

2.**甲状腺癌** 手术治疗是除未分化癌以外各型甲状腺癌的基本治疗方法，并辅以核素、甲状腺激素和外放射等治疗。手术治疗包括甲状腺本身的手术，以及颈部淋巴结清扫。

🔊【知识链接】

甲状腺癌的手术治疗原则

甲状腺癌的手术治疗涵盖甲状腺本身的手术，以及颈部淋巴结的清扫。目前，对于分化型甲状腺癌的甲状腺切除范围虽存在分歧，但腺叶切除为最小范围已达成共识。近来，不少学者也认可甲状腺全切除术或近全切除术的观点。

对于诊断明确的甲状腺癌，若存在以下任何一条指征，建议进行甲状腺全切或近全切：①颈部有放射史；②已有远处转移；③双侧癌结节；④甲状腺外侵犯；⑤肿瘤直径>4 cm；⑥不良病理类型：高细胞型、柱状细胞型、弥漫硬化型、岛状细胞型或分化程度低的变型；⑦双侧颈部多发淋巴结转移。

仅对满足以下所有条件者，建议行腺叶切除：①无颈部放射史；②无远处转移；③无甲状腺外侵犯；④无其他不良病理类型；⑤肿瘤直径<1 cm。

因良性病变行腺叶切除术后，病理证实为分化型甲状腺癌者，若切缘阴性、对侧正常且肿块直径<1 cm，可进行观察；否则，须再次手术。手术是治疗髓样癌最为有效的手段，大多主张进行甲状腺全切或近全切。

【常见护理诊断/健康问题】

1.**焦虑与恐惧** 与担忧疾病预后和手术、化疗、放疗有关。

2.**清理呼吸道无效** 与咽喉部及气管受损、分泌物增多及切口疼痛有关。

3.**潜在并发症**：呼吸困难和窒息、喉返神经损伤、喉上神经损伤、手足抽搐

【护理措施】

(一)术前护理

1. 一般护理 术前指导并督促病人练习颈过伸体位。

2. 术前准备 保证病人术前晚充分休息和睡眠,术前晚给予镇静安眠药物,保证病人身心处于最佳状态。若病人行颈部淋巴结清扫术,术前一日帮助病人剃除其耳后毛发,并清洗干净。

> **考点:手术前的准备**

3. 疾病相关知识宣教 针对病人及其家属对所患甲状腺肿瘤病理性质的了解程度,有针对性地讲解有关知识,说明手术的必要性、手术方法、术后恢复过程及预后情况。

【护考真题链接】2022 年—A1 型题

甲状腺癌病人应于术前进行哪种体位的练习(   )

A.头高、颈过伸位   B.头高、颈前倾位

C.头低、颈过伸位   D.头低、颈前倾位

E.头低足高位

答案:C

分析:病人术前练习头低、颈过伸位,有利于术中手术部位的暴露。充分而完善的术前准备和护理是保证病人手术顺利进行和预防甲状腺手术术后并发症的关键。

(二)术后护理

1. 一般护理 ①饮食:病情平稳后,可少量饮水。若病人无不适感,鼓励其进食或经吸管吸食流质饮食,逐步过渡为半流质饮食及软食。②活动与休息:病人血压平稳后,给予半卧位,鼓励床上活动。病人应有充足的休息和睡眠,适当应用镇静止痛药物。

2. 病情观察 ①密切监测病人的生命体征,特别是呼吸和脉搏的变化;②详细了解病人的发音与吞咽状况,判断是否存在声音嘶哑、音调降低、误咽以及饮水呛咳等症状;③确保创面敷料清洁且无渗出物,一旦敷料潮湿应及时更换,并准确估计渗血量;④妥善固定颈部引流管,保证其通畅。仔细观察并记录引流液的量、颜色和性状,若出现异常情况,需及时通知医生。

3. 备气管切开包 对于接受甲状腺手术,尤其是颈部淋巴结清扫术的病人,床旁必须配备气管切开包。①对于甲状腺肿块较大、长期压迫气管的病人,术后可能因气管软化而出现窒息症状。因此,术后需严密观察病人的呼吸情况,一旦出现窒息,应立即配合医生在床旁进行抢救。②若病人出现颈部血肿并压迫气管,需配合进行床旁抢救,拆除切口缝线,清除血肿。

> **考点:术后并发症的处理**

(三)心理护理

根据病人术后病理结果,指导病人调整心态,配合后续治疗。

(四)健康教育

1. 功能锻炼 指导病人在对头部和颈部进行一段时间的制动后,开始逐步开展活动练习,以促进颈部功能的恢复。对于接受淋巴结清扫术的病人,其斜方肌会受到不同程度的

损伤，在切口愈合后，需开始进行肩关节和颈部的功能锻炼，这一锻炼要持续至术后 3 个月。

2.继续治疗　甲状腺全切者遵医嘱坚持服用甲状腺素制剂，以预防肿瘤复发；术后需行放射治疗者遵医嘱按时治疗。

3.随访　指导病人出院后定期随访，教会病人颈部自行体检的方法；若出现颈部肿块或淋巴结肿大等，及时就诊。

案例分析

1.护理评估的重点内容：

(1)健康史：了解疾病的发病过程以及治疗经过，明确颈部结节的性质、大小和活动度，判断是否存在压迫症状，同时了解病人的既往史、家族史以及是否有手术史。

(2)身体状况：观察病人是否有明显症状，检查甲状腺内是否存在质地坚硬、表面不光滑的肿块。判断肿块是否逐渐增大，吞咽时上下移动度是否降低。查看是否为压迫喉返神经、气管或食管而导致的声音嘶哑、呼吸困难或吞咽困难。检查是否因肿瘤压迫颈部交感神经节引发 Horner 综合征，以及是否侵犯颈丛而出现耳、枕、肩等处疼痛，同时关注是否有局部淋巴结及远处器官转移等表现。查看是否出现腹泻、心悸、面部潮红和血钙降低等症状，以及是否伴有其他内分泌腺体增生。

(3)辅助检查：放射性^{99m}Tc 扫描显示左甲状腺结节；超声检查显示甲状腺左侧结节呈异常低回声。

2.术前的护理诊断/健康问题：

(1)焦虑与恐惧　与担忧疾病预后和手术、化疗、放疗有关。

(2)清理呼吸道无效　与咽喉部及气管受损、分泌物增多及切口疼痛有关。

(3)潜在并发症：呼吸困难和窒息、喉返神经损伤、喉上神经损伤、手足抽搐。

【本章小结】

思维导图

(宋昱亮、李雯)

第十三章
乳房疾病病人的护理

✦ **学习目标**

知识目标：

（1）能阐述急性乳腺炎和乳腺癌的病因、临床表现、处理原则及护理措施。

（2）能陈述乳腺囊性增生病、乳腺纤维腺瘤和导管内乳头状瘤的临床特点、处理原则和护理措施。

（3）能概述急性乳腺炎和乳腺癌的病理生理特点和辅助检查。

能力目标：能运用所学知识及护理程序对乳腺疾病病人实施整体护理。

素质目标：具有良好的职业素养，学会共情，注重人文关怀。

第一节　急性乳腺炎病人的护理

✦ **案例导入**

案例

病人，女，28 岁，初次怀孕正常顺产，母乳喂养婴儿，产后 23 天出现右侧乳房胀痛，全身寒战高热。体格检查：T 39.1 ℃，P 100 次/min；右侧乳房肿胀、皮肤发红，可扪及一痛性包块，同侧腋窝淋巴结肿大并有触痛。血常规检查：白细胞计数为 $11×10^9$/L，中性粒细胞比值为 90%。

思考

（1）该病人患了什么疾病？

（2）目前应采取哪些护理措施？

（3）若局部有脓肿形成应如何处理？

急性乳腺炎（acute mastitis）是乳腺的急性化脓性感染，常见于产后哺乳的妇女，尤其是初产妇，通常发生在产后 3~4 周。由于乳房血管丰富，在发病早期就可能出现寒战、高热以及脉搏加快等脓毒血症的症状。

【病因病理】

(一)病因

1.**乳汁淤积** 乳汁是理想的培养基,乳汁淤积有利于入侵细菌的生长繁殖。

考点:急性乳腺炎的常见原因

2.**细菌入侵** 乳头破损或皲裂,使细菌沿淋巴管入侵是感染的主要途径。细菌也可直接侵入乳管,上行至腺小叶而致感染。多数发生于初产妇。也可发生于断奶时,因6个月以后的婴儿已长牙,易致乳头损伤。致病菌主要为金黄色葡萄球菌。

考点:急性乳腺炎的主要致病菌

(二)病理生理

乳腺炎初期,乳房内出现一个或多个炎性病灶,数日后可形成脓肿。浅部脓肿可自行向外破溃;深部脓肿可穿至乳房与胸肌间的疏松结缔组织中,形成乳房后脓肿(图13-1)。感染严重者可并发脓毒症。

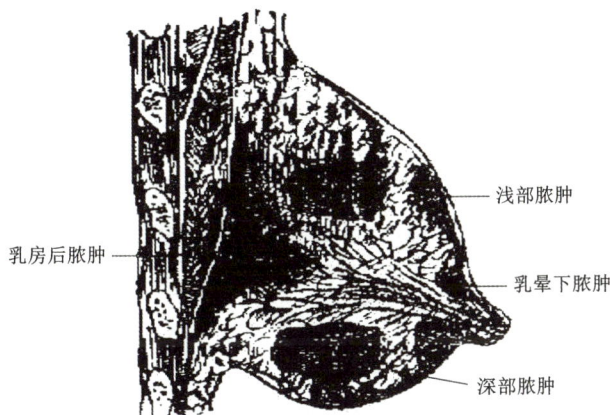

图13-1 乳房脓肿的部位

【护考真题链接】2022年—A2型题

未做到及时有效母乳喂养的产妇,通常可于产后3~4天因乳房血管、淋巴管极度充盈出现发热,考虑为( )

A.泌乳热
B.乳腺炎
C.产后热
D.产褥热
E.产褥感染

答案:A

分析:未母乳喂养或未做到及时有效的母乳喂养的产妇,通常于产后3~4天因乳房血管、淋巴管极度充盈可有发热,称为泌乳热。

【护理评估】

(一)健康史

了解病人是否为初产妇、有无乳腺炎病史、既往乳房发育状况如何,哺乳是否正常,乳汁能否完全排空、有无乳汁淤积情况,以及有无乳头破损或皲裂等情况。

(二)身体状况

1.症状 ①局部症状:初期表现为患侧乳房胀痛,乳房浅部脓肿局部表面皮肤可有红肿、发热,数日后如未及时切开引流,脓肿可自行破溃;部位较深的脓肿表面皮肤红肿不明显,肿块触之边界不清,但有深压痛。②全身中毒症状:早期可有寒战、高热、脉搏加快、食欲减退等全身表现。严重者可并发脓毒症。

2.体征 ①局部改变:在浅部炎症初期,患乳可触及压痛显著的炎性肿块;若局部波动感试验呈阳性,则提示乳房浅部脓肿已经形成。在深部炎症初期,存在深压痛,即便脓肿形成后,波动感也并不明显。②淋巴结肿大:同侧腋窝的淋巴结肿大且伴有压痛。

(三)辅助检查

1.实验室检查 血常规示白细胞计数与中性粒细胞比值升高,或C反应蛋白升高。

2.影像学检查 B超检查可明确脓肿的部位、大小、深浅,有利于切开引流的定位。

3.脓肿穿刺 深部脓肿不能确诊时可进行穿刺,抽出脓液表示脓肿已形成,脓液可作细菌培养及药物敏感试验。

(四)心理-社会状况

观察病人情绪变化。病人可能担忧乳腺炎影响婴儿的喂养与发育,或担心乳腺炎对乳房的功能及形态的影响而焦虑。注意家庭其他成员对病人生活和情绪的影响。

【知识链接】

掌握正确的哺乳技巧

哺乳时,母亲取舒适体位,婴儿要安静。母亲坐在低凳上或床边,把婴儿放在腿上,头枕着母亲的胳膊,母亲用手臂托着婴儿的后背和臀部,使小脸和小胸脯靠近母亲,下颌紧贴着乳房。母亲用手掌托起乳房,先用乳头刺激婴儿口周皮肤,待婴儿一张嘴,趁势把乳头和乳晕一起送入婴儿的嘴里。让婴儿充分含住乳头及乳晕的大部分,倘若只叼住乳头吸吮不到乳汁,而且婴儿为了得到乳汁会拼命去吸吮乳头,母亲会感到疼痛,乳头也容易被婴儿吮破,而导致乳腺炎的发生。哺乳时要一边喂一边用手指按压乳房,利于婴儿吸吮,又不会使婴儿的鼻子被堵住。一侧乳房内乳汁吸空后再换另一侧乳房,婴儿喂饱后,乳房内未吸完的乳汁一定要及时挤出或用吸乳器吸出,防止乳汁淤积。

(五)处理原则

急性乳腺炎的治疗原则是消除感染,排空乳汁。

1.非手术治疗

(1)局部处理:局部外敷金黄散或鱼石脂软膏可促进炎症消

考点:急性乳腺炎的处理

退。皮肤水肿明显者可用25%硫酸镁湿热敷,但禁用于皮肤破损处。有效的乳房按摩可以排出淤积的乳汁、刺激泌乳反射、保持乳管通畅和减轻乳房肿胀，但在乳房严重水肿时应避免局部直接按摩，应在该乳腺导管走行的其他无肿胀区域进行适当力度的按摩。

（2）应用抗菌药物：在取得药物敏感试验结果前，推荐使用青霉素治疗，或用耐青霉素酶的苯唑西林钠（新青霉素Ⅱ），或头孢一代抗菌药物，如头孢拉定。在青霉素或头孢菌素过敏时，建议使用大环内酯类，如红霉素、阿奇霉素等，随后可根据细菌培养结果和药物敏感试验选择相应抗菌药物。抗菌药物应足量、足疗程使用，推荐使用疗程为 10~14 天。

（3）感染严重时须终止乳汁分泌：一般不停止哺乳，因停止哺乳不仅影响婴儿喂养，还可导致乳汁淤积。但患侧乳房应停止哺乳，并用吸乳器吸尽乳汁。若感染严重或脓肿引流后并发乳瘘，应终止哺乳。可口服溴隐亭 1.25 mg，每日 2 次，服用 7~14 天，或己烯雌酚 1~2 mg，每日 3 次，共 2~3 日，或肌内注射苯甲酸雌二醇，每次 2 mg，每日 1 次，至乳汁停止分泌为止。

（4）中药治疗：可服用蒲公英、野菊花等清热解毒类中药。

2. 手术治疗　脓肿形成后，及时在超声引导下穿刺抽吸脓液，必要时可切开引流。乳腺的每一个腺叶都有其单独的乳管，腺叶和乳管均以乳头为中心呈放射状排列。为避免损伤乳管形成乳瘘，应作放射状切口。乳晕部脓肿应沿乳晕边缘作弧形切口。乳房深部脓肿或乳房后脓肿，可沿乳房下缘作弧形切口（图 13-2）。

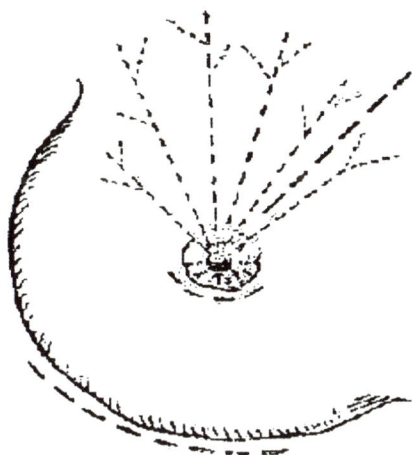

图 13-2　乳房脓肿的切口

【常见护理诊断/健康问题】

1. 体温过高　与细菌或细菌毒素入血有关。
2. 急性疼痛　与乳汁淤积、炎症肿胀及切开引流有关。
3. 焦虑/恐惧　与担心婴儿喂养及乳房形态改变有关。
4. 知识缺乏：缺乏正确的哺乳方法和乳腺炎的预防知识

【护理措施】

(一)非手术治疗的护理/术前护理

1.一般护理　保证充分休息，避免过度紧张和劳累。摄入充足的食物、液体和维生素C。对发热者给予物理或药物降温。

2.排空乳汁　①鼓励哺乳者继续用健侧乳房哺乳。若婴儿无法顺利吸出乳汁或医嘱建议暂停哺乳，则用手挤出或用吸奶器吸出乳汁；②在哺乳前热敷乳房，但在局部明显红肿的情况下不推荐局部热敷；③在婴儿吸吮期间，用手指从阻塞部位乳腺管上方向乳头方向轻柔按摩，以帮助解除阻塞；④变换不同的哺乳姿势或托起一侧乳房哺乳，以促进乳汁排出。

3.配合治疗　遵医嘱局部用药，口服抗菌药物或中药以控制感染，必要时终止哺乳。因某些药物可经乳汁分泌，用药后应遵医嘱决定是否暂停哺乳。

> 考点：缓解疼痛的方法

4.缓解疼痛　①局部托起：用宽松乳罩托起患乳，以减轻疼痛和肿胀。②热敷、药物外敷或理疗，以促进局部血液循环和炎症消退。③使用药物：遵医嘱服用对乙酰氨基酚或布洛芬镇痛。

(二)术后护理

脓肿切开引流后保持引流通畅，密切观察引流液颜色、性状、量及气味的变化，定时更换伤口敷料。

(三)健康宣教

1.保持婴儿口腔卫生，及时治疗口腔炎症

2.加强孕期卫生宣教　指导产妇经常用温水、肥皂清洗两侧乳头。

3.养成良好的哺乳习惯　产后尽早开始哺乳，按需哺乳。哺乳时避免手指压住乳腺管，以免影响乳汁排出，每次哺乳时将乳汁吸净，如有淤积，可按摩或用吸乳器排尽乳汁。

4.纠正乳头内陷　乳头内陷者在妊娠期和哺乳期每日挤捏、提拉乳头，矫正内陷。

5.预防和处理乳头破损

(1)预防：让婴儿用正确姿势含接乳头和乳晕，防止乳头皲裂；不让婴儿含着乳头睡觉；哺乳后涂抹乳汁或天然羊毛脂乳头修护霜以保护乳头皮肤，哺乳前不需擦掉，让婴儿直接吸吮；使用亲密接触型乳头护罩贴覆盖乳头后再行哺乳，避免乳头反复受损。

(2)处理：适当缩短每次哺乳的时间，增加哺乳频率；戴乳头保护罩，以减少衣物摩擦影响创面愈合；乳头、乳晕破损或皲裂者，暂停哺乳，改用吸乳器吸出乳汁哺育婴儿；局部用温水清洗后涂抗菌药物软膏，待愈合后再哺乳；症状严重时应及时诊治。

案例分析

(1)该病人所患疾病为急性乳腺炎。

(2)目前应采取以下护理措施：

该病人目前处于急性乳腺炎早期，应从去除病因、抗感染以及对症等方面进行护理。①产后体质较弱、抵抗力下降，应保持室内清洁，注意空气流通，保证充分休息。饮食上，应摄入高热量、高蛋白、高维生素且易于消化的食物。②检查血常规，了解白细胞计数与中性粒细胞的比例的变化，必要时进行细菌培养及药敏试验。③疏通积乳：这是去除引发急性乳腺炎的病因。此举可缓解患乳胀痛，改善患乳血液循环，减轻炎症。患乳需暂停哺乳，使用吸乳器排空乳汁。用宽松乳罩托起患乳，以减轻疼痛和肿胀。患乳局部可进行热敷、理疗，同时要避免触碰。④遵照医嘱应用抗菌药物，采用物理或药物方法降温。⑤健侧乳房可继续哺乳，但需注意保持乳头清洁，观察乳汁颜色，必要时检测乳汁内是否存在细菌，以防婴儿患上胃肠炎。

（3）若局部有脓肿形应及时手术切开引流：引流期间保持引流通畅，观察引流液的量、性质及气味变化，有无乳瘘形成，敷料浸湿时应及时更换。

第二节 乳腺增生症病人的护理

案例导入

案例

病人，女，35岁，因双侧乳房内发现多个包块伴乳房胀痛6个月，来医院就诊。乳房疼痛与月经有关，月经前疼痛明显加重，月经后减轻。体格检查：双侧乳房对称，双侧均可扪及多个大小不等的包块，轻度触痛，质韧，与周围组织分界不清楚。

思考

1. 该病人所患疾病是什么？

2. 该病人的诊断依据是什么？

3. 应如何对病人实施正确的心理护理？

乳腺囊性增生病，简称乳腺病（mastopathy），是女性多发病，常见于30~50岁女性。本病是乳腺组织的良性增生，增生可发生于腺管周围并伴有大小不等的囊肿形成，囊内含淡黄色或棕褐色液体；或腺管内表现为不同程度的乳头状增生，伴乳管囊性扩张，也有发生于小叶实质者，主要为乳管及腺泡上皮增生。由于本病的临床表现有时与乳腺癌相混淆，因此正确认识本病十分重要。

【病因】

本病与内分泌失调有关：①体内雌、孕激素比例失调，黄体素分泌减少、雌激素量增多，使乳腺实质增生过度和复旧不全；②部分乳腺实质成分中雌激素受体的质和量异常，使乳房各部分的增生程度参差不齐；③催乳素升高，影响乳腺生长、发育和泌乳功能，同时影响下丘脑-垂体-性腺轴功能。

【护理评估】

（一）健康史

询问病人既往乳房发育情况，乳房胀痛与月经周期是否有关，有无乳头异常溢液等病史。

（二）身体状况

1.症状　乳房周期性胀痛。疼痛与月经周期相随，经前疼痛加重，经期后减轻或消失。

2.体征　一侧或双侧乳腺弥漫性增厚，可局限于乳腺的一部分，也可分散于整个乳腺，肿块呈颗粒状、结节或片状，大小不一，质地韧而不硬，增厚区与周围组织界限不清。本病病程较长，进展缓慢。

（三）辅助检查

乳腺钼靶 X 线和超声检查均有助于本病的诊断。当局限性肿块增生明显时，要与乳腺癌相鉴别。

（四）心理-社会状况

了解病人的心理状态，以及病人及其家属对疾病的认知程度。

（五）处理原则

1.非手术治疗　主要是定期观察和药物对症治疗。对症状较重者可选用雌激素受体拮抗药（他莫昔芬、托瑞米芬等），该药治疗效果较好，但因对子宫内膜和卵巢有影响而不宜长期服用。对局限性的乳腺囊性增生病，应在月经干净后 5 天内复查，若肿块变软、缩小或消退，则可予以观察并继续中药治疗。若肿块无明显消退，或观察过程中对局部病灶有恶变可疑者，应切除并做快速病理检查。

2.手术治疗　如有不典型上皮增生，同时有对侧乳腺癌或有乳腺癌家族史等高危因素者，以及年龄大，肿块周围乳腺组织增生也较明显者，可行单纯乳房切除术。

【常见护理诊断/健康问题】

1.焦虑/恐惧　与担心恶变等有关。

2.慢性疼痛　与内分泌失调导致乳腺实质过度增生有关。

3.知识缺乏：缺乏乳腺囊性增生病的相关知识

【护理措施】

1.心理护理　告知病人乳房周期性胀痛的原因，介绍乳腺囊性增生病的性质和治疗方法，消除病人的担忧情绪。

2.减轻疼痛　①托起乳房：戴乳罩，托起乳房，可减轻疼痛。②心理护理：告知其乳房周期性胀痛的原因，消除病人的担忧情绪。③指导病人遵医嘱服药。

3.健康指导　指导病人学会自我乳房检查方法，随时注意乳房变化，发现肿块有异常变化，应尽早去医院诊治。

案例分析

1.该病人所患疾病是乳腺囊性增生病。

2.该病人的诊断依据：

乳腺囊性增生病是乳腺组织的良性增生，也称为慢性囊性乳腺病（简称乳腺病），常见于中年妇女。乳房的颗粒状、结节或片状包块和周期性胀痛为其特点。疼痛与月经周期有关，经前疼痛加重，经期后减轻或消失，一侧或双侧乳腺弥漫性增厚，可局限于乳腺的一部分，也可分散于整个乳腺，肿块呈颗粒状、结节或片状，大小不一，质韧而不硬，与周围乳腺组织界限不清。病程较长，发展缓慢。该病人符合以上表现，故该病人所患疾病是乳腺囊性增生病。

3. 应对该病人实施正确的心理护理：

病人常因担心肿块恶变而焦虑，告知病人乳房肿块和周期性胀痛是乳腺囊性增生病所致，并非恶性肿瘤，消除病人的担忧情绪。逍遥散、小金丹等中成药可缓解症状。教会病人自我乳房检查方法。每隔2~3个月到医院复查，随时注意乳房变化。发现肿块有异常变化，应尽早去医院诊治。

第三节　乳房肿瘤病人的护理

✦ 案例导入

案例

病人，女，46岁，已婚，2个月前洗澡时发现左侧乳房有一肿块，无痛，皮肤不红，后肿块迅速长大，现来院就诊。体格检查：左侧乳房外上象限有一约4cm×3cm肿块，质硬，边界不清，表面高低不平，活动度尚可；患侧乳房乳头向外上方移位；同侧腋窝可扪及两个无痛可推动的淋巴结。初步诊断为乳腺癌。

思考

(1)该病人乳头移位的主要原因是什么？

(2)需进一步明确诊断还要完善哪些检查？

(3)若行乳癌根治术，术后怎样指导病人进行左上肢功能锻炼？

女性乳房肿瘤的发病率甚高，良性肿瘤中以纤维腺瘤(fibroadenoma)最多，约占良性肿瘤的75%，其次为导管内乳头状瘤(intraductal papilloma)，约占良性肿瘤的20%。恶性肿瘤的绝大多数(98%)是乳腺癌(breast cancer)，肉瘤少见(2%)。男性乳腺癌极少见，发病率约为女性的1%。

【病因与病理】

(一)病因

乳腺癌病因尚不完全清楚。乳腺是多种内分泌激素的靶器官，如孕激素及催乳素等，其中雌二醇及雌酮与乳腺癌的发病有直接关系。具备以下因素者为乳腺癌的高危女性群体。

1. **年龄**　45~50岁发病率较高，绝经后发病率继续上升，可能与年老者雌酮含量增高有关。

2. **月经、生育史**　月经初潮早于12岁，绝经晚于52岁者；未生育、晚生育或分娩后未哺乳者。

3. **乳腺良性疾病**　与乳腺癌的关系尚有争论，但多数认为乳腺小叶上皮高度增生或不典型增生可能与乳腺癌发病有关。

4.饮食与营养 高脂肪饮食、营养过剩、肥胖可增强或延长雌激素对乳腺上皮细胞的刺激,增加患病的风险。

5.家族史 一级亲属中有乳腺癌病史者,其发病风险是普通人群的2~3倍。

6.其他 环境因素及生活方式与乳腺癌发病有一定关系。

(二)病理生理

1.病理分型 乳腺癌多数起源于乳腺管上皮,少数发生于腺泡。国内目前采用以下几种分型。

(1)非浸润性癌:指癌细胞生长局限于末梢乳管或腺泡的基底膜内,无间质浸润的癌,又称原位癌,属早期乳腺癌,预后较好,包括导管内癌、小叶原位癌及乳头湿疹样乳腺癌(不伴有浸润生长者)。

(2)早期浸润性癌:是指癌细胞穿透基底膜开始向间质浸润的癌,属于早期癌,预后较好;包括早期浸润性导管癌、早期浸润性小叶癌。

(3)浸润性特殊癌:此型分化一般较高,预后尚好,包括乳头状癌、髓样癌(伴大量淋巴细胞浸润)、黏液腺癌、小管癌、腺样囊性癌、大汗腺癌、鳞状细胞癌等。

(4)浸润性非特殊癌:此型乳腺癌约占80%,分化低,预后较差,包括浸润性小叶癌、浸润性导管癌、硬癌、髓样癌(无大量淋巴细胞浸润)、单纯癌、腺癌等。

(5)其他罕见癌:如炎性乳腺癌。

2.转移途径

①局部浸润:癌细胞沿导管或筋膜间隙蔓延,继而侵及 Cooper 韧带和皮肤。

②淋巴转移:最常见,常经胸外侧淋巴管转移至同侧腋窝、锁骨下淋巴结;位于乳房内侧和中央区的乳腺癌常首先转移到胸骨旁淋巴结。

③血行转移:癌细胞可经淋巴途径进入静脉或直接侵入血循环向远处转移。最常见远处转移依次为肺、骨、肝。目前认为,有些早期乳腺癌已有血行转移。

3.临床分期 目前临床多采用国际抗癌协会(UCC)建议的T(原发癌瘤)N(区域淋巴结),M(远处转移)分期法。将乳腺癌分为0~Ⅳ期,有助于进一步评估病变的发展程度、选择合理的治疗方案和判断预后。

🔊【护考真题链接】2019 年—A1 型题

根据乳腺癌淋巴转移的主要途径,护理评估应重点关注的部位是(   )

A.腹股沟   B.颌下   C.颈后   D.颈前   E.腋窝

答案:E

分析:乳腺癌淋巴结转移多见于同侧腋窝,是护理评估应重点关注的部位(E 对);开始时为少数散在的淋巴结肿大,质硬,无压痛,尚可推动;随后肿大的淋巴结增多并融合成团,甚至与皮肤和深部组织粘连,不易推动;若堵塞腋窝主淋巴管,则可发生上肢淋巴水肿。晚期可有锁骨上淋巴结转移及肺、肝、骨等远处转移。白血病淋巴转移常伴随着淋巴结肿大,包括浅表淋巴结肿大和纵隔、腹膜后等深部淋巴结肿大,如锁骨上、腹股沟淋巴结肿大(A 错);颌下淋巴结肿大多见于周围组织炎症,如口腔、面部等处的急性炎症,不是乳腺癌淋巴转移的特异性体征(B 错);甲状腺癌病人的早期症状为颈部淋巴结肿大,故而护理评估时应关注颈前、颈后淋巴结(C、D 错)。

【护理评估】

（一）健康史

询问月经婚育史、家族史、既往乳腺疾病史、长期应用雌激素药物史、生活环境及生活史。

（二）身体状况

1．常见乳腺癌的体征

（1）乳房肿块：早期表现为患侧乳房无痛性、单发小肿块，常无自觉症状，多在无意中（洗澡、更衣）发现。肿块多位于乳房外上象限，质硬、表面不光滑，与周围组织分界不清，外形不规则且不易推动。

> 考点：乳腺癌肿瘤侵犯 Cooper 韧带时的皮肤表现

（2）乳房外形改变：随着肿瘤增大，可引起乳房局部隆起。①若肿瘤累及乳房 Cooper 韧带，可使其短缩而致肿瘤表面皮肤凹陷，即乳房"酒窝征"；②若肿瘤表面皮肤的皮内和皮下淋巴管被癌细胞堵塞，可引起淋巴回流障碍，出现真皮水肿，乳房皮肤

> 考点：乳腺癌病人皮肤出现"橘皮样"改变的原因

呈"橘皮样"改变；③邻近乳头或乳晕的肿瘤因侵及乳管使其缩短，可将乳头牵向肿瘤一侧，使乳头扁平、内陷、偏移；④晚期肿瘤可侵入胸筋膜、胸肌，致肿瘤固定于胸壁不易推动。如癌细胞侵及大片皮肤，可出现多个坚硬的小结节，呈卫星样围绕原发灶，甚至彼此融合，使胸壁紧缩呈盔甲样改变，导致呼吸受限。皮肤可破溃呈菜花状，有恶臭，易出血。

（3）淋巴结肿大：乳腺癌淋巴结转移最初多见于同侧腋窝，早期为散在、质硬、无痛、活动的结节，后期相互粘连、融合成团。晚期锁骨上淋巴结及对侧腋窝淋巴结均可肿大。

（4）特殊类型乳腺癌：少见。①炎性乳腺癌的特征为乳房明显增大，类似急性炎症改变，但无明显肿块；开始比较局限，不久即扩展到乳房大部分皮肤，皮肤发红、水肿、增厚、粗糙、表面温度升高。病程进展迅速，预后差，多数病人在病后 1 年内死亡，部分病人生存期可短至数月。多见于妊娠期或哺乳期的年轻妇女。②乳头湿疹样乳腺癌在乳头和乳晕区呈现湿疹样改变，恶性程度低，发展慢，多见于非哺乳期妇女。乳头有瘙痒、烧灼感，后出现乳头和乳晕区的皮肤变粗糙、糜烂如湿疹样，进而形成溃疡，有时覆盖黄褐色鳞屑样痂皮。

🔊【护考真题链接】2012 年—A2 型题

病人，女，47 岁，发现右侧乳房内无痛性肿块 2 个月。体格检查：右侧乳房外上象限可扪及直径约 4 cm 的肿块，边界不清，质地硬，局部皮肤出现"橘皮样"改变。经活检组织病理学检查证实为乳腺癌，行乳腺癌改良根治术。该病人乳房皮肤出现"橘皮样"改变是由于（　　　）

A．癌细胞阻塞皮下淋巴管　　　　B．肿瘤侵犯乳房

C．肿瘤与胸肌粘连　　　　　　　D．肿瘤与皮肤粘连

E．肿瘤侵犯乳管

答案：A

分析：肿瘤继续增大，与皮肤广泛粘连，当皮内或皮下淋巴管被癌细胞堵塞时，可出现淋巴水肿，在毛囊处形成许多点状凹陷，使皮肤呈"橘皮样"改变。

(三)辅助检查

1. 影像学检查

(1)钼靶X线检查:乳房钼靶X线检查可作为乳腺癌的普查方法,是目前早期发现乳腺癌的最有效方法。可发现乳房内密度增高的肿块影,边界不规则,或呈毛刺状,或见细小钙化灶,局部皮肤增厚。

(2)超声检查:能清晰地显示乳房各层次软组织结构及肿块的形态和质地,主要用来鉴别囊性或实性病灶。结合彩色多普勒检查观察血液供应情况,可提高判断的敏感性,为肿瘤的定性诊断提供依据。

(3)MRI:对软组织分辨率高,敏感性高于钼靶X线检查。该检查能三维立体观察病变,不仅能够提供病灶的形态学特征,而且运用动态增强还能提供病灶的血流动力学情况。

2. 活检组织病理学检查 常用的活检方法有空芯针穿刺活检术、麦默通旋切术活检和细针针吸细胞学检查。前两者病理诊断的准确率可为90%~97%,细针针吸细胞学检查的确诊率为70%~90%。疑为乳腺癌者,若这些方法无法确诊,可将肿块连同周围乳腺组织一并切除,做冰冻活检或快速病理学检查。乳头糜烂疑为湿疹样乳腺癌时,可做乳头糜烂部刮片细胞学检查。

3. 细胞学检查 采用肿块穿刺针吸细胞学检查,多数病例可获得较肯定的诊断,但有一定局限性。

(四)心理-社会状况

病人对乳腺癌的治疗、对手术的认知程度和预后产生担忧和恐惧。了解病人的工作、家庭经济状况和角色关系形态及对预后的认知程度和心理承受能力等。

(五)处理原则

乳腺癌治疗以手术治疗为主,辅以化学药物治疗、内分泌治疗、放射治疗、生物治疗等。

1. 手术治疗 手术是治疗病灶局限于局部及区域淋巴结病人的首选方法。乳腺癌改良根治术是常用的术式。手术的切除范围包括患侧全部乳腺组织,覆盖肿瘤表面的皮肤,腋窝和锁骨下脂肪及淋巴组织。还可采取乳腺癌根治术、全乳房切除术、保留乳房的乳腺癌切除术等。

2. 化学药物治疗 乳腺癌是实体瘤中应用化疗较有效的肿瘤之一。术后化疗可提高生存率,一般认为术后早期联合化疗效果优于单药化疗。常用的药物有环磷酰胺(C)、氨甲蝶呤(M)、氟尿嘧啶(F)、多柔比星(A)、表柔比星(E)紫杉醇(T)等;可采用CMF方案或CEF方案,一般用2~3个疗程。

3. 内分泌治疗 雌激素受体(ER)、孕激素受体(PgR)检测阳性的病人应用非甾体抗雌激素类药物他莫昔芬可降低乳腺癌术后复发及转移。用量为每日20 mg,一般服用5年,至少服用3年。

4. 放射治疗 通常作为Ⅱ期以上的病例手术后的辅助治疗,以减少局部复发。

5. 生物治疗 曲妥珠单抗注射液是通过转基因技术制备,对人类表皮生长因子受体2过度表达的乳腺癌病人有一定的效果。

【常见护理诊断/健康问题】

1.有组织完整性受损的危险　与留置引流管、患侧上肢淋巴引流不畅、头静脉被结扎和腋静脉栓塞或感染有关。

2.自我形象紊乱　与乳腺癌切除术造成的乳房缺失和术后瘢痕形成有关。

3.焦虑/恐惧　与对癌症的恐惧、担心手术造成身体外观改变和预后不良有关。

4.知识缺乏：缺乏有关乳腺癌术后患肢功能锻炼的知识

5.潜在并发症：气胸、皮下积液、皮瓣坏死和上肢水肿等

【护理措施】

(一)术前护理

(1)妊娠与哺乳：妊娠期及哺乳期病人，因激素作用活跃，可加速乳腺癌生长，应立即终止妊娠或停止哺乳。

(2)控制感染：晚期乳腺癌皮肤破溃病人术前注意保持病灶局部清洁，应用抗菌药物控制感染。

(3)皮肤准备：做好备皮，对切除范围大、考虑植皮的病人，需做好供皮区的准备。

> 考点：乳腺癌术前心理护理

(4)心理护理：鼓励病人说出顾虑与担心，有针对性地进行心理护理，解除病人和家属对切除乳房后的忧虑，告知病人术后能逐步恢复工作和生活，切除的乳房可以重建，以增强病人的信心。

(5)术前准备：做好术前常规检查和准备。对手术范围大、需要植皮者，除常规备皮外，同时做好供皮区(如腹部或同侧大腿区)的皮肤准备。乳房皮肤溃疡者，术前进行创面处理至创面好转。乳头凹陷者应清洁局部。

🔊 【护考真题链接】2019 年—A2 型题

病人，女，54 岁，乳腺癌病人，拟行乳房切除术，病人常独自哭泣。此时护理人员的正确做法是(　　)

A.安慰病人　　　　　　　　B.默默走过去，静静地坐在边上

C.询问同病房病人　　　　　D.听其倾诉

E.走过去视而不见

答案：D

分析：据题干可知病人拟行乳房切除术，此时病人常哭泣可能是由于对乳腺切除术后的康复过程充满恐惧和担忧，以及对自己术后的身体改变无法想象和接受，此时护士应加强对病人的心理护理，耐心倾听病人的诉说，并尽自己所能进行帮助，为她讲解成功病例，多鼓励病人。

(二)术后护理

1.体位　术后麻醉清醒、血压平稳后取半卧位，以利于呼吸和引流。

2.病情观察　严密观察生命体征变化，观察伤口敷料渗血和渗液情况，并予以记录。

乳腺癌扩大根治术有损伤胸膜的可能，病人若感到胸闷、呼吸困难，应及时报告医生，以便早期发现和协助处理肺部并发症，如气胸等。

3.伤口护理

(1)有效包扎：手术部位用弹力绷带加压包扎，使皮瓣紧贴胸壁，防止积液和积气。包扎的松紧度以能容纳 1 根手指，维持正常血运，且不影响呼吸为宜。包扎期间告知病人不能自行松解绷带，皮肤瘙痒时不能将手指伸入敷料下搔抓。若绷带松脱，应及时重新加压包扎。

(2)观察皮瓣血液循环：注意皮瓣的颜色及创面愈合情况。正常皮瓣的温度较健侧略低，颜色红润，并与胸壁紧贴；若皮瓣颜色暗红，提示血液循环欠佳，有坏死可能，应报告医生及时处理。

(3)观察患侧上肢远端血液循环：若手指发麻、皮肤发绀、皮温下降、动脉搏动不能扪及，提示腋窝部血管受压，肢端血液循环受损，应及时调整绷带的松紧度。

> 考点：乳腺癌根治术后有利于皮瓣愈合的方法

4.引流管护理　乳腺癌根治术后，皮瓣下常规放置引流管并接负压引流装置，如负压引流球或负压引流瓶。负压吸引可及时、有效地吸出残腔内的积液、积血，并使皮肤紧贴胸壁，从而有利于皮瓣愈合。

(1)有效吸引：负压引流球或引流瓶应保持压缩(即负压)状态。压力大小要适宜。对连接墙壁负压吸引器，若引流管外形无改变，但未闻及负压抽吸声，应观察管道连接是否紧密、压力是否适当。

(2)妥善固定：引流管的长度要适宜，病人卧床时将其固定于床旁，起床时固定于上衣。

(3)保持通畅：定时挤压引流管，避免管道堵塞，防止引流管受压和扭曲。若有局部积液、皮瓣能紧贴胸壁且有波动感，需报告医生及时处理。

(4)注意观察：包括引流液的颜色、性状和量。术后 1~2 天，每日引流血性液体 50~200 mL，以后颜色逐渐变淡，减少。

(5)拔管：若引流液转为淡黄色，且连续 3 天每日引流量少于 10 mL，创面与皮肤紧贴，手指按压伤口周围皮肤无空虚感，即可考虑拔管。若拔管后仍有皮下积液，可在严格消毒后抽液并局部加压包扎。

5.患侧上肢肿胀的护理　患侧腋窝淋巴结切除、头静脉被结扎、腋静脉栓塞、局部积液或感染等因素可导致上肢淋巴回流不畅和静脉回流障碍，从而引起患侧上肢肿胀。

(1)避免损伤：避免在患侧上肢测血压、抽血、注射或输液等。避免患肢过度活动、负重和外伤。

(2)抬高患肢：平卧时患肢下方垫枕抬高 10°~15°，肘关节轻度屈曲；半卧位时屈肘90°放于胸腹部；下床活动时用吊带托或用健侧手将患肢抬高至胸前，需要他人扶持时只能扶健侧，以防腋窝皮瓣滑动而影响愈合；避免患肢下垂过久。

(3)促进肿胀消退：在专业人员指导下向心性按摩患侧上肢，或进行握拳、屈肘、伸肘和举重训练，举重要缓慢并逐渐增加负重，以促进淋巴回流；深呼吸运动可改变胸膜腔内压，并引起膈肌和肋间肌的运动，从而持续增加胸腹腔内的淋巴回流；肢体肿胀严重者，用弹力绷带包扎或戴弹力袖以促进淋巴回流；局部感染者，及时应用抗菌药物治疗。

6.患侧上肢功能锻炼　由于手术切除了胸部肌肉、筋膜和皮肤，患侧肩关节活动明显受限。功能锻炼对于恢复病人的肩关节功能和预防及减轻水肿至关重要。为减少和避免术后残疾，应鼓励和协助病人早期开始患侧上肢的功能锻炼。锻炼时应遵守循序渐进的原则，以免影响伤口的愈合(图13-3)。

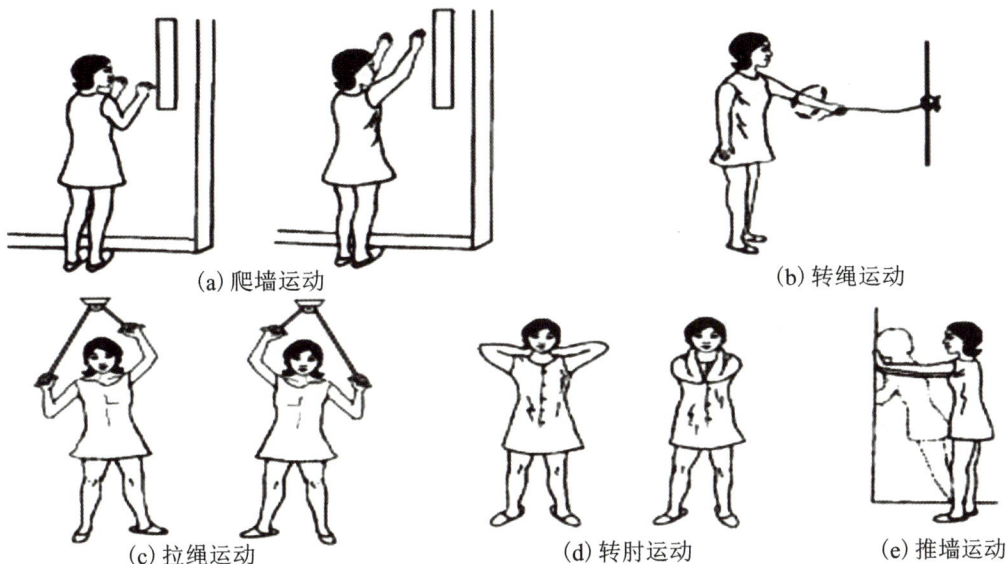

(a) 爬墙运动　　(b) 转绳运动

(c) 拉绳运动　　(d) 转肘运动　　(e) 推墙运动

图13-3　肩关节功能锻炼

(1)术后24小时内：活动手指和腕部，可做伸指、握拳、屈腕等锻炼。

(2)术后1~3天：进行上肢肌肉等长收缩，利用肌肉泵作用促进血液和淋巴回流；可用健侧上肢或他人协助患侧上肢进行屈肘、伸臂等锻炼，逐渐过渡到肩关节的小范围前屈、后伸运动(前屈小于30°，后伸小于15°)。

(3)术后4~7天：鼓励病人用患侧手洗脸、刷牙、进食等，并做以患侧手触摸对侧肩部及同侧耳朵的锻炼。

(4)术后1~2周：术后1周皮瓣基本愈合后，开始做肩关节活动，以肩部为中心，前后摆臂。术后10天左右皮瓣与胸壁黏附已较牢固，可循序渐进地进行上臂各关节的活动锻炼。如手指爬墙、梳头、转绳运动或滑绳运动等锻炼。指导病人做患肢功能锻炼时应根据病人的实际情况而定，一般以每日3~4次、每次20~30分钟为宜；循序渐进地扩大锻炼的范围。注意事项，术侧肩关节术后7天内不上举、10天内不外展；不得以术侧上肢支撑身体，需他人扶持时不要扶持术侧，以防皮瓣移位影响愈合。

7.术后并发症的预防和护理　皮下积液是乳腺癌术后较为常见的并发症，发生率为10%~20%，术后要特别注意保持引流通畅，包扎胸带松紧度适宜，避免过早外展术侧上肢。发现积液要及时引流。

【护考真题链接】2012年—A2型题

病人，女，47岁，发现右侧乳房内无痛性肿块2个月。体格检查：右侧乳房外上象限可扪及直径约4 cm的肿块，边界不清，质地硬，局部乳房皮肤出现"橘皮样"改变。经活检组织病理学检查证实为乳腺癌，行乳腺癌改良根治术。术后第2天，对病人采取

的护理措施不正确的是(　　)

A. 患侧垫枕以抬高患肢 　　　　B. 保持伤口引流管通畅

C. 观察患侧肢端的血液循环 　　D. 指导患侧肩关节活动

E. 禁止在患侧手臂测血压、输液

答案：D

分析：术后1~3天：进行上肢肌肉的等长收缩，利用肌肉泵作用促进血液、淋巴回流；可用健侧上肢或他人协助患侧上肢进行屈肘、伸臂等锻炼，逐渐过渡到肩关节的小范围前屈、后伸运动（前屈小于30°，后伸小于15°）；术后1~2周：术后1周皮瓣基本愈合后，开始做肩关节活动，以肩部为中心，则后摆臂（D错，为本题正确答案）；术后患侧上肢用软枕垫高，并进行上肢远端的按摩，以促进静脉和淋巴的回流（A对）；绝对禁止在术侧手臂测血压、注射或抽血，以免加重循环障碍；注意观察患侧肢体远端的血液供应情况、伤口敷料有无渗血，以及引流液量和性质（B、C、E对）。

(三)健康指导

1. **饮食与活动**　加强营养，多食高蛋白、高维生素、高热量、低脂肪的食物，以增强机体抵抗力。近期避免患侧上肢搬动或提拉过重的物品，继续进行功能锻炼。

2. **保护患肢**　保持患侧皮肤清洁；洗涤时戴宽松手套，避免长时间接触有刺激性的洗涤液；避免蚊虫叮咬；衣着、佩戴首饰或手表时要宽松；患侧手臂不要热敷，沐浴时水温不要过高；避免强光照射及高温环境。

3. **恢复性生活、避免妊娠**　健康且适度的性生活有利于病人的身心康复。术后5年内避孕，防止乳腺癌复发。避孕方法推荐物理屏障避孕法，避免使用激素类药物避孕法。

4. **坚持治疗**　遵医嘱坚持化学治疗、放射治疗或内分泌治疗。化学治疗期间定期检查肝肾功能，每次化学治疗前1天或当日查血白细胞计数，化学治疗后5~7天复查，若白细胞计数$<3×10^9$/L，需及时就诊。放射治疗、化学治疗期间因抵抗力差，应少到公共场所，以减少感染机会。放射治疗期间注意保护皮肤，出现放射性皮炎时及时就诊。内分泌治疗持续时间长，长期服药可导致胃肠道反应、月经失调、闭经、潮热、阴道干燥、骨质疏松和关节疼痛等不良反应。告诉病人坚持服药的重要性，并积极预防和处理不良反应，以提高服药依从性。

> **考点：乳腺癌术后有助于及早发现病变的方法**

5. **乳房定期检查**　定期的乳房自我检查，有助于及早发现乳房的病变，因此20岁以上的妇女，特别是高危人群，每个月进行1次乳房自我检查。术后病人也应每月自查1次，以便早期发现复发征象。检查时间最好选在月经周期的第7~10天，或月经结束后2~3天，已经绝经的女性应选择每个月固定的一日检查。40岁以上女性或乳腺癌术后病人每年还应行钼靶X线检查。乳房自我检查方法如下。

(1)视诊：站在镜前取各种姿势(两臂放松垂于身体两侧、向前弯腰或双手上举置于头后)，观察双侧乳房的大小和外形是否对称：有无局限性隆起、凹陷或皮肤橘皮样改变；有无乳头回缩或抬高等。

(2)触诊：病人平卧或侧卧，肩下垫软薄枕或将手臂置于头下进行触诊。一侧手的食指、中指和无名指并拢，用指腹在对侧乳房上进行环形触摸，要有一定的压力。从乳房外上象限开始检查,依次为外上、外下、内下、内上象限,然后检查乳头、乳晕,最后检查腋窝有无肿块,乳头有无溢液。若发现肿块和乳头溢液,及时到医院做进一步检查。

6.心理社会康复　可以在认知、决策、应对技能等方面提升病人的自我控制能力,合理地运用暗示、宣泄等应对技巧,以增强对于困境的忍耐力,尽快摆脱病人角色,积极面对生活。积极调动和利用社会网络的支持,如专业支持、家庭支持和同伴支持,通过接受帮助、鼓励和支持,最大限度地恢复病人的社会功能。

【护考真题链接】2022 年—A1 型题

乳腺癌术后多少天病人能抬起肩膀(　　　)

A.24 小时内　　　　　　　　　　B.1~3 天

C.1~7 天　　　　　　　　　　　D.4~7 天

E.7~14 天

答案:E

分析:乳腺癌病人为尽快恢复患肢功能,应早期开始患侧上肢的功能锻炼:①术后24 小时内开始活动手部及腕部(A 错);②术后 1~3 天进行上肢肌肉的等长收缩(B 错);③术后 4~7 天鼓励病人用患侧手洗脸、刷牙、进食等,并做患侧手触摸对侧肩部及同侧耳朵的锻炼(D 错);④术后 1 周开始可进行肩部活动,术后 10 天左右进行手指爬墙运动直至病人手指能高举过头、自行梳理头发。指导病人做患肢功能锻炼时应注意锻炼的内容和活动量,应根据病人的实际情况而定(E 对,C 错)。

✦✦ 案例分析

(1)该病人乳头移位的主要原因:

乳腺癌癌细胞侵及乳房不同组织,出现相应特征性表现,如邻近乳头或乳头的肿瘤侵及乳管使乳管缩短,缩短的乳管将乳头牵拉向癌肿一侧,使患侧乳房乳头向外上方移位。

(2)需进一步明确诊断还要完善以下检查:

对于乳腺癌诊断有帮助的辅助检查有:①钼靶 X 线摄片。可显示乳房软组织结构,是早期发现乳腺癌最有效的方法。②B 超,可区别囊性或实性病灶,结合彩色超声多普勒检查观察肿块血流供应情况,可提高判断的敏感性。③活组织病理学检查,可将肿块连同周围少许正常组织整块切除,做快速病理学检查。④细胞学检查,采用肿块穿刺针吸细胞学检查,多数病例可获得较肯定的诊断。针对该病人还需做钼靶 X 线摄片、B 超、活组织病理学检查来进一步确诊乳腺癌。

(3)若行乳腺癌根治术,术后应指导病人进行左上肢功能锻炼:

患肢功能锻炼的目的是松解和预防肩关节粘连、增强肌肉力量、最大限度地恢复肩关节活动范围,保证病人的生活质量,具体锻炼的时间和方法是:

①术后 24 小时内,鼓励病人做手指和腕部的屈曲和伸展运动。

②术后 1~3 天,进行上肢肌肉等长收缩训练,可用健侧上肢或他人协助患侧上肢进行屈肘、伸臂等锻炼,逐渐扩大到肩关节小范围前屈(小于30°)、后伸(小于15°)活动。

③术后 4~7 天,鼓励病人用患侧上肢进行自我照顾,如刷牙、洗脸等,并做患侧手触摸对侧肩部及同侧耳朵的锻炼。

④术后1周可开始活动肩关节，以肩部为中心，前后摆臂；术后10天左右，可循序渐进地进行上臂各关节的活动锻炼，如手指爬墙、梳头、转绳运动或滑绳运动等。

⑤以每日练3~4次、每次20~30分钟为宜，循序渐进地扩大锻炼范围。

⑥注意术侧肩关节术后7天内不上举，10天内不外展；不得以术侧上肢支撑身体，需他人扶持时不要扶持术侧，以防皮瓣移位影响愈合。

【知识链接】

粉红丝带运动

在古埃及，粉红丝带象征着女性乳房。1992年10月，雅诗兰黛集团资深副总裁伊芙琳·兰黛与美国《自我》杂志主编彭尼女士共同首创"粉红丝带"。当年，美国各地数以万计的女性自豪地在胸前佩戴上了粉红丝带。在她们的倡导下，"粉红丝带"成为全球乳腺癌防治运动的标志。

每年的10月是世界乳腺癌防治月，也被称为警示月；每年10月18日是防乳腺癌宣传日；10月的第三个星期五则被定为粉红丝带关爱日。"及早预防、及早发现、及早治疗"是"粉红丝带"乳腺癌防治运动的宗旨。

【本章小结】

思维导图

（黄邵薇）

第十四章

胸部疾病病人的护理

✦✦ **学习目标**

知识目标：

(1)能陈述闭合性气胸、开放性气胸、张力性气胸、反常呼吸运动、连枷胸、纵隔扑动等概念。常见胸部损伤、肺癌、食管癌的护理评估和护理措施，以及胸腔闭式引流的护理措施。

(2)能概述胸部损伤、肺癌、食管癌病人的症状、体征以及处理原则。

(3)能阐述胸部疾病的病因、发病机制、病理改变、辅助检查及常见护理诊断/健康问题。

能力目标： 能够对胸部损伤病人实施整体护理。能够正确更换胸膜腔闭式引流瓶。

素质目标： 具有良好的人文精神和护患沟通能力，关心关爱病人，减轻病人痛苦。

第一节 胸部损伤病人的护理

✦✦ **案例导入**

案例

病人，女，34岁，2小时前被汽车撞伤右胸部，受伤后出现胸痛、气促、呼吸困难等症状，急诊入院。病人烦躁不安，口唇发绀。体格检查：右侧胸壁塌陷软化，吸气时向内凹陷，呼气时向外凸出，气管偏向左侧，右胸叩诊呈鼓音，听诊呼吸音减弱。

思考

1.护士该从哪几个方面来评估该病人？

2.该病人目前最主要的护理诊断/健康问题有哪些？

3.如何针对该病人的护理诊断/健康问题采取相应的护理措施？

胸部损伤(thoracic injury)在平时、战时均可发生。胸部暴露面积较大，胸腔内包括许多重要脏器，遭受外力易造成损伤，严重者心肺受损将危及生命。

根据暴力性质不同，胸部损伤可分为钝性伤和穿透伤。根据是否造成胸膜腔与外界相通，胸部损伤可分为开放性损伤和闭合性损伤。闭合性损伤可局限于胸壁，也可同时兼有内脏损伤，多是由于挤压、冲撞或钝器打击胸部的暴力引起，轻者只有胸壁软组织损伤和（或）单纯肋骨骨折，重者伤及胸内脏器或血管，可致血胸、气胸、心脏损伤等，常伴有多发肋骨骨折和（或）胸骨骨折。开放性损伤多见于锐器伤，战时以火器伤多见，多伴有胸腔内组织、脏器损伤，其中进行性出血是病人死亡的主要原因。闭合性或开放性损伤均可发生膈肌损伤，并造成胸腔和腹腔内组织或脏器同时损伤。

一、肋骨骨折病人的护理

肋骨骨折（rib fracture）作为最为常见的胸部损伤，是指暴力直接或间接作用于肋骨，致使肋骨的完整性和连续性遭到破坏。第1~3肋骨粗短，并且有锁骨、肩胛骨的保护，因而不易发生骨折。第4~7肋骨长且薄，是最容易折断的部位。第8~10肋骨前端的肋软骨依次融合形成肋弓，通过第7肋软骨与胸骨相连，而第11~12肋骨前端处于游离状态，弹性较大，这两组肋骨均不易发生骨折。

【病因】

1. 外来暴力　多数肋骨骨折常为外来暴力所致。外来暴力又分为直接暴力和间接暴力。直接暴力指打击力直接作用于骨折部位，使受力处肋骨向内弯曲折断；间接暴力则是胸部前后受挤压，使肋骨体段向外弯曲折断。

> 考点：肋骨骨折的病因和最常见的部位

2. 病理因素　老年人肋骨骨质疏松，脆性较大，容易发生骨折。恶性肿瘤发生肋骨转移或严重骨质疏松者，可因咳嗽、打喷嚏或肋骨病灶处轻度受力而发生骨折。

【护考真题链接】**2017—A1型题**

最易发生骨折的肋骨是（　　　）

A. 第11~12肋　　　　　　　　　　B. 第7~10肋

C. 第4~7肋　　　　　　　　　　　D. 第4~5肋

E. 第1~3肋

答案：C

分析：第1~3肋骨粗短，且有锁骨、肩胛骨保护，不易发生骨折。第4~7肋骨长而薄，最易折断。第8~10肋骨前端的肋软骨依次融合形成肋弓，通过第7肋软骨与胸骨相连，而第11~12肋骨前端游离，弹性较大，均不易发生骨折。

【分类】

根据骨折断端是否与外界相通，分为开放性肋骨骨折和闭合性肋骨骨折。根据损伤程度，肋骨骨折又分为单根单处肋骨骨折、单根多处肋骨骨折、多根单处肋骨骨折和多根多处肋骨骨折。

【病理生理】

1. 单根或多根肋骨单处骨折　骨折断端上、下仍有完整肋骨支撑胸廓，对呼吸功能影响不大；但若尖锐的肋骨断端内移刺破壁层胸膜和肺组织时，可产生气胸、血胸、皮下气肿、血痰、咯血等；若刺破肋间血管，尤其是动脉，可引起大量出血，导致病情迅速恶化。

2. 多根多处肋骨骨折　多根多处肋骨骨折是指两根及以上相邻肋骨各自发生两处及以上的骨折。局部胸壁失去完整肋骨支撑而软化，即吸气时软化区胸壁内陷，呼气时软化区胸壁向外凸出，这种现象称为反常呼吸（paradoxical respiration）（图14-1），这类胸廓又称为连枷胸。反常呼吸可严重影响气体交换，造成机体缺氧和二氧化碳潴留。若软化区范围较大，呼吸时两侧胸膜腔内压力无法保持平衡，可造成纵隔左右扑动，进一步影响肺通气和静脉血液回流，严重者可导致呼吸和循环衰竭。

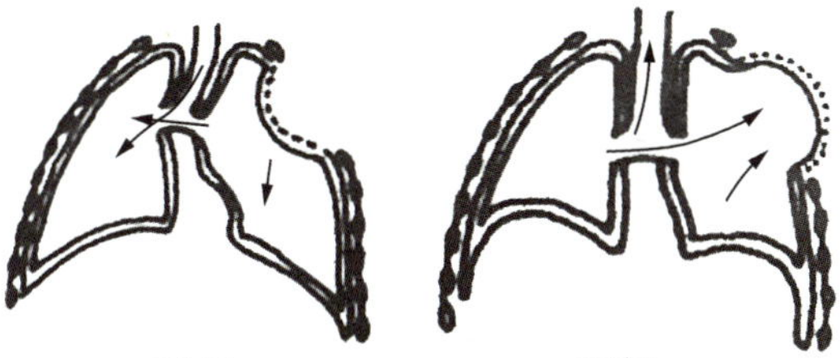

> 考点：多根、多处肋骨骨折的病理生理

吸气　　　　呼气

图14-1　胸壁软化区的反常呼吸运动

【护考真题链接】2021年—A1型题

一位因车祸受伤病人送至医院时发现胸壁塌陷，最可能的原因是（　　）

A. 多处肋骨骨折　　　　　　　B. 胸壁骨折

C. 胸腔积液　　　　　　　　　D. 肺挫伤

E. 肺实变

答案：A

分析：肋骨骨折多是外来暴力因素所致，单根或数根肋骨单处骨折，其上下有完整肋骨支撑胸廓，一般不导致胸壁塌陷；多处肋骨骨折使胸廓前后端都失去支撑，造成胸壁塌陷，据题干可知病人因车祸致胸壁塌陷，可推断病人发生了多处肋骨骨折。

【护理评估】

（一）健康史

询问病人受伤经过与时间、受伤部位、暴力大小、有无恶心、呕吐。

（二）身体状况

1. 症状　肋骨骨折断端可刺激肋间神经产生局部疼痛，当深呼吸、咳嗽或改变体位时疼痛加剧；胸痛使呼吸变浅、咳嗽

> 考点：多根、多处肋骨骨折的身体状况

无力,呼吸道分泌物增多、潴留,易致肺不张和肺部感染。部分病人可因肋骨骨折断端向内移位刺破胸膜、肋间血管和肺组织,出现气胸、血胸、皮下气肿或咯血等;根据肋骨骨折损伤程度不同,可出现不同程度的呼吸困难、发绀或休克等。

2.体征 受伤胸壁可见肿胀、畸形,局部明显压痛;挤压胸部,骨折处疼痛加重,甚至产生骨擦音;多根多处肋骨骨折者,伤处可见胸壁反常呼吸运动;部分病人可出现皮下气肿。

【护考真题链接】2021 年—A1 型题

多根多处肋骨骨折的特征性表现是( )

A.纵隔摆动　　　　　　　　　B.纵隔气肿

C.进行性伤侧肺压缩　　　　　D.反常呼吸运动

E.呼吸死腔增加

答案:D

分析:多根多处肋骨骨折的特征性表现是反常呼吸运动。因为多根多处肋骨骨折使胸廓前后端都失去支撑,胸廓凹陷,因此产生反常呼吸运动,表现为吸气时,胸腔内负压增高,软化区向内凹陷;呼气时,胸腔内负压降低,该部位胸壁向外凸出。

【护考真题链接】2017 年—A2 型题

病人,男,43 岁,因胸部挤压伤收住院。体格检查:左侧胸廓塌陷畸形。双侧 X 线征象:左侧第 3~7 肋骨骨折。右侧第 3~8 肋骨骨折。下列哪项是此时该病人的首要评估内容( )

A.疼痛是否可以耐受　　　　　B.生命体征是否平稳

C.体温是否异常　　　　　　　D.是否有药物过敏史

E.是否可以维持有效气体交换

答案:E

分析:由病人 X 线检查可知,发生了双侧多根多处肋骨骨折,此时病人的胸部失去支撑而出现广泛的胸壁软化,呼吸时两侧胸膜腔内压力不平衡,可使纵隔左右扑动,影响静脉血液回流,导致缺氧和二氧化碳潴留,严重者可发生呼吸和循环衰竭,所以呼吸是评估、护理、急救的首要内容。

(三)辅助检查

1.实验室检查 出血量大者,血常规可有血红蛋白和红细胞比容下降。连枷胸病人可出现低氧血症。

2.影像学检查 胸部 X 线和 CT 检查可显示肋骨骨折线、断端错位及血气胸等,但不能显示前胸肋软骨折断的征象;肋骨三维重建 CT 检查可以更好地显示肋骨骨折情况。

(四)心理-社会状况

肋骨骨折病人一般情绪较稳定,但出现胸闷、反常呼吸,甚至呼吸困难时,病人可有紧张、烦躁及恐惧的情绪反应。

(五)处理原则

肋骨骨折的处理原则为有效镇痛、处理肋骨骨折、肺部物理治疗和早期活动。

1. **有效镇痛**　有效镇痛能增加连枷胸病人的肺活量、潮气量、功能残气量、肺顺应性和血氧分压，降低气道阻力和减少胸壁的反常运动。

2. **处理肋骨骨折**

(1)闭合性单处肋骨骨折：采用多头胸带或弹性胸带固定，也可用于胸背部、胸侧壁多根多处肋骨骨折但胸壁软化范围小、反常呼吸运动不严重者。

> **考点：肋骨骨折处理原则**

(2)闭合性多根多处肋骨骨折：可在患侧胸壁放置牵引支架，行牵引固定，或用厚棉垫加压包扎。近年来也有经电视胸腔镜直视下置入钢丝的方法固定连枷胸。

(3)开放性肋骨骨折：胸壁伤口需彻底清创，用不锈钢钢丝对肋骨断端行内固定术。肋骨骨折致胸膜穿破者，需做胸腔闭式引流术。

3. **肺部物理治疗**　可保持气道清洁，预防肺不张、肺部感染，加速肺功能康复。

> **【护考真题链接】2011—A2 型题**
>
> 病人，男，28 岁，右胸外伤后发生肋骨骨折入院，病人极度呼吸困难，发绀，右胸壁可见反常呼吸运动，首要的急救措施是(　　)
>
> A.加压给氧　　　　　　　B.气管插管
> C.剖胸探查　　　　　　　D.固定胸壁
> E.气管切开
> 答案：E
> 分析：病人因外伤致呼吸困难，发绀，右胸壁可见反常呼吸运动，此时应固定胸壁，抑制反常呼吸运动。

4. **早期活动**　在做好有效镇痛和物理治疗的基础上，指导病人在床上进行肢体功能锻炼，并促进病人早日下床活动。

【常见护理诊断/健康问题】

1. **气体交换受损**　与肋骨骨折导致的疼痛、胸廓运动受限有关。
2. **疼痛**　与骨折、胸部组织损伤有关。
3. **焦虑/恐惧**　与意外损伤及担忧预后有关。
4. **潜在并发症：肺部和胸腔感染**

【护理措施】

(一)术前护理

1. 维持有效气体交换

(1)现场急救：闭合性单处肋骨骨折两断端因有相邻完整的肋骨和肋间肌支撑，较少有肋骨断端错位、活动和重叠。采用多头胸带或弹性胸带固定胸廓，能减少肋骨断端活动，减轻疼痛。这种方法也适用于胸背部、胸侧壁多根多处肋骨骨折、胸壁软化范围小而反常呼吸运动不严重的病人。对于严重肋骨骨折，尤其是胸壁软化范围大，出现反常呼吸且危及生命的连枷胸病人，应协助医生紧急采取急救措施，以减轻或消除胸壁的反常呼吸运动，促进患侧肺复张。

（2）保持呼吸道通畅：及时清理呼吸道分泌物，鼓励病人咳出分泌物和血性痰；对气管插管或切开、应用呼吸机辅助呼吸者，加强呼吸道护理，主要包括湿化气道、吸痰及保持管道通畅等；对咳嗽无力、呼吸道分泌物潴留者，应施行纤维支气管镜吸痰。

2. 肺部物理治疗　特别是对有闭合性多根多处肋骨骨折、咳嗽无力、不能有效排痰或呼吸衰竭者，在充分固定胸壁的基础上，采取缩唇呼吸、有效咳嗽、振动排痰等技术，可有效改善通气与血流的比例，提高病人的呼吸效能；施行正压通气还可对软化的胸壁起到"内固定"作用。

3. 减轻疼痛　妥善固定胸部；医嘱使用镇痛药物；根据病人情况可口服或肌内注射镇痛药，也可用病人自控镇痛装置和1%普鲁卡因封闭骨折部位或行肋间神经阻滞，甚至可硬膜外置管镇痛；病人咳嗽、咳痰时，协助或指导其用双手按压患侧胸壁，以减轻疼痛。

4. 病情观察　密切观察生命体征、神志、胸腹部活动度等情况，若有异常，及时处理；观察病人有无皮下气肿，记录皮下气肿的范围。

5. 术前准备　做好血型及交叉配血试验、手术区域备皮等

（二）术后护理

1. 病情观察　密切观察呼吸、血压、脉搏及神志的变化，观察胸部活动情况。及时发现有无呼吸困难或反常呼吸。

2. 防治感染　监测体温变化，若体温超过38.5 ℃且持续不退，及时处理；鼓励并协助病人深呼吸、咳嗽、排痰，以减少呼吸系统并发症；及时更换创面敷料，保持敷料清洁干燥和引流管通畅。

（三）心理护理

安慰病人，使病人消除紧张情绪，帮助其建立战胜疾病的信心。

（四）健康指导

1. 合理饮食　进食清淡且富含营养的食物，多食水果、蔬菜，保持大便通畅；忌食辛辣刺激、生冷、油腻食物，以防助湿生痰；多饮水。

2. 休息与活动　保证充足睡眠，下肢有损伤者应进行床上肢体功能锻炼，无下肢功能障碍者应尽早下床活动。

3. 用药指导　遵医嘱按时服用药物，服药时防止剧烈呛咳、呕吐，影响伤处愈合。

4. 复诊指导　定期复查，如有不适及时随诊。

二、气胸病人的护理

胸膜腔内积气称为气胸（pneumothorax）。在胸部损伤中，气胸的发生率仅次于肋骨骨折。

【病因与分类】

根据胸腔的压力情况，气胸分为3类。

1. 闭合性气胸（closed pneumothorax）　多继发于肋骨骨折，由于肋骨断端刺破肺，空气

进入胸膜腔。伤后伤道自然闭合，呼吸时空气不再进入胸膜腔。

2. 开放性气胸(open pneumothorax)　多为刀刃、锐器或弹片火器等导致的胸部穿透伤。空气随呼吸自由进出胸膜腔。

3. 张力性气胸(tension pneumothorax)　主要是较大的肺泡破裂、较深较大的肺裂伤或支气管破裂所致。损伤处形成活瓣，气体随吸气持续进入胸膜腔，呼气时不能排出。

【病理生理】

胸部损伤造成肺组织、气管、支气管、食管破裂，空气进入胸腔，或因胸壁伤口穿破胸膜，外界空气进入胸腔造成气胸。

1. 闭合性气胸　空气从胸壁或肺的伤道进入胸膜腔后，伤道很快闭合，气体不再继续进入胸膜腔，胸腔内负压被部分抵消，但胸腔内压仍低于大气压，使患侧肺部分萎陷、有效气体交换面积减少，肺的通气和换气功能受损。

2. 开放性气胸　损伤后胸壁伤口或软组织缺损持续存在，胸腔与外界大气相通，胸膜腔内压力几乎等于大气压。

(1)呼吸功能障碍：胸壁伤口大小决定了空气的进出量，当胸壁伤口直径>3 cm 时，患侧胸腔内负压可被完全抵消，患侧肺将完全萎陷，失去气体交换功能；双侧胸腔内压力失衡，患侧胸腔内压明显高于健侧，使纵隔向健侧移位，导致健侧肺的扩张受限。

(2)纵隔扑动(mediastinal flutter)：病人呼气和吸气时，两侧胸膜腔压力不均衡的周期性变化，使纵隔位置出现左右摆动。表现为吸气时纵隔向健侧移位，呼气时又移回患侧(图 14-2)。纵隔扑动可影响静脉回心血流，导致循环功能障碍。

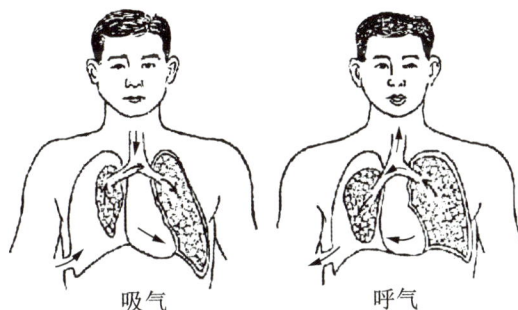

吸气　　呼气

图 14-2　开放性气胸的纵隔扑动

(3)低氧气体重复交换：吸气时健侧肺扩张，不仅吸入从气管进入的空气，而且也吸入由患侧肺排出的含氧量低的气体；而呼气时健侧肺气体不仅排出体外，同时亦排至患侧支气管和肺内，使低氧气体在双侧肺内重复交换而致病人严重缺氧。

> 考点：开放性气胸的病理生理：纵隔扑动

3. 张力性气胸　损伤后气管、支气管或肺损伤裂口与胸膜腔相通，且形成活瓣，吸气时气体从裂口进入胸膜腔，而呼气时裂口活瓣关闭，气体不能排出，使胸膜腔内积气不断增多，压力逐步升高，导致胸膜腔内压力高于大气压，又称为高压性气胸(high pressure pneumothorax)。

（1）呼吸循环功能障碍：胸膜腔压力升高使患侧肺严重萎陷，纵隔明显向健侧移位，健侧肺组织受压，腔静脉回流受阻，导致呼吸、循环功能严重障碍。

（2）气肿形成：胸膜腔内压高于大气压，使气体经支气管、气管周围的疏松结缔组织或壁层胸膜裂口处进入纵隔或胸壁软组织，形成纵隔气肿（mediastinal emphysema）或扩散至颈、面、胸部等处形成皮下气肿（subcutaneous emphysema）（图14-3）。

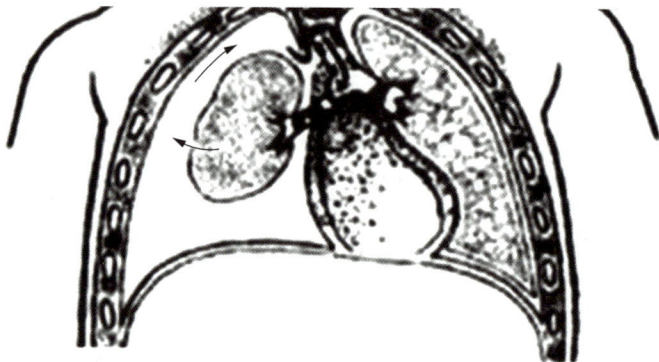

图14-3 张力性气胸与纵隔、皮下气肿

【护理评估】

（一）健康史

了解病人的受伤史，如受伤经过、暴力程度、受伤部位与时间、有无昏迷及恶心、呕吐等，既往有无胸部手术史、服药史和过敏史。

（二）身体状况

1.闭合性气胸

（1）症状：主要与胸腔积气量和肺萎陷程度有关，轻者可无症状，或出现胸闷、胸痛、气促，严重者可出现明显的呼吸困难。肺萎陷在30%以下者为小量气胸，病人无明显呼吸和循环功能紊乱的症状；肺萎陷在30%～50%者为中量气胸；肺萎陷在50%以上者为大量气胸。后两者均可表现为明显的低氧血症。

（2）体征：患侧胸廓饱满，呼吸活动度降低，气管向健侧移位，叩诊呈鼓音，听诊患侧呼吸音减弱甚至消失。

2.开放性气胸

（1）症状：明显呼吸困难、鼻翼扇动、口唇发绀，重者伴有休克症状。

（2）体征：患侧可见胸壁伤道，颈静脉怒张，心脏、气管向健侧移位；呼吸时可闻及气体进出胸腔伤口发出吸吮样"嘶嘶"声，称为胸部吸吮性伤口（thoracic sucking wound）；患侧胸部叩诊呈鼓音，听诊呼吸音减弱或消失。

3.张力性气胸

（1）症状：严重呼吸困难、烦躁、意识障碍、发绀、大汗淋漓、昏迷、休克甚至窒息。

考点：三种气胸的鉴别

（2）体征：气管明显移向健侧，颈静脉怒张，多有皮下气肿；患侧胸廓饱满，叩诊呈鼓音；呼吸活动度降低，听诊呼吸音消失。

【护考真题链接】2018 年—A2 型题

【护考真题链接】2018 年—A2 型题

病人，男，20 岁，车祸后呼吸困难。体格检查：胸部可见约 3 cm 长的开放性伤口，胸部叩诊呈鼓音，呼吸时伤口处发出嘶嘶的声音。首先考虑为（　　）

A. 闭合性气胸　　　　　　　　B. 开放性气胸

C. 张力性气胸　　　　　　　　D. 损伤性气胸

E. 机化性血胸

答案：B

分析：据题干可知病人呼吸困难且伤口处可闻及吹风声，与开放性气胸的临床表现相符。其他气胸的临床表现：①闭合性气胸。大多数起病急骤，病人突感一侧胸痛，针刺样或刀割样，持续时间短暂，继之胸闷和呼吸困难，可伴有刺激性咳嗽。严重者不能平卧，肺萎陷 30% 以下者，多无明显症状。②张力性气胸。病人表现为严重或极度的呼吸困难、发绀、大汗淋漓、意识障碍等。体格检查可见伤侧胸部饱满，常触及皮下气肿，叩诊呈高度鼓音，呼吸音消失。

【护考真题链接】2022 年—A2 型题

病人胸部受伤，急诊入院，经吸氧，呼吸困难无好转，有发绀、休克。体格检查：左胸饱满，气管向右移位，左侧可触及骨擦音，呼气时活瓣关闭，空气只能进入而不能排出，叩诊呈鼓音，听诊呼吸音消失，皮下气肿明显。诊断首先考虑是（　　）

A. 血胸　　　　　　　　　　　B. 开放性气胸

C. 张力性气胸　　　　　　　　D. 闭合性气胸

E. 胸壁软组织损伤

答案：C

分析：题干中的病人表现为极度呼吸困难、发绀，体格检查发现左胸饱满，气管移位，呼气时活瓣关闭，空气只能进入而不能排出，叩诊呈鼓音，听诊呼吸音消失，皮下气肿明显，与张力性气胸临床表现相符，故考虑该病人为张力性气胸。

（三）辅助检查

1. 影像学检查　主要为胸部 X 线检查。

（1）闭合性气胸：可见不同程度的肺萎陷和胸腔积气，但其显示的胸腔积气征象往往比实际气胸量轻。有时可见少量胸腔积液。

（2）开放性气胸：可见患侧胸腔大量积气，肺萎陷，纵隔向健侧移位。

（3）张力性气胸：可见胸腔积气严重、肺完全萎陷，纵隔向健侧移位。

2. 诊断性穿刺　胸腔穿刺既能帮助明确气胸的诊断，也可抽出气体，降低胸腔内压，缓解症状。张力性气胸者穿刺时可有高压气体向外冲出，外推针筒芯，抽气后症状缓解，但很快又可加剧。

（四）心理-社会状况

了解病人有无焦虑、恐惧及其程度；了解病人及家属对损伤、预后的认知和心理承受能力。

（五）处理原则

以抢救生命为首要原则。处理措施包括封闭胸壁开放性伤口，通过胸腔穿刺抽吸或胸腔闭式引流排除胸腔内的积气、积液，防治感染。

（一）不同类型气胸的处理

1. 闭合性气胸

（1）小量气胸：无须特殊处理，积气一般在1~2周内自行吸收，但应密切观察病人病情变化。

（2）中量或大量气胸：可行胸腔穿刺抽尽积气以减轻肺萎陷，必要时行胸腔闭式引流术，排出积气，促使肺尽早复张。

> 考点：气胸的处理原则

2. 开放性气胸

（1）紧急封闭伤口：是首要的急救措施，立即用不透气的敷料封闭胸壁伤口，使之成为闭合性气胸，为抢救生命赢得时间。

【护考真题链接】2022年—A2型题

病人，男，40岁，车祸外伤后休克、昏迷、脾破裂、开放性气胸、开放性胫骨骨折，抢救时首先应（　　）

A. 输血输液　　　　　　　B. 手术止血

C. 封闭胸壁伤口　　　　　D. 骨折固定

E. 使用升压药物

答案：C

分析：对存在多处损伤的病人，首先要处理的是可能威胁病人生命的问题。开放性气胸会使病人出现呼吸困难的症状，此时应立即封闭胸壁伤口，将开放性气胸转化为闭合性气胸。接着进行穿刺抽气减压，暂时缓解病人的呼吸困难，随后进行加压包扎，并尽快实施急救。若条件允许，可使用无菌敷料，如凡士林纱布加棉垫覆盖伤口，再用绷带加压包扎固定；在紧急情况下，也可利用手边的任何物品，如手帕、围巾等严密覆盖胸壁的伤口，直至拿到凡士林纱布。

（2）安全转运：在送往医院途中，如病人呼吸困难加重或有张力性气胸表现时，应在病人呼气时暂时开放密闭敷料，排出胸腔内高压气体后再封闭伤口。

（3）急诊处理：病人送达医院后，吸氧，以缓解病人缺氧的状况；补充血容量，纠正休克；应用抗菌药物预防感染；及时清创、缝合胸壁伤口，并行胸腔闭式引流。

（4）手术治疗：对疑有胸腔内器官损伤或进行性出血者行开胸探查术，止血、修复损伤或清除异物。

3. 张力性气胸　可迅速危及生命，需紧急抢救。

（1）迅速排气减压：是张力性气胸致呼吸困难病人的首要处理措施。急救时应迅速在患侧锁骨中线第2肋间，用粗针头穿刺胸腔排气减压，并外接单向活瓣装置。紧急时可在针柄部外接剪开小口的外科手套、柔软塑料袋、气球等，使胸腔内高压气体易于排出，阻止外界气体进入胸腔。

（2）安置胸腔闭式引流：可用三瓶水封闭式引流装置，将负压控制瓶连接负压进行持续负压吸引，加快气体排出，促使肺复张。

> 🔊 **【护考真题链接】2018 年—A2 型题**
>
> 病人，男，45 岁，因胸部损伤、张力性气胸急诊入院。为配合抢救，护士必须准备的物品是（　　）
>
> A.输液器　　　　　　　　　　B.氧气湿化瓶
>
> C.气管插管包　　　　　　　　D.吸引器
>
> E.胸腔闭式引流瓶
>
> 答案：E
>
> 分析：张力性气胸可危及生命，需迅速排气减压。紧急在伤侧锁骨中线第 2 肋间穿刺，行胸腔闭式引流，抗休克，预防感染。

（3）手术探查：若胸腔引流管内持续不断逸出大量气体，呼吸困难未改善，肺膨胀困难，提示可能有肺和支气管的严重损伤，应考虑开胸探查手术或电视胸腔镜手术探查并修补伤口。

（二）胸腔闭式引流术

目的是引流胸膜腔内积气、血液和渗液；重建胸膜腔内负压，保持纵隔位置正常；促进肺复张。

1.适应证　①中量、大量气胸、开放性气胸、张力性气胸、血胸、脓胸；②经胸腔穿刺术治疗，肺无法复张者；③剖胸手术。

> **考点：胸腔穿刺抽气的部位**

2.置管方法和置管位置　通常在手术室置管，紧急情况下可在急诊室或病人床旁置管。可根据临床诊断和胸部 X 线检查结果决定置管位置（图 14-4）。

（1）气胸：由于积气多向上聚集，一般在前胸壁锁骨中线第 2 肋间隙进行置管。

（2）血胸：在腋中线与腋后线间第 6 或第 7 肋间隙置管。

（3）脓胸：引流脓液时应在脓液积聚的最低位置管。

> 🔊 **【护考真题链接】2019 年—A1 型题**
>
> 血胸穿刺引流的具体位置为（　　）
>
> A.腋前腋中 6~7 肋间　　　　　B.腋前腋中 7~8 肋间
>
> C.腋中腋后 6~7 肋间　　　　　D.腋中腋后 7~8 肋间
>
> E.腋中腋后 5~6 肋间
>
> 答案：C
>
> 分析：胸腔闭式引流导管位置的选择包括 3 种情况。①当引流以液体为主时，应放置在第 6~7 肋间腋中线或腋后线处。据题干可知需引流的类型为血胸，属液体引流，故应选取的具体位置为腋中/腋后 6~7 肋间；②当引流以排气为主时，应在第 2 肋间锁骨中线附近；③脓胸引流应放置在脓腔最低位。

3.胸腔闭式引流装置　传统的胸腔闭式引流装置有单瓶式、双瓶式和三瓶式 3 种

（图14-5）。目前，临床上广泛应用的是各种一次性使用的胸腔闭式引流装置。

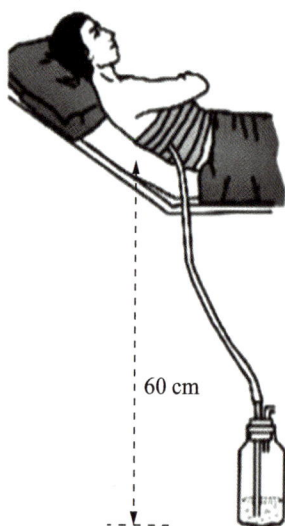

图14-4 胸腔膜闭式引流

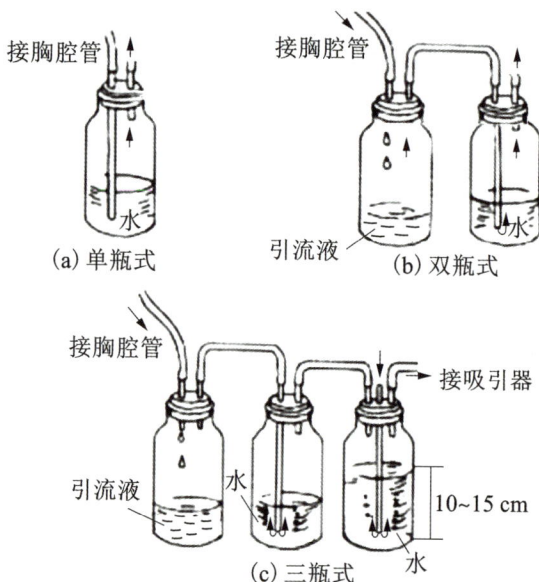

图14-5 传统式水封瓶引流装置

（1）单瓶水封闭式引流：水封瓶的橡胶瓶塞上有两个孔，分别插入长、短管。瓶中装有约 500 mL 的 0.9%氯化钠注射液，使长管的下口浸没于液面下 3～4 cm，短管下口远离液面，使瓶内空气与外界大气相通。使用时，长管上的橡皮管与病人的胸腔引流管相连接，接通后即可见长管内水柱升高至液平面以上 8～10 cm，并随病人呼吸上下波动；若无波动，则提示引流管不通畅。

（2）双瓶水封闭式引流：在上述的水封瓶前面连接一个集液瓶，用于收集胸腔引流液，水封瓶内的密闭系统不会受到引流量的影响。

（3）三瓶水封闭式引流：在双瓶式基础上增加了一个控制抽吸力的负压控制瓶。通常，传导到引流瓶内的抽吸力的大小取决于通气管没入液面的深度。当抽吸力超过没入液面的通气管的高度所产生的压力时，就会有外界空气吸入此引流系统中。若通气管没入液面下 15～20 cm，则对该引流装置所施加的负压抽吸力为 15～20 cmH$_2$O（1.47～1.96 kPa），可防止抽吸力过大引起胸膜损伤。

4. 护理要点

（1）保持管道密闭：①用凡士林纱布严密覆盖胸壁引流管周围；②水封瓶始终保持直立；②长管没入水中3～4 cm；④更换引流瓶或搬动病人时，先用止血钳双向夹闭引流管，防止空气进入；放松止血钳时，先将引流瓶安置在低于胸壁引流口平面的位置；④随时检查引流装置是否密闭，防止引流管脱落。

> 考点：胸腔闭式
> 引流的护理要点

（2）严格无菌操作：①保持引流装置无菌，并严格遵守无菌技术操作原则，定期更换引流装置；②保持胸壁引流口处敷料清洁、干燥，一旦渗湿，及时更换；③引流瓶位置低于胸壁引流口平面60～100 cm，依靠重力引流，以防瓶内液体逆流入胸腔，造成逆行感染。

（3）保持引流通畅：定时挤压引流管，防止引流管受压、扭曲和阻塞。病人取半坐卧位，经常改变体位，鼓励病人咳嗽和深呼吸，以利于胸膜腔内液体和气体的排出，促进肺复张。

（4）观察记录引流：①密切观察并准确记录引流液的颜色、性状和量；②密切注意水封瓶长管中水柱波动的情况，以判断引流管是否通畅。水柱波动的幅度能反映无效腔的大小及胸腔内负压的情况，一般水柱上下波动的范围为4~6 cm。若水柱波动幅度过大，提示可能存在肺不张；若水柱无波动，提示引流管不通畅或肺已经完全复张；若病人出现气促、胸闷、气管向健侧偏移等肺受压症状，则提示血块阻塞引流管，应通过捏挤或使用负压间断抽吸引流瓶中的短玻璃管，促使其恢复通畅，必要时做进一步处理。

> 🔊 【护考真题链接】2012年—A2型题
>
> 病人，男，25岁，肋骨骨折后合并气胸，急诊行胸腔闭式引流术。对胸腔闭式引流护理，错误的是（　　）
>
> A. 嘱病人勿折叠、扭曲、压迫管道　　　B. 嘱病人翻身时勿牵拉引流管
>
> C. 保持水封瓶长管没入水中6~8 cm　　D. 指导病人多做深呼吸运动
>
> E. 更换引流瓶时应双重夹闭引流管
>
> 答案：C
>
> 分析：胸腔闭式引流引流管插入液面以下的长度为3~4 cm。

（5）处理意外事件：①若引流管从胸腔滑脱，立即用手捏闭胸壁伤口处皮肤，消毒处理后，以凡士林纱布封闭伤口，并做进一步处理；②若引流瓶损坏或引流管从胸壁引流管与引流装置连接处脱落，立即用双钳夹闭胸壁引流管，并更换引流装置。

> 🔊 【护考真题链接】2016年—A2型题
>
> 病人，男，34岁。损伤性气胸，遵医嘱给予胸腔闭式引流，其引流装置如图所示。目前该装置对其胸腔施加的压力是（　　）
>
>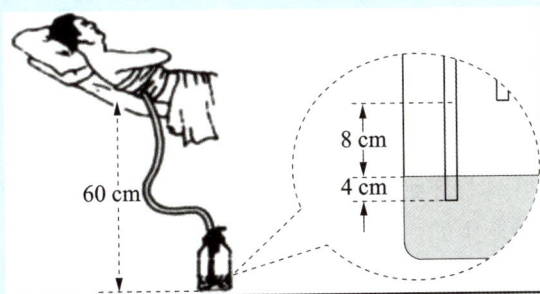
>
> A. -60 cmH$_2$O　　　　　　　　B. -4 cmH$_2$O
>
> C. 0 cmH$_2$O　　　　　　　　　　D. -8 cmH$_2$O
>
> E. 60 cmH$_2$O
>
> 答案：D
>
> 分析：闭式引流主要靠重力引流，水封瓶液面应低于引流管胸腔出口平面60 cm，该装置对胸腔的施压的压力为-8 cmH$_2$O。

(6)拔管护理。①拔管指征：留置引流管48~72小时后，如果引流瓶中无气体逸出且引流液颜色变浅，24小时引流液量<50 mL，脓液<10 mL，胸部X线检查显示肺复张良好无漏气，病人无呼吸困难或气促，即可考虑拔管。②拔管方法：嘱病人先深吸一口气，在深吸气末屏气，迅速拔管，并立即用凡士林纱布和厚敷料封闭胸壁伤口，包扎固定。③拔管后护理：拔管后24小时内，应注意观察病人是否有胸闷、呼吸困难、发绀、切口漏气、渗液、出血和皮下气肿等，如发现异常及时通知医生处理。

【常见护理诊断/健康问题】

1.气体交换受损　与胸膜腔内压力升高、肺萎陷以及通气/血流比例失调有关。

2.低效性呼吸型态　与肺陷、气道阻塞有关。

3.疼痛　与胸膜腔内压力升高导致胸膜受牵拉、撕裂有关。

4.有感染的危险　与胸壁的完整性受损有关。

5.潜在并发症：胸腔感染、呼吸功能衰竭、休克

【护理措施】

(一)术前护理

1.现场急救　病人若出现危及生命的征象，护士应协同医生施以急救。

(1)开放性气胸：立即封闭伤口，可使用无菌敷料如凡士林纱布、棉垫，或因地制宜利用身边清洁器材如衣物、塑料袋等不透气压迫物，在病人深呼气末封闭伤口，阻止气体继续进入胸腔，加压包扎固定后迅速转运至医院。

(2)闭合性或张力性气胸：积气量多者，行胸腔穿刺抽气或胸腔闭式引流。

2.保持呼吸道通畅

(1)吸氧：呼吸困难和发绀者，及时给予吸氧。

(2)有效咳嗽、排痰：及时清理口腔、呼吸道内的呕吐物、分泌物、血液及痰液等，保持呼吸道通畅，预防窒息。痰液黏稠不易咳出者，应用祛痰药物、超声雾化吸入，以稀释痰液利于排出，必要时给予吸痰。

(3)建立人工气道：不能有效排痰或呼吸衰竭者，实施气管插管或气管切开给氧、吸痰或呼吸机辅助呼吸。

(4)体位：病情稳定者取半坐卧位，使膈肌下降，有利于呼吸。

3.缓解疼痛　病人因疼痛不敢咳嗽、咳痰时，协助或指导病人及其家属用双手按压患侧胸壁，以减轻伤口震动产生的疼痛；必要时遵医嘱给予镇痛药。

4.病情观察　动态观察病人的生命体征和意识等变化。重点观察病人呼吸频率、节律和幅度；有无气促、呼吸困难、发绀和缺氧等症状；有无气管移位或皮下气肿的情况；是否发生低血容量性休克等。

5.预防感染　有开放性伤口者，遵医嘱使用破伤风抗毒素及抗菌药物。

6.术前护理

(1)输液管理：病情危重，有胸腔内器官、血管损伤出血或呼吸困难未能缓解者，除做好术前准备外，还应遵医嘱及时输血、补液并记录液体出入量，避免因输液过快、过量而发生肺水肿。

（2）术前准备：急诊手术病人，做好血型鉴定、交叉配血及药物过敏试验，手术区域备皮；择期手术者，鼓励其摄入营养丰富、易消化的食物，术前晚禁食禁饮。

（二）术后护理

1.病情观察　病人术后返回病房，密切观察其生命体征的变化，给予心电监测并详细记录。妥善安放、固定各种管路并保持通畅。

2.基础护理　由于伤口疼痛及留置各种管道，病人自理能力下降，根据病人病情做好基础护理和生活护理，如口腔护理、皮肤护理、会阴护理等；鼓励并协助病人早期下床活动，促进疾病康复。

3.呼吸道管理

（1）协助病人咳嗽、咳痰：卧床期间，定时协助病人翻身、坐起、叩背、咳嗽；鼓励并指导病人做深呼吸运动，促使肺扩张，预防肺不张或肺部感染等并发症的发生。

（2）人工气道的护理：实施气管插管或气管切开呼吸机辅助呼吸者，做好呼吸道护理，主要包括气道湿化、吸痰及保持管道通畅等，以维持有效气体交换。

4.胸腔闭式引流的护理　参考本章胸腔闭式引流术的护理要点。

（三）心理护理

护士在护理病人过程中，应多与病人沟通，帮助病人正确认识疾病，缓解不良情绪，树立治疗信心。

（四）健康指导

1.呼吸功能锻炼　指导病人练习深呼吸和有效咳嗽、咳痰的方法。嘱病人出院后继续坚持腹式呼吸和有效咳嗽。

2.肢体功能锻炼　告知病人恢复期胸部仍有轻微不适或疼痛，应尽早开展循序渐进的患侧肩关节功能锻炼，促进功能恢复。但在气胸痊愈1个月内，不宜参加剧烈的体育活动，如打球、跑步、抬举重物等。

3.定期复诊　胸部损伤严重者，出院后须定期来院复诊，发现异常应及时治疗。伴有肋骨骨折者，术后3个月应复查胸部X线，以了解骨折愈合情况。

三、血胸病人的护理

血胸（hemothorax）是指胸膜腔内积血。血胸与气胸可同时存在，称为血气胸（hemopneumothorax）。

【病因】

胸腔积血主要来源于心脏、胸内大血管及其分支、胸壁、肺组织、膈肌和心包血管出血。多由胸部损伤，如肋骨骨折断端或利器损伤胸部引起。

【病理生理】

体循环动脉、心脏或肺门部大血管损伤可导致大量血胸。胸腔积血后，随着胸腔内血液积聚和压力增高，患侧肺受压萎陷，纵隔被推向健侧，致健侧肺也受压，阻碍腔静脉血液回流，严重影响病人呼吸和循环。肺组织裂伤出血时，因循环压力低，出血量少而缓慢，多可自行停止；胸廓内血管、肋间血管或压力较高的动脉损伤时，出血量多且急，常不易自行停止，可造成有效循环血量减少致循环衰竭，病人可因失血性休克短期内死亡。

【分类】

按照病理生理特点，血胸分为4种类型。

1. 进行性血胸（progressive hemothorax）　指大量持续出血所致的胸腔积血。

2. 凝固性血胸（coagulating hemothorax）　由于肺、心包和膈肌运动引起的去纤维蛋白作用，胸膜腔内出血大多不凝固。胸腔内抽出不凝固血液，可作为血胸的诊断依据。但是，当胸膜腔内出血积聚速度超过去纤维蛋白作用时，胸膜腔内积血可发生凝固，称为凝固性血胸。血凝块机化形成纤维板，限制肺及胸廓活动，进而损害呼吸功能。

3. 迟发性血胸（delayed hemothorax）　受伤一段时间后，因活动致肋骨骨折断端刺破肋间血管或血凝块脱落，发生延迟出现的胸膜腔内积血。

4. 感染性血胸（infective hemothorax）　血液是良好的培养基，细菌经伤口或肺破裂口侵入后，会在血液中迅速滋生繁殖，形成感染性血胸，最终导致脓血胸（pyohemothorax）。

> 考点：血胸的分型
> （根据胸腔出血量）

根据胸腔出血量，血胸可分为小量血胸、中量血胸和大量血胸。

（1）小量血胸：胸腔内积血量<500 mL。

（2）中量血胸：胸腔内积血量500~1000 mL。

（3）大量血胸：胸腔内积血量>1000 mL。

【护理评估】

（一）健康史

了解病人的疼痛程度、疼痛部位及疼痛性质，了解疼痛的诱因和缓解方式。观察病人是否有胸闷、气促、呼吸困难等症状，及时发现并处理病情变化。

（二）身体状况

1. 症状　血胸的症状与出血量相关。

（1）小量血胸：可无明显症状。

（2）中量血胸和大量血胸：病人可出现低血容量性休克，表现为面色苍白、脉搏细速、血压下降、四肢湿冷、末梢血管充盈不良等；同时伴有呼吸急促等胸腔积液的表现。血胸病人多常发感染，表现为高热、寒战、出汗和疲乏等全身表现。

2. 体征　患侧胸部肋间隙饱满、气管向健侧移位、叩诊呈浊音、呼吸音减弱或消失等。

（三）辅助检查

1. 实验室检查　中、大量血胸者，血常规示血红蛋白和红细胞比容下降。继发感染者，血白细胞计数与中性粒细胞的比值增高，积血涂片和细菌培养可发现致病菌。

2. 影像学检查　胸部X线：小量血胸者，仅显示肋膈角消失。大量血胸时，显示胸腔有大片阴影，纵隔移向健侧；合并气胸者可见液平面。胸部超声：可明确胸腔积液的位置和量。

3. 胸腔穿刺　抽得血性液体即可确诊。

（四）心理-社会状况

了解病人的心理状态，包括焦虑、抑郁、恐惧等负面情绪，并给予适当的心理支持和干预；了解病人的家庭和社会支持情况，包括家庭关系、社会地位、经济状况等，以便提供针对性的护理措施。

（五）处理原则

1.非进行性血胸　少量积血必要时可行胸腔穿刺及时排出积血；中、大量血胸早期行胸腔穿刺抽除积血，积极行胸腔闭式引流，以促进肺膨胀，改善呼吸。

2.进行性血胸　及时补充血容量，防治低血容量性休克；立即开胸探查、止血。

3.凝固性血胸　为预防感染和血凝块机化，于出血停止后数日内需行手术清除积血和血凝块；对于已机化的血块，待病情稳定后尽早行血块和胸膜表面纤维组织剥除术。

4.感染性血胸　改善胸腔引流，排尽积血、积脓；若效果不佳或肺复张不良，尽早手术清除感染性积血，剥离脓性纤维膜。

目前，电视胸腔镜技术以其创伤小、疗效好、住院时间短、费用低等优点，已广泛应用于凝固性血胸和感染性血胸的处理。

【常见护理诊断/健康问题】

1.气体交换受损　与肺萎陷及胸廓活动受限有关。

2.心输出量减少　与大量失血、心律失常、心力衰竭、心包压塞有关。

3.焦虑或恐惧　与突然强烈的外伤打击、呼吸困难及害怕手术有关。

4.疼痛　与组织损伤有关。

5.潜在并发症：肺或胸腔感染　与胸部创伤、胸腔积血有关。

【护理措施】

（一）术前护理

1.现场急救　包括心肺复苏、保持呼吸道通畅、止血、包扎和固定等。胸部有较大异物者，不宜立即拔除，以免出血不止。

2.病情观察　严密观察生命体征，注意神志、瞳孔、面色变化情况。病人若出现下列征象则提示存在活动性出血：①脉搏持续加快，血压下降，或经补充血容量血压仍不稳定；②血红蛋白量、红细胞计数、红细胞比容进行性下降；③胸腔闭式引流引出的血量每小时超过200 mL，并持续 3 小时以上；④胸膜腔穿刺抽出的血液很快凝固或血液凝抽不出，但胸部 X 线检查显示胸部阴影逐渐扩大。

> 考点：胸膜腔内活动性出血的征象

🔊【护考真题链接】2019 年—A1 型题

血气胸病人行胸腔闭式引流术时，剖胸探查的指征是（　　　　）

A.连续 3 小时内引出血性液体>300 mL/h

B.连续 3 小时内引出血性液体>100 mL/h

C.连续 3 小时内引出血性液体>200 mL/h

D.连续 6 小时内引出血性液体>200 mL/h

E.连续 6 小时内引出血性液体>300 mL/h

答案：C

分析：若胸膜腔闭式引流出血量>200 mL/h 并持续 3 小时以上，则提示胸膜腔内有活动性出血的征象，需立即进行剖胸探查并止血。胸膜腔内活动性出血的其他征象：①脉搏逐渐加快，血压持续下降；②经补充血 容量后血压虽有短暂回升，但又迅速下降；③血红蛋白、血细胞计数、红细胞比容持续降低；④胸膜腔穿刺抽出的血液很快凝固或因血液凝固抽不出，且胸部 X 线显示胸膜腔阴影继续增大。

3.静脉补液　建立静脉通路，积极补充血容量和抗休克治疗；遵医嘱合理输注晶体和胶体溶液，根据血压和心肺功能状态等控制补液的量与速度。

(二)术后护理

1.病情观察　监测血压、脉搏、呼吸、体温及引流液变化，若发现有进行性出血的征象，应立即报告医生并协助处理；病情危重者，可监测中心静脉压(CVP)。

2.维持呼吸功能　密切观察呼吸型态、频率及呼吸音变化；根据病情给予吸氧，观察血氧饱和度变化；若生命体征平稳，可取半卧位，以利于呼吸；协助病人叩背、咳痰，教会其深呼吸和有效咳嗽的方法，以清除呼吸道分泌物。

3.胸腔闭式引流的护理　保持管道密闭，严格无菌操作，保持引流通畅，观察记录引流情况，预防和处理意外事件，做好拔管前后的护理。

4.预防感染　遵医嘱使用抗菌药物；密切观察体温、局部伤口和全身情况的变化；鼓励病人咳嗽、咳痰，保持呼吸道通畅，预防肺部感染的发生；在进行胸腔闭式引流护理过程中，严格遵循无菌操作原则，保持引流通畅，以防胸腔继发感染。

(三)心理护理

病人会有不同程度的焦虑、紧张，加强与病人及家属的沟通，解释各种症状和不适的原因、持续时间及预后；说明各种诊疗、护理操作及手术的必要性和安全性；关心、理解、同情病人，帮助病人树立信心，配合治疗。

(四)健康指导

1.休息与营养　指导病人合理休息，加强营养，提高机体免疫力。

2.呼吸功能锻炼　指导病人腹式呼吸及有效咳嗽的方法，教会其咳嗽时用双手按压患侧胸壁，以减少切口疼痛。

3.定期复诊　出现呼吸困难、高热等不适时及时就诊。

【知识链接】

脓胸病人的护理

病菌侵入胸膜腔，产生脓性渗出液，积聚于胸膜腔内的化脓性感染，称为脓胸。脓胸根据病程长短可分为急性和慢性；按照波及的范围又可分为全脓胸和局限性脓胸。脓胸继发于肺部感染，通常都有急性肺炎的病史。当肺炎引起的发热等症状逐渐好转后，病人再次出现高热、胸痛、大汗、纳差和咳嗽加剧等症状。如果为肺脓肿破溃引起的急性脓胸，病人常有突发性的剧烈胸痛、高热和呼吸困难，有时还有发绀和休克症状。

案例分析

1. 应从以下 4 个方面来评估病人：

(1)身体状况：检查病人的胸部是否有肿胀、畸形、瘀斑，观察是否有反常呼吸。

(2)症状和体征：注意病人的症状，如胸壁肿胀、疼痛、深呼吸、咳嗽或体位改变时疼痛加剧。检查是否有气胸、血胸、皮下气肿或咯血。评估病人的呼吸困难程度、发绀或休克情况。

(3)心理-社会状况：评估病人的焦虑和恐惧程度。

(4)生命体征是否平稳。

2. 该病人目前最主要的护理诊断/健康问题：

(1)气体交换受损：与肋骨骨折导致的疼痛、胸廓运动受限有关。

(2)疼痛：与骨折、胸部组织损伤有关。

(3)焦虑/恐惧：与意外损伤及担忧预后有关。

3. 针对病人的护理诊断/健康问题应采取以下相应的护理措施：

(1)镇痛。

(2)控制反常呼吸。

(3)及早包扎固定。

第二节 胸部肿瘤病人的护理

案例导入

案例

病人，男，58 岁，农民。因咳嗽 3 个月、咳血丝痰 1 天入院。病人 3 个月前开始咳嗽，为刺激性咳嗽，在当地医院给予抗炎药无明显好转，今晨起床时痰中带血丝，吸烟史 20 年。体格检查：T 37.8 ℃，P 90 次/min，R 22 次/min，BP 120/80 mmHg。实验室检查：肺部 CT 结果：左肺上叶尖见块状稍高密度阴影，大小为 1.5 cm×1.3 cm×2.4 cm，边缘毛刺伴小分叶，内密度尚均匀，未见空洞或钙化灶，局部与上胸膜粘连。肺门影不大，纵隔结构清楚。

思考

1. 提出该病人目前主要的两个护理诊断/健康问题。

2. 针对该护理诊断/问题，并提出相应的护理措施。

一、肺癌病人的护理

肺癌(lung cancer)又称原发性支气管肺癌(primary bronchopulmonary carcinoma)，是指起源于支气管黏膜上皮的恶性肿瘤。其发病年龄大多在 40 岁以上，且男性病人居多。在工业发达国家和我国大城市中，肺癌的发病率已位居男性恶性肿瘤之首。

【病因】

肺癌的病因至今尚不完全明确。长期大量吸烟是肺癌最重要的风险因素，吸烟量越大、开始年龄越早、吸烟年限越长，患肺癌的风险性越高。其他致病因素包括大气污染、烹饪油烟、职业接触（包括砷、镉、铬、石棉、电离辐射等）、饮食因素、遗传、基因变异。

> 考点：小细胞癌的病理特点

【病理】

肺癌起源于支气管黏膜上皮或肺泡上皮。肿瘤可向支气管腔内和(或)周围结构浸润生长，并可通过淋巴、血行转移或直接向支气管转移扩散。肺癌的分布：右肺多于左肺，上叶多于下叶。传统上，把起源肺段支气管开口以近、位置靠近肺门的肺癌称为中心型肺癌；起源于肺段支气管开口以远、位于肺周围部分的肺癌称为周围型肺癌。临床上肺癌的分类较多，临床最常见的肺癌可分为非小细胞肺癌和小细胞肺癌，非小细胞肺癌主要包括腺癌、鳞状细胞癌和大细胞癌。肺癌转移途径主要有直接扩散、淋巴转移、血行转移3条，其中以淋巴转移途径最常见。

> 考点：肺癌的起源及病理分型

🔊 【护考真题链接】2019 年—A2 型题

病人，男，46 岁。支气管肺癌病理组织报告为鳞状细胞癌，按解剖学部位分类，该病人的肿瘤属于的类型是(   )

A. 中央型
B. 周围型
C. 巨块型
D. 混合型
E. 边缘型

答案：A

分析：原发性肺癌按解剖学可分为两类：一类是中央型肺癌，是指发生在段支气管至主支气管的肺癌，以鳞状上皮细胞癌和小细胞癌较多见；据题干可知该病人的病理报告为鳞状细胞癌，即可判断为中央型。另一类是周围型肺癌，发生在段支气管以下的肺癌，以腺癌较为多见。

🔊 【护考真题链接】2014 年—A1 型题

原发性支气管肺癌的起源部位是(   )

A. 毛细支气管
B. 支气管腺体或黏膜
C. 主支气管
D. 纵隔黏膜
E. 肺泡黏膜

答案：B

分析：原发性支气管肺癌简称肺癌，为起源于支气管黏膜或腺体的恶性肿瘤。组织病理学分为非小细胞癌和小细胞癌，非小细胞癌中鳞癌最易发生于主支气管腔，腺癌中肺泡细胞癌发生于细支气管或肺泡壁，肺癌进一步发展可转移或直接压迫纵隔，造成声音嘶哑或吞咽困难。

【护理评估】

(一)健康史

了解病人年龄、经济状况、文化背景,有无吸烟史,吸烟的时间和吸烟量等;询问病人家族中有无肺部疾患、肺癌或其他肿瘤病人;了解病人有无其他部位肿瘤病史或手术治疗史,有无其他伴随疾病。

(二)身体状况

1.症状　肺癌的症状与肿瘤的部位、大小、是否压迫和侵犯邻近器官及有无转移等密切相关。

(1)咳嗽:最常见,为刺激性干咳或少量黏液痰,抗感染治疗无效。当肿瘤继续增大引起支气管狭窄时,咳嗽加重,呈高调金属音。若继发肺部感染,可有脓痰,痰量增多。

(2)血痰:以中心型肺癌多见,通常为痰中带血丝或少量咯血,大量咯血较少见。

(3)胸闷和发热:当较大的支气管不同程度阻塞时,可出现胸闷、哮鸣、气促和发热等症状。

(4)胸痛:由于肿瘤侵犯胸膜、胸壁、肋骨及其他组织引起,多为胸部不规则隐痛或钝痛、可随呼吸、咳嗽加重。肿瘤侵犯胸膜时可出现尖锐胸痛,侵及肋骨可出现固定压痛。

(5)晚期:除了出现食欲减退、体重减轻、倦怠等全身性症状外,还可能出现肿瘤压迫、侵犯邻近器官或组织,以及发生远处转移的相关症状。

1)压迫或侵犯喉返神经:会导致声带麻痹、声音嘶哑。

2)压迫上腔静脉:可造成面部、颈部、上肢和上胸部出现静脉曲张,皮下组织水肿。

3)侵犯胸膜:会引发胸膜腔积液,积液通常为血性;若积液量较大,可导致气促。

4)侵犯胸膜或胸壁:有时会引起持续性的剧烈胸痛。

5)侵犯纵隔并压迫食管:会造成吞咽困难。

6)上叶顶部肺癌,亦称 Pancoast 肿瘤,可侵犯纵隔并压迫位于胸廓上口的器官或组织。若肿瘤压迫颈部交感神经,会引发患侧眼睑下垂、瞳孔缩小、眼球内陷、面部无汗等颈交感神经综合征(又称 Horner 综合征)。

7)肺癌可转移至淋巴结、脑、肝脏、骨骼等器官。锁骨上淋巴结是肺癌转移的常见部位,此处淋巴结固定且坚硬,多无疼痛感;脑转移时会出现头痛、呕吐、眩晕、视觉障碍及人格改变等症状;肝转移时会出现肝区疼痛、黄疸、腹腔积液、肝功能异常等症状;转移至骨骼会引起骨痛、病理性骨折,还可能出现脊髓压迫症状。

(6)副瘤综合征:少数肺癌病例中,因肿瘤分泌内分泌物质,临床上会出现非转移性的全身症状,例如杵状指、骨关节痛、骨膜增生等骨关节综合征,Cushing 综合征、重症肌无力、男性乳房发育、多发性肌肉神经痛等,此类症状被称为副瘤综合征。这些症状在切除肿瘤后有可能消失。

2.体征　早期一般无明显体征,可闻及局限性哮鸣音,多在吸气阶段出现;晚期侵犯邻近器官或发生远处转移时,可出现声音嘶哑、吞咽困难、上腔静脉综合征、Horner 综合征等。

> 考点:肺癌的早期常见症状及晚期症状

【护考真题链接】**2012 年—A2 型题**

病人,男,62 岁,支气管肺癌手术切除病灶后准备出院。在进行出院健康指导时,应该告诉病人出现哪种情况时必须尽快返回医院就诊( )

A. 鼻塞流涕 B. 夜间咳嗽

C. 伤口瘙痒 D. 痰中带血

E. 食欲下降

答案:D

分析:对 40 岁以上者应定期进行胸部 X 线检查;对中年以上,久咳不愈或出现血痰者,应提高警惕,做进一步检查。肺癌手术后病人若有伤口疼痛、剧烈咳嗽、咯血等症状,或有进行性倦怠情形,应返院复诊。

【护考真题链接】**2014 年—A1 型题**

表示肺癌已有全身转移的表现是( )

A. 痰中带血 B. 持续性胸痛

C. 股骨局部破坏 D. 间歇性高热

E. 持续性胸腔积液

答案:C

分析:肺癌全身转移的途径包括中枢神经系统转移、骨骼转移、腹部转移和淋巴结转移。若肺癌病人发生骨转移(可有股骨局部破坏表现),则提示肺癌已出现全身转移;肺癌病人最先出现的表现有咳嗽、痰中带血、胸痛、胸闷、发热等症状,但并不能表明肿瘤发生转移;当肺癌侵犯胸壁及胸膜时,可引起胸腔积液和持续的剧烈胸痛,但并不能表明发生全身转移。

(三)辅助检查

1. X 线检查 中心型肺癌肺门处可见不规则的半圆形阴影,外围可有阻塞性肺炎和肺不张,并呈扇形分布。周围型肺癌显示肺叶有结节或肿块阴影,边缘不清或呈分叶状,周围有毛刺。

> 考点:痰液脱落细胞检查可简单有效诊断肺癌

2. 痰细胞学检查 若从痰中找到癌细胞,即可明确诊断,尤其对起源于较大支气管的中心型肺癌的阳性率较高。

3. CT 及 MRI 检查 发现肿物的位置、大小,淋巴结是否肿大和对附近脏器的压迫情况。

4. 支气管镜检查 支气管腔内直接看到肿瘤的大小、部位及范围,并可取穿刺组织做病理学检查。

5. 其他 纵隔镜、放射性核素扫描、经胸壁穿刺活检、胸腔积液检查和开胸探查等。

(四)心理-社会状况

了解病人有无焦虑、恐惧、绝望等;评估病人及家属对疾病诱因、症状、治疗、预防的认知程度,以及经济、心理承受能力。

(五) 处理原则

肺癌的治疗以手术治疗为主，同时辅以放射治疗、化学药物治疗、靶向治疗、中医中药治疗，以及免疫治疗等。

1.手术治疗　早期肺癌通过外科手术治疗通常能够达到治愈效果。手术方式首选解剖性肺叶切除术和淋巴结清扫术。

2.放射治疗　放射治疗是肺癌的局部治疗手段之一。对于一些因高龄或心、肺等重要器官功能不佳而无法耐受手术的早期肺癌病人，放射治疗也可作为一种局部治疗选择。在各类肺癌中，小细胞肺癌对放射治疗的敏感性较高，鳞癌次之。

3.化学药物治疗　化学药物治疗对小细胞肺癌的治疗效果较好。它既可以用于手术前后的辅助治疗，以提高治愈率；也可以单独用于晚期病人，以缓解症状。

4.靶向治疗　针对肿瘤特有的基因异常开展的治疗被称为靶向治疗。它具有针对性强、对该肿瘤疗效较好且不良反应较轻的特点。对于携带表皮生长因子受体(EGFR)基因突变的病人，EGFR阻滞药治疗的有效率和疾病控制率远高于传统化学治疗。

【常见护理诊断/健康问题】

1.气体交换障碍　与肺组织病变、肿瘤阻塞支气管、手术、麻醉、肺膨胀不全、呼吸道分泌物潴留等有关。

2.营养失调：低于机体需要量　与肿瘤引起的机体代谢增加、手术创伤等有关。

3.焦虑与恐惧　与久咳不愈、咯血及担心手术和预后有关。

4.潜在并发症：出血、肺不张、肺部感染、急性肺水肿、心律失常、支气管胸膜瘘等

【护理措施】

(一) 手术前护理

1.改善呼吸功能，预防术后感染

(1)戒烟：术前病人应戒烟两周以上。要让病人明白，吸烟会刺激肺泡、气管和支气管，导致呼吸道分泌物增多，还会损害支气管纤毛上皮，妨碍纤毛的清洁功能，影响痰液排出，进而引发肺部感染。

(2)保持呼吸道通畅：①若病人支气管分泌物较多，且病情允许，可进行体位引流。②对于痰液黏稠不易咳出的病人，可使用祛痰药物，进行超声雾化吸入，以稀释痰液，促进排出。必要时，可采用支气管镜吸痰。③大量咯血的病人，应绝对卧床休息，头偏向一侧，以防发生窒息。

(3)预防和控制感染：要注意口腔卫生，因为细菌容易通过口腔进入下呼吸道，引发感染。若病人有龋齿等口腔疾病或上呼吸道感染，应先进行治疗，并遵医嘱使用抗菌药物、支气管扩张剂及祛痰剂等。

(4)腹式呼吸：这是以膈肌运动为主的呼吸方式。用鼻吸气，吸气时腹部向外隆起。屏气1~2秒，使肺泡张开；呼气时，让气体从口中缓缓呼出。训练时，护士将双手放在病人腹部肋弓下方，病人吸气时双手被顶起，呼气时护士双手轻轻施加压力，使膈肌尽量上升。之后，嘱咐病人自行练习，并逐渐减少手部的辅助。术前应坚持每天训练2~3次，每次5~15分钟。

（5）有效咳嗽训练：病人应尽量坐直，进行深而慢的腹式呼吸。咳嗽时，口呈半开状态，吸气后屏气 3~5 秒，然后用力从肺部深处咳嗽，而非从口腔或咽喉部咳嗽。对于胸痛的病人，可先轻轻从肺部深处咳嗽，将痰液引至大气管后，再用力咳出。

2. **改善营养状况** 由于肿瘤对机体的消耗较大，部分病人在术前的营养状况欠佳，存在贫血和低蛋白血症等情况，这往往会影响病人对手术的耐受能力、切口的愈合以及术后的恢复。应为病人营造良好的进食环境，注重口腔清洁以提升食欲；指导病人摄入高热量、高蛋白且富含维生素的食物；按照医嘱为病人提供肠内或肠外营养支持，如脂肪乳、氨基酸、白蛋白、血浆或全血等。

3. **心理护理** 指导病人正确认识疾病，即使切除部分或一侧肺脏，仍有足够的肺组织维持呼吸，对病人的正常生活不会造成太大影响；给病人提问的机会，并认真耐心地解答，以减轻其焦虑。向病人及家属说明手术方案，介绍各种治疗护理的意义、方法、配合方法和注意事项，让病人有充分的心理准备。主动关心、体贴病人，并动员家属给病人以心理和经济方面的全力支持。

（二）手术后护理

1. 一般护理

（1）一般体位：在病人未清醒之前，应使其采取平卧位，头部偏向一侧，以防呕吐物、分泌物吸入呼吸道，进而导致窒息或引发吸入性肺炎。待病人麻醉清醒且血压平稳后，可将体位调整为半坐卧位，这样有利于呼吸和引流。

> 考点：肺切除术后病人的卧位

（2）特殊情况下病人的体位：①楔形切除术或肺段切除术者，尽量选择健侧卧位，以促进患侧肺组织扩张。②一侧肺叶切除术者，如呼吸功能尚可，可取健侧卧位，以利于患侧肺组织扩张；如呼吸功能差，为避免健侧肺受压而限制肺的通气功能，可取半坐卧位或平卧位。③全肺切除者，避免过度侧卧，可取 1/4 患侧卧位，预防纵隔移位和压迫健侧肺而致呼吸和循环障碍。④咯血或支气管瘘者，取患侧卧位。

2. **病情观察** 术后严密监测生命体征，每 15 分钟测量一次，观察呼吸频率、幅度及节律，听诊双肺呼吸音，注意有无气促、发绀等缺氧征象以及动脉血氧饱和度等情况，若有异常及时通知医生予以处理。

3. 呼吸道护理

（1）常规给予病人鼻导管吸氧 2~4 L/min。

（2）观察：密切观察呼吸的频率、幅度及节律，有无气促、发绀、血氧饱和度下降等，听诊肺部呼吸音有无痰鸣音，如有异常及时通知医生，全肺切除者检查气管位置是否居中。

（3）深呼吸和有效咳嗽：病人清醒后鼓励并协助其进行深呼吸和有效咳嗽，每 1~2 小时 1 次。咳嗽前给病人叩背，顺序由下向上，由外向内轻叩震荡，频率约 100 次/min。病人咳嗽时，协助固定伤口，以减轻震动引起的疼痛，方法如下：①护士站在病人健侧，双手紧托伤口部位以固定胸部伤口，固定胸部时，手掌张开，手指并拢。②护士站在病人患侧，一手轻放在术侧肩膀上并向下施加压力，另一手置于切口下方，协助支托病人胸部。当病人咳嗽时，护士将头置于病人身后，这样可保护自己，避免被咳出的分泌物溅到。此外，还可按压刺激胸骨上窝处的气管，以诱发病人的咳嗽反射。

4. 维持体液平衡和补充营养　病人术后要严格控制输液量及速度, 防止前负荷过重而导致肺水肿。全肺切除者记录出入液量, 24 小时补液量控制在 2000 mL, 速度为 20 ~ 30 滴/min, 同时控制钠盐摄入量。术后病人意识恢复且无恶心现象, 拔除气管插管后即可开始饮水, 肠蠕动恢复后可进食清淡流质、半流质饮食; 病人进食后无任何不适可改为普食, 饮食应高蛋白、高热量、富含维生素、容易消化。多进食粗纤维食物, 保持大便通畅。伴营养不良者, 经肠内或肠外途径补充营养, 以改善其营养状况。

5. 活动与休息

(1)鼓励病人早期下床活动, 预防肺不张, 改善呼吸循环功能。

(2)进行手臂和肩关节的运动, 预防术侧胸壁肌肉粘连、肩关节僵硬及失用性萎缩。

6. 减轻疼痛　①遵医嘱应用镇痛药, 并注意观察是否出现呼吸抑制及镇痛效果, 根据需要调整。②使用胸带进行约束, 减轻咳嗽时切口所承受的张力, 缓解疼痛。③咳嗽时, 协助病人固定胸廓。

7. 术后并发症的观察及处理

(1)出血: 若术后 3 小时内引流液>1000 mL, 呈鲜红色, 有血凝块, 伴有低血容量表现, 提示有活动性出血。应加快补液速度, 保持胸腔引流管通畅, 必要时做好手术准备。

(2)肺部并发症: 常见有肺不张、肺感染、急性肺水肿、呼吸衰竭等。表现为发热、气促、呼吸困难、泡沫样血痰、呼吸道分泌物增多且黏稠、发绀、脉速等。应进行有效咳嗽排痰及活动, 补液时严格控制输液的量和速度。预防的主要措施是早期协助病人深呼吸、有效咳嗽排痰及活动, 补液时严格控制输液的量和速度。

(3)心律失常: 大多在术后 4 天内发生, 与缺氧、出血、水电解质酸碱失衡相关。常见类型包括心动过缓、心房颤动、室性或室上性期前收缩等。术前合并糖尿病、心血管疾病的病人, 术后心律失常的发生率较高, 特别是全肺切除术后的病人, 约有 20% 会出现心律失常。护理措施如下: ①术后需严密进行心电监测, 若发现异常, 应立即通知医生。②严格遵医嘱应用抗心律失常药物, 密切观察心率、心律, 精准掌握药物剂量、浓度、给药方法及速度, 仔细观察药物疗效和不良反应。③控制静脉输液的量和速度。

(4)支气管胸膜瘘: 肺切除术后严重的并发症之一, 多发生于术后 1~2 周。表现为胸腔引流管大量气体引出、持续高热、患侧胸痛、刺激性咳嗽、痰中带血或咯血痰、呼吸困难等症状。可用亚甲蓝注入胸膜腔, 病人咳出带有亚甲蓝的痰液即可确诊。一旦发生, 立即通知医生; 让病人患侧卧位, 以防漏液流向健侧; 遵医嘱应用抗菌药物; 继续行胸腔闭式引流。

(三)心理护理

肺癌晚期病人容易出现焦虑、恐惧、沮丧等负面情绪, 因此心理护理非常重要。护士应积极与病人沟通, 解释病情, 提供心理支持, 帮助病人接受和面对疾病。

(四)健康指导

(1)戒烟、戒酒, 避免食用刺激性食物。

(2)保持乐观心态, 适当锻炼, 营养饮食。

(3)定期复查。

二、食管癌病人的护理

食管癌(esophageal carcinoma)是一种常见的上消化道恶性肿瘤。其发病率男性高于女性，发病年龄多在 40 岁以上，以 40~64 岁年龄组发病率最高。我国是世界上食管癌高发地区之一。

【病因】

食管癌的病因至今尚未完全明确，一般认为与下列因素有关。

考点：食管癌的病因

1. 慢性刺激　长期饮烈性酒、吸烟、食物过热、过硬、进食过快等，易致食管上皮损伤，增加了对致癌物的敏感性。

2. 化学因素　亚硝胺是公认的致癌物，在高发区的粮食和饮水中，其含量显著增高，且与当地食管癌和食管上皮重度增生的患病率呈正相关。

3. 生物因素　长期食用发霉、变质且含有真菌的食物存在健康风险。有些真菌本身具有致癌性，还有些真菌会促进亚硝胺及其前体的形成。

4. 缺乏某些营养元素　饮食缺乏动物蛋白、新鲜蔬菜和水果，造成维生素 A、维生素 B_2、维生素 C 等缺乏；饮水、食物和土壤中的微量元素如钼、锰、铁、锌、钠、氯、碘等含量低。

5. 遗传因素　食管癌的发病常表现为家族聚集性。据河南林县（现林州市）的流行病病学调查，食管癌病人中有阳性家族史者占 60%。食管癌高发家族中，染色体数目及结构异常者显著增多。

6. 食管自身疾病　食管慢性炎症、食管白斑、食管瘢痕狭窄、食管憩室、贲门失弛缓症等均有癌变的风险。

【护考真题链接】2018 年—A1 型题

食管癌的发病常表现为（　　　）

A. 散在发病现象
B. 无规律性
C. 家族聚居现象
D. 无关饮食性
E. 无地域性

答案：C

分析：食管癌的病因包括以下几点。①遗传因素和基因：食管癌的发病常有家族聚集现象，在食管癌高发家族中，染色体数目及结构异常者显著增多。②饮食习惯：长期烈性饮酒、吸烟、饮食粗硬、过热或进食过快，可造成食管慢性刺激和损伤，增加了对致癌物的易感性。③营养不良及微量元素缺乏。④亚硝胺及真菌：亚硝胺是公认的致癌物。⑤其他因素：龋齿、口腔不洁、食管慢性炎症等。

【病理生理】

临床上将食管划分为颈、胸、腹三段。

1. 颈段　自食管入口（环状软骨水平）至胸廓入口处（胸骨上切迹下缘）。

2. 胸段　又可细分为上、中、下三段。胸上段自胸廓入口至气管分叉平面；胸中段自气管分叉平面至胃食管交界处全长的上 1/2；胸下段自气管分叉平面至胃食管交界处全长的下 1/2。胸中段与胸下段食管的交界处接近肺下静脉平面。

考点：食管癌以胸中段多见，淋巴转移是主要的转移途径

3. 腹段　自食管裂孔至贲门。

胸中段食管癌较为常见，下段次之，上段相对较少。在食管癌中，鳞癌最为常见，其次是腺癌。食管癌起源于食管黏膜上皮，随着肿瘤逐渐增大，会侵及肌层，并沿着食管向上下、全周以及管腔内外方向发展，进而出现不同程度的食管阻塞。到了晚期，肿瘤会穿透食管壁，侵入纵隔或心包。食管癌主要通过淋巴转移，血行转移发生相对较晚。

【护考真题链接】2013 年—A1 型题

食管癌最主要的转移途径是（　　　）

A. 血行转移　　　　　　　　　B. 淋巴转移

C. 直接扩散　　　　　　　　　D. 种植转移

E. 消化道转移

答案：B

分析：食管癌主要的转移途径包括局部侵犯转移、淋巴转移、血行转移，其中最主要的转移途径是淋巴转移。

【护理评估】

（一）健康史

了解病人的饮食习惯，是否进食过腌制食品、酸菜等含亚硝酸盐的食物，以及霉变食物等；是否有烟酒嗜好，包括吸烟习惯、饮酒量和酒的种类；是否患有食管疾患，如食管损伤、慢性炎症、反流性食管炎等；是否有家族史，家族中是否有类似疾病。

> 考点：食管癌的典型症状

（二）身体状况

1. 症状

（1）早期：常无明显症状，在进食粗硬食物时有不同程度的不适感，包括哽噎感、胸骨后出现烧灼样、针刺样或牵拉摩擦样轻微疼痛。食物通过缓慢，并有停滞或异物感。上述症状时轻时重，哽噎、停滞感常通过饮水而缓解，进展缓慢。

【护考真题链接】2012 年—A1 型题

食管癌病人最典型的临床表现是（　　　）

A. 疼痛　　　　　　　　　　　B. 异物感

C. 呕血　　　　　　　　　　　D. 进行性吞咽困难

E. 声嘶

答案：D

分析：食管癌病人最典型的临床表现为进行性吞咽困难，其病理原因在于食管肿瘤使食管的管腔缩小，阻碍了食物在消化道的输送。

（2）中晚期：典型症状是进行性吞咽困难，首先是难以咽下干硬食物，继而是半流质、流质饮食，最后连水和唾液也难以咽下。严重梗阻者，食管内分泌物及食物可反流入气管，易引起呛咳及肺内感染。持续胸背部疼痛多提示肿瘤已侵犯食管外组织。如侵犯喉返

神经，可引起声音嘶哑；侵入气管，形成食管气管瘘；肺与胸膜转移，出现胸腔积液；侵入大血管，可出现呕血。

2.体征　逐渐消瘦、贫血、乏力及营养不良。中晚期病人可触及锁骨上淋巴结肿大、肝肿块、腹腔积液、胸腔积液等远处转移体征。

(三)辅助检查

1.食管吞钡 X 线双重对比造影　可见：①食管黏膜皱襞紊乱、粗糙或出现中断现象；②存在充盈缺损；③管壁呈现局限性僵硬、蠕动中断；④可见龛影；⑤食管出现明显的不规则狭窄，狭窄以上的食管存在不同程度的扩张。

> 考点：食管癌的筛选诊断方法

2.脱落细胞学检查　用带网气囊食管细胞采集器做食管拉网检查脱落细胞，早期病变阳性率为 90%~95%，是一种简便易行的普查筛选诊断方法。

3.纤维食管镜检查　对临床已有症状或怀疑食管癌而又未能明确诊断者，做纤维食管镜检查。该检查可直视肿块部位、大小及钳取活组织做病理组织学检查。

4.其他　CT、超声内镜检查(EUS)等可用于判断食管癌的浸润层次、向外扩展程度，以及有无纵隔、淋巴结或腹内脏器转移等。

(四)心理-社会状况

了解病人对疾病和治疗相关知识的掌握程度；有无焦虑、恐惧、绝望及其原因、程度；评估家庭对疾病、手术的经济和心理承受能力。

(五)处理原则

以手术为主，辅以放射治疗、化学治疗等多学科综合治疗。

1.手术治疗　手术是治疗食管癌的首选方法。若全身情况和心肺功能储备良好、无明显远处转移征象，可考虑手术治疗。食管原位癌可在内镜下行黏膜切除，术后 5 年生存率为 86%~100%。对估计切除可能性小的较大鳞癌而全身情况良好者，术前可先做放射治疗和化学治疗，待瘤体缩小后再手术。

常用的手术方式有非开胸食管癌切除术及开胸食管癌切除术两类。目前对中段以上的食管癌多主张采用颈-胸-腹三切口方法，并同时行淋巴结清扫。食管癌切除后常用胃或结肠重建食管，以胃最为常用。

对晚期食管癌、不能根治或放射治疗、进食有困难者，可进行姑息性减状手术，如胃或空肠造口术、食管腔内置管术、食管分流术等，以达到改善营养、延长生命的目的。

2.非手术治疗

(1)放射治疗与手术治疗综合应用：术前放射治疗后，间隔 2~3 周再做手术；对术中切除不完全的残留癌组织处作金属标记，一般在术后 3~6 周开始术后放射治疗。

(2)单纯放射治疗：多用于颈段、胸上段食管癌；也可用于有手术禁忌证而尚可耐受放射治疗者。

(3)化学治疗：食管癌对化疗药物的敏感性较差，可与其他方法联合应用，有时能够提高治疗效果。食管癌常用的化疗药物包括顺铂(DDP)、博来霉素(bleomycin)、紫杉醇等。

(4)其他：免疫治疗及中药治疗等亦有一定疗效。

【常见护理诊断/健康问题】

1. 焦虑 与对疾病不了解、担心手术及预后有关。
2. 营养失调(低于机体需要量) 与肿瘤高消耗、不能进食有关。
3. 体液不足 与吞咽困难、水分摄入不足有关。
4. 潜在并发症:肺炎、肺不张、出血、吻合口瘘、乳糜胸

【护理措施】

(一)手术前护理

1. 改善营养状况 病人因吞咽困难,导致食物摄入不足,进而出现营养不良、水和电解质失衡的情况,这使得机体对手术的耐受能力降低。因此,应积极改善病人的营养状况,确保其营养摄入充足。指导病人进食高热量、高蛋白且富含维生素的流质或半流质食物,如鸡汤、鱼汤、米汤、菜汁、牛奶、鸡蛋羹等,同时避免食用刺激性食物。对于只能进食流食且营养状况欠佳的病人,可遵医嘱补充水和电解质,或提供肠内营养、肠外营养支持。

2. 术前准备

(1)呼吸道准备:对吸烟者,术前两周应劝其严格戒烟;指导病人进行腹式深呼吸和有效咳嗽训练;必要时使用抗菌药物控制呼吸道感染。

(2)胃肠道准备:①保持口腔卫生。口腔内的细菌可能会随食物或唾液进入食管,在梗阻或狭窄部位引发局部感染,进而影响术后吻合口的愈合。应告知病人饭前刷牙、饭后漱口,并积极治疗口腔、咽部疾病。②术前 3 天改为流质饮食,术前 12 小时禁食、8 小时禁饮。对于拟行结肠代食管手术的病人,术前 3~5 天应进食少渣饮食,并口服甲硝唑、庆大霉素等抗菌药物。术前晚需进行清洁灌肠或全肠道灌洗,之后禁饮禁食。③对于进食后存在滞留或反流情况的病人,需通过胃管冲洗食管及胃,以减少术中污染,防止吻合口瘘。④术日晨常规留置胃管,进行胃肠减压。若通过梗阻部位存在困难,切勿强行置入,以免戳穿食管,可将胃管置于梗阻食管上方,待手术中再进行调整。

> 考点:食管癌术前胃肠道准备措施

🔊 **【护考真题链接】2017 年—A2 型题**

病人,男,58 岁。食管癌拟进行结肠代食管手术,术前口服甲硝唑的最佳时间为( )

A. 术前 3 天   B. 术前 1 天
C. 术前 2 天   D. 术前 14 天
E. 术前 7 天

答案:A

分析:结肠代食管手术病人的肠道准备如下。术前 3~5 天口服肠道抗菌药物,如甲硝唑或新霉素等,术前 2 天进食无渣流质,术前晚行清洁灌肠或全肠道灌肠后禁饮禁食。

3. 心理护理　指导病人正确认识疾病，通过手术改善进食，改善病人的营养状况；加强与病人家属的沟通，了解病人的心理状况，进行心理疏导，给病人提问的机会，并认真耐心地解答，以减轻焦虑和恐惧。向病人及家属说明手术方案，介绍各种治疗护理的意义、方法、配合方法和注意事项，让病人有充分的心理准备。主动关心、体贴病人，并动员家属给病人以心理和经济方面的全力支持。

(二) 手术后护理

1. 病情观察　术后 3 小时内，严密监测病人的心率、血压、呼吸、血氧饱和度的变化，稳定后改为 0.5~1 小时测量一次，如有异常及时通知医生。

2. 呼吸道护理　参见本章第二节相关内容。

3. 胃肠道护理

（1）术后胃肠减压的护理：①术后 3~4 日持续胃肠减压，妥善固定胃管，防止脱出；②严密观察引流液的量、颜色、性状、气味并准确记录。若引流出大量鲜血或血性液，病人出现烦躁、血压下降、脉搏增快、尿量减少等，应考虑吻合口出血，需立即通知医生并配合处理；③经常挤压胃管，防止堵塞。若胃管不通畅，可用少量 0.9% 氯化钠溶液冲洗并及时回抽；④胃管脱出后应立即通知医生，密切观察病情，不应盲目插入，以免戳穿吻合口部位，造成吻合口瘘。

（2）结肠代食管术后护理：①保持结肠袢内的减压管通畅；②注意观察腹部体征，发现异常及时通知医生；③若从减压管内吸出大量血性液或呕吐大量咖啡色液，并伴有全身中毒症状，应考虑代食管的结肠袢坏死，须立即通知医生并配合抢救；④结肠代食管后，因结肠逆蠕动，病人常嗅到大便气味，需向病人解释原因，指导其注意口腔卫生，一般半年后会逐步缓解。

4. 胸腔闭式引流护理　参见本章第一节相关内容。

5. 饮食护理　①术后早期吻合口处于充血水肿期，需禁饮禁食 3~4 日，禁食期间持续胃肠减压，同时经静脉补充营养；②术后第 4~5 日待肛门排气、胃肠减压引流量减少、引流液颜色正常后，停止胃肠减压；③停止胃肠减压 24 小时后，病人无呼吸困难、胸内剧痛、患侧呼吸音减弱及高热等吻合口瘘的症状，可开始进食，先试饮少量水，术后第 5~6 日无特殊不适，进食全清流质饮食，以水为主，每次不超过 100 mL，每 2 小时一次，每日 6 次；④逐渐加入半流质饮食，以清淡、易消化的食物为主，如蛋花汤、烂面条、米粥等；⑤术后 2 周改为软食；⑥术后 3 周如无特殊不适可进普食，但仍应注意少食多餐。术后饮食应根据病人的具体情况，不必强求一致，饮食原则是循序渐进，由稀到干，少食多餐，避免进食生、冷、硬、刺激性食物。

> 考点：食管癌术后护理措施

6. 减轻疼痛的护理　参见本章第二节相关内容。

🔊 【护考真题链接】2018 年—A1 型题

关于食管癌病人术后护理措施的叙述，正确的是（　　　）

A. 术后立即取半卧位

B. 鼓励病人经口饮水，有助于保持胃管通畅

C. 拔出胃管后即可进食

D. 术后 3~4 天严格禁饮禁食

E. 胃管一旦脱出，立即重置

答案：D

分析：食管癌术后常见的护理措施：①术后 3~4 日内严格禁饮禁食，禁食期间需持续胃肠减压，可经静脉补充液体和营养；②术后协助病人取平卧位，头偏向一侧，待病人麻醉清醒，生命体征平稳后取半卧位；③留置胃管期间，一般不建议经口进食或饮水，此行为易引起呛咳；④术后禁食时间应适当延长，待肛门排气后方可停止胃肠减压，拔出胃管后不可立即进食；⑤一旦胃管发生滑脱，脱出后不应再盲目插入，以避免戳穿吻合口。

7. 并发症的观察与护理

（1）出血、肺不张、肺感染：参见本章第二节相关内容。

（2）吻合口瘘：是食管癌术后极为严重的并发症，多发生于术后 5~10 日，病死率高达 50%。原因：①食管无浆膜覆盖，且肌纤维呈纵行走向，容易发生撕裂；②食管血液供应呈节段性，易造成吻合口缺血；③吻合口张力太大；④感染、营养不良、贫血、低蛋白血症等。表现：①剧烈胸痛、高热、脉切；②呼吸困难，如呼吸急促、全身乏力、食欲缺乏，积脓多者有胸闷、咳嗽、咳痰等症状，严重者可出现发绀和休克；③胸腔引流液有食物残渣。护理措施：①嘱病人立即禁食；②协助医生行胸腔闭式引流并常规护理；③遵医嘱予抗感染治疗，同时提供静脉营养支持；④严密观察生命体征，出现休克时应积极抗休克治疗；⑤需再次手术的，应积极配合医生完善术前准备。

> 考点：食管癌术后并发症的护理

🔊 【护考真题链接】2017 年—A2 型题

病人，男，50 岁，食管癌。食管胃吻合术后第 5 日，突然出现高热、寒战、呼吸困难、胸痛，白细胞计数 $20×10^9/L$，该病人最可能发生了（　　）

A. 乳糜胸　　　　　　　　　B. 吻合口狭窄

C. 吻合口瘘　　　　　　　　D. 肺不张

E. 出血

答案：C

分析：吻合口瘘是食管癌手术后最严重的并发症，多发生在术后 5~10 天。消化道内容物的漏出，导致胸膜腔感染，表现为持续高热、呼吸困难、胸痛、患侧胸膜腔积气、积液等症状。根据题干，病人术后 5 天出现了高热、寒战、呼吸困难、胸痛。感染（白细胞计数为 $20×10^9/L$），可推断发生了吻合口瘘；乳糜胸多发生在术后 2~10 日，少数病例可在 2~3 周后出现，病人表现为胸闷、气急、心悸，甚至血压下降；术后一般不发生吻合口狭窄；由于疼痛限制病人呼吸、咳嗽，或胃上提至胸腔内使肺受压等因素，术后易发生肺不张、肺感染，题干没有明显提示肺部受压情况；术后引流过程中呈鲜红色并有较多血凝块，病人出现烦躁不安、血压下降、脉搏增快、尿少等血容量不足的表现，应考虑有活动性出血。

(3)乳糜胸：多数情况下，是手术损伤胸导管或其小分支所致，这种情况多在术后2～10日发生，少数病人会在2～3周出现相关症状。早期因病人处于禁食状态，引流液呈淡黄色或浅血性，进食后则变为乳白色，且量较多。乳糜液中的主要成分是水，还含有大量脂肪、蛋白质、胆固醇、酶、抗体和电解质。若不及时治疗，短时间内病人会出现全身过度消耗、衰竭，甚至死亡，因此应积极预防并及时处理。

护理措施如下：①加强观察。留意病人是否出现胸闷、气促、心悸，甚至血压下降等症状。②协助处理。若诊断明确，应迅速采取措施，留置胸腔闭式引流管，及时引出胸腔内的乳糜液，促使肺复张。可采用持续负压吸引，以促进胸膜黏连。③嘱咐病人禁食，并给予肠外营养(PN)支持。④若保守治疗无效，需进行手术结扎胸导管。

(三)心理护理

食管癌术后，病人常因为疼痛、短期内不能正常进食和担心预后产生焦虑，护士应及时倾听病人的主诉，协助并鼓励病人配合治疗和护理，争取家属给予病人心理和经济上的支持。

(四)健康指导

1.饮食指导　解释术前、术后禁食的目的，取得病人的配合。术后指导病人遵循饮食原则，逐渐恢复正常饮食。避免进食刺激性食物和碳酸饮料，避免进食过快、过热、过硬、过量。质硬的药片碾碎后服用，避免进食花生、豆类等，以免导致吻合口瘘。嘱病人餐后2小时内勿平卧，以防食物反流。反流症状严重者，睡眠时最好取半卧位，并服用减少胃酸分泌的药物。

2.活动指导　指导病人术后早期活动，逐渐增加活动量。术后早期不宜下蹲大小便，以免引起直立性低血压或发生意外。

3.加强自我观察　病人术后进食干、硬食物时可能会出现轻微哽噎症状，与吻合口扩张程度差有关。若术后3～4周再次出现吞咽困难，而且进半流食仍有咽下困难，可能为吻合口狭窄，应来院复诊。

4.定期复查，坚持后续治疗

✦ 案例分析

1.该病人目前主要的护理诊断/健康问题：

(1)气体交换障碍　与肺组织病变、肿瘤阻塞支气管、呼吸道分泌物潴留等有关。

(2)焦虑与恐惧　与久咳不愈、咯血及担心手术和预后有关。

2.针对该护理诊断/健康问题的护理措施：

呼吸道管理是术前护理的重点。

(1)防治呼吸道感染：①病人术前戒烟2周以上；②注意口腔卫生，若有龋齿、口腔慢性感染者，应及时报告医生，积极治疗。

(2)保持呼吸道通畅：指导及协助病人进行腹式呼吸、有效咳嗽、咳痰和翻身；支气管分泌物较多者，行体位引流；痰液黏稠不易咳出者，行超声雾化，遵医嘱应用支气管扩张剂、祛痰剂等药物。

【本章小结】

思维导图

（彭秀清、匡雪春）

第十五章

急性腹膜炎与腹部损伤病人的护理

✦ **学习目标**

知识目标：

(1)能阐述急性腹膜炎和腹部损伤的临床症状、体征和护理措施。

(2)能概述急性腹膜炎和腹部损伤的病因、分类和处理原则。

(3)能阐述急性腹膜炎和腹部损伤的护理目标、护理评价。

能力目标：能运用所学知识对急性腹膜炎和腹部损伤病人实施整体护理。

素质目标：具备良好的职业道德，注重人文关怀，减轻病人痛苦，维护其健康。

第一节 急性腹膜炎病人的护理

✦ **案例导入**

案例

病人，男，29岁，午餐后突发上腹疼痛并扩散到全腹4小时入院，曾呕吐两次，呕吐物均为胃内容物。既往有节律性上腹痛病史3年。体格检查：T 38.5 ℃，P 108 次/min，R 32 次/min，BP 90/60 mmHg，痛苦面容，被动体位，腹式呼吸消失，全腹板状，有明显压痛和反跳痛，肝浊音界消失，移动性浊音阳性。血常规：WBC 16×10⁹/L。腹部X线平片示膈下有游离气体。

思考

1.该病人的主要护理问题是什么？

2.对该病人提供哪些术前护理措施？

急性腹膜炎(acute peritonitis)是由细菌感染、化学性刺激或物理性损伤等因素引起的腹膜和腹膜腔急性炎症。按发病机制可分为原发性与继发性；按病因可分为细菌性(化脓性)和非细菌性；按累及范围可分为弥漫性与局限性。临床上所指的急性腹膜炎多为急性继发性化脓性腹膜炎，该病症起病急，病情变化快，是外科最为常见的急腹症。

【病因病理】

(一)病因

1.继发性腹膜炎 最常见。主要致病菌多为大肠埃希菌,其次为厌氧杆菌和链球菌等,大多情况下为混合感染。常见于下列病因:

(1)腹内脏器穿孔或破裂:是急性继发性化脓性腹膜炎最常见的病因。如胃、十二指肠溃疡急性穿孔,腹部损伤引起内脏破裂,急性阑尾炎穿孔或急性坏疽性胆囊炎穿孔等。

(2)腹内脏器缺血、渗出及炎症扩散:如绞窄性肠梗阻、急性化脓性阑尾炎、急性胰腺炎、女性生殖器官化脓性感染等。

(3)其他:腹部手术时腹腔污染,胃肠道、胆道、胰管吻合口渗漏等。

2.原发性腹膜炎 腹腔内无原发性病灶,临床上较少见。致病菌多为溶血性链球菌、肺炎双球菌和大肠埃希菌。细菌进入腹腔的途径:①血行播散,常见于婴儿和儿童。②上行性感染,女性生殖道感染细菌向上扩散到腹腔,如淋菌性腹膜炎。③直接扩散,泌尿系统感染的细菌直接扩散到腹膜腔。④透壁性感染,如肝硬化腹腔积液、肾病、猩红热或营养不良等机体抵抗力低下时,肠腔内细菌即有可能透过肠壁进入腹膜腔,引起腹膜炎。原发性腹膜炎常感染广泛,但一般无须手术治疗。

【护考真题链接】2020 年—A1 型题

原发性腹膜炎最常见的致病菌为( )

A.大肠埃希菌　　　　　　　　B.溶血性链球菌

C.铜绿假单胞菌　　　　　　　D.金黄色葡萄球菌

E.破伤风梭菌

答案:B

分析:原发性腹膜炎腹腔内无原发病灶,主要致病菌为溶血性链球菌、肺炎双球菌和大肠埃希菌,病菌主要是通过血液、淋巴或女性生殖道侵入;继发性腹膜炎常由腹腔脏器感染引起,以大肠埃希菌为主要致病菌,大多为混合性感染。

(二)病理生理

腹膜受细菌、胃肠液、血液和尿液刺激后,即发生充血、水肿,并产生大量浆液性渗出液。渗出液中的大量巨噬细胞、中性粒细胞,以及坏死组织、细菌和凝固的纤维蛋白,使渗出液逐渐混浊而成为脓液。

1.病变较轻者 病灶被大网膜包裹,炎症局限,形成局限性腹膜炎,渗液被腹膜吸收,炎症消散而痊愈。如脓液积聚于膈下、盆腔、肠袢间,可形成腹腔脓肿。

2.病变较重者 腹膜严重充血水肿并渗出大量液体引起脱水及电解质紊乱;腹腔内器官浸泡在大量脓液中,形成麻痹性肠梗阻;肠腔内有大量积液,加之高热、呕吐,引起血容量明显减少导致低血容量性休克;肠管因麻痹扩张使膈肌抬高,影响心肺功能;细菌入侵和毒素吸收易引发感染性休克,严重者可导致死亡。

【护理评估】

（一）健康史

询问病人既往有无胃、十二指肠溃疡病史，有无阑尾炎、胆道感染、胰腺炎、腹部手术史；了解病人有无酗酒等不良生活习惯，以及发病前有无饱食、剧烈运动等诱因；了解病人近期有无腹部外伤史。对成人应询问其有无肝炎、肝硬化病史；对儿童应注意询问近期有无呼吸系统、泌尿系统感染病史，以及营养不良或其他导致机体免疫力低下的病史；对女性病人还应了解其泌尿、生殖系统感染史。

（二）身体状况

1.腹痛　是最主要的症状，其疼痛程度与发病原因、炎症轻重、年龄和身体素质等有关。疼痛于原发病变部位开始，随炎症扩散波及全腹。腹痛特点为持续性剧烈疼痛，病人常难以忍受。在深呼吸、咳嗽、变换体位时疼痛加重。病人常呈蜷曲侧卧的被动体位。

2.恶心、呕吐　早期为腹膜受刺激引起的反射性呕吐，呕吐物多为胃内容物。晚期发生麻痹性肠梗阻时，病人可吐出黄绿色胆汁，甚至棕褐色粪样肠内容物。

3.感染中毒症状　病人可能会出现高热、脉搏加快、呼吸浅促、大汗淋漓、口干舌燥等症状，通常还会伴有等渗性脱水、电解质紊乱以及代谢性酸中毒。病情严重者可能会呈现面色苍白或发绀、四肢冰凉、呼吸急促、脉搏细弱、血压下降、神志不清等休克表现。

4.腹部体征

(1)视诊：腹胀明显，腹式呼吸减弱或消失。

(2)触诊：有腹部压痛、反跳痛和腹肌紧张，称为腹膜刺激征，是腹膜炎的标志性体征。腹部压痛和反跳痛以原发病变部位最为明显。腹肌紧张程度与病因和病人全身情况有关，如胃肠或胆囊穿孔，腹肌可呈"木板样"强直；年老体弱者或幼儿，其腹肌紧张多不明显，容易被忽视。

(3)叩诊：胃肠胀气时呈鼓音；胃、十二指肠穿孔时，肝浊音界缩小或消失。腹腔内渗液较多时，可叩出移动性浊音。

(4)听诊：肠鸣音减弱或消失。

(5)直肠指检：直肠前壁隆起，有触痛，说明盆腔已感染或形成盆腔脓肿。

5.急性腹膜炎的并发症

(1)腹腔脓肿：急性腹膜炎发生局限化后，若脓液未被完全吸收积聚于某一部位，则会形成腹腔脓肿，可分为膈下脓肿、盆腔脓肿和肠间脓肿，以盆腔脓肿、膈下脓肿多见。

1)膈下脓肿：处于膈肌下方与横结肠及其系膜的间隙。病人全身症状较为严重，表现为高热、脉搏加快、乏力、厌食等；患侧上腹部会出现持续性钝痛，在深呼吸时疼痛加剧。脓肿刺激膈肌可能引发呃逆。检查时，可发现患侧季肋区有叩痛，患侧胸部下方呼吸音减弱或消失。通过X线检查能够观察到患侧膈肌升高，肋膈角变钝或消失。B超和CT检查可明确脓肿的部位、范围，还能协助定位以进行诊断性穿刺。

2)盆腔脓肿：盆腔位于腹腔的最低位置，腹腔内的炎性渗出物或脓液容易在此处积聚，进而形成脓肿。病人全身中毒症状相对较轻，而局部症状则较为显著。通常会出现典型的直肠或膀胱刺激症状，如下腹部坠胀不适、里急后重、便意频繁，且粪便带有黏液，还会有尿频、尿急、排尿困难等情况。进行直肠指检时，可发现肛门括约肌松弛，直肠前壁膨隆，有触痛或波动感。通过 B 超检查能够明确脓肿的位置和大小，必要时进行 CT 检查，可进一步明确诊断。

3）肠间脓肿：是指脓液积聚肠管、肠系膜与网膜之间，主要有腹痛或肠梗阻表现，腹部触诊可触及境界不清的压痛性包块。B 超检查有助于诊断。

（2）粘连性肠梗阻：腹膜炎治愈后，腹腔内多有不同程度的纤维性粘连，一部分肠管粘连可造成扭曲或形成锐角，发生粘连性肠梗阻。

（三）心理-社会状况

急性腹膜炎起病急骤，病情重，应了解病人患病后焦虑、恐惧等心理反应。评估病人对疾病的认知程度和心理承受能力，评估其对医院环境的适应情况和治疗的合作情况。了解家属及亲友的态度、经济承受能力等。

（四）辅助检查

1. 实验室检查　血常规检查可见白细胞计数及中性粒细胞比值升高。病情危重或免疫力低下的病人，白细胞计数可不增高而仅有中性粒细胞比值升高，甚至可出现中毒颗粒。血生化检查可出现水、电解质及酸碱平衡紊乱。

2. 影像学检查　腹部 X 线检查可见肠胀气或多个液气平面的肠麻痹征象，胃肠穿孔时可见膈下游离气体；B 超、CT 检查对腹腔内实质性脏器病变有诊断价值，并能明确脓肿的位置及大小。

> 考点：急性腹膜炎影像学检查结果

【护考真题链接】2012 年—A2 型题

病人，男，40 岁，近 3 天来上腹部疼痛不适反复发作，2 小时前在睡眠中突感上腹刀割样剧痛，继之波及全腹，既往有十二指肠溃疡病史，根据其临床表现和辅助检查结果，拟诊为十二指肠穿孔。十二指肠穿孔的重要诊断依据为(　　　)

A. 既往病史　　　　　　　　　B. 腹膜炎和腹腔积液体征

C. B 超示腹腔液性暗区　　　　D. X 线示膈下游离气体

E. 病人自觉症状

答案：D

分析：十二指肠是空腔脏器，其中的气体来源于进食时吞入的气体和食物分解产生的气体。当十二指肠穿孔出现时，气体逸出，因其质量较轻，上升到膈下，X 线下可以清楚看到游离气体，这是诊断十二指肠穿孔的重要依据(D 正确)；既往有十二指肠溃疡史，穿孔的可能性大，但不能据此诊断；"腹膜炎和腹腔积液体征"与"B 超示腹腔液性暗区"都说明了腹腔内有液体，但引起腹腔积液的可能性很多，比如肝功能受损后的腹腔积液、实质脏器受损，不能保证其是由消化道穿孔引起的；病人的自觉症状能帮助我们推断腹膜炎，但病因无法确定。

3. 诊断性腹腔穿刺术和腹腔灌洗术　根据叩诊或超声检查进行穿刺点定位，依据抽出液的性状、气味、浑浊度、涂片镜检、细菌培养，以及淀粉酶测定等判断病因。

4. 腹腔镜检查　可直观观察腹腔内积液、腹膜炎症状态，准确定位损伤器官和部位，并进行腹腔镜下冲洗引流等治疗。可用于病情相对稳定、临床症状不典型、以上检查均不能确诊者。

【知识链接】

诊断性腹腔穿刺术和腹腔灌洗术

病人向穿刺侧侧卧 5 分钟后，在局部麻醉下进行穿刺。穿刺点最多选于脐与髂前上棘连线的中外 1/3 交界处，或经脐水平与腋前线相交处(图 15-1)。但应避开手术瘢痕、肝、脾、充盈的膀胱及腹直肌。有骨盆骨折者应在脐平面以上穿刺，以免误入腹膜后血肿而误诊为腹腔出血。缓慢进针，刺穿腹膜后有落空感，即可进行抽吸，或把有多个侧孔的细塑料管经针管送入腹腔深处进行抽吸(图 15-2)。腹腔灌洗术是经腹腔穿刺置入的塑料管，向腹内缓慢灌入 500~1000 mL 0.9% 氯化钠注射液，然后借虹吸作用使腹内灌洗液流回输液瓶中。取瓶中液体进行肉眼或显微镜下检查，必要时涂片、培养或测定淀粉酶含量。

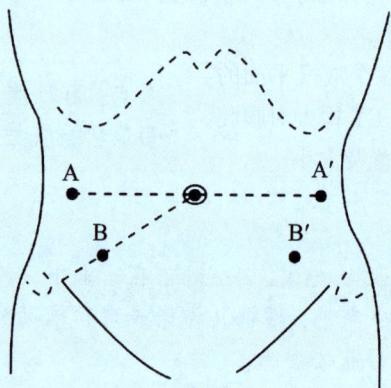

图 15-1　腹腔穿刺术的进针点

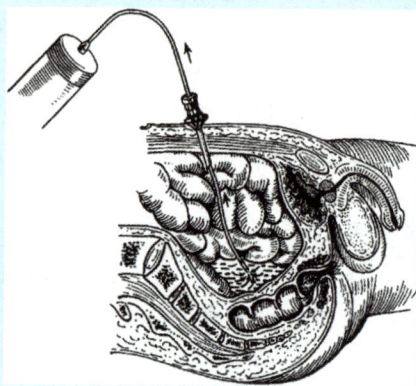

图 15-2　诊断性腹腔穿刺术

(五)处理原则

1.非手术治疗　对病情较轻或病程较长(超过 24 小时)，或者炎症已有局限化趋势以及原发性腹膜炎者，可行非手术治疗。非手术治疗也可作为手术前的准备。具体措施包括禁食、胃肠减压、补液、输血、合理应用抗菌药物和对症处理等。

2.手术治疗　急性腹膜炎手术治疗适用于：①经非手术治疗 6~8 小时后(一般不超过 12 小时)，腹膜炎症状和体征没有缓解或反而加重者；②腹腔内原发病变有恶化趋势；③积极抗休克治疗后无好转或继续恶化；④腹膜炎病因不明，无局限化趋势者。手术方式为剖腹探查术。手术原则是正确处理原发病灶、彻底清理腹腔、清除脓液、必要时安置腹腔引流。

【常见护理诊断/健康问题】

1.急性疼痛　与腹膜受炎症刺激或手术创伤有关。

2.体温过高　与腹腔感染、毒素吸收有关。

3.体液不足　与禁食、呕吐、腹膜渗出有关。

4.潜在并发症：感染性休克、腹腔脓肿、粘连性肠梗阻、切口感染等

【护理措施】

(一)非手术治疗及术前护理

1.一般护理

(1)体位：无休克情况下，病人取半卧位。半卧位有利于呼吸和循环的改善，有利于腹腔内的炎性渗出物局限于盆腔，减轻中毒症状。休克病人可取休克卧位。

(2)禁食、胃肠减压：病人入院后暂禁饮、禁食。对胃肠道穿孔或肠梗阻等病人，应及时行胃肠减压，吸出胃肠道内容物和气体，以减少胃肠道内容物流入腹腔，减少胃肠内积气，改善胃肠道血供，缓解腹胀和腹痛。

2.病情观察 ①定时监测生命体征和尿量，观察有无水、电解质和酸碱代谢失衡及休克的表现。②记录24小时液体出入量。③定时观察腹部症状和体征变化。④动态监测血常规等实验室检查结果。当病情突然加重，或非手术治疗期间出现手术指征时，应立即报告医生处理。

3.治疗配合

(1)输液或输血：建立通畅的静脉输液通道，遵医嘱静脉输液，必要时输全血或血浆，以维持有效循环血量。合理安排输液顺序，根据病情和补液监测指标及时调整输液速度、量和种类。

(2)抗感染：遵医嘱使用抗菌药物，注意给药途径及配伍禁忌等。

(3)疼痛护理：对诊断不明仍需观察或治疗方案未确定的病人，禁用吗啡、哌替啶等镇痛药，以免掩盖病情。已明确诊断的病人，可用哌替啶类镇痛药，减轻病人痛苦。

🔊 【护考真题链接】2011 年—A2 型题

病人被汽车撞伤，右上腹剧痛，呼吸 36 次/min，脉搏 100 次/min，血压 90/65 mmHg，诊断不明，禁用(　　　　)

A.异丙嗪　　　　　　　　　　B.安定

C.6-氨基己酸　　　　　　　　D.吗啡

E.苯巴比妥

答案：D

分析：急腹症四禁为禁食、禁用镇痛药、禁用泻药和灌肠、禁热敷。因为在没有明确诊断前用这些都有可能掩盖病情，而出现病情加重的情况。禁用的镇痛药有山莨菪碱(654-2)、阿托品、杜冷丁、吗啡止痛栓及曲马多等。

---

(4)若需手术治疗，应做好术前准备工作。

4.心理护理 注意观察病人的心理及情绪变化，关心、体贴病人，有针对性地对病人及其家属做好解释工作，消除或减轻病人的焦虑情绪。及时向病人或其家属说明病情变化及有关治疗和护理措施的意义，帮助病人树立战胜疾病的信心，积极配合医疗和护理工作。

(二)术后护理

1. 一般护理

(1)体位与活动：病人血压平稳后可取半卧位。鼓励病人及早活动，促进肠蠕动，预防肠粘连及下肢静脉血栓形成。

(2)禁饮食、胃肠减压：术后病人继续禁食，并进行胃肠减压。2~3天后，待肠蠕动恢复，拔除胃管后，可进流质饮食，需少量多餐。如无腹胀、腹痛、呕吐等不适，可逐渐改为半流质饮食或普食。

2. 病情观察　①观察生命体征；②注意腹部症状和体征；③观察手术切口情况；④注意腹腔引流液的量、颜色和性质；⑤记录24小时出入液量，及时发现有无腹腔内活动性出血、伤口感染、腹腔脓肿以及粘连性肠梗阻的发生。

3. 治疗配合

(1)用药护理：术后禁食期间遵医嘱静脉输液和营养维持，必要时输全血或血浆，以满足机体代谢的需要；适当应用镇痛药减轻疼痛；继续使用抗菌药物，控制感染。

(2)腹腔引流护理：①术后病人如有多根引流管，应掌握每条引流管的引流部位和作用，并在引流管上贴标签，标明引流管名称，以免混淆；②妥善固定引流管；③保持引流通畅，不受压、折叠或扭曲；④观察记录引流液的量、颜色和性状；⑤及时拔管，2~3天后，病人情况好转，引流量明显减少，引流液色清，即可考虑拔管。

(3)伤口护理：预防伤口受到污染或发生感染。仔细观察切口敷料是否保持干燥，若有渗血或渗液现象，应及时进行更换；密切留意切口的愈合状况，尽早发现切口感染的迹象。对于腹胀较为明显的病人，可应用腹带，这样既能让病人感觉舒适，又能防止切口裂开。

(三)健康指导

(1)向病人讲解疾病的相关知识，有消化系统疾病时应及时治疗。

(2)指导病人早期进行适当活动，防止肠粘连。

(3)指导病人进食易消化食物，且少食多餐，避免进食过凉、过硬及辛辣食物，以防止在肠粘连的基础上诱发肠梗阻。

(4)指导病人如有腹痛、腹胀、恶心、呕吐、发热等不适，应及时去医院复诊。

✦ 案例分析

1. 该病人的主要护理问题：

(1)急性疼痛：与腹膜受炎症刺激或手术创伤有关。

(2)体温过高：与腹腔感染、毒素吸收有关。

(3)体液不足：与禁食、呕吐、腹膜渗出有关。

(4)潜在并发症：感染性休克、腹腔脓肿、粘连性肠梗阻、切口感染等。

2. 对该病人提供的术前护理措施：

(1)病情观察：①监测意识状态、生命体征、尿量；②记录24小时出入量，必要时监测中心静脉压、红细胞比容、血清电解质、肾功能、血气分析等；③观察腹部症状和体征的动态变化；④监测危重病人的循环、呼吸、肾功能。

(2)体位与活动：一般取半卧位，以减少毒素吸收、有利于呼吸和循环、减轻腹肌紧张引起的腹胀等不适。休克病人取平卧位或头、躯干和下肢分别抬高20°的体位，尽量减少搬动和按压腹部。

（3）禁食、胃肠减压：其目的为抽出胃肠道内容物和气体；减少消化道内容物继续流入腹腔；改善胃肠壁的血运，促进胃肠道蠕动的恢复。禁食、胃肠减压期间应给予肠外营养支持，加强口腔护理和鼻腔清洁，密切观察引流液及腹部情况。

（4）营养支持：给予葡萄糖口服，可供给一部分热量的同时应补充氨基酸等。长期不能进食者，应尽早实施肠外营养支持。

（5）维持体液平衡和有效循环血量：迅速建立静脉输液通道，遵医嘱补充液体和电解质等。补液时注意：①计算总补液量（晶体、胶体），安排好各类液体输注的顺序；②根据病人的临床表现和补液的监测指标及时调整输液的成分和速度，维持尿量为 30~50 mL/h；③必要时输血浆、白蛋白或全血，以补充因腹腔内渗出大量血浆引起的低蛋白血症和贫血；④感染中毒症状明显并有休克时，给予抗休克治疗；⑤如果输液、输血未能改善病人状况，遵医嘱使用激素以减轻中毒症状；⑥根据病人的脉搏、血压、中心静脉压等情况给予血管收缩剂或扩张剂，密切观察药物治疗的效果。

（6）控制感染：遵医嘱合理应用抗菌药物。

第二节　腹部损伤病人的护理

案例导入

案例

病人，男，25 岁，因车祸撞伤入院，病人诉腹痛难忍，伴恶心、呕吐、腹胀，呕吐物中有鲜血。入院体格检查：T 37 ℃、P 96 次/min、R 24 次/min、BP 97.5/60 mmHg（13/8 kPa），急性病容，巩膜无黄染，心肺检查未见异常体征。腹部视诊：可见肠型、蠕动波、腹膨隆。触诊：全腹存在压痛及反跳痛。叩诊：移动性浊音阳性。听诊：肠鸣音减弱。X线腹部立位平片见膈下新月状气体影。

思考

1. 该病人考虑为何诊断？

2. 主要的诊断依据是什么？

3. 简述术前的主要护理措施有哪些？

腹部损伤是指各种致伤因素所致腹壁和（或）腹内脏器和组织的损伤。在平时和战时都较多见。

【病因与分类】

（一）分类

根据损伤性质不同可分为两类。

1. 单纯性腹壁损伤　指损伤仅限于腹壁组织。依据腹壁有无开放性伤口，分为单纯性闭合性腹壁损伤和单纯性开放性腹壁损伤。

2.腹内脏器损伤　根据腹膜腔是否与外界相通，分为闭合性损伤和开放性损伤两类。

(二) 病因

1.开放性损伤　常为刀刺、枪弹、弹片所致。开放性损伤中，常见受损内脏依次是肝、小肠、胃、结肠等。

2.闭合性损伤　常为坠落、碰撞、冲击、挤压、拳打脚踢等钝性暴力所致。闭合性损伤中常见受损内脏依次是脾、肾、小肠、肝、肠系膜等。

【护理评估】

(一) 健康史

了解病人受伤的原因、时间、部位、姿势、致伤物的性质及暴力的大小和方向等，是否合并其他部位的损伤。注意询问受伤前是否进食和排尿，有无腹痛、腹胀、呕吐、血尿、血便等异常表现；注意询问伤后病情变化、是否采取急救措施，以及效果如何；了解既往有无慢性病及有无酗酒、吸烟等不良嗜好。如果伤者有意识障碍，可询问现场目击者及护送人员。

(二) 身体状况

对于腹部损伤的病人，必须评估其是单纯性腹壁损伤，还是存在腹内脏器损伤；若为腹内脏器损伤，应判断是实质性脏器损伤还是空腔脏器损伤；同时需明确是否合并其他部位损伤。

1.单纯性腹壁损伤　①局限性疼痛、压痛、肿胀和瘀斑；②全身症状轻，一般情况好；③实验室、影像学、腹腔穿刺等辅助检查无异常发现。

2.腹内脏器损伤　出现下列情况之一，即应考虑腹内脏损伤：①早期出现休克；②持续性腹痛且呈进行性加重；③有腹膜刺激征且范围呈扩散趋势；④有气腹征或移动性浊音；⑤有呕血、便血或血尿等；⑥直肠指检、腹腔穿刺、腹腔灌洗等有阳性发现。

> 考点：实质性脏器损伤和空腔脏器损伤的区别

(1)实质性脏器损伤：主要表现为腹腔内或腹膜后出血，病人面色苍白，脉搏加快，血压不稳或下降，甚至休克。出血量多时可有腹胀和移动性浊音。腹痛和腹膜刺激征常较轻，但肝、胰破裂时，胆汁和胰液漏入腹腔可出现明显的腹痛和腹膜刺激征。

【护考真题链接】2017 年—A2 型题

病人，男，20 岁，因车祸撞伤右上腹部，表现为腹痛且有明显的腹膜刺激征，应首先考虑的是(　　)

A.肝破裂

B.脾破裂

C.肠破裂

D.胃破裂

E.肾破裂

答案：A

分析：当发生肝破裂时，因有胆汁进入腹腔，也可出现明显的腹膜刺激征。病人因车祸撞伤右上腹部，根据解剖部位以及病人的临床表现，可以判断病人发生了肝破裂，肝破裂后出血，因胆汁和血液进入腹腔，继而出现腹痛和明显的腹膜刺激征；虽然空腔脏器(如胃肠道、胆道、膀胱等)发生破裂时也会有明显的腹膜刺激征，但是根据题目的体表定位是右上腹，选项中的胃和肠位置都不如肝脏位置具有代表性。

（2）空腔脏器损伤：主要表现为急性弥漫性腹膜炎，病人出现持续性剧烈腹痛，伴恶心、呕吐。腹膜刺激征明显，肠鸣音减弱或消失。胃肠道破裂时，可有气腹表现，肝浊音界缩小或消失。随着病情发展，病人可出现体温升高、脉搏加快、呼吸急促等全身中毒表现，严重者可发生感染性休克。

3.多发性损伤　创伤中多发性损伤的发病率日益增高，因此评估病人时应有整体观念，要系统全面地观察病人有无合并颅脑、胸部或四肢等部位损伤。

（三）心理-社会状况

腹部损伤多为意外事故所致，病情往往复杂、严重，病人常表现出紧张、焦虑、无助和恐惧等情绪。尤其是当腹壁有伤口、出血、内脏脱出或被告知要紧急手术时，病人的上述情绪和心理反应会更加强烈。

（四）辅助检查

1.实验室检查　①血常规检查：当实质性脏器破裂时，红细胞计数、血红蛋白浓度以及红细胞比容会呈进行性下降；而当空腔脏器破裂时，白细胞计数和中性粒细胞比值会显著增高。②若尿常规检查发现红细胞，则提示可能存在泌尿系统损伤。③当胰腺损伤时，血、尿淀粉酶值会升高。

2.影像学检查　①X线腹部立位平片：见膈下游离气体，提示胃肠道破裂。②B超、CT检查：主要用于诊断实质性脏器损伤。

3.诊断性腹腔穿刺术和腹腔灌洗术　参见本章第一节中的知识链接。

4.腹腔镜检查　经上述检查仍不能确诊且疑有腹腔内脏器损伤时，考虑进行腹腔镜检查，可直接观察损伤部位、性质及损伤程度，并能及时治疗。

（五）处理原则

1.非手术治疗　单纯性腹壁损伤的处理原则同一般软组织损伤。对于生命体征等一般情况比较平稳、暂时不能确定有无内脏损伤或已明确是轻微内脏损伤者，可考虑非手术治疗，如抗休克、抗感染、禁食、补液、输血等，同时密切观察病情变化。

2.手术治疗　对已确诊腹内脏器损伤者，或在非手术治疗期间病情加重者，应积极准备，尽早手术。对实质脏器破裂所致的大出血，应在抗休克的同时紧急手术；空腔脏器破裂病人，通常休克发生较晚，一般应在纠正休克的前提下进行手术。手术方法主要为剖腹探查术，包括探查、止血、修补、切除、清除腹腔内残留液和引流等操作。

【常见护理诊断/健康问题】

1.急性疼痛　与腹内脏器破裂及腹膜受消化液、血液刺激有关。

2.焦虑与恐惧　与意外损伤刺激、出血、内脏脱出及担心预后有关。

3.体液不足　与损伤出血、感染渗液、禁食有关。

4.潜在并发症：失血性休克、急性腹膜炎、腹腔脓肿等

【护理措施】

（一）急救护理

腹壁损伤常合并多发性损伤，在急救时应分清主次和轻重缓急。首先处理危及生命的情况，如心搏骤停、窒息、大出血、张力性气胸等。对已发生休克者应迅速建立静脉通路，

及时补液，必要时输血。对开放性腹壁损伤，应妥善处理伤口，及时止血，做好包扎固定。如有少量肠管脱出，切勿强行回纳腹腔，以免加重腹腔污染，可用等渗盐水无菌纱布加清洁敷料覆盖，并用消毒或清洁的碗、盆等加以保护后包扎，送医院处理；如果有大量肠管脱出，则应及时回纳腹腔，以免肠系膜血运障碍而导致肠管坏死。

> **考点：内脏脱出现场处理原则**

【护考真题链接】2013 年—A2 型题

病人，女，17 岁，因车祸致开放性腹壁损伤，伴少量肠管脱出，正确的紧急处理措施是（　　）

A. 敞开伤口，急诊手术　　　　　　B. 用消毒棉垫加压包扎

C. 迅速将肠管还纳入腹腔　　　　　D. 用凡士林纱布覆盖，腹带加压包扎

E. 等渗盐水无菌纱布覆盖并妥善保存

答案：E

分析：当发现腹部有伤口时，应立即予以包扎，对有内脏脱出者，一般不可回纳腹腔以免污染，可用消毒或清洁碗、盆盖住脱出的内脏，防止受压，外面再加以包扎。如果脱出的肠管有绞窄的可能，则应将其送回腹腔。经急救处理后，在严密的观察下，尽快护送到医院。

(二)非手术治疗及手术前护理

原则上执行急性腹膜炎非手术治疗的护理措施，但应注意以下几点：

1. 一般护理

(1)病人应绝对卧床休息，不可随意搬动，在病情许可的情况下取半卧位。如需做 X 线、B 超等检查，应由专人护送。

> **考点：急性腹膜炎非手术治疗的护理措施**

【护考真题链接】2011 年—A2 型题

病人，女，41 岁，被自行车撞伤左上腹，自述心慌、胸闷、腹痛。体格检查：神志清楚，面色苍白，血压 90/60 mmHg，腹部稍胀，左上腹压痛明显。以腹壁闭合性损伤、皮肤挫裂伤收入院。观察期间不正确的做法是（　　）

A. 尽量少搬动病人　　　　　　　　B. 禁饮食

C. 疼痛剧烈时，及时使用镇痛药　　D. 绝对卧床休息

E. 随时做好术前准备

答案：C

分析：腹痛未明确诊断之前，禁止使用镇痛药，以免掩盖病情；腹内脏器损伤的病人，不能随意搬动；伤后应暂禁饮食，一方面为手术做准备，另一方面要考虑到是否合并其他脏器损伤；病人应绝对卧床休息，随时做好术前准备。

(2)在未排除腹内脏器损伤之前，病人应禁止饮食。若病人出现明显腹胀或怀疑存在胃肠破裂的情况，需进行胃肠减压。禁饮食期间，应补充液体，必要时进行输血。

【护考真题链接】2012 年—A2 型题

病人，男，40 岁，近 3 天来上腹部疼痛不适反复发作，2 小时前在睡眠中突感上腹刀割样剧痛，继之波及全腹，既往有十二指肠溃疡病史，根据其临床表现和辅助检查结果，拟诊为十二指肠穿孔。该病人先试行非手术治疗，其措施不包括(　　　)

A. 禁食　　　　　　　　　　　B. 胃肠减压

C. 静脉补液　　　　　　　　　D. 腹腔引流

E. 应用抗菌药物

答案：D

分析：十二指肠穿孔的非手术治疗主要是禁食、胃肠减压、静脉补液、应用抗菌药物等，腹腔引流管是在手术中置入的，所以腹腔引流属于术后护理，不是非手术治疗。

(3)加强口腔及皮肤护理等。

2. 病情观察　①注意生命体征的变化，每 15~30 分钟测量一次呼吸、脉搏、血压及血氧饱和度。②观察腹部症状与体征的变化，每 30 分钟巡视一次。③动态监测红细胞计数、红细胞比容和血红蛋白值。④关注是否有失血性休克、急性腹膜炎等并发症出现。

3. 治疗配合

(1)在诊断尚未明确之前，禁用吗啡、哌替啶等镇痛药物，禁用泻药，禁止热敷及灌肠。

(2)尽早进行输液，纠正水、电解质及酸碱平衡紊乱。

(3)遵医嘱使用足量抗菌药物。对于开放性腹壁损伤者，需常规注射破伤风抗毒素。

(4)一旦决定进行手术，应及时做好腹部急症手术的术前准备。

4. 心理护理　关心、体贴、同情病人，及时向病人解释病情变化，介绍辅助检查的目的及手术治疗的必要性，各项检查前、手术前和手术后做好相关的知识指导，消除其焦虑、恐惧感，积极配合各项治疗和护理。

(三)手术后护理

腹部损伤病人手术后，原则上执行急性腹膜炎手术后护理，但应注意：

1. 一般护理

(1)体位与活动：术后病人血压平稳后取半卧位，以利引流和改善呼吸。鼓励病人尽早活动。

(2)禁食、胃肠减压：术后需持续禁饮、禁食，并进行胃肠减压。待胃肠道功能恢复、肛门排气后，可拔除胃管。此时应指导病人摄入易消化且营养丰富的食物，先从流质饮食开始，逐步过渡至半流质饮食或普食，以保证能量供给，促进伤口愈合和机体康复。

2. 病情观察　①定时监测生命体征。②观察腹部症状与体征，及时发现术后并发症。③观察并记录腹腔引流管的引流情况。④观察伤口敷料是否干燥，有无渗血、渗液。

3. 治疗配合

(1)腹腔引流管护理：妥善固定；保持引流管通畅；保持清洁，每日更换引流袋；观察记录引流液性状；掌握拔管指征，及时拔管。

(2)防治感染：遵医嘱应用抗菌药物。同时鼓励病人深呼吸、咳嗽排痰，防止肺部感染。

（3）静脉输液：维持水、电解质及酸碱平衡；强化营养支持，必要时输注血浆、全血或实施肠外营养。

> **【知识链接】**
>
> **损伤控制性外科在腹部损伤中的应用**
>
> 损伤控制性外科(DCS)理念是基于对严重损伤后机体病理生理改变的认识而发展起来的。即根据伤者全身状况、手术者的技术、后续治疗条件等，为伤者设计包括手术在内的最佳治疗方案，将伤者的存活率和生活质量放在首位，而不仅仅是追求手术成功率。腹部损伤病人的病理生理特征是低体温、代谢性酸中毒和凝血障碍三联症，三者之间形成恶性循环，呈螺旋式恶化，最终导致机体耗竭，难以耐受手术创伤的二次打击。因此，对那些生理潜能临近或达到极限的病人需采用 DCS 处理。DCS 的治疗程序通常由三部分组成：①首次简短剖腹手术；②ICU 复苏；③确定性手术。

（四）健康指导

（1）加强劳动保护、安全生产、交通规则等方面的知识教育，避免意外伤害的发生。

（2）学习常见急救知识，在意外发生现场，能进行简单的急救或自救。

（3）发生腹部损伤后，应及时到医院就诊。

（4）出院后要适当休息，加强锻炼，增加营养，促进康复。若有腹痛、腹胀等不适，应及时到医院复诊。

✦ 案例分析

1. 该病人的诊断　胃肠道损伤、破裂。

2. 主要的诊断依据

（1）病人诉腹痛难忍，伴恶心、呕吐、腹胀，呕吐物中有鲜血。

（2）腹部视诊及触诊：可见肠型、蠕动波、腹膨隆；全腹压痛并有反跳痛。

（3）X 线腹平片见膈下新月状气体影。

3. 术前的主要护理措施

（1）病情观察：①每 15～30 分钟监测一次生命体征；②皮肤、黏膜、意识情况；③每 30 分钟进行一次腹部评估；④24 小时出入水量；⑤每 30～60 分钟采集 1 次静脉血，测定相关数值，了解其变化；⑥协助医生进行诊断性腹腔穿刺术或腹腔灌洗术，并及时获取检验结果。

（2）休息与体位：病人应绝对卧床休息，病情稳定后可取半卧位。避免随意搬动病人。

（3）禁食、禁饮、禁灌肠、胃肠减压：诊断未明确之前应绝对禁食、禁饮和禁灌肠。

（4）维持体液平衡：补充足量的平衡盐溶液、电解质等，维持有效的循环血量，使收缩压升至 90 mmHg 以上。必要时持续监测中心静脉压变化以评估体液不足的程度。

（5）预防感染：遵医嘱合理使用抗菌药物。

（6）镇静、镇痛：诊断未明确之前禁用镇痛药；诊断明确者遵医嘱给予镇静、解痉药或镇痛药。

（7）术前准备：争取时间尽快进行必要的术前准备。

（8）心理护理：主动关心病人，加强与病人的交流。向病人详细解释病情的变化情况，告知其相关检查、治疗以及护理的目的、注意事项，还有手术治疗的必要性，从而让病人能够积极配合。

【本章小结】

思维导图

（戴利萍、匡雪春）

第十六章

腹外疝病人的护理

✦ **学习目标**

知识目标：

(1)能阐述腹股沟斜疝和直疝的概念、临床特点、处理原则、护理要点。

(2)能比较腹外疝的4种临床类型。

(3)能概述腹外疝的常见种类及其发生的主要原因。

能力目标： 能运用护理程序对腹外疝病人实施整体护理。

素质目标： 具有良好的职业道德和团队协作能力，关爱病人，减轻病人痛苦，维护其健康。

第一节　概述

体内某一脏器或组织脱离其正常的解剖位置，经由先天或后天形成的薄弱点、缺损或孔隙进入另一部位，此现象被称为疝(hernia)。疝大多发生于腹部，其中腹外疝(abdominal external hernia)较为常见。腹腔内的脏器或组织与腹膜壁层一同，通过腹壁的薄弱点或孔隙向体表突出，这种情况被称为腹外疝。常见的腹外疝包括腹股沟疝、股疝、脐疝、切口疝等，其中腹股沟疝最为多见。

【病因】

腹壁强度降低和腹内压力增高是腹外疝发病的两个主要原因。

1.腹壁强度降低　常见因素：①某些组织穿过腹壁的部位是先天形成的腹壁薄弱点，如精索或子宫圆韧带穿过腹股沟管、脐血管穿过脐环、股动脉和股静脉穿过股管等处；②腹白线发育不全；③腹部外伤、感染、手术切口愈合不良、腹壁神经损伤、年老体弱、肥胖等所致的肌肉萎缩。

2.腹内压力增高　这是形成腹外疝的主要诱因。常见情况有慢性咳嗽、长期便秘、排尿困难(如良性前列腺增生、膀胱结石)、腹腔积液、妊娠、搬运重物、婴儿经常啼哭等。

【病理解剖】

典型的腹外疝由疝囊、疝环、疝内容物和疝外被盖组成（图 16-1）。

1. **疝囊** 是壁腹膜憩室样突出部，由疝囊颈、疝囊体、疝囊底

> 考点：腹外疝的解剖组成

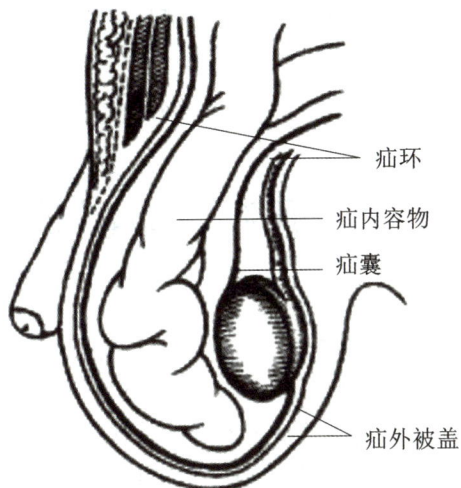

图 16-1 腹外疝的解剖结构

三部分组成。疝囊颈是疝囊比较狭窄的部分，是疝环所在的位置。

2. **疝环** 又称疝门，是疝突向体表的通道，是腹壁薄弱区或缺损所在之处。临床上各类疝通常依据疝门部位来命名，如腹股沟疝、股疝、脐疝、切口疝等。

3. **疝内容物** 是进入疝囊的腹内脏器或组织，以小肠最为多见，大网膜次之，盲肠、阑尾、乙状结肠、横结肠、膀胱等均可作为疝内容物进入疝囊，但较少见。

4. **疝外被盖** 指疝囊以外的各层组织，通常由皮下组织和皮肤等组成。

🔊 **【护考真题链接】2020 年—A1 型题**

疝的组成不包括( )

A.疝块　　　　　　　　　　　B.疝外被盖

C.疝内容物　　　　　　　　　D.疝环

E.疝囊

答案：A

分析：典型的腹外疝由疝环、疝囊、疝内容物和疝外被盖组成，不包括疝块。

【临床类型】

1. **易复性疝** 最常见，腹外疝在站立或活动等腹内压增高时突出，于平卧、休息或用手向腹腔推送时，很容易将疝内容物回纳入腹腔。

2. **难复性疝** 疝内容物不能或不能完全回纳入腹腔内，但并不引起严重症状。引起难

复性疝发生的较常见原因是疝内容物反复突出，致疝囊颈受摩擦而损伤，产生粘连，导致内容物不能回纳。此类疝的内容物多数是大网膜。难复性疝同易复性疝一样，疝内容物并无血运障碍，未发生器质性病理改变，故无严重的临床症状。

3. 嵌顿性疝　当疝囊颈较小且腹内压突然增高时，疝内容物可借助外力强行扩张疝囊颈并进入疝囊，随后被疝环嵌顿，不能回纳至腹腔。

4. 绞窄性疝　若肠管嵌顿不能及时解除，肠壁及其系膜受压情况不断加重，可使动脉血流减少，最后完全阻断，即为绞窄性疝。此时肠系膜动脉搏动消失，肠壁逐渐失去光泽、弹性和蠕动能力，最终呈坏死变黑状态。嵌顿性疝和绞窄性疝实际上是一个病理过程的两个阶段，临床上很难进行明确区分。

第二节　腹股沟疝病人的护理

✦ 案例导入

案例

病人，男，54 岁，患高血压病数年，近 1 个月来睡眠不佳，排尿困难，体重下降，且有腹部不适感，左侧腹股沟区出现肿块并逐渐增大，可进入阴囊，平卧时肿块消失。诊断为腹股沟斜疝。拟行手术治疗。

思考

1. 该病人发生腹股沟斜疝的主要原因是什么？

2. 如何做好术后护理？

腹股沟疝（inguinal hernia）是发生于腹股沟区域的腹外疝，该病症男性更为多见，男女发病率之比约为 15:1，且右侧相较于左侧更为常见。

通常情况下，腹股沟疝可分为斜疝和直疝两种类型。其中，腹股沟斜疝是最为常见的腹外疝，其发病率占全部腹外疝的 75%~90%，占腹股沟疝的 85%~95%，多见于儿童及青壮年；而腹股沟直疝则多见于老年人。

【病因与发病机制】

腹股沟疝的病因尚未完全清楚，但与病人性别、年龄、家族史有关。总体而言，腹股沟疝的发生包括先天性和后天性因素。

1. 先天性解剖异常　婴儿出生后，若鞘突不闭锁或闭锁不完全，就成为先天性腹股沟斜疝的疝囊。当婴儿啼哭、排便等导致腹内压力增加时，肠管、大网膜等即可进入未闭锁或闭锁不全的鞘突形成疝。在胚胎发育过程中，右侧睾丸下降比左侧略晚，鞘突闭锁也较迟，故右侧腹股沟疝较多。

2. 后天性腹壁薄弱或缺损　任何腹外疝都存在腹横筋膜不同程度的薄弱或缺损。此外，腹横肌和腹内斜肌发育不全或萎缩对发病也起重要作用。

【护理评估】

(一)健康史

了解病人的年龄、性别、职业及女性病人的生育史;了解病人营养、发育等状况,是否吸烟,有无慢性咳嗽、便秘、排尿困难、腹腔积液等腹内压增高的情况,有无腹部手术、外伤、切口感染等病史。

(二)身体状况

1.腹股沟斜疝

(1)易复性斜疝:除了腹股沟区出现肿块并偶感胀痛,并无其他明显症状。肿块通常在站立、行走、咳嗽或从事劳动时显现,大多呈带蒂柄的梨形,可下降至阴囊或大阴唇。用手按压肿块,同时让病人咳嗽,会有膨胀性冲击感。若病人平卧休息,或用手将肿块向腹腔推送,肿块可回纳至腹腔而消失。

(2)难复性斜疝:除胀痛稍重,主要特点是疝块不能完全回纳。滑动性斜疝除疝块不能完全回纳外,还有消化不良和便秘等症状。滑动性疝多见于右侧,左、右发病率之比约为1∶6。

(3)嵌顿性斜疝:多发生在强体力劳动或用力排便等腹内压骤增时。表现为疝块突然增大,并伴有明显疼痛,平卧或用手推送不能使疝块回纳。肿块紧张发硬,且有明显触痛。嵌顿内容物如为大网膜,局部疼痛常较轻微,如为肠袢,不仅局部疼痛明显,还可伴有腹部绞痛、恶心、呕吐、腹胀,以及排便、排气停止等机械性肠梗阻的表现。疝一旦嵌顿,自行回纳的机会较少,多数病人症状逐步加重,如不及时处理,将发展为绞窄性疝。肠管壁疝嵌顿时,由于局部肿块不明显,又不一定会有肠梗阻的表现,容易被忽略。

(4)绞窄性斜疝:临床症状多较严重,但发生肠袢坏死穿孔时,疼痛可因疝块压力骤降而暂时缓解,故疼痛减轻而肿块仍存在者,不可认为是病情好转。绞窄时间较长者,由于疝内容物发生感染,侵及周围组织,可引起疝外被盖组织的急性炎症,严重者可发生急性腹膜炎及脓毒症而危及生命。

2.腹股沟直疝 常见于年老体弱者,其临床特点有别于腹股沟斜疝(表16-1)。主要表现为病人站立时,在腹股沟内侧端、耻骨结节上外方出现一个半球形肿块,并不伴有疼痛或其他症状。由于

> 考点:斜疝与直疝的鉴别

腹股沟直疝的疝囊颈宽大,疝内容物又直接由后向前突出,故平卧后疝块多能自行回纳腹腔并消失,腹股沟直疝很少进入阴囊,极少发生嵌顿。疝内容物常为小肠或大网膜。

表 16-1 腹股沟斜疝和腹股沟直疝的鉴别要点

鉴别要点	腹股沟斜疝	腹股沟直疝
发病年龄	多见于儿童及青壮年	多见于老年人
突出途径	经腹股沟管突出,可进入阴囊	由直疝三角突出,很少进入阴囊
疝块外形	椭圆或梨形,上部呈蒂柄状	半球形,基底较宽
回纳疝块后压住内环	疝块不再突出	疝块仍可突出
精索与疝囊的关系	精索在疝囊后方	精索在疝囊前外方

续表 16-1

鉴别要点	腹股沟斜疝	腹股沟直疝
疝囊颈与腹壁下动脉的关系	疝囊颈在腹壁下动脉外侧	疝囊颈在腹壁下动脉内侧
嵌顿机会	较多	极少

【护考真题链接】2019 年—A1 型题

腹股沟直疝和腹股沟斜疝最主要的鉴别之处是(　　　)

A. 疝块的形状

B. 发病的年龄

C. 嵌顿的程度

D. 回纳疝块压迫内环,增加腹压疝块是否出现

E. 包块的位置

答案:D

分析:D 项是最主要的鉴别点,除此以外还有以下鉴别点。①突出途径:腹股沟斜疝经腹股沟管突出,可进入阴囊,腹股沟直疝由直疝三角突出,不进入阴囊。②疝块外形:斜疝呈椭圆或梨形,直疝呈半球形。③发病年龄:斜疝多见于儿童及青壮年,直疝多见于老年人。④精索与疝囊的关系:斜疝时精索在疝囊的后方,直疝时精索在疝囊前外方。⑤疝囊颈与腹壁下动脉的关系:斜疝时疝囊颈在腹壁下动脉外侧,直疝时疝囊颈在腹壁下动脉内侧。⑥嵌顿机会:斜疝嵌顿较多,直疝嵌顿较少。

(三)辅助检查

1. 透光试验　疝块不透光,故腹股沟斜疝透光试验常呈阴性,而鞘膜积液多为透光,呈阳性,可以进行鉴别诊断。但婴幼儿的疝块组织菲薄,常能透光,易与鞘膜积液混淆。

2. 实验室检查　疝内容物继发感染时,血常规检查显示白细胞计数增加和中性粒细胞比例升高;发生肠管绞窄时,粪便隐血试验呈阳性或可见白细胞。

3. 影像学检查　发生疝嵌顿或绞窄时,腹部 X 线检查可见肠梗阻征象。

(四)心理-社会状况

病人是否因疝块长期反复突出影响工作和生活而感到焦虑不安,对手术治疗有思想顾虑。病人及其家属对预防腹内压增高等相关知识缺乏认识。

(五)处理原则

成人腹股沟疝一旦形成,便无法自行愈合,手术仍是目前唯一的治愈方式。腹股沟疝早期手术效果好、复发率低;若不及时处理,疝块逐渐增大,最终将加重腹壁的损伤而影响劳动力,且术后复发率增高。因此,除少数特殊情况,腹股沟疝一经确诊,应择期进行手术治疗。

1. 非手术治疗

(1)棉线束带法或绷带压深环法:适用于 1 岁以下的婴儿。因为婴幼儿腹肌可随躯体生长逐渐强壮,疝有自行消失的可能。可采用棉线束带或绷带压住腹股沟管深环,防止疝

块突出。

（2）医用疝带的使用：适用于年老体弱者或伴有其他严重疾病而有手术禁忌证者。白天可在回纳疝内容物后，用医用疝带一端的软压垫顶住疝环，阻止疝块突出。但长期使用医用疝带可使疝囊颈经常受摩擦而增厚，增加嵌顿疝的发病率，并可促使疝囊与疝内容物粘连，增加难复性疝的发病率。

（3）手法复位：嵌顿性疝在下列情况下可先试行手法复位。①嵌顿时间在 12~24 小时内，局部压痛不明显，无腹部压痛或腹肌紧张等腹膜刺激征者；②年老体弱或伴有其他较严重疾病而估计肠袢尚未绞窄坏死者。复位操作手法应轻柔，切忌粗暴，复位后还需严密观察腹部情况，注意有无腹膜炎或肠梗阻的表现。

2. 手术治疗　腹股沟疝最有效的治疗方法是手术修补，可分为开放手术和腹腔镜手术两类。嵌顿性疝原则上视病情行紧急手术，以防疝内容物坏死并解除伴发的肠梗阻。绞窄性疝的内容物已坏死，更需紧急手术。

（1）传统的疝修补术：基本原则是高位结扎疝囊、加强或修补腹股沟管管壁。

1）疝囊高位结扎术：显露疝囊颈，予以高位结扎或贯穿缝合，然后切除疝囊。单纯性疝囊高位结扎适用于婴幼儿或儿童，以及绞窄性斜疝因肠坏死而局部严重感染者。

2）加强或修补腹股沟管管壁：成年腹股沟疝病人都存在不同程度的腹股沟管前壁或后壁的薄弱或缺损，在实施疝囊高位结扎术后，只有加强或修补薄弱的腹股沟管前壁或后壁，才能彻底治疗，并预防复发。

（2）无张力疝修补术：运用修补材料开展无张力疝修补，是当下外科治疗的主要手段。传统的疝修补术存在诸多弊端，如缝合张力大、局部有牵拉感、病人疼痛明显，且修补组织愈合状况不佳、容易复发等。现代疝手术着重强调在无张力的情况下，借助人工高分子材料网片进行修补。这种手术方式具有创伤小、术后疼痛轻、康复速度快、复发率低等优势。无张力疝修补术不会破坏腹股沟区的正常解剖层次，仅在腹股沟管的后壁或腹膜前间隙放置补片，从而强化薄弱的腹横筋膜和腹股沟管后壁。不过，对于嵌顿性疝须行急诊手术的病人，以及腹股沟管发育尚未完全的儿童，不建议采用无张力疝修补术。

（3）经腹腔镜疝修补术（laparoscopic inguinal herniorrhaphy，LIHR）：其基本原理是从腹腔内部用补片加强腹壁缺损或用钉（缝线）缩小内环。目前 LIHR 在临床应用中得到越来越多的肯定，病人能够更快地恢复正常生活和工作。

【知识链接】

腹腔镜疝修补术

腹腔镜疝修补术是一种安全且技术合理的无张力疝修补手术。该手术主要包含两种方法，分别是经腹腹膜前补片植入术（TAPP）和全腹膜外补片植入术（TEP）。与开放手术相比，腹腔镜疝修补术具有切口小、术后疼痛轻、能更早恢复正常体力活动等优势。手术方式如下。

1. 内环口关闭术　此手术相当于开放手术中的疝囊高位结扎，由于未对腹股沟管后壁进行修补，所以仅适用于小儿腹股沟斜疝。

2.腹腔内补片植入术(IPOM)　指的是在腹腔内将补片钉合在疝缺损的腹膜上，是目前治疗切口疝的主要方法。

3.IPOM+内环口成形术　该手术是在 IPOM 的基础上增加内环口成形术，也就是将腹横筋膜与髂耻束对合，以此缩小内环口。

4.TAPP　在腹腔内打开腹膜，解剖腹膜前间隙，把补片与 Cooper 韧带、耻骨结节、腹直肌外缘和联合肌腱钉合，随后关闭腹膜。

5.TEP　此手术可直接进入腹膜前间隙，无须进入腹腔，钉合方法与 TAPP 相同。

【知识链接】

疝修补材料

疝修补片是疝修补材料的简称。近年来，随着材料科学的飞速发展，各类疝修补材料已在临床上得到广泛应用。

目前，国际上广泛用于疝修补的合成材料主要分为两大类：第一类是不可吸收补片，如聚酯补片、聚丙烯补片、膨化聚四氟乙烯补片；第二类是可吸收生物补片。

不可吸收补片的作用机制是诱发局部异物炎症反应，在创伤愈合过程中通过形成瘢痕来修补疝。这类材料会终身留存于体内，无法降解吸收，有可能引发异物反应和炎症。

可吸收生物补片能够在局部实现原位诱导，促进局部组织结构和功能的重建。若将该材料植入肌腱部位，会再生为肌腱；若植于筋膜处，则会长出筋膜。植入人体的材料最终会完全降解吸收，由自体组织替代，是真正能够修复缺损组织、恢复正常结构和功能的材料。对于年轻的疝病病人，更建议使用可吸收生物补片。

【常见护理诊断/健康问题】

1.急性疼痛　与疝块嵌顿或绞窄、手术创伤有关。

2.知识缺乏：缺乏腹外疝的成因、预防腹内压增高及促进术后康复的相关知识

3.潜在并发症：术后阴囊水肿、切口感染

【护理措施】

(一)非手术治疗的护理/术前护理

1.卧床休息　疝块较大、年老体弱或伴有其他严重疾病暂不能手术者，减少活动，尽量卧床休息；建议病人离床活动时佩戴医用疝带，避免腹腔内容物脱出而引起嵌顿疝。

2.消除引起腹内压增高的因素　有慢性咳嗽、腹腔积液、便秘、排尿困难、妊娠等可引起腹内压增高的因素而暂不能手术者，应积极治疗原发病，控制症状。指导病人注意保暖，预防呼吸道感染；指导病人戒烟；指导病人多饮水、多吃蔬菜等粗纤维食物，保持排便通畅；妊娠期病人在活动时可使用疝带压住疝环口。

3.棉线束带或绷带压深环法的护理　1岁以内的婴儿若疝较小或未发生嵌顿或绞窄，一般暂不手术。在使用棉线束带或绷带压深环法时，应注意局部皮肤的血运情况，睡觉时

可不用；避免长时间的哭闹，防止形成嵌顿性疝。

4.嵌顿性/绞窄性疝的护理 ①观察病人的疼痛程度及腹部情况，若出现明显腹痛，并伴疝块突然增大、发硬且触痛明显、不能回纳腹腔，应高度警惕嵌顿性疝发生的可能，立即报告医生，并配合处理。②若因疝的嵌顿、绞窄，引起肠梗阻等情况，应指导禁食，给予胃肠减压，遵医嘱进行纠正水、电解质及酸碱代谢失衡，抗感染等治疗，必要时备血，做好急诊手术准备。③进行手法复位的病人，若疼痛剧烈，可遵医嘱注射吗啡或哌替啶，以镇痛、镇静并松弛腹肌。手法复位后24小时内严密观察病人生命体征，尤其是脉搏、血压的变化，注意观察腹部情况，注意有无腹膜炎或肠梗阻的表现。如有这些表现，配合医生做好紧急手术探查的准备。

5.完善术前准备 年老体弱、腹壁肌肉薄弱或复发性疝的病人，术前应加强腹壁肌肉锻炼，并练习卧床排便和使用便器等；术前2周戒烟；术前一晚灌肠，清除肠内积粪，防止术后腹胀及排便困难；术前完成阴囊及会阴部的皮肤准备；病人进手术室前，嘱其排尿，以防术中误伤膀胱。

（二）术后护理

1.休息与活动 传统疝修补术后当日取平卧位，膝下垫一软枕，使髋、膝关节微屈，以降低腹股沟区切口张力，有利于切口愈合和减轻切口疼痛。术后卧床期间鼓励床上翻身及活动肢体，一般术后3~5天病人可离床活动。采用无张力疝修补术者，一般术后当日或次日即可下床活动，年老体弱、复发性疝、绞窄性疝、巨大疝等病人应适当延长卧床休息时间。

> **考点：无张力疝修补术后体位及活动时间**

【护考真题链接】2022年—A2型题
病人，男，33岁。腹股沟斜疝术后取仰卧位，腘窝部垫枕，最主要的目的是（ ）
A.预防麻醉后头痛
B.减少阴囊血肿发生
C.促进肠蠕动恢复、预防肠粘连
D.减轻切口疼痛、利于切口愈合
E.防止疝复发
答案：D
分析：腹股沟斜疝的术后护理措施如下。①病人取仰卧位，腘窝部垫枕可以有效降低腹股沟区切口张力，有利于切口愈合和减轻伤口疼痛。②密切监测病人生命体征的变化，观察伤口渗血情况，及时更换浸湿的敷料，估计并记录出血量。③一般于术后6~12小时病人若无恶心、呕吐可进少量水及流食，次日可进半流食、软食或普食。④嘱病人避免剧烈咳嗽和用力排便，以免引起腹内压增高，不利于愈合。

2.饮食护理 根据麻醉方式及病人情况给予饮食指导。若无恶心、呕吐，在局部麻醉下行无张力疝修补术者，术后即可进软食或普食；经腹腔镜疝修补术者，术后6~12小时若无恶心、呕吐可进少量水及流食，次日逐渐恢复到软食或普食；行肠切除吻合术者，术后应禁食，待肠功能恢复后方可进食。

3.预防腹内压增高 注意保暖，防止受凉引起咳嗽，指导病人在咳嗽时用手掌按压以保护切口和减轻震动，以防切口疼痛；保持排便通畅，便秘者给予通便药物，避免用力排便；因麻醉或手术刺激引起尿潴留者，需及时发现并处理，必要时导尿。

4.预防阴囊水肿　由于阴囊较为松弛且位置较低，渗血、渗液容易在此处积聚。为防止阴囊内出现积血、积液情况，并促进淋巴回流，术后可使用丁字带或阴囊托将阴囊托起，同时密切留意阴囊肿胀情况。

5.预防切口感染　切口感染是引起疝复发的主要原因之一。一旦发现切口感染征象，应尽早处理。预防切口感染的措施如下。①病情观察：注意体温和脉搏的变化；观察切口有无红、肿、疼痛，阴囊部有无出血、血肿。②切口护理：术后切口一般不需要加沙袋压迫，但有切口血肿时应适当加压；保持切口敷料清洁干燥，不被粪尿污染；若敷料脱落或被污染，应及时更换。③合理应用抗菌药物。

(三)心理护理

向病人及其家属进行疾病知识教育，解释造成腹外疝的原因、诱发因素和手术治疗的必要性，了解病人的顾虑所在，尽可能地予以舒解，使其安心配合治疗。

(三)健康指导

1.活动指导　病人出院后应逐渐增加活动量，3个月内避免重体力劳动或提举重物等。

> 考点：疝术后健康指导

2.饮食指导　调整饮食习惯，保持排便通畅。

3.防止复发　减少和消除引起腹外疝复发的因素，并注意避免增加腹内压的动作，如剧烈咳嗽、用力排便等。

4.定期随访　若疝复发，应及早诊治。

【护考真题链接】2018年—A1型题

对腹外疝病人进行出院指导，正确的内容是(　　　)

A.1个月内避免重体力劳动　　　　B.3个月内避免重体力劳动

C.半年内避免重体力劳动　　　　　D.术后不会复发，可任意活动

E.少吃富含膳食纤维的食物

答案：B

分析：腹外疝病人的出院健康教育主要涵盖以下方面。①出院后逐步增加活动量，3个月内避免重体力劳动或提举重物。②复诊与随诊：定期前往门诊进行复查，若疝复发，应尽早接受诊治。③规避腹内压升高的因素：注意做好保暖措施，预防因受凉引发咳嗽。指导病人在咳嗽时用手掌按压切口部位，以防缝线撕脱。维持排便通畅，多食用富含膳食纤维的食物，以缓解便秘症状；为便秘病人提供通便药物，并叮嘱病人避免用力排便。

第三节　其他腹外疝

一、股疝

腹腔内脏器或组织通过股环，经股管向卵圆窝突出形成的疝，称为股疝(femoral hernia)。股疝的发病率占腹外疝的3%～5%，多见于40岁以上女性。

【病因】

女性骨盆较宽大、联合肌腱和腔隙韧带较薄弱，使股管上口宽大松弛而易发病。妊娠是腹内压增高的主要原因。

【病理生理】

疝内容物常为大网膜或小肠。由于股管几乎呈垂直状态，疝块在卵圆窝处向前转折时会形成一锐角，且股环本身较小，周围多为坚韧的韧带，因此股疝容易发生嵌顿。在腹外疝中，股疝嵌顿者最多，高达60%。一旦发生嵌顿，可迅速发展为绞窄性疝。

【临床表现】

病人平时无症状，多偶然发现。疝块往往不大，表现为腹股沟韧带下方卵圆窝处有一半球形突起。一部分病人可在久站或咳嗽时感到患处胀痛，并有可复性肿块。股疝如发生嵌顿，除引起局部明显疼痛，常伴有较明显的急性机械性肠梗阻，严重者甚至可以掩盖股疝的局部症状。

【处理原则】

因股疝极易嵌顿、绞窄，确诊后应尽早手术治疗。

【护理措施】

重点在于消除引起腹内压增高的因素，及时发现和处理嵌顿性/绞窄性疝。具体护理措施参见本章第二节腹股沟疝病人的护理相关内容。

二、切口疝

腹腔内器官或组织自腹壁手术切口向外突出形成的疝，称为切口疝（incisional hernia）。临床上切口疝比较常见，其发生率在腹外疝中居第3位。若切口发生感染，发生率可达10%；若切口裂开再缝合者，发生率可高达30%。

【病因】

1. 解剖因素　腹部切口疝多见于腹部纵向切口，最常发生于经腹直肌切口，其次为正中切口和旁正中切口。

2. 手术因素　手术操作不当是导致切口疝的重要原因。如留置引流管时间过长，切口过长切断肋间神经过多，腹壁切口缝合不严密，缝合时张力过大而致组织撕裂等情况均可导致切口疝的发生。

3. 切口愈合不良　切口愈合不良也是引起切口疝的一个重要因素。其中，切口感染所致腹壁组织破坏引起的腹部切口疝占50%左右；切口内血肿形成、肥胖、高龄、合并糖尿病、营养不良或使用皮质激素等，均可导致切口愈合不良，形成切口疝。

4. 腹内压增高　手术后腹胀明显或肺部并发症导致剧烈咳嗽等情况亦可导致切口疝的发生。

【临床表现】

1. 症状　多数病人无特殊不适。较大切口疝者可有腹部牵拉感，伴食欲减退、恶心、便秘、腹部隐痛等表现。

2. 体征　腹壁切口瘢痕处逐渐膨隆，有肿块出现。肿块通常在站立或用力时更为明显，平卧休息时缩小或消失。切口疝的疝环一般比较宽大，很少发生嵌顿。

【处理原则】

腹壁切口疝一经发生，无法自愈，需要进行手术修补。

【护理措施】

不宜手术或暂不宜手术者，推荐采用适当的腹带包扎以限制切口疝的增大和发展；对于巨大切口疝者，术后适当延迟下床活动时间，并加用腹带包扎 3 个月或更长时间以确保切口的完全愈合。其他护理措施参见本章第二节腹股沟疝病人的护理相关内容。

三、脐疝

腹腔内脏器或组织通过脐环突出形成的疝，称为脐疝（umbilical hernia）。脐疝可分为小儿脐疝和成人脐疝，以小儿脐疝更为多见。

【病因】

1. 小儿脐疝　为先天性疾病，是因脐环闭锁不全或脐部组织不够坚韧，在频繁啼哭、便秘等导致腹内压增高的情况下发生，大多属于易复性疾病。

2. 成人脐疝　为后天获得性疾病，多见于中年经产女性，也可见于肝硬化腹腔积液、肥胖等病人。

【处理原则】

婴儿脐疝大多数可通过脐部筋膜环的逐步收缩而在 1 岁内自愈，因此，在 2 岁前，除发生嵌顿需立即手术，其他情况均可暂行观察，采用非手术疗法促进自愈；如果患儿已满 2 周岁，且脐疝直径超过 1.5 cm，则宜用手术治疗；5 岁以上儿童及成人脐疝均应采取手术治疗。

✦ 案例分析

1. 腹股沟斜疝的病因：

病人为 54 岁男性，患有高血压病多年，近 1 个月睡眠质量欠佳，且存在排尿困难的情况。其发生腹股沟斜疝的原因如下。①腹壁强度下降：因年老体弱导致肌肉萎缩；②病人排尿困难致使腹内压力升高，这是形成腹外疝的主要诱因。

2. 术后护理措施：

①病人采取仰卧位，并在腘窝部垫枕，可有效缓解腹腔切口处的张力，不仅有助于切口愈合，还能减轻伤口疼痛。②密切监测病人生命体征的变化，观察伤口渗血状况，及时

更换浸湿的敷料，并估算、记录出血量。③一般情况下，病人术后 6~12 小时若未出现恶心、呕吐症状，可饮用少量水并进食流食，次日可进食半流食、软食或普食。④应嘱病人避免剧烈咳嗽和用力排便、排尿，以防腹内压升高，影响伤口愈合。⑤健康指导：术后 3 个月内避免从事重体力劳动。

【本章小结】

思维导图

（周佳、郑砚文）

第十七章
胃肠疾病病人的护理

✦ 学习目标

知识目标：

（1）能阐述胃十二指肠溃疡的外科治疗、胃癌、急性阑尾炎、肠梗阻的护理评估和护理措施。

（2）能阐述胃肠疾病病人常见的护理诊断/健康问题。

（3）能解释胃肠疾病的病因、病理、处理原则。

能力目标：能运用护理程序对胃肠疾病病人实施整体护理。

素质目标：具有良好的职业道德和团队协作能力，关爱病人，减轻病人痛苦，维护其健康。

第一节　胃十二指肠溃疡病人的护理

✦ 案例导入

案例

病人，男，39 岁，因反复出现上腹部烧灼痛 5 年，且在近 3 小时症状加重入院。

该病人自述，在过去 5 年中，常于空腹或夜间出现上腹部烧灼痛，进食后疼痛可有所缓解，近期自觉症状较以往加重。3 小时前，病人在晚餐后突然出现上腹部剧痛，疼痛迅速蔓延至全腹，同时伴有恶心、呕吐等症状。体格检查：T 37.8 ℃，P 100 次/min，R 19 次/min，BP 95/75 mmHg。腹式呼吸消失，全腹存在肌紧张、压痛和反跳痛。叩诊时，肝浊音界消失，移动性浊音呈阳性，听诊发现肠鸣音消失。

经相关检查，诊断为十二指肠溃疡穿孔。

思考

1. 对该病人的护理评估应包括哪些内容？

2. 该病人目前存在哪些护理诊断/健康问题？

胃十二指肠溃疡(gastroduodenal ulcer)指的是发生在胃十二指肠的局限性圆形或椭圆形全层黏膜缺损。由于溃疡的形成与胃酸–蛋白酶的消化作用相关，所以它又被称作消化性溃疡(peptic ulcer)。

大部分胃十二指肠溃疡病人通过内科治疗能够痊愈。外科治疗主要适用于出现急性穿孔、出血、幽门梗阻、经药物治疗无效的病人，以及存在溃疡恶变等情况。

【病因】

胃十二指肠溃疡的病因较复杂，是多因素综合作用的结果，主要原因包括幽门螺杆菌(helicobacter pylori，HP)感染、胃酸分泌异常和黏膜屏障的破坏。

> 考点：消化性溃疡的病因

1. HP 感染　我国胃溃疡和十二指肠溃疡病人 HP 检出率分别为 70% 和 90%。HP 属于革兰氏阴性杆菌，可产生多种酶，约 1/2 的 HP 菌株还可产生毒素，作用于胃黏膜，引起黏液降解，导致局部组织损伤，降低黏膜层的保护作用。胃窦部 HP 感染还可以刺激局部胃泌素的释放，进一步加重胃黏膜的损害。

2. 胃酸分泌异常　溃疡只发生在经常与胃酸接触的黏膜处。胃酸过多时，激活胃蛋白酶，使胃十二指肠黏膜发生"自身消化"。

3. 黏膜屏障的破坏　非甾体抗炎药、肾上腺皮质激素、胆汁酸盐、酒精、咖啡因等均可破坏胃黏膜屏障，引起胃黏膜水肿、出血、糜烂，甚至发生溃疡。长期使用非甾体抗炎药者胃溃疡的发生率显著增高。

4. 其他因素　包括遗传、吸烟和心理压力等。

【病理生理】

本病属于慢性溃疡，多为单发。胃溃疡多发生于胃小弯，以胃角多见，胃窦部与胃体也可见，胃大弯、胃底少见。十二指肠溃疡主要发生在球部，球部以下的溃疡称为球后溃疡。典型的胃十二指肠溃疡呈圆形或椭圆形，可深达黏膜下层。若溃疡向深层侵蚀，可引起出血或穿孔。幽门处较大溃疡愈合后形成的瘢痕可导致幽门梗阻。

【护理评估】

(一)健康史

了解病人的年龄、性别、职业、饮食习惯及有无烟酒嗜好等；了解病人既往有无溃疡病史，以及治疗和用药情况，有无服用非甾体抗炎药等。

(二)身体状况

1. 胃溃疡、十二指肠溃疡

(1)胃溃疡：腹痛主要位于中上腹剑突下正中或偏左的区域，多于进餐后 0.5~1 小时开始，持续 1~2 小时后消失。进食后疼痛不能缓解，有时反而加重，服用抗酸药物疗效不明显。

(2)十二指肠溃疡：临床表现为上腹部或剑突下烧灼痛、痉挛痛，主要为餐后延迟痛(餐后 3~4 小时)、饥饿痛或夜间痛，进食后腹痛可暂时缓解，服用抗酸药物或进食能使疼痛缓解或停

> 考点：胃溃疡与十二指肠溃疡的鉴别

止。腹痛具有周期性发作的特点，秋冬季或冬春季好发。

胃溃疡、十二指肠溃疡的鉴别见表17-1。

表17-1　胃溃疡、十二指肠溃疡的鉴别

鉴别点	胃溃疡	十二指肠溃疡
疼痛部位	剑突下正中或偏左	上腹正中或偏右
疼痛时间	餐后0.5~1小时，少有夜间痛	餐后3~4小时，常有夜间痛
疼痛性质	烧灼痛、痉挛痛	饥饿痛、空腹痛
典型节律	进餐—疼痛—缓解	疼痛—进餐—缓解
好发人群	中老年	青壮年
好发部位	胃角、胃窦小弯	十二指肠球部

【护考真题链接】2021年—A1型题

胃溃疡病人腹痛的特点是(　　　)

A.夜间腹痛明显　　　　　　　　B.空腹时腹痛明显

C.进餐时腹痛明显　　　　　　　D.餐后即刻腹痛明显

E.餐后0.5~1小时腹痛明显

答案：E

分析：胃溃疡的疼痛部位在剑突下正中或偏左，常在进餐后0.5~1小时出现，持续1~2小时后逐渐缓解，下次进餐后疼痛复发，其典型节律为进食—疼痛—缓解；十二指肠溃疡病人的疼痛为饥饿痛或空腹痛，其疼痛节律为疼痛—进食—缓解。

2.胃十二指肠溃疡并发症

(1)胃十二指肠溃疡急性穿孔。①症状：穿孔多突然发生于夜间空腹或饱食后。主要表现为突发性上腹部刀割样剧痛，并迅速波及全腹，以上腹部为重。病人疼痛难忍，并有面色苍白、出冷汗、脉搏细速、血压下降、四肢厥冷等表现，常伴恶心、呕吐。有时伴有肩部或肩胛部牵扯痛。②体征：病人呈急性面容，表情痛苦；全腹有明显的压痛和反跳痛，以上腹部最为明显，腹肌紧张呈"木板样"强直；肝浊音界缩小或消失，可有移动性浊音；肠鸣音减弱或消失。

> 考点：消化性溃疡并发症的典型表现

(2)胃十二指肠溃疡大出血。①症状：呕血和黑便是主要症状。多数病人只有黑便而无呕血症状，迅猛出血的病人则表现为大量呕血与血便。当短期内失血量超过400 mL时，病人可出现面色苍白、口渴、脉搏快速有力、血压正常或略偏高的循环系统代偿现象。当失血量超过1000 mL时，病人可出现烦躁不安、出冷汗、脉搏细速、呼吸急促、血压下降、四肢湿冷等休克表现。②体征：腹部稍胀，上腹部可有轻度压痛，肠鸣音亢进。

(3)胃十二指肠溃疡瘢痕性幽门梗阻。①症状：进食后上腹饱胀不适并出现阵发性胃痉挛性疼痛，伴嗳气、恶心、呕吐。反复呕吐大量宿食是最突出的症状，呕吐后病人自觉胃部舒适，故常自行诱发呕吐以缓解症状。②体征：上腹部可见胃型和胃蠕动波，轻拍上腹部可闻及振水音。

病人，女，45 岁，消化性溃疡。近来常感上腹饱胀，疼痛于餐后加重，且反复大量呕吐。该病人可能出现了(　　)

A.出血　　　　　　　　　　　　　B.穿孔

C.癌变　　　　　　　　　　　　　D.幽门梗阻

E.营养不良

答案：D

分析：消化性溃疡的主要并发症包括出血、穿孔和幽门梗阻。穿孔的主要表现为突发的上腹部刀割样剧痛，且疼痛会迅速蔓延至全腹，不过以上腹部疼痛更为显著。出血的主要症状为呕血或黑便。幽门梗阻的主要表现为进食后上腹部饱胀，同时伴有阵发性胃痉挛性疼痛，其中反复呕吐大量宿食是最为突出的症状。

(三)辅助检查

1.实验室检查　胃十二指肠溃疡急性穿孔病人可能会出现白细胞计数以及中性粒细胞比值升高的情况。胃十二指肠溃疡大出血病人则可能会出现红细胞计数、血红蛋白浓度和红细胞比容呈进行性下降的现象。

2.影像学检查

(1)X 线：约 80%的胃十二指肠溃疡急性穿孔病人的立位腹部 X 线片可见膈下新月状游离气体影。X 线钡餐检查可发现胃十二指肠溃疡部位有一处周围光滑、整齐的龛影或十二指肠球部变形。

(2)CT：CT 对游离气体的检测具有较高的敏感性，能确定穿孔部位、大小，以及排除其他可能原因。

(3)血管造影：对胃十二指肠溃疡大出血病人进行选择性腹腔动脉或肠系膜上动脉造影检查，可明确病因与出血部位。

3.内镜检查　胃镜检查是确诊胃十二指肠溃疡的首选检查方法，可明确溃疡部位，并可在直视下取活组织进行 HP 检测及病理学检查。

考点：消化性溃疡的辅助检查

病人，男，42 岁。间歇性上腹痛 3 年，嗳气、反酸、食欲缺乏，冬春季节较常发作。近 3 天来腹痛加剧，突然呕血 200 mL。为确诊应首选(　　)

A.X 线钡餐检查　　　　　　　　　B.超声检查

C.粪便隐血试验　　　　　　　　　D.胃镜检查

E.胃液分析

答案：D

分析：胃镜检查可直接观察溃疡病变的部位、大小，并可进行黏膜活检判断性质，还可进行 HP 检测，因此，胃镜检查对消化性溃疡有确诊价值，是首选的检查方法。

(四)心理-社会状况

胃十二指肠溃疡呈现慢性反复发作特征，影响病人的正常生活及工作。病人会因突发的腹痛、呕血、便血症状，以及对恶变的担心，同时病人及其家属因知识缺乏、担心手术及预后和经济承受能力等因素，出现紧张、焦虑或恐惧等不良情绪反应。

(五)处理原则

没有严重并发症的胃十二指肠溃疡，通常采用内科药物治疗。外科手术仅适用于胃十二指肠溃疡保守治疗无效，或者并发穿孔、出血、幽门梗阻、恶变的病人。

1. 穿孔缝合术 对于胃十二指肠溃疡穿孔病人，穿孔缝合术是主要的手术方式。若穿孔时间较短、腹腔污染较轻，可采用腹腔镜方式进行手术；部分合并出血或穿孔时间较长、腹腔污染严重的病人，则需选择开放手术。

2. 出血部位的贯穿缝扎术 当十二指肠球部后壁溃疡出血时，可切开球部前壁，然后进行贯穿缝扎溃疡以达到止血目的。对于高龄体弱、难以耐受长时间手术的病人，可采用这种手术方式。

3. 胃大部切除术 这是治疗胃十二指肠溃疡及其并发症的首选手术方式。胃大部切除术的切除范围涵盖部分胃体、胃窦部、幽门以及十二指肠球部靠近胃的部分(图 17-1)。胃大部切除术后的消化道重建手术方式包括毕Ⅰ式胃大部切除术、毕Ⅱ式胃大部切除术和胃大部切除后胃空肠 Roux-en-Y 吻合术。

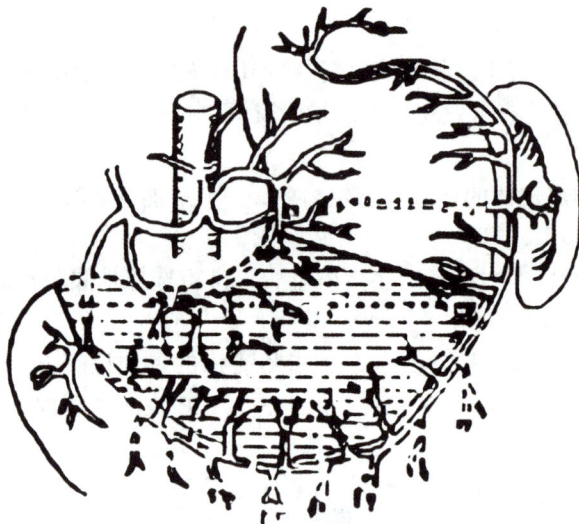

图 17-1 胃大部切除术

(1)毕Ⅰ式胃大部切除术：即在胃大部切除后将残胃与十二指肠吻合(图 17-2)，多适用于胃溃疡。其优点是重建后的胃肠道接近正常解剖生理状态，胆汁、胰液反流入残胃较少，术后因胃肠功能紊乱引起的并发症亦较少；缺点是有时为避免残胃与十二指肠吻合口的张力过大，致使切除胃的范围不够，增加了术后溃疡复发的可能性。

(2)毕Ⅱ式胃大部切除术：即胃大部切除后残胃与空肠吻合，十二指肠残端关闭(图 17-3)。适用于各种胃十二指肠溃疡，特别是十二指肠溃疡者。该术式的优点是即使胃切除较多，胃与空肠吻合口也不会张力过大，术后溃疡复发率低；缺点是吻合方式改变了正常的解剖生理关系，胆汁、胰液流经胃肠吻合口，术后发生胃肠道功能紊乱的可能性较毕Ⅰ式胃大部切除手术大。

（3）胃大部切除后胃空肠 Roux-en-Y 式吻合术：即胃大部切除后关闭十二指肠残端，在距 Treitz 韧带 10~15 cm 处切断空肠，将残胃和远端空肠吻合，距此吻合口以下 45~60 cm 处将空肠与空肠近侧断端吻合。此法临床使用较少，但有防止术后胆胰液进入残胃的优点。

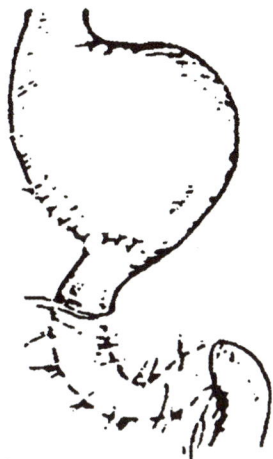

图 17-2　毕Ⅰ式胃大部切除术　　　　　　图 17-3　毕Ⅱ式胃大部切除术

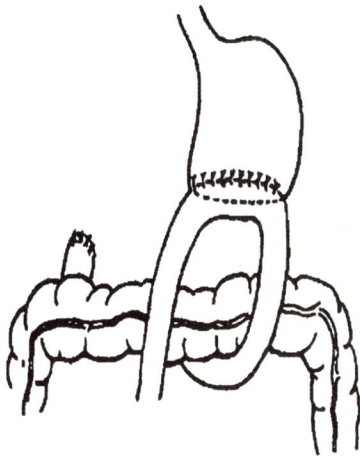

【常见护理诊断/健康问题】

1.急性疼痛　与胃十二指肠黏膜受损、胃十二指肠溃疡穿孔后消化液对腹膜的强烈刺激及手术创伤有关。

2.体液不足　与溃疡大出血、禁食、穿孔后腹腔内大量渗出以及幽门梗阻引发的大量呕吐导致体液大量丢失有关。

3.营养失调：低于机体需要量　与摄入不足、禁食、手术创伤有关。

4.焦虑/恐惧　与溃疡迁延不愈、发生并发症及担忧手术有关。

5.潜在并发症：出血、感染、吻合口破裂或吻合口瘘、术后梗阻、倾倒综合征等

【护理措施】

（一）非手术治疗的护理/术前护理

1.体位　取平卧位或半卧位。有呕血者头偏向一侧。伴有休克者取休克体位，生命体征平稳后改为半卧位，以利于漏出的消化液积聚于盆腔最低位，减少毒素的吸收，同时减轻腹壁张力和疼痛。

2.饮食护理　通常情况下，出现并发症的病人需暂时禁食；若出血已停止或病人为非完全性幽门梗阻，则可进食流质或无渣半流质食物。

3.胃肠减压　保持引流通畅和有效负压，减少胃内容物继续外漏，清除血凝块或减轻

胃组织水肿,注意观察和记录引流液的颜色、性状和量。

4.静脉补液 建立2条及以上静脉通路,必要时进行深静脉置管。根据血清电解质检测结果,遵医嘱合理安排输液种类和速度,维持水、电解质和酸碱代谢平衡。

5.病情观察 严密观察病人的血压、脉搏、尿量、中心静脉压、周围循环情况及腹部情况(如腹膜刺激征、肠鸣音等)的变化;观察有无活动性出血。病情不见好转反而加重者,应及时报告医生,并配合做好急诊手术的准备。

6.术前准备 遵医嘱通过输注肠外营养液、全血或其他血制品等方式纠正病人营养不良的状态。幽门梗阻病人于术前3天,每晚用300~500 mL温的0.9%氯化钠溶液洗胃,以减轻胃壁水肿和炎症,利于术后吻合口愈合。

7.心理护理 理解并关心病人,向其告知疾病相关知识、治疗方法以及手术治疗的必要性,从而让病人能够积极配合治疗与护理。

(二)术后护理

1.病情观察 监测病人体温、脉搏、血压等生命体征,同时观察其神志、尿量、伤口渗血、渗液和引流液情况等。

2.体位 病人术后取去枕平卧位,头偏向一侧,以免发生误吸。待病人麻醉清醒、生命体征平稳后取半卧位,以保持腹肌松弛,减轻腹部切口张力,缓解疼痛,利于呼吸和引流。

3.饮食护理 留置胃管者,拔除胃管前禁食,拔除胃管后当日可饮少量水或米汤,次日可进流质、半流质饮食,逐步恢复正常饮食。食物宜温、软、易于消化,忌生、冷、硬和刺激性食物,少量多餐。

4.鼓励早期活动 除年老体弱或病情较重者,鼓励并协助病人术后尽早进行活动,活动量根据病人个体差异而定。早期活动可促进肠蠕动恢复,预防术后肠粘连和下肢深静脉血栓形成等并发症的发生。

5.引流管护理 胃十二指肠溃疡术后病人常留置胃管、腹腔引流管、导尿管等。护理时需注意:①妥善固定并准确标记各引流管,并避免引流管脱出,一旦引流管脱出不可自行插回。②保持引流管通畅,防止受压、扭曲、折叠等,经常挤捏各引流管以防堵塞;若发生堵塞,可在医生指导下用注射器抽取0.9%氯化钠溶液试冲洗引流管。③观察并记录引流液的颜色、性状和量。④胃管注意事项:术后24小时内可引流出少量血性液体或咖啡样液体,若有较多鲜红色血性液体,应及时报告医生并配合处理;待肠蠕动恢复、肛门排气后,可拔除胃管。

7.并发症的护理

(1)术后胃出血:胃大部切除术后,可有少许暗红色或咖啡色胃液自胃管流出,一般24小时内不超过500 mL,且逐渐减少、变淡至自行停止。

> 考点:胃大部切除术后并发症的判断及护理

1)表现:术后短期内从胃管不断引流出鲜红色血性液体,且24小时后仍未停止,甚至出现呕血和黑便,考虑术后出血。

2)护理:①术后严密观察病人的生命体征和神志变化;②加强对胃肠减压引流液颜色、性状和量的观察,若术后短期内从胃管引流出大量鲜红色血性液体,持续不止,需及时报告医生处理;③遵医嘱应用止血药物、用冰的0.9%氯化钠溶液洗胃或输注新鲜血等;

④若经非手术治疗不能有效止血或出血量超过 500 mL/h 时，应积极完善术前准备。

🔊 【护考真题链接】2016 年—A2 型题

病人因胃癌行胃大部切除术。术后第 1 天，除监测生命体征，护士最应重点观察的是(　　)

A. 神志　　　　　　　　　B. 尿量

C. 肠鸣音　　　　　　　　D. 腹胀

E. 胃管引流液

答案：E

分析：术后的病人要及时观察引流液的颜色、性状、量，以及时发现出血。

(2)十二指肠残端破裂：是毕Ⅱ式胃大部切除术后早期的严重并发症。

1)表现：多发生在术后 24~48 小时，病人出现突发性上腹部剧痛、发热和腹膜刺激征；白细胞计数增加；腹腔穿刺可抽得胆汁样液体。

2)护理：如发生十二指肠残端破裂，立刻进行术前准备。

(3)吻合口破裂或吻合口瘘：是胃大部切除术后早期的严重并发症之一。

1)表现：多发生在术后 1 周内，病人出现高热、心动过速等全身中毒症状，同时伴有腹膜炎以及腹腔引流管引流出含肠内容物的浑浊液体。若发生较晚，多会形成局部脓肿或外瘘。

2)护理：①出现弥漫性腹膜炎的吻合口破裂病人须立即手术，应做好急诊手术的准备；②形成局部脓肿、外瘘或无弥漫性腹膜炎的病人，进行局部引流；③禁食、胃肠减压；④合理应用抗菌药物和给予肠外营养支持，纠正水、电解质和酸碱代谢失衡。经上述处理后多数病人的吻合口破裂或吻合口瘘可在 4~6 周自愈；若经久不愈，须再次手术。

(4)术后梗阻：根据梗阻部位可分为输入袢梗阻、输出袢梗阻和吻合口梗阻，前两者见于毕Ⅱ式胃大部切除术后。

1)输入袢梗阻：可分为两类。①急性完全性输入袢梗阻：为输出袢系膜悬吊过紧压迫输入袢，或输入袢过长穿入输出袢与横结肠系膜的间隙孔形成内疝所致。表现为病人突发上腹部剧烈疼痛，频繁呕吐，呕吐物量少且多不含胆汁，呕吐后症状不缓解，且上腹有压痛性肿块。病情进展快，不久即出现烦躁、心动过速、血压下降等休克表现。急性完全性输入袢梗阻易发生肠绞窄，应紧急进行手术治疗。②慢性不完全性输入袢梗阻：多由于输入袢过长、扭曲或输入袢过短在吻合口处形成锐角，使输入袢内胆汁、胰液和十二指肠液排空不畅而滞留发生。病人表现为进食后出现上腹胀痛或绞痛，随即突然喷射性呕吐大量不含食物的胆汁，呕吐后症状缓解。指导病人禁食，遵医嘱给予胃肠减压、营养支持等，如症状在数周或数月内不能缓解，亦需手术治疗。

2)输出袢梗阻：为胃大部切除术后胃肠吻合口下方输出袢因粘连、大网膜水肿、炎性肿块压迫所致的梗阻。病人主要表现为上腹饱胀，严重时呕吐食物和胆汁。若经非手术治疗无效，应手术解除梗阻。

3)吻合口梗阻：一般因吻合口过小或吻合口的胃肠壁内翻过多所致，也可为术后吻合口炎症水肿所致的暂时性梗阻。病人在进食后出现上腹饱胀感和溢出性呕吐；呕吐物含或不含胆汁。X 线钡餐检查可见造影剂完全停留在胃内。若经非手术治疗无效，可手术解除梗阻。

（5）倾倒综合征：由于胃大部切除术后，失去幽门对胃排空的控制，导致胃排空过快产生的一系列综合征。根据进食后症状出现的时间可分为早期与晚期 2 种类型。

1）早期倾倒综合征：多发生在进食后 30 分钟内，病人以循环系统症状和胃肠道症状为主要表现。循环系统症状包括心悸、心动过速、出汗、全身无力、面色苍白和头晕等；胃肠道症状有腹部饱胀或绞痛、恶心、呕吐和腹泻等。

护理：指导病人调整饮食，采取少量多餐的方式，避免过甜、过咸、过浓的流质饮食；宜进行低碳水化合物、高蛋白饮食；用餐时限制饮水及喝汤；进餐后平卧 10～20 分钟。多数病人经调整饮食后，症状可减轻或消失，术后半年到 1 年内能逐渐自愈。极少数症状严重而持久的病人则需进行手术治疗。

2）晚期倾倒综合征：又称为低血糖综合征。病人在餐后 2～4 小时出现心慌、出冷汗、面色苍白、手颤、无力甚至虚脱等症状。

护理：指导病人饮食中减少碳水化合物含量，增加蛋白质比例，并采用少量多餐的方式可防止该病的发生；当出现症状时，可稍进饮食，尤其是糖类食物，即可缓解。

【护考真题链接】2019 年—A2 型题

病人，男，45 岁，因胃癌行胃大部切除术后发生倾倒综合征，其可食用的食物为（　　　）

A. 蒸蛋　　　　　　　　　　　B. 豆浆

C. 骨头汤　　　　　　　　　　D. 牛奶

E. 蛋糕

答案：A

分析：早期倾倒综合征病人应指导其调整饮食、少量多餐，宜进低碳水化合物、高蛋白饮食，避免过甜、过咸或过浓的流质饮食；同时应告知病人在进餐过程中限制饮水及喝汤，餐后可平卧 10～20 分钟。BCD 选项均为流质饮食，E 为高碳水化合物、高糖食物。

（三）健康教育

1. 生活方式　告知病人戒烟、戒酒，宜采取少量多餐，高蛋白质、低脂饮食方式，补充铁剂与足量维生素，少食盐腌和烟熏食品，避免过冷、过烫、过辣及煎、炸食物。注意劳逸结合，避免过度劳累。

2. 心理调节　强调保持乐观的重要性，指导病人学会自我调节情绪。

3. 用药指导　指导病人药物的服用时间、方式和剂量，解释药物的作用以及可能出现的不良反应。避免服用对胃黏膜有损害的药物，如阿司匹林、消炎痛、皮质类固醇等。

4. 复诊指导　嘱病人定期复查，若有不适及时就诊。

案例分析

1. 护理评估内容：健康史、身体状况、辅助检查、心理-社会状况、治疗原则。

2. 主要护理诊断/健康问题：

(1)急性疼痛：与胃十二指肠黏膜受损、胃十二指肠溃疡穿孔后消化液对腹膜的强烈刺激及手术创伤有关。

(2)体液不足：与穿孔后腹腔内大量渗出导致体液大量丢失有关。

(3)营养失调：低于机体需要量，与摄入不足、禁食、手术创伤有关。

(4)焦虑/恐惧：与疾病疼痛及担忧手术有关。

(5)潜在并发症：出血、感染、吻合口破裂或瘘、术后梗阻、倾倒综合征等。

第二节　胃癌病人的护理

胃癌(gastric carcinoma)是我国最常见的恶性肿瘤之一，其死亡率在恶性肿瘤中居第2位。该疾病好发于50岁以上人群，男女患病比例约为2∶1。

【病因】

胃癌的病因目前尚未完全明确，目前认为与以下因素相关：

1. 地域环境　胃癌发病率存在显著的地域差异。中国、日本、俄罗斯、南非、智利和北欧一些国家与地区的发病率较高，而北美、西欧和印度的发病率则相对较低。在我国，西北和东部沿海地区胃癌发病率明显高于南方地区。

2. 饮食习惯　长期食用腌制、熏制、烤制食品的人群，胃癌发病率较高。这可能与上述食品中有较高含量的致癌物或前致癌物(如亚硝酸盐、真菌毒素、多环芳烃化合物等)有关。此外，食物中缺乏新鲜蔬菜和水果也与胃癌发病存在一定关联。

3. HP 感染　这是引发胃癌的主要因素之一。在 HP 感染率较高的国家和地区，胃癌发病率也相对较高。

4. 癌前疾病和癌前病变　癌前疾病指的是一些会增加胃癌发病风险的良性胃部疾病，如慢性萎缩性胃炎、胃息肉、胃溃疡、残胃炎等。癌前病变包括肠上皮化生、异型增生等。

5. 遗传因素　胃癌具有明显的家族聚集性。研究发现，与胃癌病人有血缘关系的亲属，其胃癌发病率比对照组高出 4 倍。

【病理生理与分型】

胃癌好发部位以胃窦部为主，约占一半，其次为贲门部，约占 1/3，发生在胃体者较少。

1. 大体分型　根据胃癌发展所处的阶段可分为早期胃癌和进展期胃癌。

(1)早期胃癌：肿瘤局限于黏膜和黏膜下层，无论病灶大小或有无淋巴结转移。

(2)进展期胃癌：包括中、晚期胃癌。肿瘤超出黏膜下层侵入胃壁肌层为中期胃癌；肿瘤达浆膜下层，或是穿透浆膜向外浸润至邻近脏器，或有转移者为晚期胃癌。

2. 组织学分型　WHO 于 2000 年将胃癌分为：①腺癌(包括肠型和弥漫型)；②乳头状腺癌；③管状腺癌；④黏液腺癌；⑤印戒细胞癌；⑥腺鳞癌；⑦鳞状细胞癌；⑧小细胞癌；⑨未分化癌；⑩其他类型。胃癌绝大部分为腺癌。

3.转移扩散途径

(1)直接浸润：贲门癌易侵及食管下端，胃窦癌可向十二指肠浸润。

(2)淋巴转移：是胃癌的主要转移途径，早期胃癌可有淋巴转移，进展期胃癌的淋巴转移率有70%左右。

考点：胃癌的好发部位、转移途径、主要症状、治疗原则

(3)血行转移：多发生在晚期，肿瘤细胞经门静脉或体循环转移至肝、肺、胰、骨骼、肾、脑等，以肝转移为多见。

(4)腹腔种植转移：当肿瘤浸润穿透浆膜后，肿瘤细胞可脱落种植于腹膜、大网膜和其他脏器表面形成转移结节。

【护理评估】

(一)健康史

了解病人年龄、性别、婚姻、职业、饮食、生活习惯、药物使用情况，以及家族中有无胃癌病人。

(二)身体状况

1.症状　早期胃癌多无明显症状，部分病人可有上腹隐痛、嗳气、反酸、进食后饱胀、恶心等消化道症状，无特异性。不同部位的胃癌有其特殊表现：胃窦癌常出现类似十二指肠溃疡的症状；贲门癌可有胸骨后疼痛和进行性哽噎感；幽门附近的胃癌可有呕吐宿食的表现；肿瘤溃破血管后可有呕血和黑便。

2.体征　胃癌早期通常无显著体征，可能仅表现为上腹部深压时的不适感或疼痛感。晚期则可在上腹部触及肿块。若发生远处转移，可能会出现肝大、腹腔积液、锁骨上淋巴结肿大等症状。

(三)辅助检查

1.胃镜　是诊断胃癌的最有效方法。可直接观察胃黏膜病变的部位和范围，并可直接取病变组织做病理学检查。

2.X线钡餐　目前，临床上大多采用X线气钡双重造影的方法进行诊断。该方法通过对黏膜相和充盈相的细致观察来作出判断，其优点在于给病人带来的痛苦较小，容易被病人接受；不足之处则是相较于胃镜，它不够直观，并且无法获取组织样本进行活检和组织学检查。早期胃癌在X线气钡双重造影下的主要特征为黏膜相出现异常。而进展期胃癌，不同类型有着不同的表现：肿块型胃癌表现为向胃腔内突出的充盈缺损；溃疡型胃癌主要表现为胃壁内出现龛影；浸润型胃癌则可见胃壁僵硬、蠕动波消失。

3.CT　可判断胃癌病变范围、局部淋巴结转移和远处转移情况，有助于胃癌的诊断和术前临床分期。

4.实验室　粪便隐血试验常呈持续阳性。部分病人肿瘤标志物癌胚抗原(CEA)，以及糖类抗原19-9(CA19-9)、糖类抗原(CA125)可升高，目前仅作为判断肿瘤预后和治疗效果的指标。

(四)心理-社会状况

了解病人对疾病康复的认知程度和情绪状态；了解病人的社会支持情况。

(五)处理原则

早期发现、早期诊断和早期治疗是提高胃癌治疗效果的关键。手术是治疗胃癌的主要

手段，也是目前治愈胃癌的唯一方法。对中、晚期胃癌，积极辅以化学治疗、放射治疗及免疫治疗等综合治疗手段，以提高治疗效果。

【护考真题链接】2017 年—A1 型题

关于原发性胃癌的叙述，错误的是(　　　)

A.手术是治疗胃癌的主要方法

B.早期无明显症状及体征

C.血行转移为晚期胃癌最主要的转移途径

D.早期均出现恶心、呕吐宿食及进食梗阻感

E.好发于胃窦部

答案：D

分析：胃癌好发部位以胃窦部为主，约占一半，其次为贲门部；早期胃癌多无明显症状、无明显体征，部分病人可有上腹隐痛、嗳气、反酸、进食后饱胀、恶心等消化道症状，无特异性；淋巴转移是胃癌的主要转移途径，血行转移多发生在晚期；手术是治疗胃癌的主要手段。

1.非手术治疗

(1)化学治疗：是最主要的辅助治疗方法，对于无远处转移的进展期胃癌，进行术前新辅助化学治疗，可降低根治性手术后的复发率；术后应用化学治疗可杀灭残留的亚临床癌灶或术中脱落的癌细胞，提高综合治疗效果。

(2)其他治疗：包括生物免疫治疗、中医中药治疗等。

2.手术治疗

(1)根治性手术：原则为整块切除包括肿瘤和可能受浸润的胃壁在内的胃的全部或大部，以及大、小网膜和区域淋巴结，并重建消化道。

(2)姑息性手术：用于肿瘤广泛浸润并转移、不能完全切除者。通过手术可以缓解症状，延长生存期，包括姑息性胃切除术、胃空肠吻合术、空肠造口术等。

【常见护理诊断/健康问题】

1.焦虑　与担心手术和疾病预后有关。

2.营养失调：低于机体需要量　与长期食欲减退、消化吸收不良及消耗增加有关。

3.潜在并发症：出血、十二指肠残端破裂、吻合口瘘、胃排空障碍、术后梗阻、倾倒综合征等

【护理措施】

(一)术前护理

1.心理护理　癌症病人常有消极、悲观的情绪，鼓励病人表达自身感受，向病人解释胃癌手术治疗的必要性，帮助病人消除负性情绪。鼓励其家属给予支持与帮助，增强治疗信心。

2.改善营养状况　根据病人的饮食和生活习惯，制订合理食谱，给予高蛋白、高热量、

富含维生素、低脂肪、易消化和少渣的食物；对不能进食者，应遵医嘱予以静脉输液，补充足够的热量，必要时输血浆或全血，以改善病人的营养状况，提高其对手术的耐受性。

3. 术前准备 对有幽门梗阻者，在禁食的基础上，术前 3 天起每晚用温的 0.9% 氯化钠溶液洗胃，以减轻胃黏膜水肿；对怀疑侵犯横结肠需拟行联合脏器切除者，可进行清洁肠道准备；对有慢性便秘者，术前进行 0.9% 氯化钠溶液灌肠，以防术后出现排便困难。

(二) 术后护理

1. 观察病情 密切观察病人的生命体征、神志、尿量，以及伤口的渗血、渗液和引流液状况。

2. 体位与活动 全麻病人清醒前，取去枕平卧位，头偏向一侧。麻醉清醒后，若血压稳定，则取半卧位。根据病人的实际情况，鼓励其早期活动，逐日增加活动量。

3. 营养支持 术后胃肠减压期间及时输液以补充病人所需的水、电解质和营养素，必要时输注人血清白蛋白或全血，以改善病人的营养状况，促进切口愈合。拔除胃管后，尝试少量流质饮食，逐渐过渡到半量流质饮食、全量流质饮食、半流质饮食、软食、普食。

4. 胃肠减压 保持胃管通畅，并妥善固定防止脱出，观察并记录引流液的颜色、性状和量。

5. 镇痛 评估病人的疼痛程度，根据医嘱给予镇痛药。

6. 并发症的护理 术后并发症的护理措施参见本章第一节胃十二指肠溃疡病人的护理相关内容。

(三) 健康指导

1. 胃癌的预防 积极治疗 HP 感染和癌前疾病；少食腌制、熏、烤食品，戒烟、酒。高危人群应定期检查。

2. 适当活动 适当活动或锻炼，注意劳逸结合，避免过度劳累。

3. 复诊指导 胃癌病人须定期前往门诊进行随访，检查肝功能、血常规等，同时注意预防感染。若有腹部不适、胀痛、肝区肿胀、锁骨上淋巴结肿大等症状时，应随时复查。

4. 并发症预防指导 告知病人及其家属术后可能出现的并发症症状及预防措施，如症状未缓解，应及时就医。

第三节 急性阑尾炎病人的护理

案例导入

案例

病人，女，25 岁，1 天前出现上腹部疼痛，呈阵发性并伴有恶心、呕吐。2 小时前腹痛加重，由上腹部转移至右下腹。体格检查：T 38.5 ℃，P 98 次/min，R 20 次/min，BP 130/82 mmHg，全腹压痛，以右下腹麦氏点周围最为显著，肠鸣音为 10~15 次/min。辅助检查：白细胞计数为 $24.5×10^9$/L，中性粒细胞比值为 86%；腹部 X 线片可见盲肠及回肠末端扩张和气液平面。

思考

1. 评估该病人时应重点关注哪些内容?

2. 该病人目前的护理诊断/健康问题有哪些?

急性阑尾炎(acute appendicitis)可在各个年龄段、不同人群中发病,多发生于青壮年,以 20~30 岁多见,男性发病率高于女性。

【病因】

(一)阑尾管腔阻塞

阑尾管腔阻塞是急性阑尾炎最常见的病因。阑尾管腔细,开口狭小,系膜短,造成阑尾管腔易阻塞。导致阻塞的原因如下。

> 考点:阑尾炎最常见的病因

1. 淋巴滤泡明显增生　约占 60%,多见于年轻人。

2. 粪石阻塞　约占 35%。

3. 其他　异物、食物残渣、炎性狭窄、蛔虫、肿瘤等,较少见。

(二)细菌入侵

阑尾管腔阻塞后,细菌繁殖并分泌内毒素和外毒素,损伤黏膜上皮,形成溃疡,细菌经溃疡面进入阑尾肌层。阑尾壁间质压力升高,影响动脉血流,造成阑尾缺血,甚至梗死和坏疽。致病菌多为肠道内的各种革兰氏阴性杆菌和厌氧菌。

【病理生理与分类】

(一)分类

根据急性阑尾炎的临床过程和病理生理学变化,可分为以下 4 种类型。

1. **急性单纯性阑尾炎**　病变多局限于黏膜层和黏膜下层,属于轻型阑尾炎或病变早期阶段。阑尾轻度肿胀,浆膜充血,失去正常光泽,表面有少量纤维性渗出物。在显微镜下可见阑尾各层水肿和中性粒细胞浸润,黏膜表面有小溃疡和出血点。

2. **急性化脓性阑尾炎**　常由急性单纯性阑尾炎发展而来。阑尾明显肿胀,浆膜高度充血,且表面覆有脓性渗出物,又称急性蜂窝织炎性阑尾炎。在显微镜下可见阑尾黏膜溃疡面增大且深达肌层和浆膜层,各层均有小脓肿形成,腔内有脓液积聚。阑尾周围的腹腔内有稀薄脓液,进而形成局限性腹膜炎。

3. **坏疽性及穿孔性阑尾炎**　这是一种重型阑尾炎。阑尾管壁易坏死或部分坏死,呈暗紫色或黑色。因阑尾管腔梗阻或积脓,导致压力升高,加重管壁血运障碍,严重者可发生穿孔。穿孔多发生于阑尾根部和近端的系膜缘对侧;若穿孔后未能被包裹,感染扩散,可引起急性弥漫性腹膜炎。

4. **阑尾周围脓肿**　急性阑尾炎化脓、坏疽或穿孔后,大网膜和邻近的肠管将阑尾包裹并形成粘连,出现炎性肿块或形成阑尾周围脓肿。

【知识链接】

阑尾解剖特点

阑尾是从盲肠下端的后内侧壁延伸出来的细管状器官，其外形犹如蚯蚓，故而也被称作蚓突。阑尾属于腹膜内位器官，包裹阑尾的腹膜沿着其壁的一侧会合，形成双层的三角形系膜，即阑尾系膜，所以阑尾在腹腔内属于游离器官。由于系膜通常比阑尾短，阑尾多呈盘曲状。

阑尾多数位于回盲口的后下方约 2 cm 处，并开口于盲肠，这个开口被称为阑尾口。阑尾大多位于右髂窝内。因其活动度较大，阑尾的根部多数位于盲肠的后位，极少部分位于盲肠尖部，且阑尾尖端所指的方向并不相同。常见情况有以下 5 种：①回肠下位（盆腔位），最为常见。②盲肠后位（结肠后位），较为常见。③盲肠下位（髂窝位）。④回盲前位。⑤回盲后位。

阑尾的血液供应来自阑尾动脉，它是回结肠动脉的一个终末支。因此，当阑尾动脉因某种原因受阻时，阑尾的血供可能会完全中断，进而出现阑尾坏疽的现象。阑尾的静脉与动脉伴行，是回结肠静脉终末支之一。其静脉血经回结肠静脉、肠系膜上静脉、门静脉流入肝脏。所以，在化脓性阑尾炎时，细菌栓子有时会随静脉血进入肠系膜上静脉、门静脉并流入肝脏。因此，在进行阑尾切除术时，尤其是化脓性或坏疽性阑尾切除术时，操作一定要轻柔，不可挤压阑尾，以免炎症扩散。

（二）转归

1. 炎症消退　部分单纯性阑尾炎经及时药物治疗后，炎症消退，大部分病人会转为慢性阑尾炎。由于遗留阑尾管腔狭窄、管壁增厚、阑尾粘连扭曲等病理改变，使得炎症易复发。

2. 炎症局限　部分化脓、坏疽或穿孔性阑尾炎，在被大网膜和邻近肠管包裹粘连后，炎症局限，形成阑尾周围脓肿。

3. 炎症扩散　若阑尾炎症较重，发展快，未及时手术切除，又未能被大网膜包裹局限，则可致炎症扩散，发展为弥漫性腹膜炎、门静脉炎、细菌性肝脓肿，甚至引发感染性休克等严重并发症。

【护理评估】

（一）健康史

了解病人的年龄、性别、饮食习惯，有无不洁饮食史，是否经常进食高脂肪、高糖、低纤维食物等。了解病人有无急性阑尾炎发作、胃十二指肠溃疡穿孔、右肾与右输尿管结石、急性胆囊炎或妇科病史，有无手术治疗史。

> 考点：阑尾炎的典型症状

（二）身体状况

1. 症状

（1）腹痛：典型表现为转移性右下腹痛，疼痛发作多始于上腹部，逐渐移向脐周，位置不固定，6~8 小时后疼痛转移并局限于右下腹。此过程时间长短取决于病变发展的程度和阑尾的位置,70%~80%的病人表现出典型的转移性右下腹痛。部分病人也可在发病初期即表现为右下腹痛。

1)不同位置的阑尾炎,疼痛部位不同:①盲肠后位阑尾炎表现为右侧腰部疼痛;②盆腔位阑尾炎,疼痛在耻骨上区;③肝下区阑尾炎可引起右上腹痛;④极少数左下腹部阑尾炎表现为左下腹痛。

2)不同类型的阑尾炎,腹痛有差异:①单纯性阑尾炎仅有轻度上腹部或脐部隐痛;②化脓性阑尾炎可表现为阵发性胀痛,并逐渐加重;③坏疽性阑尾炎呈持续性剧烈腹痛;④穿孔性阑尾炎因阑尾腔压力骤减,腹痛可暂时减轻,但出现腹膜炎后,腹痛可持续加剧且范围扩大,甚至出现全腹剧痛。

【护考真题链接】2014 年—A1 型题

急性阑尾炎病人最典型的症状是(　　　)

A. 转移性脐周痛　　　　　　　B. 转移性右下腹痛

C. 固定的脐周痛　　　　　　　D. 固定的右下腹痛

E. 腹痛位置无规律

答案:B

分析:急性阑尾炎病人的典型表现为转移性右下腹痛,疼痛发作多始于上腹部,逐渐移向脐周,位置不固定,6~8 小时后疼痛转移并局限于右下腹。

(2)胃肠道症状:早期可出现轻度厌食、恶心或呕吐,呕吐多为反射性,程度较轻。晚期并发弥漫性腹膜炎时,可致麻痹性肠梗阻而出现持续性呕吐、腹胀,以及排气、排便减少。

(3)全身表现:早期会出现乏力症状。当炎症较为严重时,会出现全身中毒症状,具体可表现为心动过速,体温升高至约 38 ℃。若阑尾穿孔形成腹膜炎,病人可能会出现寒战,体温升至 39~40 ℃,还可能伴有反应迟钝或烦躁不安的症状。若发生门静脉炎,则可能出现寒战、高热以及轻度黄疸。

2.体征

(1)右下腹压痛:是急性阑尾炎的重要体征。在发病早期,当腹痛尚未转移至右下腹时,右下腹便已出现固定压痛。压痛点会随阑尾位置的变化而改变,但通常位于麦氏点(图 17-4)。其他常见的压痛部位包括 Lenz 点(左、右髂前上棘连线的右、中 1/3 交点处)、Morris 点(右髂前上棘与脐连线和腹直肌外缘的交点)。

压痛始终固定于一处,程度与病变程度相关。当阑尾炎症波及周围组织时,压痛范围也会相应扩大,但仍以阑尾所在部位的压痛最为明显。

(2)腹膜刺激征:包括腹肌紧张、压痛、反跳痛,此为壁腹膜受炎症刺激时的一种防御性

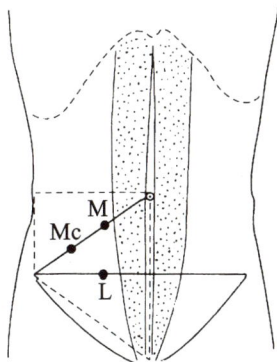

Mc:McBurney 点。M:Morris 点。L:Lenz 点。
点线围成四边形为 Rapp 压痛区。

图 17-4　阑尾炎压痛点

反应，表明阑尾炎症加剧，存在渗出、化脓、坏疽或穿孔等病理改变。然而，在小儿、老年人、孕妇、肥胖者、身体虚弱者，或发生盲肠后位阑尾炎时，腹膜刺激征并不显著。

(3)右下腹包块：当阑尾炎性肿块或阑尾周围脓肿形成时，右下腹可扪及压痛性包块，其边界不清，位置固定。

3.特殊体征

(1)结肠充气试验：病人取仰卧位，检查者一手压迫其左下腹降结肠区，另一手按压其近端结肠，结肠内气体可传至盲肠和阑尾，若引起右下腹疼痛，则为阳性。

(2)腰大肌试验：病人取左侧卧位，右大腿向后过伸，若引起右下腹疼痛，则为阳性，常提示阑尾位于腰大肌前方，为盲肠后位或腹膜后位。

(3)闭孔内肌试验：病人取仰卧位，右髋和右膝均屈曲90°，然后被动向内旋转，若引起右下腹疼痛，则为阳性，提示阑尾位置靠近闭孔内肌。

(4)直肠指检：盆腔位阑尾炎常在直肠右前方有触痛。当阑尾穿孔，炎症波及盆腔时，直肠前壁有广泛触痛。若发生盆腔脓肿，则可触及痛性肿块。

(三)辅助检查

1.实验室检查　多数急性阑尾炎病人血白细胞计数和中性粒细胞比值升高。白细胞计数可达$(10\sim20)\times10^9/L$。部分单纯性阑尾炎或老年病人血白细胞计数和中性粒细胞比值可无明显升高。

2.影像学检查

(1)腹部X线：可见盲肠和回肠末端扩张和气液平面，偶尔可见钙化的粪石和异物。

(2)B超：可发现肿大的阑尾或脓肿，推测病变的严重程度及病理类型。

(3)CT：可显示阑尾周围软组织及其与邻近组织的关系，有助于阑尾周围脓肿的诊断。

3.腹腔镜检查　可以直接观察阑尾有无炎症，也能分辨与阑尾炎有相似症状的其他邻近脏器疾病，对明确诊断可起决定性作用。诊断的同时也可进行阑尾切除术的治疗。

(四)心理-社会状况

急性阑尾炎发病突然，疼痛突然加剧，病人及其家属易产生紧张与焦虑的情绪。手术治疗效果良好，但有发生粘连性肠梗阻等并发症的可能，病人对手术治疗有压力，可出现不安、信心缺乏等心理反应。

(五)处理原则

一旦确诊，绝大多数急性阑尾炎病人应尽早接受手术治疗。非手术治疗适用于存在手术禁忌证的病人、不愿接受手术的单纯性阑尾炎病人、急性阑尾炎诊断尚未明确的病人、病程已超过72小时的病人，以及已形成炎性肿块和(或)阑尾周围脓肿的病人。对于已形成阑尾周围脓肿的病人，可采用抗菌药物治疗，或同时联合中药治疗，以促进脓肿吸收和消退。待炎症消退后4~6周，再择期进行阑尾切除术。

【常见护理诊断/健康问题】

1.急性疼痛　与阑尾炎症刺激壁腹膜或手术创伤有关。

2.体温过高　与阑尾炎症有关。

3.焦虑　与起病急、担心手术有关。

4.潜在并发症：腹腔脓肿、门静脉炎、出血、切口感染、阑尾残株炎及粘连性肠梗阻等

【护理措施】

（一）非手术治疗的护理/术前护理

1. 病情观察　严密观察病人的生命体征、腹痛及腹部体征的情况。如体温升高，脉搏、呼吸增快，或腹痛加剧、范围扩大，腹膜刺激征更明显，说明病情加重。应及时通知医生，做好急诊手术的准备。

2. 控制感染　遵医嘱及时应用有效的抗菌药物；脓肿形成者可配合医生进行脓肿穿刺抽液；对高热病人给予物理降温。

3. 饮食与体位　协助病人取半卧位，以放松腹肌，减轻腹部张力，缓解疼痛。非手术治疗病人宜清淡饮食，需接受手术治疗的病人应禁食，必要时进行胃肠减压。

4. 心理护理　了解病人及其家属的心理反应，适时为其讲解有关知识，减轻病人对手术的焦虑与恐惧，使其能够积极配合治疗及护理。

5. 术前准备　拟进行急诊手术者，应紧急做好备皮、配血、输液等术前准备。

（二）术后护理

1. 病情观察　监测生命体征并准确记录；加强巡视，注意倾听病人的主诉，观察病人腹部体征的变化，发现异常及时通知医生并配合处理。

2. 体位与活动　全麻术后病人清醒，或硬膜外麻醉平卧 6 小时后，若生命体征平稳，可取半卧位。鼓励病人术后早期在床上翻身、活动肢体，待麻醉反应消失后，尽早下床活动，以促进肠道蠕动功能的恢复，减少肠粘连的发生。

3. 饮食　术后 1~2 天可根据情况尽快恢复经口进食。

4. 腹腔引流管的护理　阑尾切除术后一般不留置引流管，只在局部有脓肿、阑尾包埋不满意、处理困难或有肠瘘形成时采用，用于引流脓液和肠内容物。一般 1 周左右拔除。引流管应妥善固定，保持通畅，注意无菌操作，密切观察引流液的颜色、性状及量，如有异常，应及时通知医生并配合处理。

> 考点：阑尾炎术后并发症：切口感染、粘连性肠梗阻

5. 并发症的护理

（1）出血：属于术后早期并发症，常发生在术后 24 小时内。主要表现为腹痛、腹胀、面色苍白、血压下降等，一旦发生，应立即遵医嘱输血、补液，并做好紧急手术止血的准备。

（2）切口感染：是阑尾切除术后最常见的并发症，多见于化脓性或穿孔性阑尾炎。其临床表现为术后 3 天左右体温升高，手术切口局部胀痛或跳痛并伴有红肿、压痛，形成脓肿时，局部可出现波动感。应遵医嘱使用抗菌药物，若切口已化脓，则应拆除缝线敞开引流，排出脓液，并定期换药，保持敷料清洁、干燥。

【护考真题链接】2018 年—A2 型题

病人，女，21 岁。转移性右下腹疼痛 1 天后出现全腹持续性疼痛。体格检查：体温 39.2℃，脉搏 124 次/min，血压 105/65 mmHg；全腹压痛，肌紧张，有反跳痛，以右下腹为主，肠鸣音消失；白细胞计数 $12.5×10^9$/L，中性粒细胞比值 82%；腹部 X 线平片可见盲肠扩张和气液平面。进行急诊手术治疗，术后第 3 天病人体温 38.9℃，切口红肿、压痛。该病人术后发生（　　　）

A.腹腔内出血　　　　　　　　　B.切口感染
C.腹腔感染　　　　　　　　　　D.盆腔感染
E.腹腔脓肿
答案：B

分析：切口感染是阑尾炎术后最常见的并发症。具体表现为术后3天左右体温升高，切口疼痛且局部有红肿、压痛或波动感。题干中病人情况与上述表现一致，可给予抗菌药物等治疗，如已化脓应拆线引流。

(3)粘连性肠梗阻：多与局部炎性渗出、手术损伤、切口异物和术后长期卧床等因素有关，术后应鼓励病人早期下床活动。不完全性肠梗阻者，应行胃肠减压，完全性肠梗阻者，应协助医生进行术前准备。

【护考真题链接】2012年—A2型题

病人，男，53岁，患急性化脓性阑尾炎，行阑尾切除术后1天。护士要求病人下床活动，其主要目的是(　　　)
A.有利于伤口愈合　　　　　　　B.预防血栓性静脉炎
C.预防肺不张　　　　　　　　　D.预防粘连性肠梗阻
E.预防压力性损伤
答案：D

分析：术后发生粘连性肠梗阻多与局部炎性渗出、手术损伤、切口异物和术后长期卧床等因素有关。术后应鼓励病人早期下床活动。

(4)阑尾残端炎：切除阑尾时若残端保留过长(如超过1 cm)，术后残端易复发炎症，其症状表现与阑尾炎相似，X线钡剂检查可明确诊断。症状较重者，需再行手术切除阑尾残端。

(5)肠瘘/粪瘘：较少见，多为残端结扎线脱落、盲肠原有病变或术中损伤等所致。其临床表现与阑尾周围脓肿相似，表现为肠内容物经切口或瘘口溢出。此情况对机体影响较小，通过保持引流通畅、创面清洁、加强营养支持等非手术治疗后，多可自行闭合，仅少数病人需手术治疗。

(三)健康教育

1.预防指导　针对健康人群，指导其改变不良的生活习惯，如改变高脂肪、高糖、低膳食纤维的饮食，注意饮食卫生。积极治疗或控制消化性溃疡、慢性结肠炎等疾病。

2.知识指导　向病人介绍阑尾炎的护理和治疗知识。告知手术准备及术后康复方面的相关知识及配合要点。

3.复诊指导　出院后如出现腹痛、腹胀等不适应及时就诊。已形成阑尾周围脓肿未行阑尾切除术者，告知病人待炎症消退后4~6周，再择期进行阑尾切除术。

1.护理评估关注的重点：既往有无类似发作史、腹部疾病情况，呕吐的次数、量；腹痛持续的时间、强度，用药情况，进食情况，是否在月经期，药物过敏史，输血史，手术史，以及心理-社会状况等。

2.主要护理诊断/健康问题：

(1)急性疼痛：与阑尾炎症刺激壁腹膜有关。

(2)体温过高：与阑尾炎症有关。

(3)焦虑：与起病急、担心手术有关。

(4)潜在并发症：腹腔脓肿、门静脉炎、出血、切口感染、阑尾残株炎以及粘连性肠梗阻等。

第四节　肠梗阻病人的护理

案例导入

案例

病人，男，28岁，5天前开始出现阵发性腹痛，近2天腹痛持续加剧且有进行性腹胀，肛门停止排气、排便，伴呕吐。体格检查：T 38.7 ℃，P 108 次/min，R 23 次/min，BP 90/62 mmHg，表情淡漠，皮肤苍白。全腹压痛、反跳痛、肌紧张，肠鸣音消失，移动性浊音阳性。

思考

1.该病人目前主要的护理诊断/健康问题有哪些？

2.应给予该病人哪些护理措施？

肠内容物由于各种因素无法正常运行、顺利通过肠道，这种情况被称为肠梗阻，是常见的外科急腹症之一。肠梗阻不仅会引发肠管本身形态和功能的改变，还会导致全身性生理紊乱，其临床表现复杂多变。

【病因与分类】

1.按肠梗阻发生的基本原因分类

(1)机械性肠梗阻：最常见，是各种原因导致的肠腔缩窄、肠内容物通过障碍（图17-5）。主要原因包括：①肠腔内堵塞，如结石、粪块、寄生虫、异物等；②肠管外受压，如肠扭转、腹腔内肿瘤压迫、粘连引起肠管扭曲、嵌顿性疝等；③肠壁病变，如肿瘤、肠套叠、先天性肠道闭锁等。

(2)动力性肠梗阻：指神经反射或毒素刺激引起肠壁肌肉功能紊乱，使肠蠕动消失或肠管痉挛，以致肠内容物无法正常通行，而肠腔本身无器质性狭窄。

1)麻痹性肠梗阻：常见于急性弥漫性腹膜炎、低钾血症、细菌感染及某些腹部手术后等。

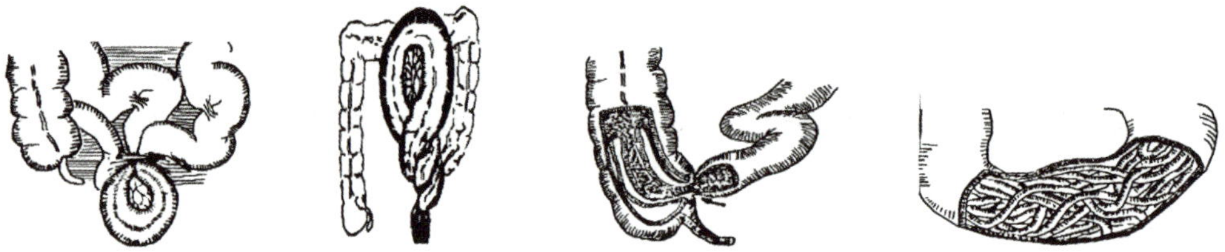

| 粘连性肠梗阻 | 乙状结肠扭转 | 肠套叠 | 蛔虫团堵塞肠腔 |

图 17-5　常见的机械性肠梗阻

2）痉挛性肠梗阻：较少见，可继发于尿毒症、慢性铅中毒和肠功能紊乱等。

（3）血运性肠梗阻：由于肠系膜血栓形成、栓塞或血管受压等因素，使肠管血运障碍，导致肠失去蠕动能力，肠内容物停止运行。

2. 按肠壁有无血运障碍分类

（1）单纯性肠梗阻：只有肠内容物通过受阻，而无肠管血运障碍。

（2）绞窄性肠梗阻：伴有肠管血运障碍。

3. 其他分类

（1）根据梗阻部位：①高位（十二指肠及空肠上段）；②低位肠梗阻（回肠末段与结肠）。

（2）根据梗阻的程度：①完全性肠梗阻；②不完全性肠梗阻。

（3）根据梗阻的发展快慢：①急性肠梗阻；②慢性肠梗阻。

上述肠梗阻的类型并不是固定不变的，随着病情的发展，某些类型的肠梗阻在一定条件下可以相互转换。

【病理生理】

肠梗阻的病理生理可分为局部变化及全身变化。

1. 局部变化

（1）肠蠕动增强：梗阻以上肠管蠕动增加，以克服肠内容物通过障碍。

（2）肠管扩张：肠腔内由于液体和气体的积聚而发生膨胀。肠梗阻的部位越低，梗阻的时间越长，肠腔积气、积液所引发的肠膨胀就越显著。

（3）肠壁血运障碍：肠腔内压力不断增加，使肠壁静脉回流受阻，毛细血管及淋巴管淤积，肠壁充血、水肿、增厚，呈暗红色。随着血运障碍的发展，肠管可因缺血坏死而溃破穿孔。

2. 全身变化

（1）水、电解质和酸碱代谢失衡：肠梗阻时，可在短时间内丧失大量液体，引起严重的水、电解质和酸碱代谢失衡。高位肠梗阻时，由于早期频繁呕吐更易出现脱水，加之酸性胃液及大量氯离子丢失，产生代谢性碱中毒。低位肠梗阻时，病人极易发生严重的代谢性酸中毒。

（2）感染和中毒：低位肠梗阻表现更为显著。梗阻近端的肠腔内细菌数量显著增加，细菌繁殖会产生大量毒素。细菌和毒素可以透过肠壁引起腹腔内感染，并经腹膜吸收引起全身性感染。

（3）休克及多器官功能障碍：体液大量丧失、电解质紊乱、酸碱代谢失衡，以及细菌大量繁殖、毒素释放等均可引起严重休克。当肠坏死、穿孔，发生腹膜炎时，全身中毒尤为严重。最后，可引起严重的低血容量性休克和中毒性休克。肠腔大量积气、积液引起腹内压增高，影响肺功能及阻断下腔静脉回流，从而导致呼吸、循环功能障碍。最后可因多器官功能障碍，甚至发展为器官功能衰竭而死亡。

【护理评估】

（一）健康史

评估病人的一般情况，如年龄、性别、饮食习惯、排便习惯等；评估本次发病的诱因，既往有无手术史。

（二）身体状况

不同类型肠梗阻的临床表现各具特征，但均存在腹痛、呕吐、腹胀及停止排便、排气等共同表现。

1. 症状

（1）腹痛：在单纯性机械性肠梗阻情况下，由于梗阻部位以上的肠管会剧烈蠕动，病人会出现阵发性腹部绞痛。而绞窄性肠梗阻病人会感到持续性的剧烈腹痛。麻痹性肠梗阻病人的腹痛症状表现为全腹持续性的胀痛或不适。肠扭转大多为突然发作的腹部持续性绞痛，并且疼痛呈阵发性加剧。肠蛔虫堵塞通常导致不完全性肠梗阻，主要症状为阵发性脐周痛。

（2）呕吐：与肠梗阻的类型有关。高位肠梗阻病人呕吐出现较早且较为频繁，呕吐物主要为胃及十二指肠的内容物等；低位肠梗阻病人呕吐出现较晚，初期呕吐物为胃内容物，后期可能呈粪样；若呕吐物中有蛔虫，多为蛔虫性肠梗阻；麻痹性肠梗阻时，呕吐呈溢出性；绞窄性肠梗阻病人的呕吐物为血性或棕褐色液体。

（3）腹胀：腹胀的发生时间比腹痛要晚，其程度与梗阻部位有关。高位肠梗阻病人由于呕吐频繁，腹胀程度较轻；低位肠梗阻病人则腹胀较为明显。麻痹性肠梗阻病人表现为全腹均匀性膨胀，肠扭转时腹胀大多不对称。

> 考点：不同类型肠梗阻病人的腹痛、呕吐特点

（4）停止排便、排气：完全性肠梗阻病人大多不再排便、排气；但在高位肠梗阻早期，由于梗阻部位以下的肠腔内仍残留有粪便及气体，这些物质可能在灌肠后或自行排出，故不能因该情况排除肠梗阻或误判为不完全性肠梗阻。不完全性肠梗阻病人可能会有多次少量的排便、排气；绞窄性肠梗阻病人可能会排出血性黏液样粪便。

2. 体征

（1）腹部：

1）视诊：机械性肠梗阻可见肠型和蠕动波；肠扭转可出现不对称腹胀；麻痹性肠梗阻腹胀均匀。

2）触诊：单纯性肠梗阻因肠管膨胀，可有轻度压痛，但无腹膜刺激征；绞窄性肠梗阻时，可有固定压痛和腹膜刺激征；机械性肠梗阻，如蛔虫性肠梗阻，常在腹中部触及条索状团块；肠套叠时可扪及腊肠样肿块。

3）叩诊：绞窄性肠梗阻时，腹腔有渗液，移动性浊音可呈阳性。

4）听诊：机械性肠梗阻时，有肠鸣音亢进，气过水音；麻痹性肠梗阻时，则肠鸣音减弱或消失。

（2）全身：梗阻初期，病人全身情况可无明显变化；梗阻晚期或绞窄性肠梗阻病人可出现唇干舌燥、眼窝凹陷、皮肤弹性消失、尿少或无尿等明显脱水体征，还可出现脉搏细速、血压下降、面色苍白、四肢发冷等全身中毒和休克征象。

【护考真题链接】2021年—A2型题

病人，男，28岁，长期便秘，8小时前突然出现腹痛、腹胀、肛门停止排便、排气，早期即出现呕吐。考虑该病人的诊断为（　　）

A.低位肠梗阻　　　　　　　　　B.高位肠梗阻

C.机械性肠梗阻　　　　　　　　D.绞窄性肠梗阻

E.麻痹性肠梗阻

答案：B

分析：该病人长期便秘，8小时前突然出现腹痛、腹胀，且肛门停止排便、排气，早期便出现呕吐，这与高位肠梗阻的临床表现相符。

3.几种常见机械性肠梗阻的临床表现特点

（1）粘连性肠梗阻：是肠粘连或肠管被粘连带压迫所致的肠梗阻。主要在腹腔内手术、炎症、创伤、出血、肿瘤等引起肠粘连的基础上，由于肠功能紊乱、饮食不当、剧烈活动、体位突然改变等因素而诱发，临床上有典型的机械性肠梗阻表现，如阵发性剧烈腹痛。

（2）肠扭转：是一段肠袢沿其系膜长轴旋转而致的闭袢性肠梗阻，也属于绞窄性肠梗阻。常发生于小肠，其次是乙状结肠。①小肠扭转：多见于青壮年，常在饱餐后剧烈运动时发病。表现为脐周剧烈绞痛，常牵涉至腰背部，频繁呕吐，腹胀不对称，病人早期即可发生休克。腹部可触及有压痛的肠袢。②乙状结肠扭转：多见于老年男性，常有习惯性便秘史。有腹部绞痛及明显腹胀，但呕吐一般不明显，左下腹可触及包块。

> 考点：小肠扭转的特点

【护考真题链接】2018年—A2型题

病人，男，40岁，1小时前进午餐后即进行篮球比赛，其间出现腹部持续性剧烈疼痛，有腹胀、呕吐，呕吐物含少量血性液体，口渴，烦躁不安，可触及中腹部压痛包块，全腹肌紧张，移动性浊音阳性，肠鸣音减弱，血常规示白细胞计数为 13.4×10^9/L。发病以来未排便、排气。根据该病人病情应考虑为（　　）

A.急性单纯水肿性胰腺炎　　　　B.输尿管结石

C.胆囊结石　　　　　　　　　　D.肠套叠

E.肠扭转

答案：E

分析：据题干可知，该病人于餐后进行剧烈运动过程中出现持续性腹部剧痛，伴腹胀、呕吐症状，同时体格检查可触及中腹部压痛包块，与肠扭转的临床表现相符。

（3）肠套叠：即一段肠管套入其相连的肠管腔内，以回肠-结肠型最多见，好发于2岁以内的婴幼儿。肠套叠的三大典型症状是腹痛、血便和腹部肿块，表现为突发剧烈的阵发性腹痛，伴有呕吐和果酱样血便，腹部检查可触及压痛性腊肠样肿块。

> **考点：肠套叠的特点**

🔊 **【护考真题链接】2022 年—A2 型题**

患儿，女，6个月，剧烈哭闹右上腹可触及腊肠样包块，怀疑为肠套叠，该患儿首选的检查治疗是（　　）

A. 结肠镜检　　　　　　　　B. 空气灌肠

C. 直肠活检　　　　　　　　D. 腹部 CT

E. 钡剂灌肠

答案：B

分析：肠套叠好发于2岁以内的婴幼儿，典型症状是腹痛、血便和腹部肿块，表现为突发剧烈的阵发性腹痛，伴有呕吐和果酱样血便。当患儿发生肠套叠时，X线下空气灌肠、钡剂灌肠既可以帮助明确诊断，又可以同时进行治疗。空气灌肠与其他治疗相比快速安全、操作简便、并发症少，并且这种治疗方法还可以准确地获知灌肠压力的大小，治愈率高。

（三）辅助检查

1. 实验室检查　若肠梗阻病人出现脱水，可因血液浓缩引起血红蛋白、红细胞比容、尿比重均升高。而绞窄性肠梗阻多有白细胞计数和中性粒细胞比值显著升高。血气分析、血清电解质、血尿素氮及肌酐检查出现异常结果，则表示存在水、电解质及酸碱代谢失衡或肾功能障碍。呕吐物和粪便检查有大量红细胞或隐血试验阳性，提示肠管有血运障碍。

2. 影像学检查　一般在梗阻4~6小时后，腹部X线片（图17-6）可见多个气液平面及胀气肠袢；蛔虫性肠梗阻者X线片可见肠腔内成团状的蛔虫成虫阴影。肠扭转时可见孤立、突出的胀大肠袢。麻痹性肠梗阻时，胃泡影增大，小肠、结肠全部胀气。当怀疑肠套叠、乙状结肠扭转或结肠肿瘤时，可行X线钡剂灌肠或CT检查，以明确梗阻的部位和性质。乙状结肠扭转时行X线钡剂灌肠检查可见扭转部位钡剂受阻，尖端呈"鸟嘴"状；肠套叠时可行X线空气或钡剂灌肠检查，可见空气或钡剂在结肠内逆行受阻，呈"杯口"状。

（四）心理-社会状况

评估病人的心理情况；是否了解术后康复的相关知识；了解病人的家庭及社会支持情况。

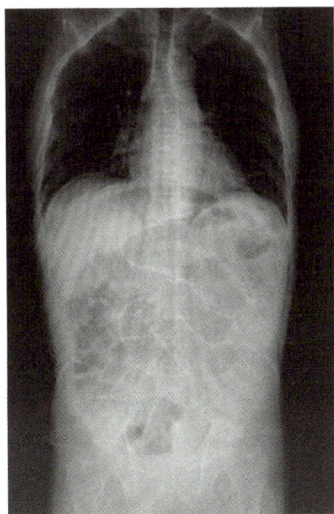

图 17-6　肠梗阻 X 线表现

（五）处理原则

处理原则是纠正肠梗阻引起的全身生理紊乱，

并解除梗阻。

1.非手术治疗　适用于单纯性粘连性肠梗阻、麻痹性或痉挛性肠梗阻、蛔虫或粪块堵塞引起的机械性肠梗阻，以及肠结核等炎症引起的不完全性肠梗阻等。主要措施包括禁食，胃肠减压，营养支持，纠正水、电解质及酸碱代谢失衡，防治感染和中毒。

2.手术治疗　对于绞窄性肠梗阻、因肿瘤或先天性肠道畸形引起的肠梗阻以及非手术治疗无效者，可选择手术治疗。手术方式一般包括单纯解除梗阻、肠段切除术、肠短路吻合术、肠造口术或肠外置术等。

【常见护理诊断/健康问题】

1.急性疼痛　与肠蠕动增强或肠壁缺血有关。

2.体液不足　与频繁呕吐、腹腔及肠腔积液、胃肠减压等有关。

3.潜在并发症：术后肠粘连、腹腔感染、肠瘘

【护理措施】

（一）非手术治疗的护理/术前护理

1.缓解疼痛与腹胀

（1）胃肠减压：有效的胃肠减压对于单纯性肠梗阻可达到缓解梗阻的目的。胃肠减压期间，应保持管道通畅和减压装置具有有效的负压，同时注意引流液的颜色、性状和量，并正确记录。若发现血性液体，应考虑肠绞窄的可能。注入药物后，须夹管1~2小时再松开。

（2）安置体位：病人取低半卧位，可减轻腹肌紧张。

（3）遵医嘱用药：在确定无肠绞窄情况后，可应用抗胆碱类药物来解除胃肠道平滑肌的痉挛，并抑制胃肠道腺体的分泌。遵循急腹症治疗的原则给予镇痛镇静药。

（4）按摩或针刺疗法：若为不完全性、痉挛性肠梗阻或单纯性蛔虫性肠梗阻，可适当顺时针轻柔按摩腹部，并遵医嘱配合应用针刺疗法，缓解疼痛。

2.维持体液与营养平衡

（1）补充液体：严密观察并记录呕吐次数、呕吐物的量和性状、尿量，以及缺水程度、实验室检查结果等，根据病情遵医嘱补液，以维持病人水、电解质、酸碱平衡。

（2）饮食与营养支持：肠梗阻时需禁食，应给予肠外营养支持。若梗阻解除，病人开始排气、排便，腹痛、腹胀消失12小时后，可进流质饮食，忌食易产气的甜食和牛奶等；如无不适，24小时后进半流质饮食；3天后进软食。

3.呕吐护理　嘱病人呕吐时坐起或头偏向一侧，及时清除口腔内呕吐物，以免误吸。呕吐后协助其漱口，保持口腔清洁。观察和记录呕吐物的颜色、性状和量。

4.病情观察　定时监测体温、脉搏、呼吸和血压，以及腹痛、腹胀和呕吐等变化，及时了解病人的各项实验室指标。若出现以下情况应警惕绞窄性肠梗阻发生的可能：①腹痛发作急骤，发病开始即可表现为持续性剧痛或持续性疼痛伴阵发性加重，有时出现腰背痛；②呕吐出现早、剧烈且频繁；③腹胀不对称，腹部有局限性隆起或触痛性肿块；④呕吐物、胃肠减压液或肛门排出物为血性，或腹腔穿刺抽出血性液体；⑤出现腹膜刺激征，肠鸣音可不亢进或由亢进转为减弱甚至消失；⑥体温升高、脉率增快、血白细胞计数升高；⑦病情进展迅速，早期出现休克，且抗休克治疗无效；⑧经积极非手术治疗但症状体征未见明

显改善；⑨腹部 X 线片可见孤立、突出、胀大的肠袢，位置固定不变，或肠间隙增宽，提示腹腔积液。此类病人病情危重，应在抗休克、抗感染的同时，积极做好术前准备。

5. 术前准备　有手术指征者，按要求做好相关术前准备。

(二) 术后护理

1. 体位　全麻术后病人未清醒时予以平卧位，头偏向一侧；麻醉清醒且血压平稳后给予半卧位。

2. 饮食　术后暂禁食，禁食期间给予静脉补液。当肠蠕动恢复后，可开始进少量流质；进食后若无不适，逐步过渡至半流质。

3. 并发症的护理

(1) 肠粘连与再次梗阻：鼓励病人术后早期活动，以促进机体和胃肠道功能的恢复，防止肠粘连。临测腹痛、腹胀、呕吐等症状，若发生再次梗阻，轻症可予以保守治疗，重症需再次手术。

(2) 腹腔感染及肠瘘：如病人有引流管，应妥善固定并保持通畅，观察记录引流液的颜色、性状和量。更换引流管时注意无菌操作。监测生命体征变化及切口情况，若术后 3~5 天出现体温升高、切口红肿及剧痛时，应怀疑切口感染；若出现局部或弥漫性腹膜炎表现，且腹腔引流管周围流出液体带粪臭味时，应警惕腹腔感染及肠瘘的可能。遵医嘱积极进行全身营养支持和抗感染治疗。

(三) 健康教育

1. 调整饮食　少食辛辣刺激性食物，宜进食高蛋白、高维生素、易消化吸收的食物。避免暴饮暴食，饭后不宜进行剧烈运动。

2. 保持排便通畅　老年便秘者应注意通过调整饮食、腹部按摩等方法保持大便通畅，无效者可适当给予缓泻剂，避免用力排便。

3. 自我监测　指导病人自我监测病情，若出现腹痛、腹胀、呕吐、停止排便等不适，应及时就诊。

✦ 案例分析

1. 主要的护理诊断/健康问题：

(1) 急性疼痛：与肠蠕动增强或肠壁缺血有关。

(2) 体液不足：与频繁呕吐、腹腔及肠腔积液等有关。

(3) 潜在并发症：术后肠粘连与再次梗阻、腹腔感染、肠瘘、休克等。

2. 护理措施：

(1) 缓解疼痛与腹胀：协助病人取低半卧位，遵医嘱予以胃肠减压，遵医嘱使用解痉镇痛药物。

(2) 维持体液与营养平衡：建立静脉通道补充液体，待肛门开始排气、排便后，恢复饮食，从少量流质饮食开始。

(3) 呕吐护理：嘱病人呕吐时坐起或头偏向一侧，及时清除口腔内呕吐物，以免误吸。呕吐后协助其漱口，保持口腔清洁。观察和记录呕吐物的颜色、性状和量。

(4) 病情观察：定时监测体温、脉搏、呼吸和血压，以及腹痛、腹胀和呕吐等情况。

(5) 如需手术治疗，做好相关术前准备。

第五节 大肠癌病人的护理

案例导入

案例

病人，男，72 岁，因排便习惯改变 4 个月，便中带血 1 个月入院，经检查诊断为直肠癌。该病人在全麻下行经腹直肠癌根治术。术后第 4 天病人排气后开始进流质饮食，术后第 6 天病人突发腹痛。体格检查：T 37.9 ℃，P 98 次/min，R 20 次/min，BP 130/80 mmHg，腹部触诊有明显腹膜炎体征，腹腔引流量增加，引流管内可见淡黄色浑浊液体。

思考

1. 该病人目前存在哪些护理诊断/健康问题？

2. 针对该病人目前的问题，应采取哪些护理措施？

大肠癌是结肠癌（carcinoma of colon）及直肠癌（carcinoma of rectum）的统称，是常见的消化道恶性肿瘤。《2018 中国癌症统计报告》显示，我国结肠癌、直肠癌的发病率和死亡率在所有恶性肿瘤中分别位列第 3 位和第 5 位，每年新发病例为 52.1 万例，死亡病例为 24.8 万例。

此外，我国结肠癌的发病率相较于直肠癌略高，比例为 1.2∶1 ~ 1.5∶1；中低位直肠癌在直肠癌中所占比例较高，约为 70%。

【病因】

大肠癌的病因尚未明确，但大量的研究证据表明大肠癌的发生和发展是由遗传、环境和生活方式等多方面因素共同作用的结果。可能与以下因素有关：

1. **遗传因素** 遗传易感性在大肠癌的发病中具有重要地位。

2. **癌前病变** 有些疾病如家族性腺瘤性息肉病已被公认为癌前病变。大肠腺瘤、溃疡性结肠炎及血吸虫性肉芽肿等，与大肠癌的发生也有较密切的关系。

3. **生活方式** 长期进食高脂肪、低纤维食物、红肉和加工肉类、腌制和油煎炸食品，可能会增加大肠癌的发病风险。糖尿病、肥胖、吸烟和大量饮酒者大肠癌发病风险增高。

【病理分期、分型及转移方式】

（一）临床病理分期

目前临床上广泛使用的是美国癌症联合会（American Joint Committee on Cancer，AJCC）和国际抗癌联盟（Union for International Cancer Control，UICC）发布的第 8 版结直肠癌分期系统。

1. **T 代表原发肿瘤** 原发肿瘤无法评价为 T_x；无原发肿瘤证据为 T_0；原位癌为 T_{is}；肿瘤侵犯黏膜下层为 T_1；肿瘤侵犯固有肌层为 T_2；肿瘤侵透固有肌层达结直肠周围组织为 T_3；肿瘤侵透脏腹膜，或者侵犯、粘连邻近器官或结构为 T_4。

2. N 代表区域淋巴结　区域淋巴结无法评价为 N_x；无区域淋巴结转移为 N_0；出现 1~3 枚区域淋巴结转移，或存在任何数量的肿瘤结节且所有可辨识的淋巴结均无转移为 N_1；出现 4 枚以上区域淋巴结转移为 N_2。

3. M 代表远处转移　无远处转移为 M_0；转移至一个或多个远处部位、器官，或已证实存在腹膜转移为 M_1。

(二)分型

1. 根据肿瘤大体形态分型

(1)隆起型：肿瘤的主体向肠腔内突出，预后较好。

(2)溃疡型：最常见，肿瘤形成深达或贯穿肌层的溃疡。此型分化程度较低，转移较早。

(3)浸润型：肿瘤向肠壁各层弥漫性浸润，使局部肠壁增厚，但表面常无明显溃疡或隆起，易引起肠腔狭窄和肠梗阻。此型分化程度低，转移早，预后差。

2. 根据组织学类型分型　①腺癌，占大多数，预后较好；②鳞癌；③黏液癌；④未分化癌，预后最差。

(三)转移方式

淋巴转移是大肠癌最常见的转移途径。血行转移常转移至肝脏，也可向远处转移至肺、脑或骨骼等。此外，也可直接浸润邻近器官和发生种植转移。

【护理评估】

(一)健康史

1. 一般情况　了解病人的年龄、性别、婚姻状况、饮食习惯，以及有无烟酒嗜好。

2. 既往史　了解是否有大肠腺瘤、溃疡性结肠炎、结直肠息肉、克罗恩病、血吸虫性肉芽肿等病史。

3. 家族史　了解家族成员中有无家族性腺瘤性息肉病、遗传性非息肉病性结直肠癌或其他肿瘤病人。

(二)身体状况

1. 结肠癌

(1)排便习惯和粪便性状改变：常为最早出现的症状，多表现为排便次数增多，腹泻，便秘、排血性、脓性或黏液性粪便。

(2)腹痛或腹部不适：也是常见的早期症状。表现为定位不确切的持续性隐痛或仅为腹部不适、腹胀感。当肿瘤并发感染或肠梗阻时腹痛加剧，甚至出现阵发性绞痛。

(3)腹部肿块：多为肿瘤本身，也可能是梗阻近段肠腔内的积粪，位于横结肠或乙状结肠的肿瘤可有一定活动度。

(4)肠梗阻：多为中晚期症状。一般为慢性、低位、不完全性肠梗阻，表现为便秘、腹胀，可伴腹部胀痛或阵发性绞痛，进食后症状加重。

(5)全身症状：病人可出现贫血、消瘦、乏力、低热等全身性表现。晚期还可出现肝大、黄疸、水肿、腹腔积液及恶病质等。

> 考点：右半结肠癌与左半结肠癌及直肠癌的临床差异

因肿瘤部位及病理类型不同，结肠癌的临床表现存在差异：①右半结肠肠腔较大，肿瘤多呈肿块型，突出于肠腔，一般以贫血、腹部包块、消瘦乏力为主要表现，肠梗阻症状不明显。②左半结肠的肠腔相对较小，故临床以肠梗阻症状较多见，肿瘤破溃时，可出现便血或黏液便。

2. 直肠癌

(1)直肠刺激征：肿瘤刺激直肠产生频繁便意，引起排便习惯改变，便前常有肛门下坠、里急后重和排便不尽感；晚期可出现下腹痛。

(2)黏液血便：最常见，80%～90%的病人可出现便血。肿瘤破溃后，可出现粪便表面带血和(或)黏液。

(3)肠腔狭窄症状：肿瘤增大和(或)累及肠管引起肠腔狭窄，初始粪便变形、变细，之后可有腹痛、腹胀、排便困难、肠鸣音亢进等不完全性肠梗阻症状。

(4)转移症状：肿瘤侵犯前列腺、膀胱时，可出现尿道刺激征、血尿、排尿困难等；侵犯骶前神经，则出现骶尾部、会阴部持续性剧痛、坠胀感；晚期出现肝转移时，可有腹腔积液、肝大、黄疸、消瘦、水肿等。

> 🔊【护考真题链接】2021年—A2型题
>
> 病人，男，58岁。长期高脂肪饮食，全身消瘦、乏力，主诉有腹痛、腹泻、黏液脓血便。体格检查：触诊腹部有一肿块，T 37.5 ℃。实验室检查：粪便隐血试验(+)。请问该病人最有可能的诊断是( )
>
> A.胃癌　　　　　　　　　　　　　B.直肠癌
>
> C.左半结肠癌　　　　　　　　　　D.右半结肠癌
>
> E.溃疡性结肠炎
>
> 答案：D
>
> 分析：胃癌在早期通常无明显症状，约半数病人会较早出现上腹部隐痛的情况。直肠癌主要表现为直肠刺激征以及肠腔狭窄症状。左半结肠的肠腔较窄，主要症状为慢性肠梗阻、排黏液血便等。右半结肠的肠腔相对较大，一般以贫血、腹部包块、消瘦、乏力为主要临床表现。溃疡性结肠炎表现为腹泻，症状较轻者每日排便2～3次，症状较重者每日排便可至10余次。根据题干信息可知，该病人身形消瘦，体格检查发现腹部存在一肿块，这与右半结肠癌的症状相符。

(三)辅助检查

1. 直肠指检　是诊断低位直肠癌最直接和最重要的方法，可了解直肠肿瘤的大小、形状、质地、下缘距肛缘的距离及其与周围器官的关系等。

> 考点：直肠指检、肠镜对于大肠癌的诊断意义

2. 实验室检查

(1)粪便隐血试验：可作为高危人群进行普查和初筛的方法。该试验对于检测消化道少量出血具有重要价值，检测结果呈阳性者须进一步检查。

(2)肿瘤标志物测定：CEA和CA19-9是目前公认对大肠癌诊断及术后监测具有重要意义的肿瘤标志物，主要用于预测大肠癌的预后情况以及监测其复发状况。

3. 内镜检查　内镜检查报告包括进镜深度，肿瘤距肛缘距离、大小、形态及局部浸润的范围等，并在直视下获取活组织进行病理学检查，是诊断大肠癌最有效、可靠的方法。

4.影像学检查

(1)B超和CT：有助于了解大肠癌的浸润深度及淋巴结转移情况，还可提示有无腹腔种植转移、是否侵犯邻近组织器官或有无肝、肺转移灶等。

(2)X线：气钡双重X线造影可作为诊断结直肠癌的方法，但不能用于结直肠癌分期。

> **【护考真题链接】2013年—A2型题**
>
> 病人，男，50岁，1个月来排便习惯改变，大便带少量鲜血和黏液。针对该病人一项简单且重要的检查是(　　)
>
> A.直肠镜　　　　　　　　　　B.肛门镜
>
> C.直肠指检　　　　　　　　　D.纤维结肠镜
>
> E.X线钡剂灌肠造影
>
> 答案：C
>
> 分析：病人1个月来大便带少量鲜血和黏液，且有排便习惯的改变，符合直肠癌的临床表现。直肠镜、纤维结肠镜可以直接观察病灶的部位、大小、肠腔狭窄等情况，是诊断大肠癌有效且可靠的方法；肛门镜主要用于诊断内痔；直肠指检是诊断直肠癌最简单、有效的检查方法；X线钡剂灌肠造影是结肠癌的重要检查手段，对判断结肠癌位置效果良好。故答案C符合题意。

(四)心理-社会状况

评估病人对所患疾病的认知程度，有无出现过度焦虑、恐惧等影响康复的心理反应；能否接受制订的治疗护理方案，对康复及未来的生活是否充满信心；对手术前后配合及肠造口相关知识的掌握程度；对即将进行的手术及可能出现的并发症以及排便方式的改变有无足够的心理承受能力；家庭的经济承受能力和对病人的支持程度。

(五)处理原则

手术切除是大肠癌的主要治疗方法，同时配合化学治疗、放射治疗等综合治疗，可在一定程度上提高疗效。

1.非手术治疗　　主要包括化学治疗、放射治疗、中医治疗及局部治疗等。

2.手术治疗

(1)根治性手术。

1)结肠癌根治性手术：切除范围包括肿瘤本身、两端足够的肠段及其所属系膜和区域淋巴结。根据肿瘤部位，有右半结肠切除术、横结肠切除术、左半结肠切除术和乙状结肠癌根治切除术。

2)直肠癌根治性手术：切除范围包括肿瘤本身、两端足够的肠段、受累器官的全部或部分，以及周围可能被浸润的组织和全直肠系膜。

根据肿瘤的部位、大小、活动度、细胞分化程度及术前控便能力等选择手术方式，常用的术式如下①局部切除术：适用于早期瘤体小、分化程度高的直肠癌。②腹会阴联合直肠癌根治术：即Miles手术，适用于肿瘤距肛门5cm以内的直肠癌(图17-7)，不可保留肛门。③经腹直肠癌切除术：或称直肠低位前切除术，即Dixon手术，适用于肿瘤距肛门5cm以上的直肠癌(图17-8)，可保留肛门。④经腹直肠癌切除、近端造口、远端封闭手术：即 Hartmann 手术，适用于全身一般情况很差，不能耐受 Miles 手术或急性肠梗阻不宜行 Dixon 手术的直肠癌病人(图 17-9)。

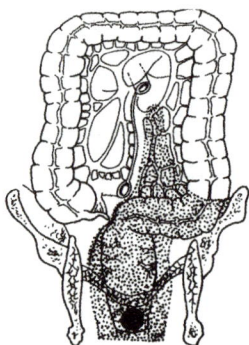

图 17-7　腹会阴联合直肠癌
根治术(Miles 手术)

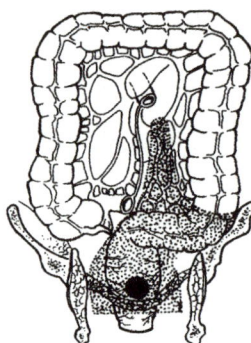

图 17-8　经腹直肠癌切除术(Dixon 手术)

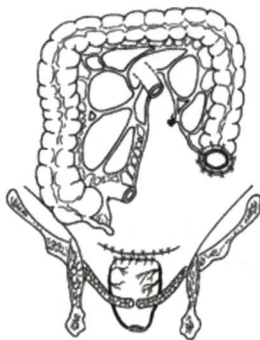

图 17-9　经腹直肠癌切除、近端
造口、远端封闭手术(Hartmann 手术)

(2)姑息性手术：包括局部肿瘤尚能切除但已发生远处转移的手术，以及为无法切除的晚期结肠癌病人进行的造口术等。

【常见护理诊断/健康问题】

1.焦虑　与对癌症治疗缺乏信心及担心肠造口影响生活、工作等有关。

2.营养失调：低于机体需要量　与肿瘤慢性消耗、手术创伤，以及放化疗不良反应等有关。

3.体象紊乱　与肠造口及排便方式改变有关。

4.知识缺乏：缺乏有关术前准备及术后注意事项的知识

5.潜在并发症：切口感染、吻合口瘘、造口及造口周围皮肤并发症等

【护理措施】

(一)术前护理

1.心理护理　关心体贴病人，帮助其树立与疾病作斗争的勇气及信心。需进行肠造口

手术者，术前通过图片、模型及视频等向病人解释肠造口的相关知识和术后可能出现的情况及处理方法；可安排同病种已恢复良好且心理健康的康复病人与其交流，以增强其治疗疾病的信心。

2. 营养支持　术前补充高蛋白、高热量、高维生素、易于消化、营养丰富的少渣饮食，如鱼类、瘦肉、乳制品等；必要时，进行少量多次输血、输注人血清白蛋白等，以纠正贫血和低蛋白血症，提高手术耐受性。

3. 肠道准备

(1) 饮食准备：

1) 传统饮食准备：术前3天进少渣半流质饮食，如稀饭、蒸蛋；术前1~2天进无渣流质饮食。

2) 新型饮食准备：术前3天至术前12小时口服全营养制剂，既可满足机体的营养需求，又可减少肠腔粪渣形成。

(2) 肠道清洁：术前1天进行肠道清洁；加速康复治疗方案中，不常规进行术前肠道清洁。应视病人有无长期便秘史及肠道梗阻等情况进行适当调整。

1) 导泻法：①传统的导泻方法常用制剂为甘露醇、硫酸镁等。由于其在肠道中几乎不吸收，口服后使肠腔内渗透压升高，吸收肠壁水分，使肠内容物剧增，刺激肠蠕动增加，导致腹泻。②等渗溶液导泻是目前在临床上应用较广，常用制剂为复方聚乙二醇电解质散溶液。开始口服的速度宜快，有排便后可适当减慢速度，同时多饮水，饮水量为2000 mL以上，直至排出的粪便呈无渣、清水样状态，全过程需要3~4小时；年迈体弱及心、肾等脏器功能不全以及肠梗阻者不宜选用。③中药导泻，常用番泻叶泡茶饮用或口服蓖麻油。

2) 灌肠法：目前临床多主张采用全肠道灌洗法，若病人年老体弱无法耐受或存在心、肾功能不全或灌洗不充分时，可考虑配合灌肠法，应灌洗至粪便呈清水样，肉眼无粪渣为止。

(3) 其他用药：口服肠道不吸收的抗菌药物，如新霉素、甲硝唑、硫酸庆大霉素等。因控制饮食及服用肠道抗菌药物会导致维生素 K 的合成及吸收减少，故需适当补充。

4. 阴道冲洗　女性病人为减少或避免术中污染、术后感染，尤其肿瘤侵犯阴道后壁时，术前3天起每晚进行阴道冲洗。

5. 留置胃管及导尿管　有肠梗阻者应尽早留置胃管，以减轻腹胀。术晨留置导尿管，可维持膀胱排空，预防手术时损伤输尿管或膀胱以及因直肠切除后膀胱后倾或骶神经损伤所致的尿潴留。

(二) 术后护理

1. 病情观察　持续监测病人的生命体征，每30分钟测量一次血压、脉搏、呼吸，待生命体征平稳后可改为每小时进行一次；术后24小时病情平稳后逐步延长测量间隔时间。

2. 体位　全身麻醉尚未清醒的病人，若无禁忌证，应取平卧位，头偏向一侧；病情平稳后，可改为半卧位，以利于病人呼吸和引流。

3. 饮食　术后早期禁食，胃肠减压，经静脉补充水、电解质及营养物质。术后48~72小时肛门排气或肠造口开放后，若无腹胀、恶心、呕吐等不良反应，即可拔除胃管，饮水无不适后可进流质饮食，但应避免进食易引起胀气的食物；术后1周进少渣半流质饮食，术后2周左右可进普食。注意补充高热量、高蛋白、低脂、维生素丰富的食品，如豆制品、蛋类、鱼类等。

4. 活动 病人卧床期间，可鼓励其床上翻身、活动四肢；术后第 1 天，病人情况许可时，可协助病人下床活动，以促进肠蠕动的恢复，减轻腹胀，避免肠粘连。活动时注意保护伤口，避免牵拉。

5. 引流管护理

（1）导尿管：保持导尿管通畅，尿道口护理为每日 2 次，观察尿液的颜色、性状和量，若出现脓尿、血尿、尿量少等情况，及时报告医生予以处理。

（2）腹腔/盆腔引流管：妥善固定各引流管；保持引流管通畅；观察并记录引流液的颜色、性状和量；保持引流管口周围皮肤清洁、干燥，定时更换敷料；术后 5~7 天，待引流液量少、性状无异常时，即可拔除引流管。

6. 并发症护理

（1）切口感染：①监测病人的生命体征，观察切口有无充血、水肿、剧烈疼痛等；②遵医嘱预防性应用抗菌药物；③有肠造口者，术后 2~3 天内采取肠造口侧卧位，并用防水性伤口敷料保护腹壁切口，及时更换浸湿的敷料，避免从肠造口流出的排泄物污染腹壁切口；④有会阴部切口者，术后 4~7 天可用 1∶5000 高锰酸钾温水坐浴，每日 2 次；⑤合理安排换药顺序，先处理腹部切口，再处理会阴部切口。

（2）吻合口瘘：

1）原因：因术前肠道准备不充分、病人营养状况欠佳、术中出现误伤或吻合口缝合过紧影响血供等因素导致。

2）表现：病人突然出现腹痛或原有腹痛加剧，部分病人可出现明显的腹膜炎体征，甚至能触及腹部包块，引流管内可见浑浊液体。

3）护理：为避免刺激吻合口，影响其愈合，术后 7~10 天内严禁灌肠，同时严密观察病人有无吻合口瘘的表现。一旦发生吻合口瘘，应让病人禁食，并进行胃肠减压，实施盆腔持续滴注与负压吸引，同时给予肠外营养支持，必要时进行急诊手术。

7. 肠造口护理

（1）肠造口评估：正常的肠造口呈鲜红色、有光泽且湿润状态。术后早期，肠黏膜出现轻度水肿属正常现象，1 周左右水肿会消退。肠造口一般高出皮肤表面 1~2 cm，利于排泄物进入造口袋内。肠造口多呈圆形或椭圆形，一般结肠造口比回肠造口直径大。

> 考点：肠造口的护理措施

（2）造口袋的使用：

1）佩戴造口袋：于手术当天或术后 2~3 天开放肠造口后即可佩戴造口袋。当造口袋内充满 1/3 排泄物时，应及时倾倒，以防因重力牵拉而影响造口底盘的粘贴。

2）更换造口袋：①取下造口袋；②清洁造口，用 0.9% 氯化钠溶液或温水由外向内清洁周围皮肤及造口黏膜，再用清洁柔软的毛巾或纸巾蘸干，并观察造口及周围皮肤情况；③测量造口，用量尺测量造口基底部的大小；④裁剪底盘开口，按测量结果将底盘开口裁剪至合适大小，直径大于造口基底部 1~2 mm；⑤粘贴底盘；⑥若造口周围皮肤发红，可撒少许造口保护粉抹匀，若造口周围皮肤有凹陷，可使用防漏膏；⑦扣好造口袋尾部袋夹。

（3）饮食指导：①宜进食高热量、高蛋白、富含维生素的少渣食物；②根据造口类型调整膳食纤维摄入，需适量食用，若过量食用膳食纤维，可能会引起粪便干结和排便困难，甚至出现肠梗阻；③洋葱、大蒜、豆类、山芋等可产生刺激性气味或胀气，不宜过多食用；

④少吃辛辣刺激性食物，多饮水。

（4）造口及造口周围皮肤常见并发症的护理：

1）造口出血：多为肠系膜小动脉未结扎或结扎线脱落所致。出血量少时，可用棉球和纱布稍加压迫；出血较多时，可用0.1%肾上腺素溶液浸湿的纱布压迫或用云南白药粉外敷；大量出血时，需缝扎止血。

2）造口缺血/坏死：多由于造口血运不良、张力过大引起。术后应密切观察肠造口的颜色，如发现造口黏膜颜色发紫、发黑，及时告知医生，并协助处理。

3）造口狭窄：造口周围瘢痕挛缩，可能引发造口狭窄。需观察病人是否出现腹痛、腹胀、恶心、呕吐及停止排气、排便等肠梗阻症状，以及造口颜色、排泄物性状异常等情况。为预防造口狭窄，定期扩张造口。

4）造口回缩：可能是造口肠段系膜牵拉回缩、造口感染等因素所致。轻度回缩时，可用凸面底盘并佩戴造口腰带或造口腹带固定；严重者需手术重建造口。

5）造口脱垂：大多由于肠段保留过长或固定欠牢固、腹壁肌层开口过大、术后腹内压增高等因素引起。轻度脱垂时，无须特殊处理；中度脱垂可手法复位并用无孔腹带稍加压包扎；重症者需手术处理。

6）皮肤黏膜分离：常因造口局部坏死、缝线脱落或缝合处感染等引起。分离较浅者，可在分离处撒上少许造口保护粉，用水胶体敷料保护，再用防漏膏阻隔后粘贴造口袋；分离较深者，交由造口师处理。

【护考真题链接】2013年—A2型题

病人，男，65岁，因直肠癌入院治疗并进行结肠造口。错误的宣教内容是（　　）

A. 术后5天开放造口　　　B. 避免粪便污染切口

C. 造口周围涂氧化锌软膏　　D. 取左侧卧位

E. 避免食用产气、刺激性食物

答案：A

分析：肠造口病人通常在术后2~3天肠功能恢复后，可开放造口；一般取造口侧的侧卧位，并用塑料薄膜将腹壁切口与造口隔开，以防流出的稀薄粪便污染腹壁切口而引起感染；用0.9%氯化钠溶液或温水由外向内清洁周围皮肤及造口黏膜，造口周围皮肤可涂氧化锌软膏，以防粪液刺激造成皮肤炎症及糜烂；避免食用易产气、刺激性的食物或易引起便秘的食物，鼓励病人多吃新鲜蔬菜、水果。

（5）心理护理：①术后首次让病人观看造口时，宜在清洁造口及周围皮肤后进行，避免视觉冲击，提升病人对造口的接受度；②主动与病人交谈，鼓励其说出内心的真实感受，有针对性地进行帮助；③鼓励病人参与造口自我护理，可安排同伴教育。

（三）健康教育

1. 社区宣教　建议一般人群每年进行一次粪便潜血试验，每5年进行一次乙状结肠镜检查，每10年进行一次纤维结肠镜检查。关注大肠癌相关疾病，做好积极预防和治疗。注意饮食及个人卫生。

2. 饮食与运动　根据病人情况调节饮食，宜进食新鲜蔬菜、水果，多饮水，避免高脂肪及辛辣、刺激性食物。回肠造口和造口狭窄者避免进食木耳、菌菇、芹菜等难消化及纤维过长易成团的食物，适当控制易产气及有异味的食物。鼓励病人规律生活，适量参加体育锻炼。

3. 工作与社交 鼓励病人保持心情舒畅，避免自我封闭，应尽可能地融入正常的生活、工作和社交活动中。可参加造口病人联谊会，学习交流彼此的经验和体会，重拾自信。

4. 结肠灌洗 是指将一定容量的温水经结肠造口灌入肠腔，以刺激肠蠕动，清除结肠内的粪便及积气。方法：①连接灌洗装置，在集水袋内装入 500～1000 mL 的 39～41 ℃温开水；②将灌洗头插入造口，使灌洗液缓慢进入造口内，灌洗时间为 10～15 分钟；③灌洗液完全注入后，尽可能保留 10～20 分钟；④开放灌洗袋，排空肠内容物。在灌洗过程中若病人出现面色苍白、出冷汗、腹痛、头昏眼花或血压骤降、脉搏加快等情况，应立即停止灌洗。

5. 定期复诊 嘱病人每 3～6 个月定期至门诊复查。进行放化疗者，定期检查血常规，出现白细胞和血小板计数明显减少时，应及时到医院就诊。

案例分析

1. 主要护理诊断/健康问题：

(1)腹痛：与吻合口瘘引起消化液刺激腹膜有关。

(2)体温过高：与术后炎症吸收、吻合口瘘引起炎症刺激有关。

(3)焦虑：与对癌症治疗缺乏信心及担心预后有关。

(4)营养失调：低于机体需要量，与肿瘤慢性消耗、手术创伤、肠液流失等有关。

(5)知识缺乏：缺乏有关术后注意事项的知识。

2. 护理措施：

(1)实施禁食、胃肠减压措施。

(2)建立静脉通道，严格遵循医嘱进行补液和抗感染治疗；

(3)开展腹腔持续滴注及负压吸引操作，仔细观察引流液的颜色、性质和量，密切观察腹部状况。

(4)关注病人体温变化，适时给予物理降温。

(5)开展心理护理工作，向病人解释当前状况，鼓励其积极配合治疗。

(6)若保守治疗无效，必要时需进行手术治疗，应提前做好相关术前准备。

【本章小结】

思维导图

(周佳、郑砚文)

第十八章

肛管良性疾病病人的护理

✦ **学习目标**

知识目标：

(1)能阐述肛管良性疾病的临床表现及处理原则。

(2)能阐述肛管良性疾病的病因及辅助检查。

(3)能陈述肛管良性疾病的概念。

能力目标：能运用护理程序对肛管良性疾病病人实施整体护理。

素质目标：秉持关心肛管良性疾病病人心理和尊重病人隐私的态度，并将其付诸行动。

第一节　痔病人的护理

✦ **案例导入**

案例

病人，女，30岁，有便秘史。近3个月，经常在便后滴少量鲜血，排便时痔核脱出，无法自行回纳，需用手托回。直肠指检未发现异常，肛门镜检查在截石位可见3点、7点各有一个突出于肛管内的暗红色、圆形软结节，腹内压升高时便会脱出肛门外。拟进行痔核切除术。

思考

1.该病人属于何种类型的痔，为几度？

2.如何做好术后护理？

痔(hemorrhoid)是最常见的肛肠疾病，可发生于任何年龄，且发病率随年龄增长而增高。

【病因与发病机制】

1.肛垫下移学说　肛垫位于肛管的黏膜下，由静脉、平滑肌、弹性组织和结缔组织组成，起着肛门垫圈的作用，协助括约肌完

> **考点：痔的病因**

封闭肛门。正常情况下，在排便时肛垫被推挤下移，排便后可自行回缩至原位；若反复便秘、妊娠等情况引起腹内压升高，肛垫内部正常的纤维弹力结构被破坏，并伴有肛垫内静脉曲张和慢性炎症纤维化，肛垫便会出现病理性肥大，并向远侧移位，进而形成痔。

2. 静脉曲张学说　认为痔的形成与静脉扩张、淤血相关。门静脉系统及其分支直肠静脉都无静脉瓣、直肠上、下静脉丛管壁薄且位置浅、末端直肠黏膜下组织松弛，都容易出现血液淤积和静脉扩张。直肠肛管位于腹腔最下部，任何引起腹内压升高的因素（如久坐久立、便秘、妊娠、腹腔积液及盆腔巨大肿瘤等）均可阻碍直肠静脉回流，导致痔的形成。此外，长期饮酒和进食大量刺激性食物可使直肠局部组织充血，肛周感染可引起静脉周围炎使肛垫肥厚，营养不良可使直肠局部组织萎缩无力，这些因素都可诱发痔的发生。

【护考真题链接】2022 年—A1 型题

下列哪一项不是痔形成的因素（　　）

A. 直肠静脉壁本身薄弱　　　　　　B. 久坐、久站

C. 长期排便困难　　　　　　　　　D. 门静脉高压

E. 长期腹泻

答案：E

分析：疮形成的病因主要包括以下几点。①直肠局部解剖因素：直肠静脉丛属于门静脉系统，且没有静脉瓣，又处于门静脉系统的最低位置，导致静脉回流困难。同时，直肠上、下静脉丛的管壁较薄、位置表浅，并且缺乏周围组织的支撑，容易形成静脉扩张。②长期存在腹内压升高的情况或受职业因素影响，如长期久坐、久立，或者有便秘、前列腺增生、腹腔积液等，以及处于妊娠期、患有盆腔肿瘤等，这些因素都会致使直肠静脉丛扩张充血。③病人常有肛窦、肛腺感染病史。肛窦、肛腺的慢性感染容易引发直肠下部黏膜下静脉丛周围炎，使静脉失去弹性而发生扩张。④长期饮酒、偏好辛辣等刺激性食物，饮食中膳食纤维含量过低，或者存在营养不良等情况，均会导致直肠下部黏膜下静脉丛扩张、充血。

结合选项来看，E 并非痔形成的因素。

【病理与分类】

根据痔所在部位的不同分为内痔、外痔及混合痔（图 18-1）。

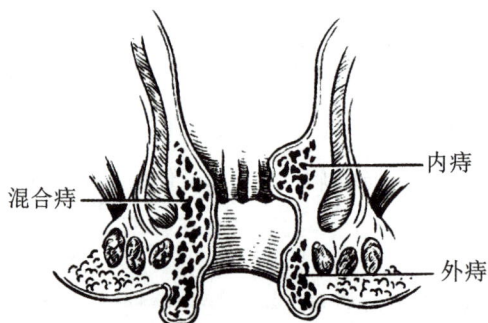

图 18-1　痔的分类

1. 内痔　为齿状线以上、直肠末端黏膜下的痔内静脉丛扩大曲张和充血所形成的柔软静脉团。

2. 外痔　是发生于齿状线以下，由痔外静脉丛扩张、破裂或反复发炎导致血流淤滞、血栓形成或组织增生而成。外痔表面被皮肤覆盖，不易出血，分为血栓性外痔、结缔组织性外痔（皮赘）、静脉曲张性外痔和炎性外痔，其中血栓性外痔最常见。

3. 混合痔　是内痔和相应部位的外痔血管丛跨齿状线相互融合成一个整体。

【护理评估】

（一）健康史

了解病人的年龄、职业，是否有长期饮酒、好食辛辣刺激食物的习惯，是否有肛窦、肛腺慢性感染的病史，是否有长期坐、立、便秘、咳嗽，以及是否有前列腺增生、盆腔肿瘤等导致腹内压持续升高的因素。

（二）身体状况

1. 内痔　主要表现为便血及痔脱出。其便血的特点是无痛性、间歇性便后出鲜血。若发生血栓、感染及嵌顿，可伴有肛门剧痛。内痔分为4度：

Ⅰ度：便时带血、滴血或喷射状出血，便后可自行停止，无痔脱出，肛门镜检查可见齿状线以上直肠柱区域呈现结节状异常突出。

> 考点：内痔的分度及其特点

Ⅱ度：常见便血，排便时痔脱出，便后可自行回纳。

Ⅲ度：偶有便血，劳累、久站、负重、咳嗽或排便时痔脱出，需用手回纳。

Ⅴ度：偶有便血，痔持续脱出于肛门外，无法回纳或回纳后又立即脱出，偶尔还会伴有感染、水肿、糜烂、坏死和剧烈疼痛。

【护考真题链接】2021年—A2型题

病人，男，30岁。近2个月经常排便间歇滴血，排便后痔块脱出，需用手回纳，考虑为（　　）

A. Ⅰ度内痔　　　　　　　　　　B. Ⅱ度内痔

C. Ⅲ度内痔　　　　　　　　　　D. Ⅳ度内痔

E. 直肠息肉

答案：C

分析：内痔分为4度。①Ⅰ度：便时出血，便后可自行停止，无痔脱出。②Ⅱ度：常见便血，排便时痔脱出，便后可自行回纳。③Ⅲ度：偶有便血，排便时痔脱出，需用手回纳。④Ⅴ度：偶有便血，痔持续脱出于肛门外，无法回纳或回纳后又立即脱出。

2. 外痔　主要表现为肛门部软组织团块，有肛门不适、潮湿、瘙痒或异物感，发生血栓及炎症时可有疼痛。

3. 混合痔　内痔和外痔的症状同时存在，严重时表现为环状痔脱出。

（三）辅助检查

肛门镜检查可确诊，不仅可见到痔的情况，还可观察到直肠黏膜有无充血、水肿、溃疡、肿块等，同时有助于排除其他直肠疾患。

(四)心理-社会状况

因有便血症状，且病程呈迁延性，反复发作，病人常产生焦虑、烦闷心理。

(五)处理原则

治疗遵循3个原则：①无症状的痔无须治疗；②有症状的痔旨在减轻及消除症状，而非根治；③首选非手术治疗，仅在非手术治疗失败或不宜保守治疗时，才考虑手术治疗。

1.非手术治疗

(1)一般治疗：适用于痔的初期及无症状的静止期。主要措施包括饮食调整、温水坐浴、肛管内用药、手法痔块回纳。

(2)注射疗法：用于治疗Ⅰ、Ⅱ度出血性内痔。方法是在痔核上方的黏膜下层注入硬化剂，使痔及其周围产生无菌性炎症反应，黏膜下组织发生纤维增生，小血管闭塞，导致痔块硬化、萎缩。

(3)胶圈套扎法：适用于Ⅰ～Ⅲ度内痔。方法是将特制的胶圈套在内痔根部，利用胶圈弹性回缩力阻断痔的血供，使痔缺血坏死，脱落而治愈。

(4)痔动脉结扎术：适用于Ⅱ～Ⅳ度内痔。通过多普勒超声探头探测供应痔血流的动脉并进行缝合结扎，阻断痔的血液供应来缓解症状。

2.手术治疗　当保守治疗效果不满意、痔脱出严重、套扎治疗失败时，手术切除是最好的方法。包括：①痔切除术，主要适用于Ⅱ、Ⅲ度内痔和混合痔的治疗；②吻合器痔上黏膜环切术，主要适用于Ⅲ、Ⅳ度内痔、环状痔和部分Ⅱ度大出血内痔；③激光切除痔核；④血栓性外痔剥离术，适用于治疗血栓性外痔。

【常见护理诊断/健康问题】

1.疼痛　与肛管病变、手术创伤有关。

2.便秘　与惧怕排便时疼痛及饮食中纤维素含量少有关。

3.尿潴留　与直肠及肛周感染、麻醉方式、切口疼痛、肛管内敷料填塞过多有关。

4.知识缺乏：缺乏直肠肛管疾病相关的防治知识

5.潜在并发症：术后创口出血、感染、肛门失禁、肛门狭窄等

【护理措施】

(一)非手术治疗的护理/术前护理

1.饮食与活动　调整饮食结构，包括摄入足量的液体和膳食纤维；养成定时排便的习惯；保持适当的运动量，切忌久站、久坐、久蹲。

> 考点：温水坐浴的注意事项

2.温水坐浴　便后及时清洗，保持局部清洁舒适，可采用1:5000高锰酸钾溶液坐浴，每天2～3次，每次20～30分钟，水温以43～45℃为宜，以改善局部血液循环，预防病情进展及并发症的发生。

> 🔊【护考真题链接】2022年—A2型题
>
> 病人，男，55岁，肛门常有瘙痒不适，并伴有少量便血。护士指导其用温水坐浴的水温是(　　　)

A. 32~35 ℃

B. 37~39 ℃

C. 43~46 ℃

D. 45~49 ℃

E. 50~56 ℃

答案：C

分析：肛周疾病病人便后应及时清洗，保持局部清洁、舒适，可采用 1：5000 高锰酸钾溶液坐浴，2~3 次/天，每次 20~30 分钟，水温控制在 43~45 ℃。

3. 痔块回纳　痔块脱出时，应及时用手将脱出的痔块轻轻推回肛内，阻止其脱出。嵌顿性痔应尽早行手法回纳，注意动作轻柔，避免损伤。

4. 疼痛护理　肛管内注入抗菌药物油膏或栓剂，以润滑肛管、促进炎症吸收、减轻疼痛。血栓性外痔者在局部热敷、外敷消炎镇痛药物后，疼痛可缓解，暂不需要手术治疗。

5. 术前准备　关心体贴病人，缓解其紧张情绪；指导病人进食少渣食物，术前排空粪便，必要时采用全肠道灌洗；做好会阴部皮肤准备及药敏试验；及时纠正贫血。

6. 直肠肛管检查的配合与护理　常用的检查方法有直肠指检和肛门镜检查。

（1）检查的体位：①左侧卧位，病人向左侧卧，左下肢伸直或微屈，右下肢髋、膝关节屈曲约 90°，此体位适用于老年体弱者；②膝胸位，病人屈膝俯卧跪于检查床，两肘屈曲着床，头部伏于枕头，适用于较短时间的检查；③截石位，病人仰卧，双腿置于腿架，髋关节屈曲外展，臀部移至床边，暴露会阴部，常用于手术治疗；④蹲位，病人下蹲，用力增加腹内压，适用于检查内痔脱出或直肠脱垂。

（2）检查的记录：直肠肛管病变记录应先写明何种体位，再时钟定位法记录病变的部位。以截石位为例，肛门前正中点为 12 点，后正中点为 6 点（图 18-2）。

> **考点：内痔的好发位置**

内痔好发于截石位 3 点、7 点、11 点。

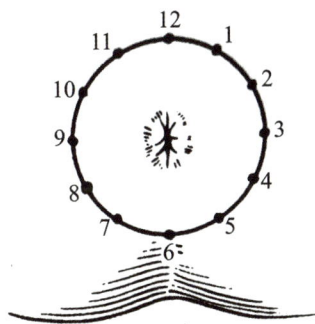

图 18-2　肛门检查时钟定位法（截石位）

🔊 **【护考真题链接】2022 年—A1 型题**

如图 18-2 所示，内痔的好发部位在截石位上（钟表盘）位置是（　　）

A. 3、7、11 点

B. 5、7、11 点

C. 1、2、6 点

D. 10、11、12 点

E.4、7、8点

答案：A

分析：内痔好发于截石位3点、7点、11点。

（二）术后护理

1. 饮食与活动　术后1~2天应以无渣或少渣流质、半流质饮食为主。术后24小时内可在床上活动四肢、翻身等，24小时后可适当下床活动，之后逐渐延长活动时间，并指导病人进行轻体力活动；伤口愈合后可以恢复正常工作、学习和劳动，但避免久站、久坐、久蹲。

> 考点：痔术后的护理措施

2. 控制排便　术后早期病人会有肛门下坠感或便意，告知其是敷料刺激所致；术后1~2天内尽量避免排便，以利于切口愈合，可于术后48小时内口服阿片酊以减少肠蠕动，控制排便；之后应保持大便通畅，防止用力排便使伤口裂开。如有便秘，可口服缓泻剂，但切忌灌肠。

3. 疼痛护理　大多数肛肠术后病人伤口疼痛剧烈，是因肛周末梢神经丰富，或括约肌痉挛、排便时粪便对伤口的刺激，以及敷料填塞过多等导致。评估疼痛的原因，并给予相应处理，如使用镇痛药、去除多余敷料等。

4. 并发症护理

(1)尿潴留：术后24小时内，嘱病人每4~6小时排尿1次，避免因手术、麻醉、疼痛等原因造成尿潴留。若术后8小时仍未排尿且感到下腹胀痛、隆起时，可行诱导排尿、针刺或导尿等。

(2)出血：由于肛管直肠的静脉丛丰富，术后易因止血不彻底、用力排便等导致伤口出血。通常术后7天内粪便表面会有少量出血，如病人出现恶心、呕吐、心慌、出冷汗、面色苍白等症状，并伴有肛门坠胀感和急迫排便感进行性加重，敷料渗血较多时，应及时报告医生予以处理。

(3)切口感染：术后3天内控制好排便；保持肛门周围皮肤清洁，便后用1∶5000高锰酸钾溶液坐浴，切口定时换药，充分引流。

(4)肛门狭窄：术后观察病人有无排便困难及粪便变细，以排除肛门狭窄。如发生狭窄，应在手术切口愈合后及早行扩肛治疗。

【护考真题链接】2018年—A2型题

病人，男，45岁，肛门局部瘙痒4年余，入院前一日突发便后肛门剧烈疼痛，咳嗽及排便时加剧。体格检查见肛门口有一暗紫红色肿块，直径约2 cm，有触痛。若该病人须行手术治疗，术后护理应注意(　　　)

A.术后当天即应尽早下床活动

B.术后24小时内，嘱病人每4~6小时排尿1次

C.术后进普食，同时增加食物纤维，预防便秘

D.术后有便秘者应及时进行灌肠处理

E.术后24小时内予扩肛治疗，防止肛门狭窄

答案：B

分析：痔术后护理措施如下。①饮食与活动：术后 1~2 天应以无渣或少渣的流质、半流质饮食为主。术后 24 小时内，病人可在床上活动四肢、翻身等；24 小时后，可适当下床活动。②控制排便：术后 1~2 天内尽量避免排便，以促进切口愈合。若出现便秘，可口服缓泻剂，但严禁灌肠。③术后观察：观察病人有无排便困难及粪便变细的情况，以排除肛门狭窄。若发生狭窄，应在手术切口愈合后尽早进行扩肛治疗。④排尿护理：术后 24 小时内，护理人员应每 4~6 小时提醒病人排尿一次，以防止因手术、麻醉、疼痛等因素导致术后尿潴留。若术后 8 小时病人仍未排尿，且伴有下腹胀满、隆起感，可采取诱导排尿或导尿等措施。

第二节　肛裂病人的护理

肛裂（anal fissure）是指齿状线以下肛管皮肤层发生纵向裂伤并形成慢性缺血性溃疡的一种常见肛肠疾病。裂口长度通常为 0.5~1.0 cm，呈梭形或椭圆形，常引起肛周剧痛。多见于青中年人群。

【病因】

病因尚不清楚，可能与多种因素有关，但大多是因长期便秘、粪便干结致排便时损伤肛管皮肤层。好发部位为肛管后正中线。

【病理】

1. 急性肛裂　大多病程短，裂口边缘整齐，底浅、色红，并有弹性，未形成瘢痕。

2. 慢性肛裂　因反复损伤与感染，基底深且不整齐，呈灰白色，质硬，边缘纤维化增厚。肛裂常为单发的纵行、梭状溃疡或感染裂口。裂口上端的肛瓣和肛乳头水肿，形成肥大乳头；下端皮肤因炎症、水肿及静脉、淋巴回流受阻，形成外观似外痔的袋状皮垂，向下突出于肛门外，称前哨痔。前哨痔、肛裂与肛乳头肥大常同时存在，合称肛裂"三联征"（图 18-3）。

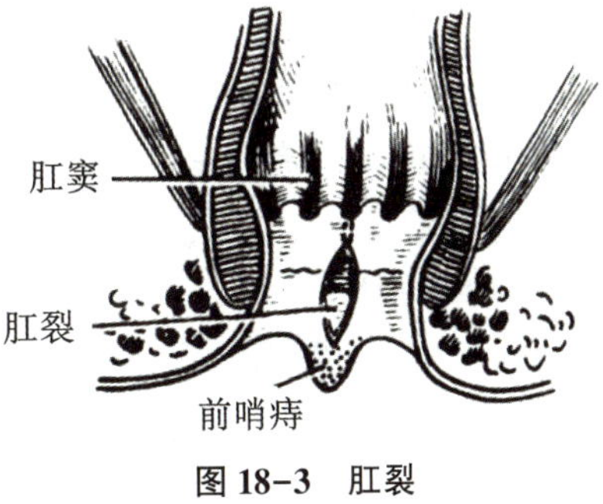

图 18-3　肛裂

【护理评估】

（一）健康史
了解病人的饮食习惯及是否有长期便秘史。

（二）身体状况

1. 症状　典型的临床表现为疼痛、便秘、出血。

（1）疼痛：为主要症状，一般较剧烈，有典型的周期性。排便时干硬粪便刺激裂口内神经末梢，出现烧灼样或刀割样疼痛，便后数分钟可缓解。随后因肛门括约肌反射性痉挛,再次发生剧烈疼痛,常持续半小时到数小时,直到括约肌疲劳、松弛后,疼痛缓解。以上"排便时疼痛—间歇期—括约肌挛缩痛"称为肛裂疼痛周期。

(2)便秘:肛裂病人因惧怕疼痛而不愿排便,引起或加重便秘,粪便更加干结,便秘又加重肛裂,形成恶性循环。

(3)出血:排便时,粪便擦伤溃疡面或撑开肛管撕拉裂口会导致少量出血,故在粪便表面、便纸上见到少量血迹,或排便过程中滴鲜血,而大量出血少见。

2.体征　典型体征是肛裂"三联征",若在直肠指检时发现此体征,即可明确诊断。肛裂病人行直肠指检时,常会引起剧烈疼痛,有时需在局麻下进行。

(三) 辅助检查

已确诊者,一般不宜行直肠指检或肛门镜检查,避免增加病人痛苦。可以取活组织做病理检查,以明确诊断。

(四) 心理-社会状况

由于疼痛、便血,病人产生焦虑和恐惧。

(五) 处理原则

1.非手术治疗　原则是软化大便,保持大便通畅;解除肛门括约肌痉挛,缓解疼痛,中断恶性循环,促进局部创面愈合。具体措施包括服用缓泻剂、局部坐浴和扩肛疗法。

2.手术治疗　适用于经久不愈、非手术治疗无效且症状较重的陈旧性肛裂。手术方法有肛裂切除术和肛管内括约肌切断术,现在前者已较少使用。

【常见护理诊断/健康问题】

参见本章第一节中痔病人的护理相关内容。

【护理措施】

1.保持大便通畅　增加膳食中新鲜蔬菜、水果及富含粗纤维食物的摄入,少食或忌食辛辣和刺激性食物,多饮水,以促进胃肠蠕动,防止便秘;指导病人养成每日定时排便的习惯,进行适当的户外锻炼;必要时可适量服用缓泻剂。

2.心理护理　向病人详细讲解肛裂的相关知识,鼓励病人克服因惧怕疼痛而不敢排便的情绪,配合治疗。

3.并发症的护理

(1)切口出血:常因术后便秘、剧烈咳嗽等导致,多发生于术后1~7天。告知病人保持大便通畅,预防感冒,避免腹内压升高的因素(如剧烈咳嗽、用力排便等);密切观察创面的变化,一旦出现切口大量渗血,应紧急压迫止血,并报告医生处理。

(2)排便失禁:多为术中不慎切断肛管直肠环所致。应询问病人排便前有无便意,每日的排便次数、量及性状。若仅为肛门括约肌松弛,可于术后3天开始指导病人进行提肛运动;若发现病人会阴部皮肤常有黏液及粪便沾染,或无法随意控制排便时,立即报告医生,并及时处理。

4.其他护理措施　参见本章第一节中痔病人的护理相关内容。

第三节 直肠肛管周围脓肿病人的护理

直肠肛管周围脓肿(perianorectal abscess)是指直肠肛管周围间隙或其周围软组织的急性化脓性感染，并发展成为脓肿(图18-4)。

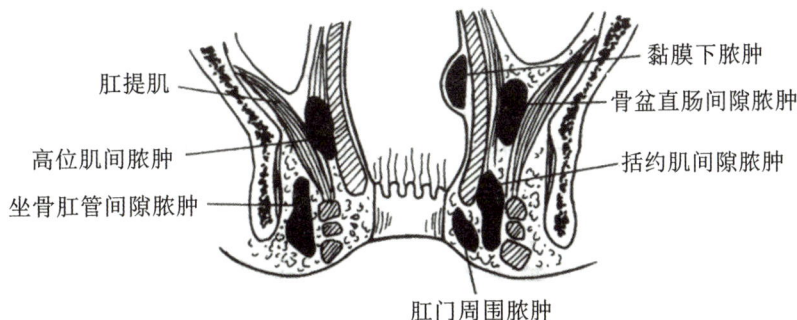

图 18-4 直肠肛管周围脓肿

【病因与病理】

绝大多数直肠肛管周围脓肿为肛腺感染所致，少数可继发于外伤、肛裂或痔药物注射治疗等情况。肛窦呈袋状且开口向上，肛腺开口于肛窦底部，位于内外括约肌之间。当粪便滞留于肛窦引发感染时，会累及肛腺。肛腺形成脓肿后导致括约肌间感染，还可蔓延至直肠肛管周围间隙，其间所含的疏松脂肪结缔组织极易使感染扩散，从而形成不同部位的脓肿。多数脓肿可穿破皮肤或在切开引流后形成肛瘘。在直肠肛管周围炎症病理过程中，急性期表现为脓肿，慢性期则表现为肛瘘。

> 考点：**直肠肛管周围脓肿的病因**

【护理评估】

(一)健康史

了解病人有无肛周软组织感染、损伤、内痔、肛裂、痔药物注射治疗等病史。

(二)身体状况

1. 肛周脓肿 多见，以肛门周围脓肿最为常见，占35%~45%，位置多表浅。以肛周持续性、跳动性疼痛为主要表现，可因排便、局部受压、摩擦或咳嗽而疼痛加剧。早期局部红肿、发硬，压痛明显，脓肿形成后则波动感明显，若自行穿破皮肤，则脓液排出。全身感染症状不明显。

> 考点：**直肠肛管周围脓肿的分类及其主要表现**

2. 坐骨肛管间隙脓肿(坐骨肛门窝脓肿) 较为多见，占20%~25%，该间隙空间较大，因此形成的脓肿较大且深，全身感染症状明显。病人在发病初期即可出现头痛、寒战、发热、乏力、食欲缺乏、恶心等全身表现。早期局部症状不明显，患侧出现持续性胀痛，并逐渐加重，继而患处红肿，双臀不对称，疼痛为持续性跳痛，排便或行走时加剧，有的病人可出现排尿困难、里急后重。局部触诊或直肠指检时，患侧有深压痛，甚至波动感，有时可扪及局部隆起。如不及时切开，脓肿多向下穿入肛管周围间隙，再由皮肤穿出而形成肛瘘。

3.骨盆直肠间隙脓肿(骨盆直肠窝脓肿)　较前两者少见。此处位置深、空间大，因此全身感染症状严重而局部症状不明显。早期即出现持续高热、寒战、乏力等全身中毒症状；局部症状为直肠坠胀感、便意不尽感等，常伴排尿困难。会阴部多无异常体征，直肠指检可触及肿块隆起，有深压痛和波动感。

(三)辅助检查

1.局部穿刺抽脓　有确诊价值，且可将抽出的脓液行细菌培养检查。

2.实验室检查　有全身感染症状者血常规可见白细胞计数和中性粒细胞比值增高，严重者可出现核左移及中毒颗粒。

3.其他检查　必要时行肛管超声、CT 或 MRI 检查。

> 考点：直肠肛管周围脓肿的确诊手段

(四)心理-社会状况

病人因肛周疼痛而产生焦虑。

(五)处理原则

1.非手术治疗　原则是控制感染、缓解疼痛、促进排便，包括使用抗菌药物、温水坐浴、局部理疗和口服缓泻药。

2.手术治疗　外科引流是肛周脓肿最基本的治疗。现有许多学者采取脓肿切开引流并挂线术，不仅可使脓肿完全敞开引流，还可有效避免后续形成肛瘘需要二次手术。

【护考真题链接】2012 年—A1 型题

有关直肠肛管周围脓肿的叙述，错误的是(　　　)

A.由肛腺或肛窦感染引起

B.肛门周围脓肿最常见

C.坐骨肛管间隙脓肿较常见

D.骨盆直肠窝脓肿全身中毒症状和体征较重

E.一旦脓肿形成应及时切开引流

答案：D

分析：绝大部分直肠肛管周围脓肿由肛窦、肛腺感染引起；肛门周围脓肿最常见，主要表现为持续性、跳动性疼痛，局部红肿、触痛，脓肿形成后有波动感；坐骨肛管间隙脓肿较常见，初期表现为局部疼痛，炎症较重时局部红、肿、热、痛明显，炎症波及直肠和膀胱时病人出现直肠刺激征和膀胱刺激征；骨盆直肠间隙脓肿较前两者少见，此处位置深、空间大，因此全身感染症状严重而局部症状不明显，早期即出现全身中毒症状，局部症状为直肠坠胀感、便意不尽感等，会阴部多无异常体征，其治疗原则为早期使用抗菌药物、局部理疗或热水坐浴，促使炎症消退；直肠肛管周围脓肿如已形成，应及时切开排脓。

【常见护理诊断/健康问题】

参见本章第一节中痔病人的护理相关内容。

【护理措施】

1.饮食指导　告知病人忌食辛辣及刺激性食物，多食新鲜蔬菜、水果等，保持大便通畅。

2.体位　协助病人采取舒适体位，避免局部受压，加重疼痛。

3.控制感染　遵医嘱应用抗菌药物控制感染。

4.脓肿切开引流的护理　密切观察并记录引流液的颜色、性状及量。予以甲硝唑或中成药等定时冲洗脓腔，当脓液变稀，引流量<50 mL/d 时，可考虑拔管。

5.其他　高热病人给予物理降温；用 1∶5000 高锰酸钾溶液坐浴。

第四节　肛瘘病人的护理

肛瘘(anal fistula)是指肛管或直肠与肛周皮肤之间的管道(图 18-5)，由慢性感染和引流管道的上皮化导致，30%～70%的直肠肛管周围脓肿病人伴发肛瘘。

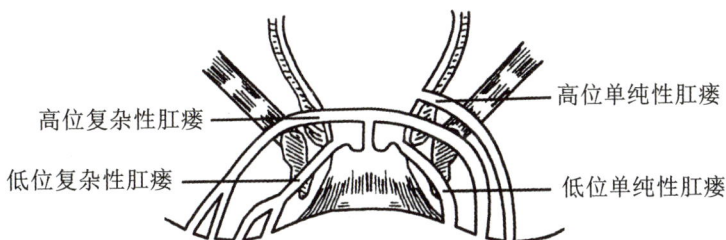

图 18-5　肛瘘

【病因与病理】

大多数肛瘘由直肠肛管周围脓肿发展而来。肛瘘由内口、瘘管及外口组成。内口常位于肛窦，外口为脓肿破溃处或手术切开的肛周皮肤上，内、外口之间是脓腔周围增生的纤维组织包绕的管道，即瘘管，近管腔处为炎性肉芽组织。由于致病菌不断由内口进入，而瘘管迂曲，且少数存在分支，常引流不畅，而外口皮肤生长速度较快，常发生假性愈合并形成脓肿。脓肿可从原外口破溃，也可从他处穿出形成新的外口，反复发作，发展为有多个瘘管和外口的复杂性肛瘘。

考点：肛瘘的病因

【护考真题链接】2022 年—A1 型题

引起肛瘘最常见的原发病是(　　)

A.痔疮　　　　　　　　　B.直肠息肉

C.肛裂　　　　　　　　　D.直肠肛管周围脓肿

【分类】

1.根据瘘口与瘘管的数目分类　分为单纯性肛瘘(只存在单一瘘管)和复杂性肛瘘(存在多个瘘口和瘘管，甚至有分支)。

2.根据瘘管所在的位置分类　分为低位肛瘘(瘘管位于外括约肌深部以下)和高位肛瘘(瘘管位于外括约肌深部以上)。

> 考点：肛瘘的分类及表现

【护理评估】

(一)健康史

肛瘘大多与直肠肛管周围脓肿的发病及治疗过程相关，需仔细询问病人相关病史，了解病人是否存在肛管及周围组织损伤的情况。

(二)身体状况

1.症状　病人通常有直肠肛管周围脓肿的病史，在肛门周围能够看到一个或多个外口，会排出少量脓性、血性或黏液性分泌物。这些分泌物会刺激肛门周围的皮肤，引发肛门部位的潮湿、瘙痒，甚至可能出现湿疹。较大的高位肛瘘外口还可排出粪便及气体。当外口因假性愈合而暂时闭合时，脓液会积存起来，再次形成脓肿，此时会出现直肠肛管周围脓肿的症状。脓肿破溃或切开引流后，脓液排出，症状便会缓解。上述症状反复发作是肛瘘的显著特点。

2.体征　在肛周皮肤能够看到单个或多个外口，呈现出红色乳头状隆起，挤压时可排出少量脓性或脓血性分泌物。进行直肠指检时，在内口处会有轻微压痛；当瘘管位置表浅时，可触及硬结样内口以及条索状瘘管。

(三)辅助检查

确定内口位置对明确肛瘘诊断非常重要。

1.肛门镜检查　肛门镜检查有时可发现内口。

2.特殊检查　若无法判断内口位置，可将白色湿纱布条填入肛管及直肠下端，并从外口注入亚甲蓝溶液 1~2 mL，根据纱布条染色部位确定内口。

3.实验室检查　当发生直肠肛管周围脓肿时，病人血常规检查可出现白细胞计数及中性粒细胞比值增高。

4.影像学检查　碘油瘘管造影是临床常规检查方法，MRI 检查可清晰显示瘘管位置及其与括约肌之间的关系。

(四)心理-社会状况

由于瘘口排出脓液、粪便和气体，加之肛周瘙痒难忍，影响病人日常人际交往，病人常出现烦躁、焦虑情绪。

(五)处理原则

肛瘘治疗的主要原则是清除内口及其相关的上皮化管道，并保护肛门括约肌功能。

1.非手术治疗

(1)填塞法：用0.5%甲硝唑溶液、0.9%氯化钠溶液冲洗瘘管后，自外口注入生物蛋白胶。该方法适用于单纯性肛瘘，但治愈率较低。

(2)挂线疗法：是利用橡皮筋或有腐蚀作用的药线的机械性压迫作用，使结扎处组织发生血运障碍坏死，以缓慢切开肛瘘，炎症反应引起的纤维化使切断的肌肉与周围组织粘连而逐渐愈合，还可防止大便失禁。适用于距肛门3~5 cm，有内口、外口的单纯性肛瘘，或作为复杂性肛瘘切开、切除术的辅助治疗。

2.手术治疗 原则是将瘘管切开或切除，以形成敞开的创面来促进愈合。关键是避免损伤肛门括约肌，以防大便失禁，同时避免肛瘘复发。

(1)瘘管切开术：将瘘管完全切开，依靠肉芽组织生长促进切口愈合。此方法适用于低位肛瘘，术后不会出现大便失禁的情况。

(2)肛瘘切除术：切除全部瘘管，直至健康组织，使创面敞开，以促使其逐渐愈合。适用于低位单纯性肛瘘。

【常见护理诊断/健康问题】

参见本章第一节中痔病人的护理相关内容。

【护理措施】

(一)挂线疗法的护理

1.皮肤护理 保持肛周皮肤清洁，嘱病人局部皮肤瘙痒时不可抓挠，避免皮肤损伤感染；术后创面须持续换药，直至药线脱落后1周。

> 考点：挂线疗法的护理

2.饮食护理 术前一晚进半流质饮食，手术当日早晨可进流质饮食；术后宜进清淡、易消化饮食，以保持大便通畅。

3.温水坐浴 术后第2天开始每日早晚及便后用1：5000高锰酸钾溶液坐浴或中药坐浴，既可缓解局部疼痛，又有利于局部炎症的消散、吸收。

4.健康教育

(1)收紧药线：嘱病人每5~7天至门诊收紧药线，直到药线脱落。药线脱落后局部可涂生肌散或抗菌药物软膏，以促进伤口愈合。

(2)扩肛或提肛运动：为防止肛门狭窄，术后5~10天内可每天用示指扩肛1次。肛门括约肌松弛者，术后3天起可指导病人进行提肛运动。

【护考真题链接】2012 年—A2 型题

病人，男，27岁，肛瘘切除术后。护士的健康教育不正确的是( )

A.多饮水　　　　　　　　　　B.保持大便通畅

C.可以适当进食辛辣饮食　　　D.保持肛门清洁

E.适当加强体育锻炼

答案：C

分析：肛瘘切除术后须保持肛周皮肤的清洁。当嘱咐病人感觉局部皮肤瘙痒时，切勿抓挠，以免造成皮肤损伤而引发感染。术后创面须持续换药，直至药线脱落后1周。术前一晚，病人应进食半流质饮食；手术当日早晨，可进食流质饮食；术后适宜食用清淡、易消化的食物，以保持大便通畅。

（二）手术前后的护理

参见本章第一节中痔病人的护理相关内容。

✨ 案例分析

1.该病人属于内痔，根据其"排便时痔核脱出，需用手托回"可知是Ⅲ度内痔。

2.术后护理措施：

（1）饮食与活动：术后1~2天应以无渣或少渣流质、半流质饮食为主，术后24小时内可在床上活动四肢、翻身等，24小时后可适当下床活动。

（2）控制排便：术后1~2天内尽量避免排便，以利于切口愈合，如有便秘，可口服缓泻剂，但切忌灌肠。

（3）术后观察病人有无排便困难及粪便变细，以排除肛门狭窄，如发生狭窄，应在手术切口愈合后及早行扩肛治疗。

（4）术后24小时内，护理人员应每4~6小时嘱病人排尿一次，以避免因手术、麻醉、疼痛等因素造成术后尿潴留，若术后8小时病人仍未排尿且有下腹胀满、隆起感，则可行诱导排尿或导尿等。

✨ 【本章小结】

思维导图

（周佳）

第十九章

门静脉高压症、肝胆疾病病人的护理

学习目标

知识目标：

(1)能阐述肝胆常见疾病病人的护理评估与护理措施。

(2)能阐述门静脉高压症的定义、分类、临床表现及外科治疗原则。

(3)能阐述肝胆常见疾病的护理诊断以及肝脓肿病人的护理。

能力目标：能运用所学知识完成T管引流病人的护理。

素质目标：具有良好的职业道德，关爱病人，减轻病人痛苦，维护其健康。

第一节　门静脉高压症病人的护理

案例导入

案例

病人，男，48岁，早餐进食油炸食物后，出现恶心、呕吐症状，呕出血性液体约900 mL，随后排柏油样大便1次。病人有乙肝病史，由"120"救护车送至医院。体格检查：T 36.6 ℃，P 114次/min，R 14次/min，BP 80/60 mmHg。病人呈现贫血貌，胸前可见蜘蛛痣，腹壁可见静脉曲张，腹部柔软，肝脏于肋下未触及，脾脏肋下可触及3 cm，移动性浊音阳性。

思考

1. 该病人可能患有哪种疾病？为明确诊断需要进行哪些检查？

2. 该病人的首要护理诊断是什么？

正常门静脉压力为 $13 \sim 24$ cmH$_2$O($1.27 \sim 2.35$ kPa)，平均约18 cmH$_2$O。当门静脉血流受阻、血液淤滞时，则引起门静脉及其分支压力增高，持续超过24 cmH$_2$O时，将导致脾肿大伴脾功能亢进、食管胃底静脉曲张破裂大出血、腹腔积液等一系列临床表现，称为门静脉高压症。

【病因和病理生理】

(一)病因与分型

90%以上的门静脉高压症由肝硬化引起。在我国主要是肝炎后肝硬化，部分南方血吸虫流行地区，以血吸虫病性肝硬化为主。亦可见于肝外门静脉阻塞，如门静脉先天性畸形、布-加综合征(也称巴德-基亚里综合征)、海绵窦样变等，但较少见。

肝炎后肝硬化所致的肝内型门静脉高压症，在我国最为多见。此外，肝外门静脉血栓形成、门静脉先天性畸形和肝门区肿瘤压迫等可造成肝前型门静脉高压症；布-加综合征、肝小静脉闭塞病、缩窄性心包炎及严重右心衰竭等可导致肝后型门静脉高压症。

【护考真题链接】2011 年—A1 型题

肝后型门静脉高压症的病因包括(　　　)

A.血吸虫病性肝硬化　　　　　　　　B.巴德-基亚里综合征

C.肝门区肿瘤压迫　　　　　　　　　D.肝外门静脉血栓形成

E.肝炎后肝硬化

答案：B

分析：肝后型门静脉高压症指肝静脉出现梗阻、闭塞，可能合并下腔静脉梗阻，常见的病因包括布-加综合征(也称巴德-基亚里综合征)、肝小静脉闭塞病、缩窄性心包炎、右心功能衰竭，以及下腔静脉或者右心房肿瘤等。血吸虫病性肝硬化、肝炎后肝硬化是肝内型门静脉高压症的病因。肝门区肿瘤压迫、肝外门静脉血栓形成是肝前型门静脉高压症的病因。

(二)病理生理

门静脉压力升高可引起以下三方面病理生理变化：

1.脾大、脾功能亢进　门静脉压力增高，造成脾静脉回流受阻，脾脏充血性肿大，久之脾内纤维组织增生，脾脏破坏血细胞的功能增强，可导致不同程度的脾功能亢进。

> 考点：门静脉高压症的三大表现

2.交通支扩张　门、腔静脉间的交通支扩张，因门静脉无静脉瓣，当门静脉压力升高时，正常的门静脉血流通路受阻，即可出现食管—胃底下段、直肠下端—肛管、前腹壁及腹膜后交通支迂曲扩张。其中，食管—胃底静脉曲张破裂后可引起上消化道大出血；直肠下端—肛管黏膜下静脉曲张，可表现为痔。

3.腹腔积液　肝门静脉系毛细血管滤过压升高、肝硬化使肝内淋巴液回流受阻并从肝表面渗出、肝合成清蛋白减少使血浆胶体渗透压降低、体内醛固酮和抗利尿激素增加等多种因素促成腹腔积液形成。

【知识链接】

门、腔静脉间的交通支

门静脉系与腔静脉系之间存在 4 个交通支：①胃底—食管下段交通支；②直肠下端—肛管交通支；③前腹壁交通支；④腹膜后交通支。在正常情况下，这些交通支都较为细小，血流量极少。而当出现门静脉高压症时，这些交通支通常会开放。

【护理评估】

(一)健康史

询问病人有无肝炎、肝硬化、血吸虫病病史；对于门静脉高压症上消化道大出血的病人，注意询问其有无劳累、进食坚硬粗糙食物、咳嗽、呕吐、用力排便、负重活动等诱发因素。

(二)身体状况

1.脾大和脾功能亢进　体格检查可见不同程度的脾大。伴脾功能亢进时，周围血白细胞及血小板减少，红细胞也可减少而致贫血。

2.呕血和黑便　胃底、食管下段静脉曲张可发生破裂出血，出血量一般较大。病人呕吐鲜红色血液，排出柏油样黑便。因肝功能损害引起凝血功能障碍，以及脾功能亢进导致血小板减少等因素，出血常难以自止。严重者可导致出血性休克。大出血引起肝组织缺氧，容易诱发肝性脑病。

3.腹腔积液　是肝功能损害的表现。病人出现腹胀、移动性浊音等表现。

4.其他表现　可有营养不良、肝掌、蜘蛛痣、黄疸及肝功能异常等。

(三)心理–社会状况

门静脉高压症病因病程较长，且反复发作，可出现不同程度的焦虑；一旦并发急性大出血，病人往往产生极度恐惧等不良心理。

(四)辅助检查

1.实验室检查

(1)血常规：脾功能亢进时，血白细胞、血小板或红细胞计数下降，血红蛋白水平下降。

(2)肝功能：表现为血清胆红素增高，低蛋白血症，白/球蛋白比例倒置；凝血酶原时间延长。

2.影像学检查

(1)食管 X 线钡餐：食管充盈时，食管轮廓呈虫蚀样改变；食管排空时，曲张的静脉呈蚯蚓样或串珠状负影。

(2)胃镜：能确定静脉曲张的程度，是否有胃黏膜病变或溃疡。

(3)B 超：可确定有无肝硬化、脾大和腹腔积液，了解门静脉直径及血流方向。

(五)处理原则

外科治疗主要是预防和控制急性食管胃底静脉曲张破裂出血；解除或改善脾大、脾功能亢进和治疗大量顽固性腹腔积液。根据病人具体情况，采取非手术治疗或手术治疗。

1. 食管—胃底静脉曲张破裂出血

(1)非手术治疗。

1)补充血容量：尽早输液、输血，恢复有效循环血量。

2)应用止血药物：如垂体后叶素、奥曲肽、普萘洛尔、立止血、维生素 K、6-氨基己酸、氨甲苯酸(止血芳酸)等。

3)三腔二囊管压迫止血：利用充气的气囊分别压迫胃底和食管下段的曲张静脉，达到止血目的，是一种简单而有效的止血方法。但因其治疗后再出血率高，故仅作为临时性措施。

> 考点：三腔二囊管压迫止血的护理

4)内镜治疗：适用于食管曲张静脉破裂出血。①注射硬化剂，经内镜将硬化剂(如鱼肝油酸钠、5%乙醇油酸钠、无水乙醇等)直接注入曲张静脉内，使之闭塞及其黏膜下组织硬化，达到止血和预防再出血目的。②套扎法，经内镜将要结扎的静脉吸到结扎器中，用橡皮圈套扎在曲张静脉基底部，达到止血和预防再出血目的。

【护考真题链接】2011 年—A2 型题

病人，男，50 岁，肝硬化 5 年。中午进食后突然呕血，色暗红，量约 350 mL，急诊入院。体格检查：神志清，T 37.5 ℃，P 120 次/min，BP 90/60 mmHg，病人情绪极度紧张，自述有濒死感。经抢救，待病人病情稳定后，实施了门体分流术。那么，病人入院后所采取的处理措施中，哪一项是不正确的(   )

A. 输液、输血
B. 应用保肝药物
C. 应用静脉止血药物
D. 三腔二囊管压迫止血
E. 应用肥皂水灌肠

答案：E

分析：病人有肝硬化病史 5 年，出现呕血、血压下降的症状，可以诊断为上消化道出血，应积极止血并补充血容量，可以应用三腔二囊管压迫止血以及使用止血药物。同时，为避免增加肝细胞负担，应继续使用保肝药物。肝性脑病是肝硬化晚期最严重的并发症，可用 0.9%氯化钠溶液或弱酸性溶液灌肠以清除肠内含氮物质及积血，禁用肥皂水灌肠。

5)经颈静脉肝内门体分流术：简称 TIPS 手术。目前主要用于等待肝移植的病人，其次是内科治疗无效、肝功能差的曲张静脉破裂出血病人。

(1)手术治疗。

1)断流术：在脾切除的同时，阻断门—奇静脉交通支的反常血流，从而控制食管—胃底静脉曲张及破裂出血(图 19-1)。

2)分流术：选择肝门静脉系和腔静脉系的主要血管进行手术吻合，使压力较高的肝门静脉血分流入腔静脉，从而降低门静脉压力，预防出血。常用手术方式有门—腔静脉分流术(图 19-2)、脾—腔静脉分流术、脾—肾静脉分流术(图 19-3)、肠系膜上—下腔静脉分流术等。此外，脾切除术可以矫正脾功能亢进。肝移植是治疗门静脉高压症最彻底的手术方法。

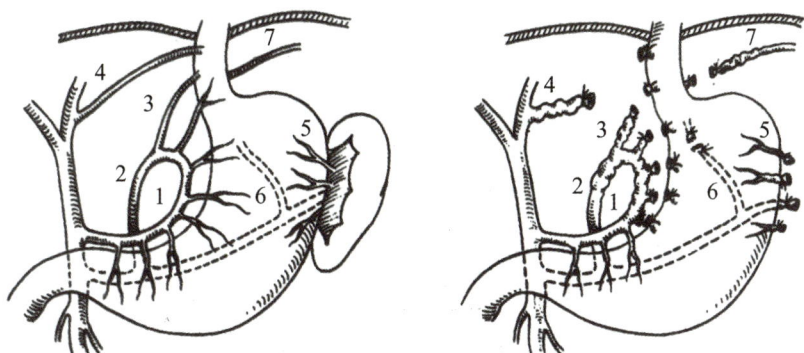

贲门周围血管局部解剖示意图　　　　贲门周围血管离断术示意图

1.胃支；2.食管支；3.高位食管支；4.异位高位食管支；5.胃短静脉；6.胃后静脉；7.左膈下静脉。

图 19-1　贲门周围血管离断术

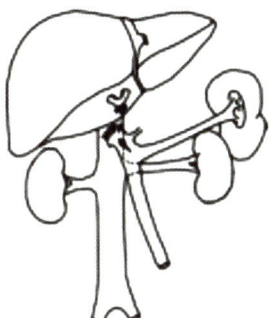

图 19-2　门-腔静脉端侧分流术　　　　**图 19-3　中心性脾-肾静脉分流术**

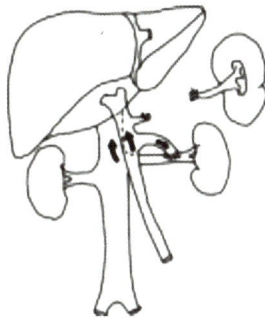

3）联合手术：联合应用分流术与断流术，既保持一定的门静脉压力及门静脉向肝血流，又疏通门静脉系统的高血流状态，起到"断、疏、灌"的作用，但联合手术创伤大、技术难度较大，且对病人的肝功能要求高。

2.严重脾大，合并明显脾功能亢进的治疗　多见于晚期血吸虫病病人，也见于脾静脉栓塞引起的左侧门静脉高压症。对于此类病人，单纯行脾切除术效果良好。但脾切除术后多因血小板过度升高，血液凝固性增强，往往引发脾静脉或门静脉血栓形成。

3.肝硬化引起的顽固性腹腔积液的治疗　可采用腹腔穿刺外引流、TIPS 和腹腔—上腔静脉转流术等治疗。

4.原发性肝病的治疗　我国大部分门静脉高压症是病毒性肝炎后肝硬化所致，多数病例肝功能损害较严重，所以抗病毒及护肝治疗应贯穿于整个治疗过程。如果肝硬化严重，肝功能差而药物治疗不能改善者，应进行肝移植。

【常见护理诊断/健康问题】

1.恐惧　与大量呕血、便血及病情危重等有关。

2.体液不足　与胃底—食管静脉曲张破裂出血有关。

3.体液过多　与肝功能损害致低蛋白血症、血浆胶体渗透压降低及醛固酮分泌增加，导致腹腔积液等有关。

4. 营养失调：低于机体需要量　与肝功能损害、胃肠消化吸收功能不良、出血等因素有关。

5. 潜在并发症：低血容量性休克、肝性脑病、静脉血栓形成等

【护理措施】

(一) 非手术治疗的护理/术前护理

1. 心理护理　门静脉高压症病人长期患有肝病，合并上消化道出血时，出血量大、来势凶猛，病人紧张、恐惧，易对治疗失去信心。护士应沉着、冷静，配合医生积极采取各项抢救措施，安抚并稳定病人情绪。

2. 病情观察　监测病人生命体征、中心静脉压和尿量。观察出血的特点，如呕血前有无恶心、上腹部不适等症状，记录呕血、黑便的颜色、性状和量。

3. 维持体液平衡　迅速建立静脉通路，按出血量调节输液种类和速度，及时备血、输血，并预防过度扩容，注意纠正水、电解质代谢失衡。

4. 食管—胃底静脉曲张破裂出血的预防和护理

(1) 预防：①择期手术前可输全血，补充维生素 K 及凝血因子，以防术中和术后出血；②术前一般不放置胃管，必须放置时，应选择细、软胃管，插管时涂大量润滑油，动作轻柔；③避免进食坚硬粗糙食物，以及咳嗽、呕吐、用力排便、负重等引起腹内压升高的因素。

(2) 护理：①用冰生理盐水或冰生理盐水加血管收缩剂后进行胃内灌洗，直至回抽液清澈，低温灌洗液可使胃黏膜血管收缩，血流减少，降低胃分泌及运动起止血作用；②遵医嘱应用止血药，注意观察药物疗效及不良反应。

5. 控制或减少腹腔积液　①注意休息，术前尽量取平卧位，增加肝、肾血流灌注；②注意补充营养，纠正低蛋白血症；③限制液体和钠的摄入，每日钠摄入量限制在 500～800 mg，少食咸肉、酱菜、酱油、虾皮、味精等含钠高的食物；④遵医嘱使用利尿药，记录24 小时出入水量，观察有无低钾血症、低钠血症；⑤测量腹围和体重，每日同一时间、同一体位在同一部位测腹围 1 次，每周测体重 1 次。

6. 保护肝功能，预防肝性脑病　①休息与活动：肝功能较差者以卧床休息为主，可安排少量活动。②改善营养状况：给予高能量、高维生素、适量蛋白饮食，可输全血及人血清白蛋白纠正贫血和低蛋白血症。③常规吸氧，保护肝功能。④应用药物：遵医嘱给予护肝药物，避免使用对肝脏有损害的药物。⑤纠正水、电解质和酸碱代谢失衡。⑥预防感染。⑦保持肠道通畅：及时清除肠道内积血，防止便秘；灌肠忌用肥皂水等碱性溶液。

7. 术前准备　做好急诊手术的常规术前准备。

(二) 术后护理

1. 休息与活动　断流术和脾切除术后，麻醉清醒、生命体征平稳后取半卧位。分流术后，为防止血管吻合口破裂出血，取平卧位或15°低坡半卧位，翻身动作宜轻柔，鼓励病人早期下床活动。

2. 病情观察　观察生命体征，神志，尿量，以及引流液的量、性状和颜色等。分流术取自体静脉者，观察局部有无静脉回流障碍；取自颈内静脉者，观察有无头痛、呕吐等颅

内压升高表现，必要时遵医嘱快速滴注甘露醇。

3.改善营养状况　术后早期禁食期间，根据病人情况给予肠外或肠内营养支持。术后24~48小时肠蠕动恢复后可进食流质，再逐步过渡至半流质、软食、普食。

4.并发症的护理

(1)出血：观察血压、脉搏、伤口或消化道有无出血。留置引流管者应注意观察、记录引流液的颜色、性状和量，如1~2小时内引流出200 mL以上的血性液体，应及时告知医生，并妥善处理。

(2)肝性脑病：分流术后，定时监测肝功能、血氨浓度；观察有无性格异常、定向力减退、嗜睡与躁动交替，以及黄疸有无加深，有无发热、厌食、肝病性口臭等肝衰竭表现。肝性脑病的护理参见内科护理学相关章节。

(3)感染：常见腹腔、呼吸系统和泌尿系统的感染，术后应加强观察。护理措施如下。①遵医嘱及时使用抗菌药物。②引流管护理：膈下引流管应保持负压引流系统的无菌、通畅；观察和记录引流液的颜色、性状和量；引流液逐渐减少、色清淡、引流量<10 mL/d时可拔管。③加强基础护理：卧床期间预防压力性损伤；有黄疸者，加强皮肤护理；做好会阴护理；禁食期间做好口腔护理。④呼吸道护理：鼓励深呼吸、有效咳嗽及咳痰，必要时给予雾化吸入，预防肺部并发症。⑤脾热：是指脾切除术后目前病因尚不明确的持续性发热，体温常波动于38~39 ℃，可持续2~4周甚至更久，应注意与其他各部位感染引起的发热加以鉴别，做好对症护理。

(4)静脉血栓：术后应注意监测血常规、凝血功能和D-二聚体；视病情行超声检查等，注意有无门静脉血栓形成，必要时遵医嘱给予低分子肝素、阿司匹林等抗凝治疗。

(三)健康教育

1.饮食指导　①进食高热量、富含维生素的无渣软食，避免进食粗糙、干硬及刺激性食物，以免诱发大出血。②少量多餐，规律进食，补充足够能量。③肝功能损害较轻者，可摄取优质蛋白饮食(50~70 g/d)；肝功能严重受损及分流术后者，应限制蛋白质摄入。④有腹腔积液者，应限制水和钠的摄入。

【护考真题链接】2011年—A2型题

病人，男，50岁，因严重肝硬化伴门静脉高压症进行脾肾分流术。出院时进行预防上消化道出血的健康指导，最重要的是(　　)

A.继续卧床休息　　　　B.低蛋白、低脂饮食
C.选择细软不烫的食物　D.服用护肝药物
E.应用维生素K

答案：C

分析：肝硬化病人上消化道出血是诱发肝性脑病的重要原因，因此需要对病人进行预防上消化道出血的指导，其中最重要的就是进食细软不烫的食物，避免粗糙、刺激性食物划破胃肠黏膜，引起出血。

2.生活指导　①避免劳累和过度活动，保证充分休息，活动时注意安全，防止外伤。②避免引起腹内压升高的因素，以免诱发曲张静脉破裂出血。③保持乐观、稳定的心理状

态。④用软毛牙刷刷牙，避免牙龈出血。⑤指导病人戒烟、戒酒，少喝咖啡和浓茶。

3.复诊指导　指导病人及其家属掌握出血的观察和急救方法，熟悉紧急就诊的途径和方法。

✦ 案例分析

1.该病人可能患有的疾病，以及为明确诊断需要进行的检查：

(1)该病人所患疾病为门静脉高压症。

(2)需要的检查项目：血常规、肝功能检查，以及影像学检查、食管X线钡餐检查和胃镜检查。

2.该病人的首要护理诊断：

(1)体液不足：与胃底—食管静脉曲张破裂出血有关。

(2)恐惧：与大量呕血、便血及病情危重等有关。

第二节　原发性肝癌病人的护理

肝肿瘤可分为良性和恶性两类。在肝良性肿瘤中，最为常见的是肝海绵状血管瘤。肝癌是常见的肝恶性肿瘤，包括原发性肝癌和继发性肝癌，而肝肉瘤则较为少见。

原发性肝癌是我国常见的恶性肿瘤之一。在我国，肝癌的发病率和死亡率在常见恶性肿瘤中分别位居第5位和第2位。东南沿海地区的发病率相较于其他地区更高，农村的发病率高于城市。病人年龄大多在40~50岁，且男性病人多于女性。

【病因和病理】

(一)病因

原发性肝癌的病因迄今尚不完全清楚，可能与下列因素有关。

1.肝硬化　各种原因导致的肝硬化是肝细胞癌发生过程中最重要的环节。85%~95%的肝细胞癌合并肝硬化。乙型肝炎病毒相关肝硬化是我国肝细胞癌的首要病因。

> 考点：原发性肝癌的病因及症状

> 【护考真题链接】2012年—A1型题
>
> 在我国诱发原发性肝癌最主要的疾病是(　　)
>
> A.肝脓肿　　　　　　　　B.甲型肝炎
> C.乙型肝炎　　　　　　　D.中毒性肝炎
> E.肝棘球蚴病
>
> 答案：C
>
> 分析：原发性肝癌在我国属于高发病，我国的肝癌多在乙型肝炎后肝硬化的基础上发展而来，丙型肝炎病人也在逐渐增加，丙型肝炎也会发展为肝癌。

【护考真题链接】2014 年—A1 型题
原发性肝癌病人最常见和最主要的症状是(　　　)

A. 肝区疼痛　　　　　　　　　B. 低热

C. 腹胀　　　　　　　　　　　D. 食欲不振

E. 消瘦

答案：A

分析：原发性肝癌在早期往往缺乏特异性症状，而到了晚期则可能出现局部和全身症状。其症状表现如下：①肝区疼痛；②消化道症状，如食欲减退、腹胀、恶心、呕吐或腹泻等；③全身症状，如消瘦、乏力、发热；④伴癌综合征。其中，肝区疼痛是最为常见且主要的症状。

2. 病毒性肝炎　肝癌病人常有急性肝炎—慢性肝炎—肝硬化—肝癌的病程。与肝癌有关的肝炎病毒有乙型(HBV)、丙型(HCV)和丁型(HDV)三型。

3. 黄曲霉毒素　肝癌高发地区的粮食受黄曲霉毒素污染的程度高于其他地区。

4. 其他　饮水中存在多种致癌或促癌物质(如水藻毒素等)，以及烟酒、肥胖与糖尿病、寄生虫、遗传等因素均可能与肝癌发生有关。

(二)病理分型及转移途径

1. 病理分型　肝癌大体病理形态分为结节型、巨块型和弥漫型三型，结节型最为常见并多伴有肝硬化。按组织学类型可分为肝细胞型、胆管细胞型和混合型，我国绝大多数是肝细胞型。

2. 转移途径　①血行转移：原发性肝癌血行转移发生早，肝外转移多见于肺，其次为骨、脑等。②淋巴转移。③直接蔓延。④腹腔种植性转移。

【护理评估】

(一)健康史

了解病人有无肝硬化、病毒性肝炎等病史；对既往有肝炎和肝硬化的病人，应仔细询问疾病发生、发展情况，以及有无致癌物质接触史及不良饮食习惯；同时注意有无家族遗传病史。

(二)身体状况

肝癌早期缺乏特异性症状，随着病情的发展，可出现下列表现：

1. 肝区疼痛　多数病人以此为首发症状，多为持续性钝痛、刺痛或胀痛，夜间或劳累后加重。当肝癌结节发生坏死、破裂时，可引起腹腔内出血和腹膜刺激征等表现。

2. 全身和消化道症状　早期不易引起重视，主要表现为乏力、消瘦、食欲减退和腹胀等。部分病人可伴有恶心、呕吐、发热和腹泻等症状。晚期则出现贫血、黄疸、腹腔积液、下肢水肿、皮下出血及恶病质等。

3. 肝大　为中晚期病人最常见的体征。肝进行性不对称肿大，质地坚硬，边缘不规则，表面凹凸不平，呈大小不等的结节或巨块，可伴有压痛。肿瘤位于肝右叶顶部者，可使膈肌抬高，肝浊音界上升。

(三)心理-社会状况

肝癌病人大多伴有肝硬化或慢性肝炎病史，长期治疗效果不佳，经济负担较重，加之疼痛和对手术的担心，容易产生焦虑、恐惧、抑郁甚至绝望等心理变化。

(四)辅助检查

1. 血清甲胎蛋白(AFP)测定　是诊断原发性肝癌常用且重要的方法。血清 AFP≥400 μg/L，呈持续性升高，且能排除活动性肝病、生殖腺胚胎性肿瘤与妊娠等情况时，即可考虑肝癌的诊断。

> **考点：目前诊断原发性肝癌最常用、最重要的方法**

2. 影像学检查

(1)B超：可显示肿瘤的大小、形态、部位以及肝静脉或门静脉内有无癌栓等，诊断符合率为90%左右。它是目前具有较高诊断价值的非侵入性检查方法，并可作为高危人群的普查手段。

(2)CT、MRI：能明确显示肿瘤的位置、数目、大小及与周围脏器和重要血管的关系，对判断能否手术切除很有价值。

(3)选择性肝动脉造影：诊断正确率为95%左右，对血管丰富的肿瘤，其分辨率下限约0.5 cm。

(4)腹腔镜探查：经各种检查未能确诊而临床上又高度怀疑为肝癌者，必要时可行腹腔镜探查以明确诊断。

(5)肝活组织检查：肝脏穿刺可取得少量肝组织进行病理诊断，临床上主要针对缺乏典型肝癌影像学特征的肝脏病变。一般在B超或CT检查引导下进行，但有出血和肿瘤沿针道种植转移的风险。

🔊 【知识链接】

吲哚菁绿(ICG)清除试验评估肝储备功能的应用价值

常规肝功能指标的检测无法充分反映肝储备功能的实际情况。ICG是一种色素，静脉注射后会被肝细胞选择性摄取，随后逐步排入胆汁，既不经过肾脏排泄，也不参与肠肝循环，更不会回流至肝淋巴系统。

ICG清除试验能够反映肝脏摄取、处理和排泄ICG的整个过程，可有效评估肝储备功能。由于其具有微创、简便、快速的特性，在临床上的应用日益广泛，是反映肝储备功能的理想指标。

ICG检测仪可依据病人的身高、体重及静脉血红蛋白值，自动计算出ICG 15分钟滞留率(ICG-R15)、有效肝血流量和ICG血浆清除率。其中，ICG-R15是临床上最常用于衡量肝损伤程度的指标。当ICG-R15<10%时，表明肝功能良好，储备功能基本健全；当15%<ICG-R15≤30%时，提示肝细胞已有轻到中度损伤；当ICG-R15>30%时，则反映肝细胞受损严重，此时肝储备功能较差，有效肝细胞数量严重不足。

（五）处理原则

早期诊断、早期采用以手术为主的综合治疗，是提高疗效的关键。

1. 手术治疗　部分肝切除术是目前治疗肝癌首选且最有效的方法，早期治疗效果较好。肝移植术同时切除肿瘤和硬化的肝脏，可获得较好的长期治疗效果，但供肝匮乏，治疗费用较为昂贵，故临床应用较少。

2. 非手术治疗　综合治疗的方法有：①放射治疗；②射频消融；③介入疗法（TACE）；④全身治疗（分子靶向药物治疗、系统化学治疗、免疫治疗、中医药治疗）等。

3. 肝癌破裂出血的治疗　对全身情况良好、病变局限，可行急诊肝叶切除术；全身情况差者，可行肝动脉结扎或栓塞术，以及射频治疗、冷冻治疗及填塞止血等。对出血较少、生命体征平稳、估计肿瘤不能切除者，可行非手术治疗。

【思政案例链接】

中国首例器官移植背后的故事

器官移植的历史并不漫长。1954 年，美国人实施了世界上首例肾脏移植手术，捐献者与接受者是一对同卵双胞胎，移植的肾脏存活了 8 年，这一事件被视作现代器官移植的开端。

1963 年，美国医生开展了首例肝移植和肺移植手术。1966 年，首例胰腺移植获得成功。1967 年，南非完成了世界上首例心脏移植手术。1968 年，美国进行了首例心肺联合移植手术。

20 世纪 70 年代，能够抑制身体对外来器官产生排斥反应的药物环孢菌素研制成功后，器官移植才成为一种常规疗法。

在我国，器官移植起步相对较晚。1977 年，首例肝移植手术在瑞金医院开展；次年，首例心脏移植手术同样在瑞金医院完成。

【常见护理诊断/健康问题】

1. 焦虑/恐惧　与担忧疾病预后和生存期有关。

2. 疼痛　与肿瘤生长导致肝包膜张力增加，或放射治疗、化学治疗后的不适及手术有关。

3. 营养失调：低于机体需要量　与食欲减退、腹泻及肿瘤导致的代谢异常和消耗有关。

4. 潜在并发症：肝性脑病、上消化道出血、肿瘤破裂出血、感染等

【护理措施】

（一）术前护理

1. 改善营养状况　以高热量，富含蛋白质、维生素和膳食纤维为原则，鼓励家属按病人饮食习惯，提供其喜爱的色、香、味俱全的食物，以刺激食欲，创造舒适的进餐环境。必要时提供肠内、外营养支持或补充蛋白质等。

2. 疼痛护理　大部分肝癌病人会出现疼痛，遵医嘱给予镇痛药，或采用积极有效的镇

痛治疗。

3.预防肿瘤破裂出血　①尽量避免导致肿瘤破裂的诱因，如剧烈咳嗽、用力排便等导致腹内压骤然增高的动作。②改善凝血功能：肝硬化病人肝脏合成的凝血因子减少，且脾功能亢进导致血小板减少，因此须了解病人的出凝血时间、凝血酶原时间和血小板计数等，术前3日肌内注射维生素K，以改善凝血功能，预防术中、术后出血。③密切观察腹部情况，若病人突发腹痛加重，伴腹膜刺激征阳性，应高度怀疑肿瘤破裂出血，须及时通知医生，积极配合抢救。④少数病人出血可自行停止，多数病人须手术治疗，应积极做好术前准备，对不能手术的晚期病人，可采用补液、输血、应用止血剂等综合治疗。

【护考真题链接】2019年—A2型题

病人，女，41岁，原发性肝癌晚期，无明显诱因突发右上腹剧痛，面色苍白，大汗淋漓。体格检查：腹膜刺激征阳性，考虑为(　　)

A.肝癌腹膜转移　　　　　　　　B.肝癌结节破裂

C.急性胃穿孔　　　　　　　　　D.急性胆囊炎

E.急性胰腺炎

答案：B

分析：肝癌结节破裂出血是原发性肝癌病人常见的并发症。当出现小破口出血时，可表现为血性腹腔积液；若大量出血，则可能导致休克甚至死亡。临床上，病人多表现为剧烈腹痛、腹胀、恶心、呕吐、面色苍白、血压降低以及脉搏加快等症状。进行腹部检查时，可发现明显的压痛、反跳痛和腹肌紧张(即腹膜刺激征呈阳性)，从腹腔中可抽出不凝血。题干中的病人处于原发性肝癌晚期，突发右上腹剧痛，面色苍白，且伴有腹膜刺激征阳性，这与肝癌结节破裂出血的临床表现相契合。

4.心理护理　通过交流沟通，了解病人及其家属的情绪与心理变化，采用引导方式逐步让他们接受并正视现实。医护人员应提供热情、耐心、周到的服务，帮助病人增强应对能力，树立战胜疾病的信心，积极接受并配合治疗。实施治疗前，向病人及其家属介绍治疗的必要性、方法和注意事项。对于晚期病人，应给予情感上的支持，鼓励家属与病人共同面对疾病，让病人尽可能平静、舒适地度过生命的最后时光。

(二)术后护理

1.一般护理　为防止术后肝断面出血，一般不鼓励病人早期活动。术后24小时内应卧床休息，避免剧烈咳嗽，以免引起术后出血。

考点：不鼓励病人术后早期活动的目的

【护考真题链接】2017年—A1型题

病人，男，56岁，因原发性肝癌行肝叶切除术，术后嘱其避免过早活动的目的是(　　)

A.减少能量消耗　　　　　　　　B.避免肝断面出血

C.利于有效引流　　　　　　　　D.保存体力

E.利于肝细胞再生

答案：B

分析：手术后出血是肝切除术常见的并发症之一。原发性肝癌病人预防术后出血的护理措施：①严密观察病情变化。②手术后若病人血压平稳，可给予半卧位，为防止术后肝断面出血，一般不鼓励病人早期活动，术后 24 小时内卧床休息，避免剧烈咳嗽，以免引起术后出血。③引流液的观察。手术后当日可从肝旁引流管引流出血性液 100 ~ 300 mL，若血性液体增多，应警惕腹腔内出血。应做好再次手术止血的准备。

2.病情观察　密切观察病人的心、肺、肾、肝等重要脏器的功能变化，生命体征和血清学指标的变化。

3.维持体液平衡　静脉输液，补充水、电解质；对肝功能不良伴腹腔积液者，积极保肝治疗，严格控制水和钠的摄入量，准确记录 24 小时出入水量，每天观察、记录体重及腹围变化。

4.引流管的护理　肝叶和肝脏局部切除术后常放置引流管。应妥善固定引流管，避免受压、扭曲和折叠，保持引流管通畅；严格遵循无菌原则，定期更换引流袋；准确记录引流液的量、颜色、性质。若引流液为血性且持续增加，应警惕腹腔内出血，及时通知医生，必要时完善术前准备，配合医生行手术探查止血；若引流液含有胆汁，应考虑胆瘘。

5.预防感染　遵医嘱合理应用抗菌药物。

6.肝性脑病的预防和护理　常发生于肝功能失代偿或濒临失代偿的原发性肝癌病人。术后应加强生命体征和意

> **考点：肝性脑病的病人禁用肥皂水灌肠的目的**

识状态的观察，若出现性格行为变化，如欣快感、表情淡漠等前驱病时，应及时通知医生。预防措施：①消除肝性脑病的诱因，积极防治上消化道出血和感染，避免大量、快速地排钾利尿和放腹腔积液，积极纠正电解质和酸碱代谢失衡，慎用镇静催眠药和麻醉药。②禁用肥皂水灌肠，可用 0.9%氯化钠溶液或弱酸性溶液灌肠，使肠道的 pH 保持为酸性。③口服甲硝唑或新霉素，以抑制肠道细菌繁殖，有效减少氨的形成和吸收。④使用降血氨药物，如谷氨酸钾或谷氨酸钠静脉滴注。⑤口服或静脉滴注支链氨基酸制剂或溶液，以纠正氨基酸代谢失衡。⑥肝性脑病者应限制蛋白质摄入，以减少血氨的来源。⑦便秘者可口服乳果糖，促使肠道内氨的排出。

7.心理护理　说明术后恢复过程，安放各种引流管的意义，以及积极配合治疗和护理对康复的意义。

8.肝动脉插管化疗的护理

(1)插管前护理：向病人解释肝动脉插管化疗的目的及注意事项。

(2)导管护理：①对导管进行妥善固定与维护。②严格遵循无菌原则，每次注药前对导管进行消毒处理，注药后使用无菌纱布进行包扎，以防止细菌沿导管引发逆行性感染。③为避免导管堵塞，注药后使用 2 ~ 3 mL 肝素稀释液(25 U/mL)冲洗导管。④治疗期间，病人可能会出现肝区疼痛、恶心、呕吐、食欲缺乏等症状，同时伴有不同程度的白细胞数减少。若为胃、胆、胰、脾动脉栓塞，还可能出现上消化道出血及胆囊坏死等并发症，须密切观察生命体征和腹部体征，并及时通知医生进行处理。

(3)拔管后护理：协助病人取平卧位，穿刺部位用沙袋压迫 1 小时，穿刺肢体制动 6 小

时。注意观察穿刺侧肢体皮肤的色泽、温度及足背动脉搏动情况。

（四）健康指导

避免进食霉变食物，特别是霉变豆制品；积极治疗肝炎、肝硬化。建议既往有肝硬化病史、肝癌家族史的人群，特别是年龄在 40 岁以上的男性，至少每隔 6 个月检查一次血清 AFP 和 B 超。肝切除术后的病人应加强肝脏保护，定期复查，发现异常及时就诊。

第三节　肝脓肿病人的护理

肝脏受到感染后形成的脓肿，被称为肝脓肿，这属于继发性感染性疾病。依据病原菌的差异，可分为细菌性肝脓肿和阿米巴性肝脓肿。在临床上，细菌性肝脓肿比阿米巴性肝脓肿更为常见。

一、细菌性肝脓肿

细菌性肝脓肿系指细菌引起的肝内化脓性感染，最常见的致病菌为大肠埃希菌和肺炎克雷伯菌。

【病因与发病机制】

细菌性肝脓肿可继发于全身性感染，尤其是腹腔内感染时，细菌侵入肝脏。若病人抵抗力下降，则可能发生肝脓肿。

细菌可通过以下途径侵入肝脏：

> 考点：细菌性肝脓肿最常见的致病菌及最主要的入侵途径

1. 胆道　当胆道蛔虫症、胆管结石等病症并发化脓性胆管炎时，细菌沿胆管逆行进入肝脏，这是引发细菌性肝脓肿的主要原因。

2. 门静脉　腹腔内的感染，如坏疽性阑尾炎、菌痢等，细菌可经门静脉进入肝脏，进而引发肝脓肿。

3. 疖肿、上呼吸道感染等感染性病变　细菌可通过肝动脉进入肝脏，从而引起脓肿。

4. 有毗邻感染病灶　毗邻感染病灶的细菌可沿淋巴系统侵入；开放性肝损伤时，细菌也可直接通过伤口侵入肝脏，引发感染并形成脓肿。

🔊 **【护考真题链接】2011 年—A1 型题**

发生细菌性肝脓肿时，细菌侵入肝脏最主要的途径是（　　　　）

A. 肝动脉　　　　　　　　　　B. 门静脉

C. 肝静脉　　　　　　　　　　D. 胆道系统

E. 十二指肠

答案：D

分析：发生细菌性肝脓肿时，细菌侵入肝脏的最主要途径为胆道系统。肝脏的血液供应极为丰富，接受两种来源的血供。其一为门静脉，主要接收来自胃肠和脾脏的血液；其二是腹腔动脉的分支肝动脉。门静脉与肝动脉进入肝脏后，不断分支，于肝小叶周围形成小叶间动脉和小叶间静脉,随后进入肝血窦,再经中央静脉注入肝静脉。

　　胆总管属于胆道系统的一部分,其可分为十二指肠上部、十二指肠后部、胰腺段和十二指肠壁内部四个部分。

【护理评估】

(一)健康史

评估病人发育营养状况;了解是否患有胆道疾病,有无其他部位感染及开放性肝损伤等。

(二)身体状况

起病较急,主要表现为寒战、高热、肝区疼痛和肝大。体温常可高至39~40℃,伴恶心、呕吐、食欲减退和全身乏力。肝区钝痛或胀痛,多为持续性,可伴右肩部牵涉痛,肝大并有压痛,右下胸及肝区有叩击痛。如脓肿在肝前下缘比较表浅的部位时,可伴有右上腹肌紧张和局部明显触痛。若肝脓肿巨大,可使右季肋部饱满,有时可见局限性隆起,局部皮肤出现凹陷性水肿。严重的病人可出现黄疸。

> 考点:细菌性肝脓肿病人最早期症状和热型

　　肝右叶脓肿破溃可形成膈下脓肿,也可向右胸腔穿破,形成胸部感染;肝左叶脓肿偶可穿入心包,发生心包积液;肝脓肿如向腹腔穿破,则可发生急性腹膜炎。少数情况下,肝脓肿可穿破血管,引起出血,从胆道排出,表现为上消化道出血。

【护考真题链接】2017年—A1型题

细菌性肝脓肿最常见的早期症状为(　　)

A.寒战、高热　　　　　B.肝区疼痛

C.黄疸　　　　　　　　D.食欲减退

E.乏力

答案:A

分析:细菌性肝脓肿的临床表现如下。

1.症状　①寒战和高热:是最常见的早期症状,体温可高至39~40℃,一般为弛张热,伴多汗,脉率增快。②肝区疼痛:由于肝大、肝包膜急性膨胀和炎性渗出物的局部刺激,多数病人出现肝区持续性胀痛或钝痛,有时可伴有右肩牵涉痛或胸痛。③消化道及全身症状:由于细菌毒素吸收及全身消耗,病人多有乏力、食欲减退、恶心、呕吐,少数病人可有腹泻、腹胀及呃逆等症状。病人常在短期内呈现严重病容。

2.体征　最常见的体征为肝区压痛和肝大,右下胸部和肝区有叩痛。严重者可出现黄疸。病程较长者,常有贫血。

(三)心理-社会状况

由于突然发病,忍受较重的痛苦,担忧预后或经济拮据等原因,病人常有焦虑、悲伤或恐惧反应;发生严重并发症时反应更加明显。

(四)辅助检查

1. **实验室检查** 血常规检查可见白细胞计数增高,中性粒细胞比值可高达 90%,核左移现象和中毒颗粒。肝功能检查可见血清转氨酶升高。

2. **影像学检查** X 线检查显示肝阴影增大,右膈肌抬高和活动受限。B 超能分辨肝内直径 2 cm 的液性病灶,并可明确其部位和大小。必要时可行 CT 检查。

3. **诊断性肝穿刺** 必要时可在肝区压痛最剧烈处或在超声探测引导下施行诊断穿刺,抽出脓液即可证实为肝脓肿,同时可进行脓液细菌培养和药物敏感试验。

(五)处理原则

加强全身支持疗法,应用足量、有效抗菌药物控制感染。脓肿形成后,可在 B 超引导下穿刺抽脓或置管引流,如疗效不佳,应手术切开引流。注意细菌性肝脓肿是严重感染,早期诊断,及时治疗,以取得良好的治疗效果。

【常见护理诊断/健康问题】

1. **急性疼痛** 与炎性介质刺激有关。
2. **体温过高** 与感染后细菌毒素吸收有关。
3. **营养失调:低于机体需要量** 与进食减少、感染引起分解代谢增加有关。
4. **潜在并发症:急性腹膜炎、膈下脓肿、胸腔内感染、休克**

【护理措施】

(一)一般护理

1. **降温** 高热病人及时应用物理降温,必要时遵医嘱进行药物降温。
2. **镇静止痛** 遵医嘱应用镇静止痛药物,以减轻疼痛,保证休息。
3. **加强营养** 给予高热量、高蛋白、高维生素饮食,改善全身营养状况;必要时少量多次输血和血浆,以纠正低蛋白血症,增强机体抵抗力。

> 考点:肝脓肿病人的饮食护理

4. **增加摄水量** 高热病人每日至少摄入 2000 mL 液体,以防高渗性脱水,口服不足者应注意加强静脉补液、补钠,纠正体液代谢失衡。

(二)病情观察

加强对生命体征的监测和对胸、腹部情况的观察,注意脓肿是否破溃引起急性腹膜炎、膈下脓肿等严重并发症。

(三)治疗配合

1. **应用抗菌药物护理** 遵医嘱给予抗菌药物控制感染;注意用药时间、途径和配伍,观察药物的不良反应。

2. **配合抢救** 若发生感染性休克,配合医生,实施各项抢救护理工作。

3. **引流管护理** 病人取半卧位,有利于呼吸和引流;妥善固定引流管,防止其意外脱落;每日用 0.9%氯化钠注射液冲洗脓腔,注意观察引流液的量和性状;及时更换引流袋,严格遵循无菌操作;当每日脓液引流量少于 10 mL 时,可拔除引流管,适时换药,直至脓腔闭合。

4. **并发症护理** 注意观察术后有无腹腔创面出血、胆汁漏。术后早期一般不冲洗,以免脓液流入腹腔，术后 1 周左右开始冲洗脓腔。

（四）心理护理

关心、安慰病人，加强与病人的交流和沟通，减轻其焦虑情绪，使之积极配合治疗和护理，取得满意的治疗效果。

（五）健康指导

介绍细菌性肝脓肿防治知识；指导病人遵守治疗、护理要求；解释引流管的意义和注意事项；嘱病人出院后加强营养，定期复查。

二、阿米巴性肝脓肿

阿米巴性肝脓肿是阿米巴病最常见的并发症。发生率为 1.8%～20%。其中，70%～95% 为男性，年龄多在 30~50 岁。阿米巴原虫从结肠溃疡处经门静脉、淋巴管或直接进入肝内。原虫产生溶组织酶，导致肝细胞坏死，液化的组织和血液形成脓肿。阿米巴性肝脓肿与细菌性肝脓肿鉴别见表 16-1。

表 16-1　阿米巴性肝脓肿与细菌性肝脓肿的鉴别要点

鉴别要点	阿米巴性肝脓肿	细菌性肝脓肿
病史	有阿米巴痢疾史	常继发于胆道感染或其他化脓性疾病
症状	起病较缓慢、病程较长，可有高热或不规则发热	起病急骤，全身中毒症状明显，有寒战、高热
体征	肝大显著，可有局限性	肝大不显著，多无局限性隆起
脓肿	较大，多为单发，多见于肝右叶	较小，常为多发性
脓液	大多为棕褐色，无臭味，镜检可找到阿米巴滋养体；若无混合感染，涂片和培养无菌	多为黄白色脓液，涂片和培养可发现细菌
血液化验	白细胞计数可增加；若无混合感染，血细菌培养阴性；血清学阿米巴抗体检测阳性	白细胞计数及中性粒细胞比值可明显升高，血液细菌培养可阳性
粪便检查	部分病人可找到阿米巴滋养体或包囊	无特殊发现
治疗	抗阿米巴药物治疗，必要时手术	抗菌药物治疗，必要时手术

🔊 【护考真题链接】2021 年—A1 型题

细菌性肝脓肿与阿米巴性肝脓肿最主要的临床鉴别依据是（　　　　）

A. B 超　　　　　　　　　　　　B. 血清学检查

C. 脓肿穿刺　　　　　　　　　　D. 大便常规

E. CT

答案：C

分析：可在肝区压痛最为明显处，或在 B 超引导下进行诊断性穿刺，若抽出脓液则可确诊肝脓肿。细菌性肝脓肿穿刺可见黄白色脓液，通过涂片和培养可发现细菌。阿米巴性肝脓肿穿刺可见棕褐色或巧克力色脓液,若不存在混合感染,涂片和培养则无细菌。若能在脓液中找到阿米巴滋养体或血清学阿米巴抗体检测阳性,即可确诊本病。

B 超可用于检查是否存在器官形态异常、相邻组织关系异常等情况。血清学检查能够分析血清中抗体成分,以实现对疾病的诊治。大便常规检查可用于判断消化系统及胃肠道疾病。CT 检查能够清晰呈现人体组织的内部解剖结构以及病灶的性质。

第四节　胆道疾病病人的护理

✦ 案例导入

案例

病人,男,48 岁,1 天前出现右上腹持续性疼痛,并向右肩背部放射,伴有寒战、发热,尿呈浓茶色。急诊入院,体格检查:T 39.2 ℃,P 90 次/min,R 23 次/min,BP 80/60 mmHg。急性病容,反应迟钝,皮肤及巩膜黄染。右上腹压痛,伴轻度反跳痛和腹肌紧张,B 超提示胆总管结石。拟行手术。

思考

1. 如何对该病人进行护理评估?

2. 手术后 T 管引流的护理措施有哪些?

胆道疾病包括胆石症、胆道感染、胆道蛔虫病,以及胆道肿瘤和畸形等,而以前两者多见。胆道感染可引起胆石症,胆石症可导致胆道梗阻而诱发感染,因此,胆石症和胆道感染相互关联,相互影响,互为因果。

一、胆石症病人的护理

胆石症指发生在胆囊和胆管的结石,是胆道系统的常见病、多发病。分为胆固醇结石、胆色素结石和混合性结石。胆固醇结石的发病率高于胆色素结石,女性发病率高于男性。

【病因及分类】

(一)病因及发病机制

胆石形成的原因十分复杂,是多因素综合作用的结果,主要与胆道感染和代谢异常等因素有关。

1. 胆道感染　①胆汁内的大肠埃希菌产生 β-葡萄糖醛酸酶,将结合胆红素水解为非结合胆红素,与钙结合形成胆红素钙,促发胆色素结石形成;②细菌、虫卵、炎症坏死组织的碎屑可作为结石的核心,形成结石;③胆道感染常导致 Oddi 括约肌痉挛,胆道梗阻,胆汁淤积、浓缩、沉淀,形成结石。

2. 代谢异常　胆汁中有重要临床意义的溶质成分是胆盐、胆固醇、胆色素、卵磷脂,其中胆汁中胆盐、胆固醇、卵磷脂的适当比例是维持胆固醇呈溶解状态的必要条件。当代谢异常，使胆固醇浓度高，或胆盐、卵磷脂浓度下降，三者比例失调，胆固醇则呈过饱和状态而析出形成结石。

(二)结石分类

结石依据其化学成分可分为三类：

> 考点：结石分类

(1)胆固醇结石：约占50%，其中，80%在胆囊内出现，X线检查大多不显影。

(2)胆色素结石：约占37%，75%发生于胆管内，X线检查通常不显影。

(3)混合性结石：约占13%，其中，60%存在于胆囊内，40%发生在胆管内，X线检查常可显影。

原发性胆管结石以胆色素结石或混合性结石为主，继发性胆管结石则以胆固醇结石较为多见。

按结石所在部位分类，可分为胆囊结石、肝外胆管结石、肝内胆管结石。

【病理生理】

结石刺激胆道黏膜，使其分泌大量的黏液糖蛋白；结石形成后引起胆囊收缩能力减弱；胆道阻塞，胆汁淤滞；胆汁引流不畅又有利于结石形成。主要病理变化有：①胆道梗阻；②继发感染；③胆管阻塞并感染可引起肝细胞损害，甚至发生肝细胞坏死或胆源性肝脓肿，胆管炎症反复发作可致胆汁性肝硬化；④胆石嵌顿于壶腹时可引起急、慢性胰腺炎；⑤胆道长期受结石、炎症及胆汁中致癌物质的刺激，可发生癌变。

【思政案例链接】

人民医学家吴孟超

吴孟超(1922—2021)，男，1922年生于福建省闽清县。1927年随母亲赴马来西亚投奔父亲，1940年归国求学。1949年7月毕业于同济大学医学院，1991年当选为中国科学院院士，1996年被中央军委授予"模范医学专家"荣誉称号，2005年获国家最高科学技术奖，2011年当选为"感动中国"人物。

作为中国肝脏外科的开拓者和创始人，吴孟超在长达70多年的从医生涯中，用"济世之术、济世之德、济世之魂"成功救治了16000多名病人，96岁高龄还坚持每周上两三台手术。他和他的团队创造了中国乃至世界医学界肝胆外科领域的一项又一项奇迹；主刀完成了我国第一例成功的肝脏手术；翻译了第一部中文版的肝脏外科入门专著；制作了中国第一具肝脏血管的铸型标本；创造了间歇性肝门阻断切肝法和常温下无血切肝法；完成了世界上第一例中肝叶切除手术。

【护理评估】

(一)健康史

了解病人的年龄、性别、职业、居住地及饮食习惯。既往有无类似疾病发作史，有无发热和黄疸，治疗及检查情况。

(二)身体状况

1.胆囊结石 单纯胆囊结石、无梗阻和感染时,常无临床症状或仅有轻微的消化系统症状。结石嵌顿时可出现下列症状和体征。

(1)症状。①胆绞痛:是胆囊结石的典型症状,表现为突发性右上腹阵发性疼痛,或持续性疼痛阵发性加剧,常向右肩背部放射。常为饱餐、进油腻食物后胆囊收缩,或在睡眠改变体位时致结石移位并嵌顿于胆囊颈部,使胆汁排出受阻,胆囊强烈痉挛所致。②消化道症状:常伴恶心、呕吐、食欲缺乏、腹胀、腹部不适等非特异性消化道症状。

(2)体征。①腹部体征:有时可在右上腹触及肿大的胆囊。可有右上腹部压痛,若合并感染,右上腹可有明显的压痛、肌紧张或反跳痛。②黄疸:多见于 Mirizzi 综合征病人,Mirizzi 综合征是特殊类型的胆囊结石。胆囊内较大的结石持续嵌顿和压迫胆囊壶腹部和颈部,可引起肝总管狭窄或胆囊胆管瘘,临床特点是反复发作的胆囊炎、胆管炎和明显的梗阻性黄疸。③胆囊积液:胆囊结石长期嵌顿使胆囊管完全梗阻但未合并感染时,胆汁中的胆红素被胆囊黏膜吸收,胆囊黏膜分泌的黏液积存在胆囊内,而致胆囊积液。积液呈无色透明,称为"白胆汁"。

2.肝外胆管结石 分为原发性和继发性,前者是在胆管内形成,后者是胆囊结石排入并停留在胆管内。当结石阻塞胆管并继发感染时,可出现典型的夏科(Charcot)三联症,即腹痛、寒战高热、黄疸。

(1)腹痛:位于剑突下或上腹部,呈阵发性、刀割样绞痛,或持续性疼痛阵发性加剧,向右肩背部放射。是结石嵌顿于胆总管下端或壶腹部,引起胆管梗阻,胆总管平滑肌及 Oddi 括约肌痉挛所致。

(2)寒战高热:继剧烈绞痛之后,出现寒战、高热,体温可高至 39~40 ℃,呈弛张热。为胆道梗阻后继发感染所致。

(3)黄疸:胆道梗阻后即可出现黄疸,其轻重程度与梗阻的程度及是否继发感染有关。出现黄疸时常有尿色变深,粪色变浅,可出现皮肤瘙痒。胆石梗阻所致的黄疸多呈间歇性和波动性。

3.肝内胆管结石 可无症状或有肝区和患侧胸背部持续性胀痛不适,合并感染时可出现 Charcot 三联症,或引发急性梗阻性化脓性胆管炎。此外,该病还可引起肝脓肿、肝硬化、肝胆管癌等严重并发症。

(三)辅助检查

1.实验室检查 合并感染时白细胞计数、中性粒细胞比值升高。肝细胞损害时,血清转氨酶和碱性磷酸酶升高。血清胆红素升高,尿胆原降低或消失。

2.B超检查 是普查和诊断胆道疾病的首选方法。诊断胆囊结石的准确率接近 100%;对肝外胆管结石的诊断准确率在 80% 左右;根据胆管有无扩张、扩张部位及程度,可对黄疸的原因进行定位和定性诊断。在检查前 3 日禁食牛奶、豆制品、糖类等容易发酵产气的食物;检查前 1 日晚宜清淡饮食,保证胆囊内胆汁充盈;检查当日空腹,禁食、禁饮,以减少胃肠道气体干扰,肠道气体过多或便秘者可事先口服缓泻剂或灌肠。

3.放射学检查

(1)CT、MRI、磁共振胆胰管成像(MRCP):CT、MRI 能清晰显示肝内外胆道扩张的范围和程度、结石的分布、肿瘤的部位和大小等。MRCP 对胆道阻塞、狭窄等胆道内异常具有极高的特异性和敏感性。

（2）经皮肝穿刺胆管造影（PTC）：可清楚地显示肝内外胆管病变部位、范围、程度和性质等，必要时可置管引流胆汁。为有创检查，可能发生胆漏、出血、脓毒症等并发症，造影前应注意检查凝血功能。

（3）内镜逆行胰胆管造影（ERCP）：可直接观察十二指肠及乳头部的情况；能收集十二指肠液、胆汁、胰液进行实验室检查；通过造影可显示胆道系统和胰腺导管的解剖结构和病变。

（四）心理−社会状况

评估病人对本次发病的心理状态，有无因反复发作而焦虑、烦躁等。评估家庭的经济承受能力及支持程度。评估病人对疾病的发展、治疗、护理措施及术后康复知识的了解程度。

（五）处理原则

1.胆囊结石　胆囊切除是治疗胆囊结石的首选方法。手术方式包括腹腔镜胆囊切除术（LC）、开腹胆囊切除术、小切口胆囊切除术。首选 LC。手术切除病变的胆囊：手术时机最好在急性发作后的缓解期。

> 考点：胆囊结石处理原则

2.肝外胆管结石　肝外胆管结石目前以手术治疗为主。常用手术方法：①胆总管切开取石、T 管引流术（图 19-4）；②胆肠吻合术；③Oddi 括约肌成形术；④经内镜括约肌切开取石术。

3.肝内胆管结石　是常见而难治的胆道疾病，主要采取手术治疗。手术方法有胆管切开取石、胆肠吻合术、肝部分切除术等。

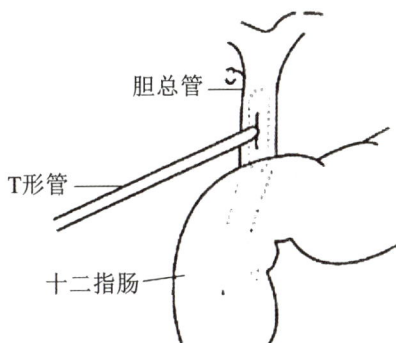

图 19-4　T 管引流术

【常见护理诊断/健康问题】

1.急性疼痛　与结石嵌顿致胆道梗阻、胆囊强烈收缩或胆管平滑肌及 Oddi 括约肌痉挛有关。

2.体温过高　与胆道感染有关。

3.营养失调：低于机体需要量　与疾病消耗、进食减少、消耗增加有关。

4.有皮肤完整性受损的危险　与胆汁酸盐淤积于皮下引起皮肤瘙痒及引流液刺激有关。

5.焦虑 与胆道疾病反复发作、对手术的担忧等有关。

6.潜在并发症：出血、胆瘘、感染等

【护理措施】

（一）术前护理

1.病情观察 观察生命体征、神志及尿量的变化；观察腹部症状及体征的变化。若出现寒战、高热、腹痛加重、黄疸等，应考虑发生急性胆管炎，需及时报告医生，积极处理。

> 考点：胆绞痛发作时镇痛药使用原则

2.缓解疼痛 观察疼痛的部位、性质、发作时间、诱因及缓解因素，评估疼痛的程度。对诊断明确且疼痛剧烈者，遵医嘱给予消炎利胆、解痉镇痛药物。禁用吗啡，以免造成 Oddi 括约肌痉挛。

🔊 **【护考真题链接】2017 年—A2 型题**

病人，女，48 岁，因胆石症出现右上腹阵发性绞痛、寒战、高热。医嘱：哌替啶 50 mg，肌内注射；阿托品 0.5 mg，肌内注射。该病人使用阿托品的主要作用是（　　）

A. 扩散瞳孔　　　　　　　　　　B. 兴奋呼吸中枢

C. 解除迷走神经的抑制　　　　　D. 解除平滑肌痉挛

E. 抑制腺体分泌

答案：D

分析：阿托品为 M 受体拮抗药，而 M 受体广泛分布于内脏和血管，其激动时具有促使平滑肌收缩的作用，所以，阿托品可用于解除平滑肌痉挛，进而缓解内脏绞痛。

3.降低体温 根据病人的体温情况，采用物理和(或)药物降温；遵医嘱应用足量有效的抗菌药物。

4.维持营养状态 给予低脂、高蛋白、高碳水化合物、高维生素的半流质饮食或普通饮食。禁食或进食不足者，通过肠外营养途径给予补充。

🔊 **【护考真题链接】2017 年—A2 型题**

病人，男，50 岁，因胆囊结石行 B 超检查，检查前一晚宜进食的食物是（　　）

A. 红烧牛肉　　　　　　　　　　B. 清汤面

C. 油煎鸡蛋　　　　　　　　　　D. 炖豆腐

E. 牛奶

答案：B

分析：胆囊 B 超检查前准备如下。①病人须禁食 8 小时以上，以保证胆囊、胆管内充满胆汁。②检查前 1~3 天尽量进食清淡和产气体量少的饮食（如清汤面），以减少胃肠道内容物和气体对超声分辨率的影响。红烧牛肉和油煎鸡蛋属于高脂肪饮食，炖豆腐和牛奶易产气。

---

5. 维持皮肤完整性　黄疸病人由于胆盐刺激可引起皮肤瘙痒，指导病人修剪指甲，不可抓挠皮肤；保持皮肤清洁，用温水擦浴，穿棉质衣裤；瘙痒剧烈者，外用炉甘石洗剂止痒。

考点：胆肠吻合术的术前准备

6. 特殊术前准备

（1）纠正凝血功能障碍：肝功能损害的病人，肌内注射维生素 K_1 10 mg，每日 2 次，预防术后出血。

（2）拟行胆肠吻合术者：术前 3 日口服卡那霉素、甲硝唑等，术前一日晚行清洁灌肠。

（3）LC 手术前的特殊准备。①皮肤准备：腹腔镜手术的进路大多位于脐部附近，需特别留意脐周的清洁，以此预防感染。②呼吸道准备：术前应指导病人进行呼吸功能训练，嘱咐其避免感冒、戒烟，预防呼吸道并发症，这有利于术后康复。

7. 心理护理　胆囊结石反复发作，给病人造成焦虑情绪，要鼓励病人说出自己的想法。讲解疾病相关知识、治疗方法及疾病预后。给病人以安全感，使其放心接受和配合手术治疗。针对个体情况进行针对性的心理护理。

（二）术后护理

1. 病情观察　观察生命体征、腹部体征、伤口、引流情况，评估有无出血液及胆汁渗漏。对于术前黄疸病人，观察并记录大便颜色，监测血清胆红素变化。

2. 营养支持　术后禁食和胃肠减压期间，通过肠外营养途径补充足够的热量、氨基酸、维生素、水、电解质等，维持良好的营养状态。胃管拔除后，根据病人胃肠功能恢复情况，由无脂流质过渡到低脂饮食。

3. LC 手术后护理　①体位：LC 手术多采取全身麻醉，病人手术后回病房后先取平卧位，血压平稳后改半卧位。6 小时后即可起床活动。②饮食：术后禁食 6 小时。24 小时内饮食以无脂流质、半流质逐渐过渡至低脂饮食。③高碳酸血症的护理：人工气腹高压 CO_2 容易弥散入血引起高碳酸血症，表现为呼吸浅慢、$PaCO_2$ 升高。为避免高碳酸血症的发生，LC 术后常规低流量吸氧，鼓励病人深呼吸、有效咳嗽，促进体内 CO_2 排出。④肩背部酸痛不适的护理：CO_2 刺激膈肌及胆囊创面可引起肩背部酸痛不适，一般无须特殊处理，可自行缓解。

考点：T 形引流管的目的和护理措施

4. T 管护理　胆总管切开取石术后，在胆总管切开处放置 T 管引流，一端通向肝管，一端通向十二指肠，由腹壁戳口穿出体外，接引流袋。主要目的如下。①引流胆汁：胆总管切开后，可引起胆道水肿，胆汁排出受阻，胆总管内压力增高，胆汁外漏可引起胆汁性腹膜炎，膈下脓肿等并发症。②引流残余结石：将胆管及胆囊内残余结石，尤其是泥沙样结石排出体外，术后亦可经 T 管溶石、造影等。③支撑胆道：避免术后胆总管切口瘢痕狭窄、管腔变小、粘连狭窄等。

（1）妥善固定：术后除用缝线将 T 管固定于腹壁外，还应用胶布将其固定于腹壁皮肤，末端连接引流袋。但不可固定于床上，以防因翻身、活动、搬动时牵拉而脱出。对躁动不安的病人应有专人守护或适当加以约束，避免其将 T 管拔出。

（2）维持有效引流：引流管的位置不可高于腹部切口平面，在改变体位时需格外留意，防止胆汁逆流引发感染。引流袋的位置也不宜过低，避免胆汁流出过多，从而影响脂肪的消化与吸收。T 管不可受压、扭曲或折叠，应时常挤压管道，以确保引流通畅。若在术后

1周内发现阻塞,可使用细硅胶管插入管内进行负压吸引。1周后,则可用0.9%氯化钠溶液加庆大霉素8万U进行低压冲洗。

(3)观察并记录引流液的颜色、性质、量:正常成人肝细胞和胆管细胞每日分泌800~1200 mL胆汁,呈黄绿色或深绿色,清亮无沉渣,有一定黏性。术后24小时内引流量为300~500 mL,恢复饮食后,可增至每日600~700 mL,以后逐渐减少至每日200 mL左右。术后1~2日胆汁呈浑浊的淡黄色,以后逐渐加深、清亮,呈黄色。若胆汁突然减少甚至无胆汁流出,则可能管道有受压、扭曲、折叠、阻塞或脱出,应立即检查。若引流量多,提示胆道下端有梗阻的可能。

(4)预防感染:严格执行无菌操作,定期冲洗,定期更换无菌引流袋,引流管周围皮肤以无菌纱布覆盖,防止胆汁侵蚀皮肤引起红肿、糜烂。进行T管造影后,应立即接好引流管进行引流,以减少造影后反应和继发感染。

(5)拔管:T管一般放置2周。病人黄疸消退,无腹痛、发热,大便颜色正常,胆汁引流量逐渐减少,颜色呈透明深绿色,无脓液、结石,无沉渣和絮状物,便可考虑拔管。拔管前夹管1~2日,如无不适,可在X线下行经T管胆道造影,造影后开放引流管24小时以上,使造影剂完全排出后可予拔管。拔除后残留窦道用凡士林纱布填塞,1~2日可自行闭合。如造影检查发现结石残留,则需保留T管6周以上,再做胆道镜取石或其他处理。

> **【护考真题链接】2013年—A2型题**
>
> 病人,男,37岁,因胆石症入院,行胆囊切除术、胆总管切开术,术中放置T管。护士向病人家属解释时,应说明使用T管的首要目的是(   )
>
> A.引流胆汁和减压　　　　　　B.促进伤口引流
> C.提供冲洗胆道的途径　　　　D.阻止胆汁进入腹膜腔
> E.将胆汁进入十二指肠的量减至最少
>
> 答案:A
> 分析:T管引流的主要目的是引流胆汁并降低压力,防止胆汁性腹膜炎的发生。由于病人进行了胆囊切除手术且胆总管被切开,若不留置T管,会导致胆总管内压力过高,胆汁外流,因此需要留置T管。此外,T管还能起到支撑胆道的作用。因为胆总管在手术中受到损伤,会出现水肿情况,留置T管可对胆道起到支撑作用。促进伤口引流作用的是腹腔引流管,而非T管。T管不能用于冲洗胆道,仅用于向外引流胆汁。

5.并发症护理

(1)出血:术后早期出血多为凝血机制障碍、术中止血不彻底或结扎线脱落所致。一般术后12~24小时腹腔引流管可有少量血性渗液,若出血量大,呈鲜红色,或有血压下降、脉搏细速、面色苍白等休克征象,应立即与医生联系,并配合进行抢救。

(2)胆瘘:为胆管损伤、胆总管下端梗阻、T管脱出所致。注意观察腹腔引流情况,以及有无胆汁性腹膜炎。若术后或次日腹腔引流管引流出胆汁或出现发热、腹痛、黄疸等症状,应疑有胆瘘,立即与医生联系并协助处理。

6.心理护理　根据病人文化层次和疾病情况的不同,告知各种治疗的必要性、目的及配合方法,告知术后可能出现的不适及干预措施,在进行各种治疗、护理的操作前、后和操作过程中与病人进行有效沟通，积极配合治疗。

（三）健康指导

（1）指导病人选择低脂、高糖、高蛋白、高维生素、易消化的饮食，做到"四忌"，即忌高胆固醇类食物、忌高脂肪性食物、忌暴饮暴食、忌烟酒咖啡。

> 考点：胆石症病人的饮食护理

（2）鼓励病人树立战胜疾病的信心，养成良好的生活规律，避免劳累和精神高度紧张。

（3）非手术治疗的病人，应遵医嘱坚持治疗，按时服药。告知中年以上的胆囊结石病人，应定期复查或尽早行胆囊切除术，以防胆囊癌发生。

（4）T管护理指导：做好带T管出院病人的护理指导。①向病人及家属解释T管的重要性。②尽量穿宽松柔软的衣服，以防引流管受压。③沐浴时采用淋浴，用塑料薄膜覆盖置管处，以防增加感染的机会。④在T管上标明记号，以便观察其是否脱出。避免提举重物或过度活动，防止T管脱出。⑤引流管口每日换药1次，周围皮肤涂氧化锌软膏加以保护。若敷料渗湿，应立即更换。⑥每日在同一时间排出引流袋内引流液，观察并记录其颜色、量和性状，引流袋每周更换1次。⑦若发现T管脱出或突然无液体流出以及身体不适等，应及时就医。

二、胆道感染病人的护理

胆道感染是指胆囊壁和（或）胆管壁受到细菌的侵袭而发生的炎症反应。按发病部位分为胆囊炎和胆管炎。胆道感染和胆石症互为因果关系，胆石症可导致胆道梗阻，引发胆汁淤滞，细菌繁殖，从而造成胆道感染，胆道感染反复发作又是胆石形成的重要致病因素和促发因素。

【病因及发病机制】

1.急性胆囊炎　急性胆囊炎是胆囊管梗阻和细菌感染引起的急性胆囊炎症。约95%的病人有胆囊结石，称结石性胆囊炎；约5%的病人无胆囊结石，称非结石性胆囊炎。

> 考点：急性胆囊炎病因

（1）胆囊管梗阻：多由结石引起。当胆囊管突然梗阻，存留在胆囊内的胆汁排出受阻、淤滞、浓缩，高浓度的胆盐可损伤胆囊黏膜，引起急性炎症改变；结石嵌顿也可直接损伤黏膜，引起炎症反应。当胆囊内已有细菌存在时，胆囊的炎症过程将加快并加重。

（2）细菌感染：细菌主要通过胆道逆行进入胆囊，也可经血液或淋巴途径进入，在胆汁流出不畅时引起感染。主要致病菌是革兰氏阴性杆菌，常合并厌氧菌感染。

（3）多因素相互作用：如严重创伤、烧伤、长期肠外营养、大手术后等，胆囊内胆汁淤滞和缺血可能是发病的原因。

2.慢性胆囊炎　慢性胆囊炎是胆囊持续的、反复发作的炎症过程，90%的病人有胆囊结石。

3.急性梗阻性化脓性胆管炎　又称急性重症胆管炎。其发病基础是胆道梗阻及细菌感染。最常见的梗阻原因是肝内外胆管结石，其次是蛔虫和胆管狭窄。病人多有胆道疾病史和（或）胆道手术史。胆道梗阻时，胆盐不能进入肠道，易造成细菌移位致急性化脓性炎症。细菌感染的途径为经十二指肠逆行进入胆道或经门静脉系统入肝到达胆道。

【病理生理】

1.急性胆囊炎 急性胆囊炎开始时均有胆囊管的梗阻，胆囊管梗阻使胆汁淤积，胆囊内压力升高，胆囊肿大，黏膜充血水肿、渗出增多，此时为急性单纯性胆囊炎；若梗阻未解除或炎症未控制，病变波及胆囊壁全层，胆囊壁充血、水肿加重，出现瘀斑或脓苔，部分黏膜坏死脱落，甚至浆膜也有纤维素和脓性渗出物，即为急性化脓性胆囊炎；若梗阻仍未解除，胆囊内压力继续升高，胆囊壁血管受压导致血液循环障碍，整个胆囊呈片状缺血坏死，即为急性坏疽性胆囊炎；坏疽性胆囊炎常并发胆囊穿孔。

2.慢性胆囊炎 由于胆囊受炎症和结石的反复刺激，胆囊壁炎性细胞浸润和纤维组织增生，胆囊壁增厚，可与周围组织粘连，最终胆囊萎缩，完全失去其生理功能。

3.急性梗阻性化脓性胆管炎 其基本病理变化是胆管梗阻和胆管内化脓性感染。胆管梗阻及随之而来的感染引起梗阻以上胆管扩张、黏膜肿胀，梗阻进一步加重并趋向完全性；胆管内压升高，胆管壁充血、水肿，黏膜糜烂，形成溃疡，胆管内充满脓性胆汁；胆道内压力继续升高，当超过 30 cmH$_2$O 时，胆管内细菌和毒素即可逆行入肝窦，引起严重的脓毒症、感染性休克，甚至导致多器官功能障碍综合征(MODS)。

【护理评估】

(一)健康史

了解病人的年龄、性别、职业、居住地及饮食习惯，既往有无类似疾病发作史，治疗及检查情况。

(二)身体状况

1.急性胆囊炎

(1)症状：①腹痛，常于饱餐、进油腻食物后，或在夜间发作。典型的表现为阵发性右上腹剧烈绞痛，常向右肩背部放射。②消化道症状，常伴恶心、呕吐、食欲缺乏、腹胀、腹部不适等消化道症状。③发热，如胆囊积脓、坏疽、穿孔，常表现为畏寒、发热。

> 考点：急性胆囊炎的症状和体征

(2)体征：右上腹部有不同程度、范围的压痛和肌紧张，墨菲征阳性(检查者将左手置于病人右肋部，拇指放在右腹直肌外缘和肋弓交界处，嘱病人深吸气，使肝脏下移，若病人因拇指触及肿大的胆囊引起疼痛而突然屏气，称为墨菲征阳性)。若胆囊穿孔，则出现急性弥漫性腹膜炎的症状和体征。

2.慢性胆囊炎 临床表现常不典型，多数病人曾有典型的胆绞痛病史。表现为上腹部饱胀不适、厌食油腻、嗳气等消化不良症状以及右上腹和肩背部隐痛。

> 考点：急性梗阻性化脓性胆管炎临床表现

3.急性梗阻性化脓性胆管炎 病人多有胆道疾病史或胆道手术史。该病起病急骤，病情进展快。临床表现除具有一般胆道感染的 Charcot 三联症(腹痛、寒战高热、黄疸)，还可出现休克、中枢神经系统抑制的表现，称雷诺(Reynolds)五联征。病人为突发性剑突下或右上腹部胀痛或绞痛，继之出现寒战高热伴恶心、呕吐。若病情继续发展，多数病人可出现明显黄疸；但若为一侧肝内胆管梗阻，可不出现黄疸。近半数病人很快出现神经系统症状，如神志淡漠、烦躁、谵妄或嗜睡、神志不清甚至昏迷，严重者可在短期内出现代谢性酸中毒、感染性休克的表现。若不及时救治，病人可在短期内迅速死亡。

【护考真题链接】2013年—A2型题

病人，男，42岁，因急性梗阻性化脓性胆管炎急诊入院。寒战，体温骤升至41℃，脉搏112次/min，血压85/65 mmHg，其休克类型为（　　　　）

A.感染性休克　　　　　　　　B.低血容量性休克

C.心源性休克　　　　　　　　D.神经源性休克

E.过敏性休克

答案：A

分析：急性梗阻性化脓性胆管炎是在胆道梗阻的基础上，继发感染引起的严重的感染性急腹症。大量高压脓性胆汁逆向扩散至肝窦，细菌及其毒素进入血液循环引起感染性休克。

（三）辅助检查

1.急性胆囊炎

（1）实验室检查：血常规可见白细胞计数、中性粒细胞比值升高。部分病人可有血清转氨酶、碱性磷酸酶、血清胆红素升高。

（2）影像学检查：B超检查显示胆囊增大，胆囊壁增厚，大部分可探及胆囊内有结石光团。CT检查、MRI检查可协助诊断。

2.慢性胆囊炎　B超检查显示胆囊壁增厚，胆囊缩小或萎缩、排空功能减退或消失，常伴有胆囊结石。

3.急性梗阻性化脓性胆管炎

（1）实验室检查：白细胞计数升高，可超过$20×10^9$ L，中性粒细胞比值明显升高。肝功能出现不同程度损害，凝血酶原时间延长。

（2）影像学检查：B超检查显示肝和胆囊增大，肝内外胆管扩张，胆管内有结石光团。CT、ERCP检查可协助诊断。

（四）心理-社会状况

评估病人本次发病的心理状态，有无因病情反复而产生焦虑、烦躁情绪。评估其家庭的经济承受能力及支持程度。评估病人对疾病的发展、治疗、护理措施及术后康复知识的认知程度。

（五）处理原则

1.急性胆囊炎　主要治疗措施为非手术治疗和手术治疗。

（1）非手术治疗：包括禁食和（或）胃肠减压、补液、解痉止痛、应用抗菌药物控制感染及全身支持。

（2）手术治疗：①目前首选腹腔镜胆囊切除术。②对于一般情况较差、手术难度大，尤其是老年病人，可先行经皮经肝胆囊穿刺术，待病人情况好转后进行二期手术切除胆囊。

2.慢性胆囊炎　临床症状明显并伴有胆囊结石者，应行胆囊切除术。

3.急性梗阻性化脓性胆管炎　紧急手术解除胆道梗阻，及时而有效地降低胆道压力。

> 考点：急性梗阻性化脓性胆管炎的治疗原则

（1）非手术治疗：既是治疗的手段，又是术前准备措施。①联合应用足量有效的广谱抗菌药物。②纠正水、电解质、酸碱代谢失衡。③恢复血容量，纠正休克；应用肾上腺糖皮质激素、血管活性剂，改善通气功能。④对症给予解痉、镇痛药，应用维生素 K_1 等处理。

（2）手术治疗：首要目的在于抢救病人生命，手术应力求简单有效。常采用胆总管切开减压、取石、T 管引流。

（3）胆管减压引流：常用方法有经皮肝穿刺胆管引流、经内镜鼻胆管引流术，当胆囊肿大时，亦可行胆囊穿刺置管引流。

【常见护理诊断/健康问题】

1.急性疼痛　与结石突然嵌顿、胆囊或胆管强烈收缩及继发感染有关。
2.体液不足　与呕吐、禁食、胃肠减压及感染性休克等有关。
3.体温过高　与胆道感染有关。
4.营养失调：低于机体需要量　与呕吐、进食减少或禁食、应激性消耗等有关。
5.潜在并发症：胆囊穿孔、胆道出血、胆瘘、多器官功能障碍或衰竭等

【护理措施】

（一）术前护理

1.病情观察　观察生命体征、神志及尿量的变化；观察腹部症状及体征变化。若出现寒战、高热、腹痛加重、腹痛范围扩大、血压下降、意识障碍等，应及时报告医生，并配合抢救及治疗。

2.缓解疼痛　嘱病人卧床休息，取舒适的体位；指导病人进行有节律的深呼吸，以达到放松和减轻疼痛的目的。对诊断明确且疼痛剧烈者，遵医嘱给予解痉、镇静和止痛，常用盐酸哌替啶 50 mg、阿托品 0.5 mg 肌内注射，但勿使用吗啡，以免造成 Oddi 括约肌收缩，增加胆道压力。

3.维持体液平衡

（1）加强观察：严密监测生命体征及循环状况，如血压、脉搏、每小时尿量，准确记录24 小时出入水量。

（2）补液扩容：有休克者，应迅速建立静脉通路，尽快恢复血容量；必要时应用血管活性药物，改善和保证组织器官的血液灌注。

（3）纠正水、电解质及酸碱代谢失衡：根据病情、中心静脉压及每小时尿量等，遵医嘱补液，合理安排输液顺序和速度，维持水、电解质及酸碱代谢平衡。

4.降低体温　根据病人体温升高的程度，采用温水擦浴、冰敷等物理降温或药物降温。遵医用抗菌药物控制感染，使体温恢复正常。

5.维持营养状态　病情轻者可给予清淡饮食。病情严重需要禁食和胃肠减压者，可经肠外营养途径补充足够的热量、氨基酸、维生素、水、电解质等，维持良好的营养状态。

6.心理护理　解释各种治疗的必要性、手术方式、注意事项；鼓励病人表达自身感受；

剧烈的疼痛和病情恶化常给病人心理造成很大的恐惧,要用亲切的语言予以安慰、鼓励。并教会病人自我放松的方法;鼓励病人家属和朋友给予病人关心和支持。

(二)术后护理

1. 病情观察　观察生命体征、腹部体征及引流情况、血清胆红素变化。

2. 饮食护理　术后禁食,待胃肠功能恢复、出现肛门排气、无腹痛腹胀不适,可由流质饮食逐步过渡到正常饮食,食物应清淡、易消化、低脂,忌油腻及饱餐。

3. T管护理　参见本章"胆石症病人的护理"。

4. 并发症的观察及护理　参见本章"胆石症病人的护理"。

5. 心理护理　参见本节胆石症病人的护理相关内容。

(三)健康指导

1. 合理作息　合理安排作息时间,劳逸结合,避免过度劳累及精神过度紧张。

2. 合理饮食　忌油腻食物,避免暴饮暴食,宜少量多餐。

3. 疾病预防指导　告知病人胆囊切除术后出现消化不良、脂肪性腹泻的原因,缓解其焦虑情绪。如果出现黄疸、陶土样大便,应及时就诊。

4. 定期复查　行胆囊造口术的病人,遵医嘱服用消炎利胆药物,按时复查,以确定是否行胆囊切除手术。若出现腹痛、发热、黄疸等症状,应及时就诊。

5. T管护理指导　参见本节胆石症病人的护理相关内容。

三、胆道蛔虫病病人的护理

胆道蛔虫病是指肠道蛔虫上行钻入胆道后引起的一系列临床症状。以青少年和儿童多见,随着卫生条件的改善,近年来本病的发病率明显下降。

【病因和病理】

蛔虫有钻孔习性,喜碱性环境。驱蛔不当、发热、胃肠道功能紊乱等原因,使寄生在小肠中下段的蛔虫因寄生环境改变或受到刺激而向上窜动,可经十二指肠乳头钻入胆道,Oddi括约肌受到刺激而发生强烈痉挛,导致上腹部阵发性剧烈绞痛;蛔虫将肠道细菌带入胆道,可引起胆管炎症,甚至细菌性脓肿;蛔虫阻塞胰管开口,可引起急性胰腺炎;蛔虫可经胆囊管钻入胆囊,引起胆囊穿孔;蛔虫还可损伤胆道黏膜,引起胆道出血;蛔虫的虫体或虫卵均可作为核心,引起胆道结石。

【护理评估】

(一)健康史

了解病人的年龄、性别、文化程度、生活环境、生活习惯、卫生观念等;了解病人既往是否有过肠道蛔虫病病史;了解病人近期是否有使用驱虫药、发热、胃肠道疾病等。

(二)身体状况

1. 症状　典型症状为突然发生在剑突右下方的阵发性"钻顶样"绞痛。绞痛发作突然,且异常剧烈,无法忍受,病人多坐卧不安,呻吟不止,面色苍白,大汗淋漓,常伴有呕吐,有时呕出蛔虫。疼痛可突然缓解,间歇期宛如正常人。如蛔虫全部进入胆道,则疼

> 考点:胆道蛔虫病的典型症状

痛性质转为钝痛。继发感染时，可有畏寒、发热并伴有白细胞计数增高。

【护考真题链接】2019 年—A2 型题

患儿，女，12 岁。急性右上腹痛 5 日入院，腹痛为"钻顶样"，间断发作。体格检查：体温 36.5 ℃，右上腹深压痛，腹肌紧张、反跳痛。应考虑（　　）

A.胆囊炎　　　　　　　　　　　　B.胆囊结石

C.急性胆管炎　　　　　　　　　　D.胆道蛔虫病

E.胰腺炎

答案：D

分析：根据题干可知，该患儿体温正常，有右上腹"钻顶样"疼痛，呈间断性，且体格检查存在右上腹深压痛、腹肌紧张及反跳痛，与胆道蛔虫病的临床表现相符。

　　2.体征　其体征轻微，腹软，仅在剑突右下方深部可有轻度压痛。如伴有梗阻和继发感染，可有肝大和轻度黄疸。

【护考真题链接】2017 年—A1 型题

胆道蛔虫病病人临床表现最重要的特点是（　　）

A.发作时伴恶心、呕吐　　　　　　B.症状与体征不符

C.症状可自行缓解　　　　　　　　D.多不伴黄疸

E.疼痛呈反复、间歇性发作

答案：B

分析：本病的特点为剧烈的腹部绞痛与轻微的腹部体征不相匹配，即症状与体征不符。①症状：突发性的剑突下阵发性"钻顶样"剧烈绞痛，疼痛可向右肩背部放射。发作时，病人辗转不安、呻吟不止、大汗淋漓，还可能伴有恶心、呕吐，甚至呕吐出蛔虫。疼痛可突然缓解，在间歇期，病人如同正常人一般。当合并胆道感染时，会出现胆管炎症状，严重者会表现为重症胆管炎。②体征：剑突下或偏右处有轻度深压痛。

（三）辅助检查

B 超检查可显示虫体，是首选的检查方法。

（四）心理-社会状况

了解病人对本次疾病的认识程度及心理反应。

> 考点：胆道蛔虫病首选检查方法

（五）处理原则

以非手术治疗为主，仅在非手术治疗无效或出现严重并发症时才考虑手术。

1.非手术治疗　①解痉止痛；②利胆驱蛔；③抗感染；④ERCP 取虫。

2.手术治疗　采用胆总管探查取虫及 T 管引流；有并发症时选用相应术式。

【常见护理诊断/健康问题】

1.急性疼痛　与蛔虫刺激致 Oddi 括约肌痉挛有关。

2.知识缺乏　缺乏饮食卫生知识及胆道蛔虫病相关知识。

【护理措施】

（一）术前护理、手术前护理措施

参见本节胆石症病人的护理相关内容。

（二）健康指导

1．饮食及卫生指导　养成良好的饮食及卫生习惯，不喝生水，蔬菜要洗净煮熟，水果应洗净削皮后吃，饭前便后要洗手。

2．用药指导　驱虫药应于清晨空腹或晚上临睡前服用，用药后注意观察大便中是否有虫体排出。

> 考点：驱虫药服用的注意事项

案例分析

1．针对该病人的护理评估：

（1）评估病人的健康史。

（2）评估腹痛的性质和部位，以及放射疼痛。

（3）评估病人是否有寒战、高热，呈弛张热。

（4）评估病人是否有黄疸。

2．手术后T管引流的护理措施：

（1）妥善固定引流管。

（2）保持有效引流。

（3）观察并记录引流液的颜色、性质、量。若胆汁突然减少甚至无胆汁流出，则可能管道受压、扭曲、折叠、阻塞或脱出，应立即检查。若引流量多，则提示胆道下端有梗阻的可能。

（4）预防感染：严格执行无菌操作。

（5）拔管：T管一般放置2周。病人黄疸消退，无腹痛、发热，大便颜色正常，胆汁引流量逐渐减少，颜色呈透明深绿色，无脓液、结石，无沉渣和絮状物，便可考虑拔管。如造影检查发现结石残留，则需保留T管6周以上，再做胆道镜取石或其他处理。

【本章小结】

思维导图

（张夜明、蔡文武）

第二十章
胰腺疾病病人的护理

✦ **学习目标**

知识目标：

(1)能阐述急性胰腺炎病人的临床特点及重症急性胰腺炎病人术后引流管的护理要点。

(2)能陈述急性胰腺炎的病因、发病机制、病理生理、处理原则及胰腺癌病人的临床特点、处理原则。

(3)能概述急性胰腺炎的分型、胰腺癌的病因及病理。

能力目标：能运用所学知识对急性胰腺炎病人和胰腺癌病人实施整体护理。

素质目标：具有高度的责任感和认真的工作态度，关爱、同情与尊重病人。

第一节　急性胰腺炎病人的护理

✦ **案例导入**

案例

病人，男，35 岁，聚餐时大量饮酒后出现上腹部疼痛，向左肩背部放射，频繁呕吐，呕吐物为胃内容物，且腹胀明显。发病 4 小时后来院就诊。既往无药物过敏史，无肝炎史。发现胆囊结石 3 年，吸烟 20 余年，饮酒 10 余年。体格检查：T 38.6 ℃，P 124 次/min，R 28 次/min，BP 92/60 mmHg，急性痛苦面容，皮肤巩膜无黄染，腹部膨隆，全腹肌紧张，有压痛、反跳痛，以中上腹为甚，肠鸣音减弱。辅助检查：RBC $5.2×10^{12}$/L，Hb 120 g/L，WBC $15.9×10^{9}$/L，PLT $110×10^{9}$/L，血清淀粉酶 1600 U/dL，脂肪酶 383 U/L，血糖 12.0 mmol/L，尿淀粉酶 282 U/dL。腹部 CT：胰腺肿胀，实质密度不均匀且稍降低，腹腔及腹膜后广泛渗出。

思考

1. 为准确评估病情，还应收集哪些资料？

2. 该病人存在哪些主要护理诊断/健康问题？

急性胰腺炎（acute pancreatitis，AP）是指胰腺分泌的消化酶被异常激活，对自身器官产生消化引起的炎症性疾病。病变程度轻重不一，轻者以胰腺水肿为主，预后良好，临床多见。重者胰腺出血坏死，病情进展迅速，常并发休克，甚至多器官功能衰竭，病死率高，称为重症急性胰腺炎（severe acute pancreatitis，SAP）。

【病因及发病机制】

急性胰腺炎有多种致病危险因素，最常见的是胆道疾病和酗酒。在我国，急性胰腺炎的主要病因以胆道疾病为主，称胆源性胰腺炎；西方国家主要与过量饮酒有关。

1. 梗阻因素　胆总管与主胰管有着共同通道或共同开口，这种共同通道或共同开口是胰腺疾病与胆道疾病相互关联的解剖学基础。当胆总管下端发生结石嵌顿、胆管炎、胆道蛔虫、Oddi 括约肌水肿或痉挛、壶腹部狭窄时，可引起胆、胰管"共同通道"梗阻，胆汁逆流入胰管，使胰酶活化；梗阻又可使胰管内压力增高，导致胰小管和胰腺腺泡破裂，胰液外溢，损伤胰腺组织。

2. 酗酒和暴饮暴食　酒精能直接损伤胰腺组织；大量饮酒和暴饮暴食可引起胰腺过度分泌，并刺激 Oddi 括约肌引起痉挛，十二指肠乳头水肿，使胰液排出受阻，胰管内压力增高，细小胰管破裂，胰液进入胰腺组织间隙，引起急性胰腺炎。另外，暴饮暴食可致胃肠功能紊乱，或剧烈呕吐致十二指肠内压骤增，十二指肠肠液反流，其中的肠激酶等物质可激活胰酶，从而导致胰腺炎的发生。

3. 其他　外伤、手术或内镜逆行胰胆管造影等可直接或间接损伤胰腺组织，导致急性胰腺炎。其他致病因素还包括高脂血症、高钙血症、药物因素等。有少数病人最终未能明确发病原因被定义为特发性急性胰腺炎。

【病理生理】

急性胰腺炎按病理改变分为水肿性和出血坏死性。急性胰腺炎基本的病理改变是胰腺不同程度的充血、水肿、出血和坏死。

1. 急性水肿性胰腺炎　病变轻，胰腺充血、水肿，多局限在胰体尾部，腹腔内脂肪组织可见皂化斑，有些病人可发生局限性脂肪坏死。

2. 出血坏死性胰腺炎　即重症急性胰腺炎，以广泛的胰腺出血、坏死为特征，胰腺肿胀，呈暗紫色，坏死灶呈灰黑色，严重者整个胰腺变黑。腹腔内可见皂化斑和脂肪坏死灶，腹膜后可出现广泛组织坏死，腹腔内有咖啡色或暗红色血性混浊液体。晚期坏死组织合并感染，形成胰腺或胰周脓肿。

【护理评估】

（一）健康史

了解病人的性别、年龄、体重、职业；评估病人的饮食习惯，有无嗜好油腻饮食和经常大量饮酒，发病前有无暴饮暴食；既往有无胆道疾病病史及高脂血症，近期有无腹部手术、外伤、感染、用药等诱发因素。

(二)身体状况

1. 症状

(1)腹痛:是急性胰腺炎的主要和首发症状。腹痛常于饱餐或大量饮酒后突然发生,疼痛剧烈,呈持续性并有阵发性加重,疼痛位于上腹正中或偏左,炎症累及全胰时,呈束带状向两侧腰背部放射,以左侧为主。腹痛与进食和体位有一定的关系,屈曲位疼痛减轻,进食后疼痛加剧。

> 考点:急性胰腺炎的首发症状

【护考真题链接】2017 年—A2 型题

病人,男,56 岁。中午饮酒后突然出现上腹部剧烈疼痛,向腰背部呈带状及放射,继而呕出胆汁,伴高热。急诊入院。体格检查:急性痛苦面容,全腹压痛,腹肌紧张。该病人最可能的诊断是( )

A.溃疡出血　　　　　　　　B.上消化道出血

C.急性胆囊炎　　　　　　　D.急性胰腺炎

E.原发性肝癌

答案:D

分析:酗酒、不洁饮食和暴饮暴食是急性胰腺炎的常见原因。腹痛是其首发主要症状,通常位于中上腹并向腰背部放射,不易缓解。病人常伴有恶心、呕吐和腹胀,呕吐后腹痛不缓解。多数病人有中度以上发热。出血坏死性胰腺炎病人可能出现低血压、休克和代谢性酸中毒。该病人的诊断为急性胰腺炎,由饮酒引起。

(2)恶心、呕吐:发生早而频繁,呕吐后腹痛不缓解为其特点。

(3)发热:轻症可不发热或轻度发热。重症急性胰腺炎胰腺坏死伴感染时,可有持续性高热,体温常超过 39 ℃

(4)腹胀:与腹痛同时存在,是重症急性胰腺炎的重要体征之一。为肠管浸泡在含有大量胰液、坏死组织和毒素的血性腹腔积液中而发生麻痹性肠梗阻所致。

(5)休克:重症急性胰腺炎可出现休克和脏器功能障碍。早期以低血容量性休克为主,后期合并感染性休克。有的病人以突发休克为主要表现。

> 考点:重症急性胰腺炎病人临床表现

(6)多器官功能衰竭:为重症急性胰腺炎的主要死亡原因之一。最常见的是肺功能衰竭,其次是肾衰竭、肝衰竭、心力衰竭、消化道出血、弥散性血管内凝血(DIC)、脑损害等。

2. 体征

(1)腹膜炎体征:水肿性胰腺炎时,压痛只限于上腹部,常无明显肌紧张;出血坏死性胰腺炎时,压痛明显,并有肌紧张和反跳痛,移动性浊音阳性,肠鸣音减弱或消失。

(2)黄疸:结石嵌顿或胰头肿大压迫胆总管可引起黄疸,但程度一般较轻。

(3)皮下出血:少数出血坏死性胰腺炎病人可在腰部出现青紫色斑(Grey - Turner 征)或脐周蓝色改变(Cullen 征)。主要为外溢的胰液穿过组织间隙渗至皮下,溶解皮下脂肪使毛细血管破裂出血所致。

【护考真题链接】2016 年—A2 型题

病人，男，28 岁，酗酒后突发剧烈上腹绞痛 10 小时，伴呕吐、冷汗、面色苍白入院。体格检查：T 39.1 ℃，P 110 次/min，BP 83/60 mmHg。腹上区有压痛及反跳痛，腹肌紧张，Grey-Turner 征阳性。实验室检查：血清淀粉酶升高，血清钙降低，最可能的诊断是（　　）

A.急性水肿性胰腺炎　　　　　　B.出血坏死性胰腺炎

C.急性胃穿孔　　　　　　　　　D.胃溃疡

E.胆石症

答案：B

分析：出血坏死性胰腺炎病人上腹压痛明显，并发急性腹膜炎，时全腹显著压痛与肌紧张，有反跳痛。肠鸣音减弱或消失，可出现移动性浊音，血清和尿淀粉酶常明显升高，出血坏死性胰腺炎者可出现低钙血症及血糖升高。

（三）辅助检查

1.实验室检查

（1）血、尿淀粉酶测定：血清淀粉酶在发病 2 小时后开始升高，24 小时达高峰，持续 4~5 天；尿淀粉酶在发病 24 小时后开始升高，48 小时达高峰，持续 1~2 周。一般认为血、尿淀粉酶升高超过正常上限的 3 倍才有诊断意义。淀粉酶值越高，诊断正确率越高，但淀粉酶的升高程度与病变严重程度不一定成正比，如胰腺广泛坏死后，淀粉酶生成减少，血、尿淀粉酶可均不升高。

> 考点：血、尿淀粉酶的变化

【护考真题链接】2021 年—A1 型题

诊断急性胰腺炎时，血清淀粉酶至少超过（　　）

A. 100 U　　　　　　　　　　B. 200 U

C. 300 U　　　　　　　　　　D. 400 U

E. 500 U

答案：E

分析：急性胰腺炎是由各种病因引发的，胰腺及其周围组织被胰腺分泌的消化酶自我消化而形成的化学性炎症。通常发病后，血、尿淀粉酶超过正常值的 3 倍即可确诊本病，即血清淀粉酶升高到 500 U 以上或尿淀粉酶升高到 256 U 以上，可诊断为急性胰腺炎。

（2）血钙测定：血钙降低与脂肪组织坏死后释放的脂肪酸与钙离子结合生成脂肪酸钙（皂化斑）有关。若血钙低于 2.0 mmol/L，常预示病情严重。

（3）其他：白细胞计数升高、血尿素氮或肌酐升高、肝功能异常、动脉血气分析指标异常、血糖升高等。诊断性腹腔穿刺若抽出血性混浊液体，所含淀粉酶明显高于血清淀粉酶有诊断意义。

2.影像学检查

(1)B超：主要用于胆源性急性胰腺炎，了解胆囊、胆道是否有结石存在。

(2)CT和MRI：是急性胰腺炎重要的诊断方法，可鉴别是水肿性还是出血坏死性胰腺炎，以及病变的部位和范围，有无胰腺外浸润、浸润范围及程度等。

【护考真题链接】2022年—A2型题

病人，女，44岁。有胆石症病史，餐后1小时突发恶心、呕吐、腹痛、抽搐，腹痛位于上腹正中，为持续性刀割样，阵发性加剧，向腰背部呈带状放射，弯腰抱膝可使疼痛减轻，查血淀粉酶680 U/L。该病人抽搐的原因最可能是(　　　)

A.低血糖　　　　　　　　　　B.低血钙

C.高血糖　　　　　　　　　　D.高血钾

E.低血氯

答案：B

分析：急性胰腺炎病人多有胆石症病史，表现为突然发作性疼痛，可为钝痛、钻痛或刀割样痛，疼痛剧烈且持续，阵发性加剧，腹痛常位于中上腹，常向腰背部呈带状放射，弯腰抱膝位可减轻疼痛。血清淀粉酶正常值是35~135 U/L，血清淀粉酶超过正常值3倍可确诊为本病，因此据题干，可判断病人为急性胰腺炎。急性胰腺炎病人频繁呕吐可发生水、电解质、酸碱平衡紊乱，导致低钾血症、低钙血症、低镁血症，其中低钙血症可引起病人手足抽搐。

(四)心理–社会状况

了解病人和家属对疾病的认识程度；对治疗和护理配合相关知识的了解程度，以及对手术有何顾虑和思想负担；了解家属对病人的关心、支持程度，家庭的经济承受能力。

(五)处理原则

依据急性胰腺炎的分型、分类和病因选择恰当的治疗方案。急性水肿性胰腺炎采用非手术治疗；出血坏死性胰腺炎，尤其合并感染者则采用手术治疗；胆源性胰腺炎大多需要手术治疗，以解除病因。

> 考点：急性胰腺炎治疗原则

1.非手术治疗　是急性胰腺炎的基础治疗，目的是减轻腹痛、减少胰液分泌、防治并发症。包括：①禁食、胃肠减压；②补液、防治休克；③解痉、镇痛；④抑制胰腺分泌和胰酶活性；⑤营养支持；⑥预防和控制感染；⑦中药治疗；⑧血液滤过治疗。

2.手术治疗　临床上最常采用坏死胰腺及胰周坏死组织清除加引流术。若患者所患为胆源性胰腺炎，则应同时解除胆道梗阻，确保胆道引流顺畅。术后，通过胃造口引流胃液，以减少胰腺分泌；进行空肠造口，待肠道功能恢复后用于肠内营养支持。

【常见护理诊断/健康问题】

1.急性疼痛　与胰腺及其周围组织炎症、水肿、出血坏死及胆道梗阻有关。

2.有体液不足的危险　与腹腔渗液、出血、呕吐、禁食等有关。

3.营养失调：低于机体需要量　与呕吐、禁食、大量消耗等有关。

4.体温过高 与胰腺坏死和继发感染有关。

5.潜在并发症：休克、多器官功能衰竭、感染、出血、胰瘘、肠瘘、胆瘘。

【护理措施】

(一)非手术治疗的护理/术前护理

1.控制疼痛 协助病人膝盖弯曲，靠近胸部以缓解疼痛；按摩背部，可增加舒适感。疼痛剧烈时，诊断明确后给予解痉(山莨菪碱、阿托品等)、镇痛药物。吗啡可引起 Oddi 括约肌张力增高，须谨慎使用。禁食、持续胃肠减压、使用抑制胰腺分泌的药物可减少胰液分泌及其对胰腺及周围组织的刺激。

> 考点：急性胰腺炎病人可采取的体位是弯腰屈膝侧卧位

【护考真题链接】2021 年—A1 型题

急性胰腺炎病人为缓解疼痛可采取的体位是(　　　)

A.仰卧位　　　　　　　　B.俯卧位

C.弯腰屈膝侧卧位　　　　D.半坐卧位

E.仰卧屈膝位

答案：C

分析：急性胰腺炎病人取屈膝侧卧位，可减轻腹部肌肉的张力，缓解疼痛。

2.禁食、胃肠减压 禁食，持续胃肠减压，以防止呕吐、减轻腹胀、降低腹内压。

3.营养支持 禁食期间提供肠外营养支持。轻症急性胰腺炎通常在 1 周后可开始摄入无脂低蛋白流质食物，并逐步过渡至低脂饮食。重症急性胰腺炎病人，待病情稳定、淀粉酶恢复正常且肠麻痹症状消失后，可通过空肠造口管给予肠内营养支持，并逐步过渡到完全肠内营养以及经口进食。患者接受肠内、肠外营养支持治疗期间，需留意是否出现导管性、代谢性或胃肠道并发症。

4.静脉补液 严密监测病人的生命体征，观察其神志、皮肤黏膜温度和色泽，监测水、电解质、酸碱平衡情况；准确记录 24 小时出入水量，必要时监测中心静脉压及每小时尿量。发生休克时，迅速建立静脉输液通路，补液扩容，尽快恢复有效循环血量。重症急性胰腺炎病人易发生低钾血症、低钙血症，应根据病情及时补充，并维持水、电解质及酸碱平衡，预防并治疗低血压，维持循环稳定，改善微循环。

5.降低体温 发热病人应给予物理降温，如冷敷、温水或酒精擦浴，必要时给予药物降温；遵医嘱使用敏感、能通过血胰屏障的抗菌药物(如喹诺酮类、头孢他啶或亚胺培南等)控制感染。

6.用药护理 遵医嘱使用质子泵抑制药、H_2 受体拮抗药、生长抑素或胰蛋白酶抑制药，抑制胰腺分泌；呕吐控制后，可经胃管注入复方清胰汤等中药。

> 考点：生长抑素的应用

7.心理护理 由于急性胰腺炎发病突然、发展迅速、病情凶险，病人常会产生恐惧心理；由于病程长，病情反复及治疗费用等问题，病人易产生悲观消极情绪。为病人提供安全舒适的环境，了解其感受，安慰、鼓励并讲解治疗和康复知识，可使病人以良好的心态接受治疗。

(二) 术后护理

主要介绍行胰腺及胰周坏死组织清除联合引流术后病人的护理。

1. **病情观察** 观察并记录生命体征,实施 24~48 小时监护,病情需要时延长监护时间。维持水、电解质及酸碱平衡,准确记录 24 小时出入量。观察腹部体征,了解有无腹痛、腹胀及腹膜刺激征等。

2. **体位** 病人术后麻醉未清醒前,取平卧位,头偏向一侧,以免呕吐物、分泌物被吸入导致窒息或并发吸入性肺炎。清醒且血压稳定者,改为半卧位,以利于呼吸和引流。

3. **引流管护理** 术后引流管包括胃管、腹腔双套管、胰周引流管、空肠造口管、胃造口管及导尿管等。引流管上需标注管道名称及放置时间,明确引流管放置部位及作用;将引流管远端与相应的引流装置紧密连接并妥善固定,定期更换引流装置。观察并记录引流液的颜色、性状和量,定期挤压,防止堵塞,保持引流通畅。

(1)腹腔双套管灌洗引流护理:目的是冲洗脱落坏死组织、黏稠的脓液或血块。护理措施如下。①持续腹腔灌洗:常用 0.9% 氯化钠溶液加抗菌药物,现配现用,冲洗速度为 20~30 滴/min。②保持引流通畅:持续低负压吸引,负压不宜过大,以免损伤内脏组织和血管。③观察引流液的颜色、性状和量,引流液开始含坏死组织、脓液或血块的暗红色浑浊液体;2~3 日后颜色逐渐变淡。若引流液呈血性,伴脉速和血压下降,应考虑大血管被腐蚀破裂引起继发性出血,需及时通知医生并做急诊手术准备。④维持出入量平衡:准确记录冲洗液量及引流液量,保持平衡;发现引流管堵塞应及时通知医生处理。⑤拔管护理:病人体温维持正常 10 日左右,白细胞计数正常,腹腔引流液少于 5 mL/d,引流液淀粉酶测定值正常后,可考虑拔管。拔管后保持局部敷料清洁、干燥。

(2)空肠造口管护理:术后可通过空肠造口管进行肠内营养支持。护理措施如下。①妥善固定:将管道固定于腹壁,告知病人翻身、活动及更换衣物时避免牵拉,防止管道脱出。②保持管道通畅:营养液滴注前后使用 0.9% 氯化钠溶液或温水冲洗管道,持续输注时每 4 小时冲洗管道 1 次;出现滴注不畅或管道堵塞时,可用 0.9% 氯化钠溶液或温水进行"压力冲洗"或负压抽吸。③营养液输注的注意事项:营养液应现配现用,使用时间不超过 24 小时;注意营养液的输注速度、浓度和温度;观察有无腹痛、腹胀或腹泻等不良反应。

4. **伤口护理** 观察伤口敷料是否干燥,有无渗血、渗液,如有渗液,及时更换敷料,有渗血时,根据出血量做相应处理。

5. **并发症护理**

(1)出血。

1)原因:包括应激性溃疡出血、手术创面的活动性渗血、感染坏死组织侵犯引起的消化道大出血、消化液腐蚀引起的腹腔大血管出血等。

2)表现:胃管、腹腔引流管或手术切口流出血性液体,病人出现呕血、黑便或血便。

3)护理:①密切观察生命体征,特别是血压和脉搏的变化;②保持引流管通畅,准确记录引流液的颜色、性状和量;③监测凝血功能,纠正凝血功能紊乱;④遵医嘱使用止血和抑酸药物;⑤应激性溃疡出血可采用冰的 0.9% 氯化钠溶液加去甲肾上腺素做胃内灌洗;⑥胰腺及周围坏死腔大出血时,行急诊介入或手术治疗。

（2）胰瘘。

1）原因：为胰管损伤或破裂所致。

2）表现：病人出现腹痛、持续腹胀、发热，腹腔引流管或伤口流出无色清亮液体。

3）护理：①取半卧位，保持引流通畅；②根据胰瘘程度，采取禁食、持续胃肠减压、静脉泵入生长抑素等措施；③严密观察引流液的量、颜色和性状，并准确记录；④必要时做腹腔灌洗引流，防止胰液积聚侵蚀内脏、腐蚀大血管或继发感染；⑤保护腹壁瘘口周围皮肤，可用凡士林纱布覆盖，皮肤保护膜或氧化锌软膏涂抹。

（3）胃肠道瘘。

1）原因：胰液的消化和感染坏死病灶的腐蚀均可使胃肠道壁坏死、穿孔，发生瘘。

2）表现：常见部位是结肠和十二指肠，有时也发生在胃和空肠。当病人出现以下任一情况时，即可诊断：①引流管或创口有消化液、食糜或食物残渣流出；②口服或经造口管注入的亚甲蓝从创口或窦道流出；③胃肠道造影显示瘘口部位以及瘘口远端肠道情况；④窦道加压造影显示窦道与消化道相通。

3）护理：①持续腹腔灌洗，低负压吸引，保持引流通畅，防止消化液积聚引起感染和腹膜炎；②纠正水、电解质紊乱，加强营养支持，合理使用生长抑素；③指导病人正确使用造口袋，保护瘘口周围皮肤；④对不易愈合的瘘，应当进行手术治疗。

（三）健康教育

1. 减少诱因　积极治疗胆道疾病，戒酒，预防感染，正确服药等，预防复发。

2. 休息与活动　劳逸结合，保持良好心情，避免疲劳和情绪激动。

3. 合理饮食　养成良好的饮食习惯，规律饮食，少量多餐，低脂饮食，少食油腻食物，忌食辛辣刺激性食物，禁烟酒。

4. 控制血糖及血脂　监测血糖及血脂，必要时使用药物控制。

5. 复诊指导　定期到医院复查，出现胰腺假性囊肿、胰腺脓肿、胃肠道瘘等并发症时，及时就诊。

第二节　胰腺癌病人的护理

胰腺癌（pancreatic carcinoma）是一种发病隐匿、进展迅速、治疗效果及预后极差的消化道恶性肿瘤，其发病率呈明显上升的趋势。40岁以上好发，男性比女性多见。多发生于胰头部，占70%~80%，其次为胰体尾部，全胰癌少见。

> 考点：胰腺癌的好发部位

【病因与病理】

导致胰腺癌的直接病因尚不清楚。在胰腺癌的致病因素中，吸烟是唯一公认的危险因素。高蛋白、高胆固醇饮食可促进胰腺癌的发生。糖尿病、慢性胰腺炎、遗传因素、长期的职业和环境暴露等可能是胰腺癌的致病因素。

胰腺癌以导管细胞腺癌最多见，约占90%；腺泡细胞癌、黏液性囊腺癌等少见。导管细胞腺癌致密而坚硬，浸润性强，切面呈灰白色或灰黄色，常伴有纤维化增生及炎症反应，与周围胰腺组织无明确界限。

胰腺癌转移和扩散途径主要为局部浸润和淋巴转移，也可经血行转移至肝、肺、骨等处。

【护考真题链接】2019 年—A1 型题

胰腺癌最常见的发生部位为（　　）

A.胰管　　　　　　　　　　　　　B.胰岛管

C.胰头部　　　　　　　　　　　　D.胰体部

E.胰尾部

答案：C

分析：胰腺癌是一种恶性程度极高的消化系统肿瘤，男性发病率高于女性，好发于胰头部。该疾病常浸润并累及胰腺周围的器官或组织，且在早期就可能发生淋巴转移。

【护理评估】

（一）健康史

胰腺癌的病因尚不清楚，可能与吸烟及遗传因素等有关。应注意询问病人有无吸烟史及家族史等。

（二）身体状况

1.症状

（1）上腹痛：是胰腺癌常见的首发症状。早期因肿瘤压迫导致胰管不同程度的梗阻，引起胰管扩张、扭曲及压力升高，出现上腹不适，或隐痛、钝痛。中晚期因肿瘤侵及腹膜后神经丛，出现持续性剧烈疼痛，向腰背部放射，日夜不止，屈膝卧位可稍有缓解。胰体尾部癌病人的疼痛在左上腹或脐周，出现疼痛时多属晚期。

> 考点：胰腺癌常见的首发症状

【护考真题链接】2019 年—A1 型题

胰腺癌病人常见的首发症状为（　　）

A.上腹部饱胀不适　　　　　　　　B.黄疸

C.食欲减退　　　　　　　　　　　D.陶土色便

E.腹腔积液

答案：A

分析：上腹痛和上腹饱胀不适是胰腺癌最常见的首发症状。早期主要是胰胆管梗阻，使管腔内压增高所致，多呈上腹钝痛、胀痛，可放射至后腰部，少数病人呈剧痛。晚期肿瘤浸润神经丛，使腹痛加重，日夜腹痛不止，常取屈膝卧位缓解疼痛。

（2）黄疸：是胰头癌最主要的症状，多为胰头癌压迫或浸润胆总管所致，呈进行性加重，可伴皮肤瘙痒，茶色尿和陶土色大便。约25%的胰头癌病人表现为无痛性黄疸。黄疸伴无痛胆囊增大称库瓦西耶征（Courvoisier sign），对胰头癌具有诊断意义。10%左右的胰体尾部癌病人也可发生黄疸，与肿瘤发生肝内转移或肝门部淋巴结转移时压迫肝外胆管有关。

（3）消化道症状：早期常有食欲减退、上腹饱胀、消化不良、腹泻等症状；部分病人可出现恶心、呕吐。晚期肿瘤浸润或压迫胃、十二指肠，可出现上消化道梗阻或消化道出血。

（4）消瘦和乏力：是主要临床表现之一，随着病程进展，病人消瘦、乏力、体重下降，伴有贫血、低蛋白血症等，晚期可出现恶病质。

（5）其他：可出现发热、急性胰腺炎、糖尿病、脾功能亢进及血栓性静脉炎等。

2.体征　肝大、胆囊肿大、腹部肿块，还可在左上腹或脐周闻及血管杂音；晚期可出现腹腔积液或扪及左锁骨上淋巴结肿大。

（三）心理-社会状况

病人常有疼痛，特别是在夜间加重，严重影响病人的睡眠，使其易产生焦虑、悲观等情绪；因疾病预后差，病人常会出现否认、畏惧或愤怒情绪，甚至拒绝接受治疗。

（四）辅助检查

1.实验室检查　①血清生化检查：继发胆道梗阻或出现肝转移时，常出现血清总胆红素和结合胆红素升高，碱性磷酸酶和转氨酶多有升高；空腹或餐后血糖升高及糖耐量异常；血、尿淀粉酶一过性升高。②免疫学检查：诊断胰腺癌常用的肿瘤标志物有糖链抗原（CA19-9）、癌胚抗原（CEA）和胰胚抗原（POA）。CA19-9对胰腺癌敏感性和特异性较好，常用于胰腺癌的辅助诊断和术后随访。

2.影像学检查　①腹部超声：可显示胆、胰管扩张，胆囊胀大，胰头部占位性病变，同时观察有无肝转移和淋巴结转移。②内镜超声（EUS）：优于腹部超声检查，可发现直径小于1cm的小胰腺癌，对评估大血管受侵犯程度的敏感性高。③CT：是诊断胰腺癌的重要手段，能清楚显示胰腺形态、肿瘤部位、肿瘤与邻近血管的关系及腹膜后淋巴结转移情况。④MRI和MRCP：MRI显示胰腺肿瘤的效果比CT更好，诊断胰腺癌的敏感性和特异性较高；MRCP可显示胰胆管扩张、梗阻情况，具有重要的诊断意义。⑤ERCP：可显示胆管或胰管狭窄、扩张，并能进行活检；还可经内镜在胆管内置入内支撑管，达到术前减轻黄疸的目的。

3.细胞学检查　行ERCP检查时，收集胰液查找癌细胞，在腹部超声或CT引导下经皮细针穿刺胰腺病变组织进行细胞学检查，都是很有价值的诊断方法。

（五）处理原则

1.非手术治疗　吉西他滨是晚期胰腺癌治疗的一线化学治疗药物，也可使用氟尿嘧啶和丝裂霉素。还可选择介入治疗、放射治疗、基因治疗及免疫治疗等。

2.手术治疗　手术切除是胰腺癌最有效的治疗方法。尚无远处转移的胰头癌，均应采取手术切除。

（1）胰十二指肠切除术（Whipple手术）：胰头癌可施行胰十二指肠切除术。手术切除范围包括胰头（含钩突）、胆囊和胆总管、远端胃、十二指肠及空肠上段，同时清除周围淋巴结，再将胰腺、胆总管、胃和空肠吻合，重建消化道（图20-1）。

（2）保留幽门的胰十二指肠切除术（PPPD）：即保留全胃、幽门和十二指肠球部，其他切除范围和经典胰十二指肠切除术相同。该术式适用于幽门上下淋巴结无转移，十二指肠切缘无癌细胞残留者。PPPD主要的优点在于缩短了手术时间，减少了术中出血，使病人术后能够更快康复，但同时也使病人术后胃溃疡和胃排空障碍的发生率有所增加。因此，若采用该术式治疗胰头癌，应严格掌握手术适应证。

（3）胰体尾切除术：适用于胰体尾部癌，因确诊时多为晚期，故切除率很低。

（4）姑息性手术：对高龄、已有肝转移、肿瘤已不能切除或合并明显心肺功能障碍不能耐受较大手术者，可行胆肠吻合术以解除胆道梗阻，行胃空肠吻合术以解除或预防十二指肠梗阻，行化学性内脏神经切断术或腹腔神经节切除术以减轻疼痛。

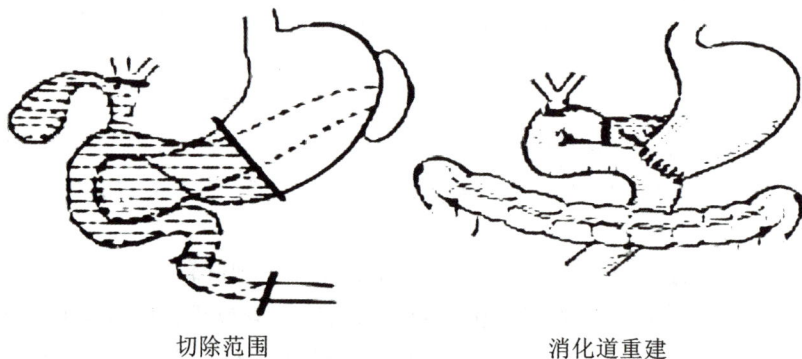

切除范围　　　　　　　　　　　消化道重建

图 20-1　胰十二指肠

【知识链接】

机器人辅助胰十二指肠切除术

随着机器人辅助腹腔镜手术系统的诞生，微创手术技术实现了新的突破。截至目前，全球已有越来越多的报道证实了机器人辅助胰十二指肠切除术的安全性与可行性。

机器人辅助系统手术与传统单孔腹腔镜手术存在共同点，即具备安全、可行、创伤更小等特点。机器人辅助系统手术的优势在于，得益于其三维视觉成像和高倍率放大功能的运用，使小血管更易于辨认和处理，通常出血量也更少。

当医生在机器人辅助胰十二指肠切除术中达到一定的技术熟练程度后，与传统开腹手术相比，该手术的时间会更短，失血量及术后并发症的发生率也会更降低。

手术医生应具备丰富的胰腺手术经验和腹腔镜手术经验，而术中的默契配合、术野的充分暴露以及精细准确的操作，也是安全且能根治肿瘤的关键。

【常见护理诊断/健康问题】

1.慢性疼痛　与肿瘤侵犯周围组织、脏器等有关。

2.营养失调：低于机体需要量　与食欲下降、肿瘤消耗等有关。

3.焦虑　与胰腺癌预后差有关。

4.潜在并发症：术后出血、胰瘘、胆瘘、血糖异常、切口感染等

【护理措施】

(一)术前护理

1.**心理护理** 多数病人就诊时已处于癌症中晚期,得知诊断后易出现否认、悲哀、畏惧和愤怒等不良情绪,对手术治疗产生焦虑情绪。护士应理解、同情病人,有针对性地进行健康指导,使病人能配合治疗与护理,以促进疾病康复。

2.**疼痛护理** 观察病人腹痛的部位、范围、规律及持续时间,对病人进行疼痛评估,合理使用镇痛药,保证病人良好的睡眠及休息。对于中晚期胰腺癌病人,持续疼痛者可给予芬太尼进行镇痛治疗。

3.**改善肝功能** 静脉输注高渗葡萄糖注射液加入胰岛素和钾盐,增加肝糖原储备;使用护肝药、复合维生素 B 等;有黄疸者,静脉输注维生素 K_1 以改善凝血功能。

4.**皮肤护理** 黄疸伴皮肤瘙痒者,指导病人修剪指甲,勿搔抓皮肤,防止破损;穿宽松纯棉衣裤;保持皮肤清洁,用温水擦浴,勿使用碱性清洁剂,以免加重皮肤瘙痒。镇静药和抗组胺药可缓解病人的瘙痒,瘙痒剧烈者可给予炉甘石洗剂外用。

5.**营养支持** 监测营养相关指标,如血清白蛋白、血清转铁蛋白、血红蛋白,以及皮肤弹性、体重等。指导病人进食高热量、高蛋白、高维生素、低脂饮食。营养不良者,可经肠内和(或)肠外营养途径改善病人的营养状况。补充白蛋白,使手术时血清白蛋白达到或维持在 35 g/L 左右。

6.**肠道准备** 术前 3 日开始口服抗菌药物,抑制肠道细菌,预防术后感染;术前 2 日进食流质;术前一晚进行全肠道灌洗或清洁灌肠,减少术后腹胀及并发症的发生。

7.**其他** 血糖异常者,通过调节饮食和注射胰岛素控制血糖。有胆道梗阻并继发感染者,予以抗菌药物控制感染。

(二)术后护理

1.**病情观察** 密切观察生命体征、腹部体征、伤口状况及引流情况,精确记录24小时出入水量,必要时监测中心静脉压(CVP)及每小时尿量。

2.**营养支持** 术后早期禁食,禁食期间给予肠外营养支持,维持水、电解质平衡,必要时输注人血清白蛋白。拔除胃管后从流质、半流质,逐渐过渡至正常饮食。术后因胰腺外分泌功能减退,易发生消化不良、腹泻等,可口服胰酶制剂。

3.**心理护理** 护士应多与病人沟通,了解其真实感受,有针对性地做好心理护理,使病人能配合治疗和护理。

4.**并发症护理**

(1)胰瘘:是胰十二指肠切除术后最常见的并发症和导致死亡的主要原因。术前黄疸持续时间长、营养状况差、术中出血量大是术后胰瘘发生的危险因素。胰瘘一经证实,应积极处理,大多数胰瘘可在 2~4 周得到控制并自行愈合。护理措施参见本章第一节急性胰腺炎病人的护理相关内容。

(2)出血:胰十二指肠切除术后出血是危及病人生命最严重的并发症,出血可发生在术后早期(24 小时以内)和晚期(24 小时以上),晚期出血常发生在术后 1 周左右。根据出血部位可分为腹腔出血和消化道出血,二者亦可同时发生。

1)原因:术后早期出血常因凝血功能障碍导致创面广泛渗血、手术中止血不彻底或吻合口出血引起；晚期出血多为腹腔严重感染、胰瘘、胆瘘使邻近血管受到腐蚀导致破裂出血，应激溃疡或吻合口溃疡引起。

2）表现：病人出现心慌、面色苍白、血压下降、脉搏细速等休克表现，或出现呕血、黑便或便血等消化道出血的表现，腹腔引流管和胃肠减压管流出大量鲜红色血性液体。

3）护理：①监测生命体征；②观察胃肠减压及腹腔引流液的颜色、性状及量；③出血量少者可予静脉补液，使用止血药、输血等治疗，出血量大者须急诊行介入或手术止血。

> **考点：引流管的护理**

（3）胆瘘：多发生于术后5~7日，表现为腹腔引流管流出大量胆汁，每日数百毫升至1000 mL不等。护理措施参见第十九章第四节胆石症病人的护理相关内容。

（4）感染：以腹腔内局部细菌感染最常见，若病人免疫力低下，还可合并全身感染。术后严密观察病人有无高热、腹痛和腹胀、白细胞计数增高等。遵医嘱合理使用抗菌药物，加强全身支持治疗。形成腹腔脓肿者，可在超声引导下行脓肿穿刺置管引流术。

（5）胃排空延迟：多见于保留幽门的胰十二指肠切除术后。胃排空延迟是术后因非机械性梗阻因素引起的以胃排空障碍为主要表现的胃动力紊乱综合征，表现为病人手术10日后仍不能规律进食或需胃肠减压。护理：①禁食、持续胃肠减压，每日观察并记录胃液量；②合理补液，监测电解质水平，维持水、电解质平衡；③采用肠外营养支持，并可放置鼻肠管输注肠内营养液；④使用胃动力药物；⑤遵医嘱合理使用抗菌药物，去除腹腔内感染，必要时予以针对性引流，促进胃动力恢复。多数病人经保守治疗3~6周可恢复。

> 🔊 【护考真题链接】**2017年—A1型题**
>
> 胰腺癌术后胆瘘并发症发生的时间一般在（ ）
>
> A.3~4天   B.5~10天
>
> C.15~20天   D.11~14天
>
> E.1~2天
>
> 答案：B
>
> 分析：胰腺癌的术后并发症胆瘘多发生在术后5~10日，表现为发热、腹痛及胆汁性腹膜炎症状，T管引流量突然减少，沿腹腔引流管或腹壁伤口溢出胆汁样液体。

（三）健康教育

1. 自我监测　年龄40岁以上者，短期内出现持续性上腹部疼痛、腹胀、黄疸、食欲减退、消瘦等症状时，应进行胰腺疾病筛查。

2. 合理饮食　戒烟酒，合理饮食。

3. 复诊指导　术后每3~6个月复查1次，若出现贫血、发热、黄疸等情况，及时就诊。

✦ 案例分析

1. 为准确评估病情，还应收集的资料：

（1）血清钙测定。

（2）诊断性腹腔穿刺，若抽出血性混浊液体，且所含淀粉酶明显高于血清淀粉酶有诊断意义。

（3）MRI检查是急性胰腺炎重要的诊断方法，可鉴别是急性水肿性还是出血坏死性胰腺炎，以及病变的部位和范围，有无胰腺外浸润、浸润范围及程度等。

2.该病人存在的主要护理诊断/健康问题：

（1）急性疼痛：与胰腺及周围组织炎症、水肿、出血坏死及胆道梗阻有关。

（2）有体液不足的危险：与腹腔渗液、出血、呕吐、禁食等有关。

（3）营养失调：低于机体需要量，与呕吐、禁食、大量消耗等有关。

（4）体温过高：与胰腺坏死和继发感染有关。

【本章小结】

思维导图

（周庆湘、蔡文武、秦林娟）

第二十一章
急腹症病人的护理

✦ 学习目标

知识目标：

(1)能概述常见外科急腹症的病因、分类及病理变化和辅助检查。

(2)能阐述外科急腹症的分类、鉴别诊断、治疗原则和护理措施。

(3)能阐述急腹症的临床表现。

能力目标：能够掌握运用护理程序对外科急腹症病人实施整体护理。

素质目标：具有危机意识和团队协作意识，拥有高度责任感，形成良好的职业思维和修养。

✦ 案例导入

案例

病人，男，62岁，2小时前午餐后打篮球，突然出现腹部持续性剧烈疼痛，有腹胀、呕吐，呕吐物含有少量血性液体，口渴、烦躁不安。体格检查：中腹部可扪及压痛性包块，移动性浊音阳性，肠鸣音减弱。血常规：白细胞计数 $13.4×10^9$/L，中性粒细胞比值90%，发病以来肛门未排气。

思考

1.该病人最可能的诊断是什么？

2.目前最急需的处理是什么？

3.该病人目前主要的护理问题是什么？

急腹症(acute abdomen)是一类以急性腹痛为突出表现，需要尽早诊断和紧急处理的腹部疾病。其特点为发病急、病情重、变化多、进展快，给病人带来严重的危害，甚至导致死亡。在诊疗、护理过程中，往往需要多学科协作及高度重视，并及时给予正确的诊疗和护理。

【病因】

部分外科疾病和妇产科疾病常成为急腹症的主要病因，但也有少数是由内科疾病、误服腐蚀物或异物等因素诱发。

1. **感染性疾病**　外科疾病，如急性胆囊炎、胆管炎、胰腺炎等；妇科疾病，如急性盆腔炎等；内科疾病，如急性胃肠炎等。

2. **出血性疾病**　外科疾病，如外伤引起的肝、脾破裂，腹腔内动脉瘤破裂等；妇科疾病，如输卵管妊娠破裂等。

3. **空腔脏器梗阻及破裂穿孔**　如肠梗阻、胆结石或胆道蛔虫病引起的胆道梗阻、输尿管结石、胃肠穿孔或破裂等。

4. **缺血性疾病**　如肠扭转、肠系膜动脉栓塞、肠系膜静脉血栓形成、卵巢囊肿蒂扭转等。

【病理生理】

当腹内脏器因急性感染、破裂、穿孔、梗阻、出血、缺血等原因引起急腹症时，除产生与原发疾病相关的病理生理变化（参见相关章节），还涉及腹痛所致的病理生理变化，这些来自腹部的病理性和生理性因素刺激交感神经、副交感神经和腹膜壁层的躯体神经传至大脑感觉中枢，产生腹痛感觉。

> **考点：内脏痛的特点**

【知识链接】

腹痛的分类

1. 内脏痛

(1)疼痛定位不精确：主要原因为内脏的痛觉多数由双侧传入神经同时进入脊髓的节段大致相近，其腹痛的感觉部位亦相似，很难定位。

(2)疼痛感觉特殊性：腹腔内脏对来自外界的机械刺激，如切、割、灼等反应迟钝，但对压力和张力性刺激所致的疼痛则极为敏感，常伴有消化道症状，出现反射性的恶心、呕吐，如过度牵拉、突然膨胀、痉挛和内脏缺血等。

2. 牵涉痛又称放射痛　指在急腹症引发内脏疼痛的同时，体表的某一部位也会出现疼痛感，即某个内脏病变产生的痛觉信号被定位到远离该内脏的身体其他部位。

3. 躯体痛　特点为痛觉敏锐，定位准确，是壁腹膜受到腹腔炎性或化学性渗出物刺激后引起的体表相应部位持续性锐痛。

【护理评估】

(一)健康史

1. **既往史**　了解病人既往疾病史、手术史、腹部外伤史、饮食的结构和量、情绪状态，以及有无剧烈活动、疲劳等，有助于急腹症的诊断。如有腹部手术史的腹痛病人，常考虑粘连性肠梗阻；有胃十二指肠溃疡病史的病人突发剧烈腹痛，首先考虑溃疡穿孔等。

2. **月经史**　对于有生育能力的女性，准确的月经史、末次月经开始和终止日期对宫外孕或者黄体破裂等引发腹痛的诊断有重要意义。

(二)身体状况

1. 症状

(1)腹痛:最为突出且关键的症状。

1)腹痛的诱因。①饮食:胆石症或急性胆囊炎引起的急性腹痛多与进食油腻食物有关;急性胰腺炎多与暴饮暴食或过量饮酒等有关。②活动:肠扭转出现的急腹痛多与饱餐后剧烈活动有关。③外伤:腹腔内脏器损伤,病人腹痛一般在外伤后突然出现。④变换体位:胆石症病人的腹痛常于夜间睡眠变换体位后发作。⑤胆道蛔虫病者多因驱虫不当而诱发等。

2)腹痛的部位。①病变部位通常先出现腹痛或腹痛最显著,如胃或十二指肠、胆道、胰腺的病变,腹痛大多位于中上腹。②腹痛由局部迅速波及全腹者多为脏器破裂或穿孔。如胃十二指肠溃疡穿孔,腹痛始于上腹部,而后可波及全腹等。③转移性腹痛,常见于急性阑尾炎,腹痛始于上腹,再至脐周,数小时后转移并固定于右下腹。④牵涉痛或放射痛,如胆囊炎、胆石症除表现为右上腹或剑突下疼痛,常伴有右肩或右肩胛下痛;急性胰腺炎在上腹痛的同时可伴左肩或腰背部束带状疼痛;肾或输尿管结石除腰部疼痛,还可放射至下腹、腹股沟区或会阴部等。

3)腹痛发生的缓急。腹痛起初程度较轻,随后逐渐加重,这种情况多为炎性病变所致。若腹痛突然发作且迅速加剧,往往与腹内脏器扭转或绞窄、空腔脏器穿孔或梗阻、实质性脏器破裂等情况有关。例如急性肠扭转、绞窄性肠梗阻等。

4)腹痛的性质:常可反映腹内脏器病变的类型或性质。①阵发性绞痛:往往提示空腔脏器发生梗阻或痉挛,如机械性肠梗阻或泌尿系结石等。②持续性钝痛或隐痛:多见于腹内炎性病变或出血性病变,如急性阑尾炎、急性胰腺炎、肝或脾破裂内出血等。③持续性疼痛伴阵发性加剧:多表示炎症和梗阻并存,如绞窄性肠梗阻早期、胆石症合并胆道感染等。④持续性锐痛:为壁腹膜受到炎性或化学性刺激所致。

5)腹痛的程度:腹痛较轻往往为一般炎性病变初期,腹痛较重常为脏器痉挛、梗阻、扭转、嵌顿、绞窄缺血、化学刺激等所致,如胃、十二指肠溃疡穿孔,胆绞痛及肾、输尿管结石等。

(2)伴随症状。

1)恶心、呕吐:呕吐常于腹痛后发生,主要是腹膜或肠系膜受到强烈刺激或牵拉,以及毒素吸收作用于中枢神经系统所致。不同疾病的呕吐特点各异:高位肠梗阻病人呕吐出现早且频繁;低位小肠或结肠梗阻病人呕吐出现较晚,甚至不发生呕吐,且呕吐物带有粪臭样气味;若呕吐物呈血色或咖啡色,则提示上消化道出血;若呕吐物中含有胆汁,则表明梗阻部位在十二指肠以下;消化性溃疡穿孔病人通常无呕吐现象。

2)排便排气改变:机械性肠梗阻病人腹痛后常停止排便排气;肠套叠常表现为小儿腹痛伴果酱样便;急性坏死性肠炎常表现为脐周疼痛伴腹泻且粪便有腥臭味;急性胃肠炎有大量水样泻伴痉挛性腹痛等。

3)其他:发热、贫血或休克、尿频、尿急、血尿和排尿困难等。

2. 体征 各种原因引起的急腹症,除产生与原发疾病相关的全身反应,最主要的是引起相应的腹部体征。

(1)视诊:观察腹部是否对称,腹式呼吸是否存在,有无腹部肿块。急性腹膜炎时腹式呼吸运动减弱或消失；腹部出现肠型或异常蠕动波常是肠梗阻的体征；全腹胀多提示低位肠梗阻；不对称性腹胀多为肠扭转或闭袢性肠梗阻；板状腹常是胃十二指肠溃疡穿孔的体征。

（2）触诊：体查有无包块和腹膜刺激征，其部位、范围和程度。如肠套叠常表现为小儿腹部有腊肠样肿块；压痛最显著处往往是病变所在部位，如溃疡穿孔的压痛以上腹部为主，阑尾炎的压痛在右下腹；肌紧张、反跳痛是壁腹膜受炎症刺激后的表现，但坏疽性胆囊炎、阑尾炎、消化道穿孔时因腹膜受到强烈化学性刺激而表现为高度肌紧张，呈"板状腹"，但随着腹腔渗液的稀释，肌紧张程度将有所减轻，随后再度加重。

（3）叩诊：肝浊音界缩小或消失常提示消化道穿孔或破裂，出现移动性浊音表示腹腔内有大量积液或积血等。

（4）听诊：注意有无肠鸣音及其频率及音调，以判断胃肠蠕动情况。肠鸣音亢进伴气过水声或高调金属音多为机械性肠梗阻，肠鸣音减弱或消失则提示肠麻痹。

3. 直肠指检　是判断急腹症病因及病情变化简单而有效的方法。注意直肠温度、是否触及肿块、有无触痛、指套是否沾有血迹。如阑尾炎时直肠右侧壁可有触痛；若指套沾有血迹或黏液，则应考虑肠管绞窄或肠套叠；有直肠膀胱（直肠子宫）凹陷脓肿时，直肠前壁饱满、触痛、有波动感等。 **考点：直肠指检**

4. 急腹症的鉴别

（1）外科急腹症的特点：①一般先有腹痛，后出现发热等伴随症状；②腹痛或压痛部位较固定，且程度重；③常出现腹膜刺激征甚至休克；④可发现腹部肿块或其他外科特征性表现。 **考点：外科急腹症的特点**

【护考真题链接】2013 年—A2 型题

病人，女，60 岁，剑突下持续性疼痛6小时，寒战高热伴黄疸。既往有类似发作史。体格检查：神志淡漠，T 39 ℃，BP 80/60 mmHg，P 120 次/min，剑突下有压痛，肌紧张。血常规：白细胞计数 $26×10^9/L$，中性粒细胞比值95%。肝区叩击痛，血清胰淀粉酶水平为240 SU。此病人最可能的诊断为（　　）

A. 急性胰腺炎　　　　　　B. 胆道蛔虫病
C. 急性梗阻性化脓性胆管炎　D. 急性胆囊炎
E. 溃疡病穿孔
答案：C
分析：急性梗阻性化脓性胆管炎病人除有 Charcot 三联征，即腹痛、寒战高热和黄疸，还可有休克和精神症状，即 Reynolds 五联征。据题干可知该病人除有典型的 Charcot 三联征表现，还有血压偏低、脉压小、脉率快、神志淡漠等休克表现，与急性梗阻性化脓性胆管炎临床表现相符。

1）急性穿孔：有溃疡病史，突然出现上腹部刀割样剧烈疼痛，有明显的腹膜刺激征，肝浊音界缩小或消失，立位 X 线检查可见膈下有游离气体。

2）急性胆囊炎：常在进食油腻食物后发病，右腹部剧烈疼痛，向右肩背部放射，肌紧张，墨菲征阳性，B 超检查显示胆囊增大、壁厚，可见结石影。

3）急性胆管炎：典型的症状为 Charcot 三联症，即腹痛、寒战高热、黄疸。急性梗阻性化脓性胆管炎时，除 Chareot 三联征，还可有休克和精神症状，即 Reynolds 五联征。B 超检查显示胆管扩张和结石影。

4）急性胰腺炎：①多有胆道疾病史或暴饮暴食；②腹痛位于上腹偏左，持续而剧烈，向左肩部或腰部放射；③呕吐后腹痛不缓解；④腹胀表现为麻痹性肠梗阻；⑤血、尿淀粉酶升高。

5）急性阑尾炎：典型表现为转移性右下腹痛和右下腹固定压痛点。

6）急性肠梗阻：①突然发生剧烈的腹部绞痛，呈阵发性发作。持续性腹痛且症状加重时，可能会发生肠绞窄或肠穿孔。②腹痛时常立即发生恶心、呕吐，呕吐后腹痛减轻。③低位梗阻腹胀明显。④肛门停止排便排气。⑤听诊机械性肠梗阻时可有肠鸣音亢进，有高调气过水声或金属音；麻痹性肠梗阻时肠鸣音减弱或消失。X 线检查可见多个气液平面。

7）腹腔脏器损伤：①有腹部外伤史；②腹痛开始于受伤部位；③实质脏器破裂以内出血为主，抽出不凝固血液；空腔脏器破裂以腹膜炎表现为主，胃肠破裂者腹部立位 X 线检查可见膈下有游离气体。

> 考点：脏器破裂的特点

> **【护考真题链接】2012 年—A1 型题**
>
> 病人，男，40 岁，近几天来上腹部疼痛不适反复发作，2 小时前在睡眠中突感上腹刀割样剧痛，继之波及全腹，既往有十二指肠溃疡病史，根据临床表现和辅助检查结果，拟诊为十二指肠穿孔。肠穿孔的重要诊断依据为（   ）
>
> A. 既往病史 　　　　　　　　　　B. 腹膜炎和腹腔积液体征
> C. B 超显示腹腔液性暗区 　　　　D. X 线片显示膈下游离气体
> E. 病人自觉症状
> 答案：D
> 分析：肠穿孔出现时，气体逸出，上升到膈下，X 线下可以清楚地看到隔下游离气体，这是诊断肠穿孔的重要依据。

（2）内科急腹症的特点：①一般先出现发热或呕吐症状后，才出现腹痛，或呕吐与腹痛同时发生；②腹痛或压痛部位不固定，程度轻，无明显腹肌紧张；③体格检查、X 线检查及心电图检查等可明确诊断。

（3）妇科急腹症的特点：①以下腹部或盆腔内疼痛为主；②常伴有白带增多、阴道出血或停经史；③妇科检查可明确诊断。

（三）辅助检查

1. 实验室检查　血红蛋白和红细胞计数降低通常提示腹腔内出血；白细胞计数及中性粒细胞比值升高则提示腹腔内感染；尿液中有红细胞常提示泌尿系损伤或结石；尿胆红素阳性则表示存在阻塞性黄疸；粪便隐血试验阳性多为消化道出血；血、尿淀粉酶升高多为急性胰腺炎等。

2.影像学检查

(1)X线:立位X线检查显示膈下游离气体是消化道穿孔或破裂的依据,机械性肠梗阻时可见多个气液平面,麻痹性肠梗阻时可见肠管普遍扩张,乙状结肠扭转和肠套叠时钡剂或空气低压灌肠X线检查可见典型的"鸟嘴征"和"杯口征"。

> 考点:急腹症的辅助检查

🔊 **【护考真题链接】2013 年—A2 型题**

病人,男,30岁,饱餐后突发上腹持续性疼痛4小时,体格检查发现全腹痛、腹肌紧张,肝浊音界消失。对其诊断最有价值的检查是(　　)

A.血常规检查　　　　　　　B.腹部 CT 检查

C.立位腹部 X 线平片　　　　D.血淀粉酶测定

E.纤维胃镜检查

答案:C

分析:病人在饱餐后突然出现上腹部疼痛,持续4小时。全腹存在压痛,腹肌紧张,肝浊音界消失,考虑为消化性溃疡穿孔。通过立位腹部 X 线平片检查,能够明确膈下游离气体的情况,进而明确诊断消化性溃疡穿孔,所以这是该病人确诊最具意义的检查方法。

(2)B超:是诊断实质性脏器损伤、破裂和占位性病变的首选方法,有助于了解腹腔内积液、积血的部位和量。胆囊或泌尿系结石时可见强回声。

(3)CT、MRI:主要用于检查实质性脏器病变、腹腔内的占位性病变,如对急性出血坏死性胰腺炎的诊断极有价值。

3.诊断性腹腔穿刺或灌洗　若抽出不凝血性液体,则多提示腹腔内脏器出血;若血性液体为混浊液体或为脓液,多为腹腔内感染或消化道穿孔;若含胆汁性液体,常是胆囊穿孔;若疑为急性胰腺炎,可进行穿刺液淀粉酶测定;若穿刺未抽出液体,可注入等渗盐水500 mL,然后对抽吸液体做涂片镜检,红细胞超过 $0.1×10^{12}/L$,或白细胞超过 $0.5×10^{9}/L$,有诊断价值;女性病人疑有盆腔积液、积血时,可经阴道后穹隆穿刺协助诊断;异位妊娠破裂时经阴道后穹隆穿刺可抽得不凝血液;盆腔炎性疾病病人的阴道后穹隆穿刺液则为脓性。

🔊 **【护考真题链接】2023 年—A2 型题**

病人,男,40岁。饱餐后出现上腹部剧痛3小时,伴恶心、呕吐就诊。初步体格检查:神志清楚,腹部平,全腹明显压痛,呈板样强直,肠鸣音消失。分诊护士应首先判断该病人最可能为(　　)

A.急腹症,怀疑为急性胰腺炎　　B.癔症

B.消化道感染,怀疑伤寒　　　　C.中枢神经系统疾病,怀疑为脑疝

D.外伤,怀疑为盆腔骨折

答案:A

分析:饱餐后剧烈腹痛,伴有恶心、呕吐,且有腹膜刺激征,考虑急腹症,怀疑为急性胰腺炎。

(四)心理-社会状况

急腹症发病急、进展快、病情重,常需紧急手术,病人及其家属常有恐惧不安的心理反应。评估病人及其家属的心理状态、对急腹症的认知程度及治疗信心,以及承担治疗的经济能力等。

(五)治疗原则

急腹症发病急、进展快、病情危重。应多学科协作,采取及时、准确和有效的治疗措施。

1.非手术治疗

(1)严密观察生命体征、腹部体征和辅助检查的动态变化,及时判断病情是否恶化。

(2)禁饮食,进行胃肠减压、静脉补液等。

(3)给予解痉和抗感染药物进行治疗。

(4)当出现休克情况时,应及时给予抗休克治疗,同时做好紧急手术的准备工作。

2.手术治疗

(1)对诊断明确,如腹部外伤、溃疡穿孔致弥漫性腹膜炎、化脓性或坏疽性胆囊炎、急性梗阻性化脓性胆管炎、急性阑尾炎、完全性肠梗阻、异位妊娠破裂等,须立即手术治疗。

(2)对诊断不明的腹痛、腹膜炎体征加剧,且全身中毒症状严重者,应在非手术治疗的同时,积极完善术前准备,尽早手术治疗。

【常见护理诊断/问题】

1.焦虑、恐惧 与突然发病、剧烈疼痛、紧急手术、担忧预后等因素有关。

2.急性疼痛 与腹腔器官的炎症、穿孔、痉挛、梗阻、绞窄、损伤、出血及手术等有关。

3.体温过高 与腹部器官炎症或继发腹腔感染有关。

4.体液不足 与腹腔渗液、肠腔积液、出血、呕吐、禁食、胃肠减压等有关。

5.营养失调:低于机体需要量 与摄入不足(禁食)和消耗、丢失过多有关。

6.潜在并发症:低血容量性休克、感染性休克等

【护理措施】

(一)非手术治疗病人的护理/术前护理

1.减轻或有效缓解疼痛

(1)体位:休克病人取平卧位或中凹卧位,在未出现休克的情况下一般采取半卧位,以促使腹腔积液流向盆腔,减少毒素吸收,减轻中毒症状,这不仅有助于炎症的局限和引流,还可减轻腹胀而有利于呼吸和循环。

考点:四禁

(2)四禁四抗:①严格执行"四禁",即"禁饮食、禁用镇痛药、禁服泻药、禁止灌肠"。急腹症病人没有明确诊断之前禁用镇痛药,以免掩盖病情。指导病人严格禁食,必要时胃肠减压,控制炎症的扩散,减轻胃肠积气、积液,减少消化液和胃内容物自穿孔部位漏入腹膜腔,从而减轻腹胀和腹痛。②做好"四抗",即"抗感染,抗休克,抗水、电解质和酸碱代谢失衡,抗腹胀"的护理。

【护考真题链接】2016 年—A2 型题

病人，男，40 岁，因胃溃疡穿孔接受毕Ⅰ式胃大部切除术。术后 4 天，患者自述腹部胀痛、恶心，且停止排气、排便。体格检查发现病人全腹膨隆，未见肠型，中上腹有轻度压痛及肌紧张，肠鸣音消失。此时，最重要的处理措施为（　　）

A. 镇痛　　　　　　　　　　B. 胃肠减压

C. 补液　　　　　　　　　　D. 卧位

E. 营养支持、抗菌药物治疗

答案：B

分析：病人腹部胀痛，恶心，停止排气、排便。体格检查：全腹膨隆，未见肠型，中上腹轻度压痛及肌紧张，肠鸣音消失，可推断其发生了麻痹性肠梗阻，其首要的护理措施为禁食、胃肠减压。

2. 病情观察

(1) 密切观察病人腹痛的部位、性质、程度和伴随症状有无变化，及其生命体征。若病人呼吸急促，血氧分压<60 mmHg，提示有发生 ARDS 的倾向；若体温升高、白细胞计数及中性粒细胞比值升高，为感染征象；若脉搏增快、面色苍白、皮肤湿冷，则为休克征象；若血压及血红蛋白值进行性下降，则提示有腹腔内出血。

(2) 动态观察检查结果，如三大常规、血电解质、动脉血气分析、肝肾功能、X 线、B 超等检查结果。注意有无水、电解质及酸碱代谢失衡和感染等情况。

3. 维持体液平衡

(1) 消除病因：有效控制体液的进一步丢失。

(2) 补充血容量：迅速建立静脉通路，根据医嘱正确、及时和合理安排溶液的输注种类和顺序。若有大量消化液丢失，则先输注平衡盐溶液；有腹腔内出血或休克者，应快速输液并输血，尽快补充血容量。

(3) 对神志不清或伴休克者，应留置导尿管，并根据尿量调整输液量和速度。

(4) 准确记录出入水量，维持水电解质的平衡。

4. 心理护理　病人及其家属往往缺乏思想准备，对疾病的认知较为有限，担忧无法获得及时有效的诊断和治疗，或者害怕预后不佳。护理人员应主动、积极地迎接病人并给予关心，向病人耐心阐释引发腹痛的可能原因、检查的必要性以及治疗的意义，以稳定其情绪，使其积极配合。

(二) 手术治疗病人的护理

1. 病情观察　①观察生命体征；②观察切口敷料、引流；③动态观察腹部症状和体征。

2. 腹腔引流管护理　①妥善固定：正确连接引流装置、做好标记并妥善固定腹腔引流管，防止病人变换体位时牵拉而脱出。②保持通畅：避免引流管受压、扭曲而堵塞，对负压引流者及时调整负压参数，维持有效引流。③观察记录：观察引流物的颜色、性质和量，并详细记录，以了解病情发展的趋势。④严格执行无菌操作：引流管远端接引流袋时，先消毒引流管口后再连接，以免引起逆行感染。⑤适时拔管：当引流量减少、颜色澄清、病人体温及血白细胞计数恢复正常后，可考虑拔管。

3.营养支持 术后禁食期间通过静脉补充水、电解质和必需的营养物质。胃肠功能恢复、肛门排气且无腹痛、腹胀不适后，可进流质饮食，逐步过渡到正常饮食。

4.并发症护理

(1)出血。密切观察切口敷料有无血性液渗出、引流管是否有鲜红色血性液流出，严密监测病人生命体征。如引流管引出血性液体≥100 mL/h且持续3小时以上不止，并有脉搏细数、血压下降、出冷汗等表现时，应及时通知医生，给予止血药物、抗休克等治疗，必要时手术止血。

(2)腹腔内残余脓肿和瘘。①体位：腹腔或盆腔疾病病人取半坐卧位，以使腹腔内炎性液、血液等漏出物积聚并局限于盆腔，可减少毒素吸收并有利于积液或脓液的引流。②有效引流：保持腹腔内置引流管通畅，并观察引流液的量、颜色和性质，并做好记录。③控制感染：遵医嘱科学合理使用抗菌药物。④加强观察：若引流物为肠内容物或浑浊脓性液体且病人腹痛加剧，出现腹膜刺激征，同时伴有发热、白细胞计数及中性粒细胞比值上升，多为腹腔内感染或瘘，应及时报告医生。

5.心理护理 护士要主动与病人及其家属有效沟通，提供个性化的健康指导。对担忧术后并发症或因较大手术影响生活质量的病人，应加强心理疏导，教会其如何正确应对。

【健康指导】

(1)养成良好的饮食与卫生习惯。

(2)保持膳食均衡，选择清洁且易于消化的食物。

(3)积极控制急腹症的各种诱因，养成健康的生活方式。若患有溃疡病，应按照医嘱定时服药；患有胆道疾病和慢性胰腺炎的患者，需适度控制油腻食物的摄入；反复出现粘连性肠梗阻的患者，应当避免暴饮暴食，以及饱食后进行剧烈运动。

(4)接受手术治疗的急腹症患者，术后应尽早开始活动，以预防粘连性肠梗阻。

案例分析

本题主要考查急腹症中急性肠梗阻的诊断、处理及护理诊断。

1.最可能的诊断：

该病人在午餐后打篮球时突然出现腹部持续性剧烈疼痛、腹胀、呕吐，发病以来肛门未排便排气，以上状况符合肠梗阻的表现；加之病人饱餐后突然体位改变而导致肠扭转的诱因，肠扭转出现的急性腹痛多与餐后剧烈活动有关，中腹部可扪及压痛性包块，符合肠扭转闭袢性肠梗阻。其表现：呕吐物含少量血性液体，提示扭转肠管有血运障碍即肠绞窄；口渴，烦躁不安，提示病人有脱水表现；根据以上条件应考虑病人所患疾病为肠扭转。

2.最急需的处理：

鉴于病人有脱水表现且肠管有血运障碍，该病人急需禁饮食、胃肠减压、输液、抗感染治疗，同时积极做好急诊手术治疗准备。

3.该病人目前主要的护理诊断

(1)急性疼痛 与腹腔肠管梗阻、绞窄有关。

(2)体温过高 与腹部器官炎症或继发腹腔感染有关。

(3)有体液不足的危险 与腹腔渗液、肠腔积液、出血、呕吐有关。

（4）潜在并发症：休克、腹腔脓肿等。

【本章小结】

思维导图

（黄伟）

第二十二章

周围血管疾病病人的护理

✦ **学习目标**

知识目标：

(1)能阐述下肢静脉曲张、血栓闭塞性脉管炎病人的临床表现及处理原则。

(2)能概述下肢静脉曲张、血栓闭塞性脉管炎病人的病因和病理生理。

能力目标：

掌握下肢静脉曲张、血栓闭塞性脉管炎病人的护理措施和健康指导的相关知识，运用护理程序对周围血管疾病病人实施整体护理。

素质目标：

具有人文关怀，能够与病人有良好的沟通。

第一节　原发性下肢静脉曲张病人的护理

✦ **案例导入**

案例

病人，男，43岁，中学教师，已工作20年，下肢出现酸胀、沉重的症状6年，在活动或休息后症状会有所减轻。体格检查发现其小腿外侧存在蚯蚓状团块，足靴区有色素沉着现象。

思考

1.该病人最可能的诊断是什么？

2.该病人出现此病症的主要诱因是什么？

3.若进行手术治疗，术后的护理措施有哪些？

下肢静脉曲张分为原发性(单纯性)和继发性(代偿性)两种。原发性下肢静脉曲张是指下肢浅静脉瓣膜关闭不全，静脉血液反流引起的以静脉扩张、迂曲为主要表现的一种疾病。常见于从事久站的职业和体力劳动强度高者。

【病因】

1. **先天性因素** 静脉壁薄弱、静脉瓣膜缺陷是全身结缔组织薄弱的一种表现，与遗传因素有关。

2. **后天性因素** 与长时间站立、久坐少动、从事重体力劳动、妊娠、盆腔肿瘤、慢性咳嗽、习惯性便秘等原因引起的腹腔压力升高有关。

【病理生理】

下肢静脉血流需对抗重力向心回流，主要依靠以下因素：①吸气时和心脏舒张期，胸腔内负压产生的向心吸引作用；②下肢肌肉的收缩作用；③静脉瓣膜的单向开放作用。其中，静脉瓣膜的单向开放作用是防止血液逆流的关键。

当下肢静脉瓣膜出现病变，血液发生淤滞，主干静脉和毛细血管压力升高时，皮肤微循环会出现障碍，进而造成局部代谢异常，引发皮肤色素沉着、纤维化、皮下脂肪硬化，甚至出现皮肤萎缩和静脉溃疡等问题。此外，纤维蛋白渗出以及毛细血管周围纤维组织沉积，会引起再吸收障碍和淋巴超负荷，导致下肢水肿。

小腿下内侧区域受到胸腔内负压产生的向心吸引作用以及下肢肌肉的收缩作用较弱，且该区域承受的压力最大，因此静脉曲线在此区域高发。

【护理评估】

(一)健康史

了解病人是否从事长期站立工作、进行重体力劳动，以及有慢性咳嗽、习惯性便秘等引起腹内压升高的因素，是否为晚期妊娠，是否有家族遗传病史。

(二)身体状况

1. **症状** 早期表现为下肢沉重、酸胀、乏力和疼痛。

2. **体征** 后期表现为下肢静脉曲张，血管隆起，蜿蜒成团。如肢体营养不良，可表现为色素沉着、溃疡、湿疹样改变。

> 考点：静脉曲张
> 的典型表现

此外，还有常见并发症。①血栓性静脉炎：主要由于血流缓慢引起血栓形成，当炎症消退后常遗留有局部硬结并与皮肤粘连。②溃疡形成：皮肤损伤破溃后常在踝周及足靴区形成经久不愈的溃疡。③曲张静脉破裂出血：主要为皮下淤血、局部血管压力过大或皮肤溃疡出血。

🔊 **【护考真题链接】2021 年—A1 型题**

原发性下肢静脉曲张的典型表现为( )

A. 久站后有酸胀感
B. 足背部水肿、色素沉着
C. 皮肤脱屑、瘙痒
D. 游走性浅静脉炎
E. 下肢静脉曲张、蜿蜒扩张、迂曲

答案：E

分析：下肢静脉曲张主要表现为下肢浅静脉曲张、蜿蜒扩张、迂曲，以大隐静脉曲张多见，单独的小隐静脉曲张比较少见；左下肢多见，但双下肢可先后发病(E项对)。早期表现：仅在长时间站立后患肢小腿感觉沉重、酸胀、乏力和疼痛(A项错)。后期表现：曲张静脉发生明显隆起和迂曲，可出现踝部轻度肿胀和足靴区皮肤营养不良，多有皮肤色素沉着、湿疹或溃疡形成(B项、C项错)；小部分血栓闭塞性脉管炎病人在局部缺血期可伴有游走性浅静脉炎，出现下肢浅小静脉条索状炎性栓塞(D项错)。

(三)辅助检查

1.特殊检查

(1)大隐静脉瓣膜功能试验(trendelenburg test)：主要用于检测大、小隐静脉的瓣膜功能。让病人仰卧，抬高下肢，使充盈的浅静脉排空，在腹股沟下方缠绕止血带，压迫大隐静脉卵圆窝处或腘窝处。接着让病人站立，解除止血带后，若静脉立即自上而下充盈，则表明大隐静脉瓣膜或小隐静脉功能不全。

(2)深静脉通畅试验(perthes test)：主要用于测定深静脉回流是否通畅。让病人取站立位，在腹股沟下方扎止血带压迫大隐静脉，待静脉充盈后，让病人连续做10余次下蹲活动，若曲张静脉加重，则说明深静脉阻塞。

(3)交通静脉瓣膜功能试验(pratt test)：主要用于发现瓣膜功能不全的交通静脉。让病人仰卧，抬高下肢，使充盈的浅静脉排空，在腹股沟下方缠绕止血带。先从足趾向上至腘窝缠绕第1根止血带，再从止血带处向下缠绕第2根止血带。然后让病人站立，一边向下解开第1根止血带，一边继续向下缠绕第2根止血带。若在两根绷带之间的间隙出现曲张静脉，则提示该处存在瓣膜功能不全的交通静脉。

2.多普勒超声　提供可视的管腔变化，测定血流变化。

3.下肢静脉造影　可了解病变的性质、范围和程度，为确诊的金标准，可排除髂静脉压迫综合征等。

4.下肢活动静脉压测定　采用有创的方式，对患肢行足背静脉穿刺术，直接在静脉内部测量其中的压力。交通静脉连接深静脉和浅静脉，可间接了解瓣膜功能，常作为筛选检查。正常者站立位活动后足背浅静脉压平均为$10\sim30$ mmHg，原发性下肢静脉曲张病人则为$30\sim40$ mmHg。深静脉瓣膜关闭不全时，下肢活动静脉压可高至$55\sim85$ mmHg。

(四)心理-社会状况

病人因静脉曲张、下肢不适、慢性溃疡创面经久不愈影响正常生活和工作，而产生焦虑、忧伤等心理。评估病人对疾病的了解程度及家庭、社会支持情况等。

(五)处理原则

1.非手术治疗　适用于病变局限、症状较轻、妊娠期间发病及不能耐受手术者。主要措施如下。①弹力治疗：指穿弹力袜或使用弹力绷带外部加压。此法适用于大多数病人，疗效肯定。②药物治疗：黄酮类和七叶皂苷类药物可缓解肢体酸胀、水肿等症状。③注射硬化剂：将硬化剂注入曲张静脉后引起炎症反应使之闭塞，适用于手术后的辅助治疗，处理残留的曲张静脉。④处理并发症：血栓性静脉炎者，给予局部热敷治疗，抗凝治疗至少6周；湿疹和溃疡者，应抬高患肢并给予创面湿敷；曲张静脉破裂出血者，应抬高患肢和局部加

考点：下肢静脉曲张最根本的治疗方法

压包扎止血，必要时予以缝扎止血，待并发症改善后择期手术治疗。

2. 手术治疗　适用于深静脉通畅、无手术禁忌证者。传统治疗方法为大隐静脉或小隐静脉高位结扎联合曲张静脉剥脱术。其他治疗手段，如旋切刨吸术、激光治疗、血管内曲张静脉电凝治疗、冷冻治疗、硬化剂注射及射频消融等，均已取得良好疗效。若已确诊交通静脉功能不全，可选择腔镜下筋膜下交通静脉结扎术或硬化剂注射术。

🔊 **【护考真题链接】2021 年—A1 型题**

治疗下肢静脉曲张最根本和有效的方法是(　　)

A. 使用弹力绷带或穿弹力袜　　　　B. 硬化治疗

C. 手术治疗　　　　　　　　　　　D. 抬高患肢

E. 加强运动

答案：C

分析：手术治疗是治疗下肢静脉曲张的根本方法，适用于深静脉通畅、无手术禁忌证者，如大隐静脉或小隐静脉高位结扎联合曲张静脉剥脱术、经皮环扎术等均可取得良好疗效。

【常见护理诊断/健康问题】

1. 活动无耐力　与下肢静脉曲张、血液回流障碍有关。

2. 皮肤完整性受损　与皮肤营养不良、慢性溃疡有关。

3. 潜在并发症：深静脉血栓形成、曲张静脉破裂、血栓性静脉炎

【护理措施】

(一)非手术治疗的护理/术前护理

1. 病情观察　留意肢体活动状况，查看局部皮肤是否存在色素沉着、溃疡、湿疹样改变等问题，以及局部血管是否有隆起情况。

2. 促进下肢静脉回流

(1)使用弹力绷带或弹力袜，其压力梯度呈循序降低态势，足踝部压力较高，向肢体近侧逐渐降低。借助这种压力变化，可减少浅静脉内的血液淤积，改善活动时腓肠肌的血液回流。穿戴前，需 **考点：弹力绷带的使用方法** 先抬高患肢，排空曲张静脉内的血液，然后再进行穿戴。弹力绷带应自下而上进行包扎，弹力袜的长短、压力及厚度要与病人的腿部情况相适配。在包扎过程中，要保持合适的松紧度，以不妨碍关节活动且能扪及足背动脉搏动为宜。

🔊 **【护考真题链接】2013 年—A2 型题**

病人，女，63 岁，因右下肢静脉曲张行大隐静脉高位结扎剥脱术，术后护士指导其使用弹力绷带的正确方法是(　　)

A. 包扎前应下垂患肢　　　　　　　B. 手术部位的弹力绷带应缠绕得更紧

C. 两圈弹力绷带之间不能重叠　　　D. 由近心端向远心端包扎

E. 包扎后应能扪及足背动脉搏动

答案：E

分析：弹力绷带应自下而上包扎，注意保持合适的松紧度，包扎前应抬高肢体，使静脉排空，然后再包扎，包扎时应从脚部(远心端)开始，逐渐向上缠绕，一直包扎到所需的高度，以能扪及足背动脉搏动和保持足部正常皮肤温度为宜。

（2）体位与活动：卧床休息或睡觉时抬高患肢 30°～40°，以利静脉回流。告知病人避免久坐或久站，以免血流缓慢引起血栓形成。坐时双膝勿交叉或盘腿，以免压迫腘窝静脉，影响血液回流。

（3）避免腹内压增高：多吃高纤维、低脂肪的食物，保持大便通畅，防止便秘；肥胖病人应控制体重。

3.保护患肢　告知病人勤剪指甲，勿搔抓皮肤，避免肢体外伤，以免造成曲张静脉出血。

（二）术后护理

1.病情观察　观察患肢伤口情况及皮下渗血，发现异常及时通知医生。

2.早期活动　卧床期间指导病人行踝泵运动，但应避免过于劳累使曲张的静脉破裂出血。为了避免深静脉血栓形成，促进静脉回流，鼓励病人早期下床行走，但 3 个月内禁止剧烈运动。

3.保护患肢　告知病人要经常修剪指甲，防止因外伤导致皮肤破损。若肢体存在湿疹、溃疡等情况，还需留意治疗与换药事宜，以促进创面愈合。

（三）健康教育

1.去除影响下肢静脉回流的因素　避免穿过紧的衣物；有计划的减重；保持良好姿势，避免久站、久坐及双腿交叉。

2.促进静脉回流　休息时适当抬高患肢；指导病人进行适当运动，增强血管壁弹性。

3.坚持弹力治疗

（1）治疗周期：非手术治疗病人坚持长期使用弹力袜或弹力绷带；术后病人也应每日使用 12 小时且坚持使用半年以上。

（2）治疗方法：使用弹力绷带时应注意采用自下而上包扎的方法，一般为早晨起床时穿上弹力袜或缠绕弹力绷带，晚上睡觉前脱/解下，日常使用避免反复穿脱，即使在运动时也需穿上弹力袜或缠绕弹力绷带，避免血液蓄积在腿部，有利于促进血液的流畅运行。

（3）维护措施：在使用过程中应注意做好弹力袜及弹力绷带的维护，洗涤不宜过于频繁，可使用 30 ℃以下温水手洗，禁用碱性肥皂、洗衣液和过烫水洗涤，也应避免暴晒、烘干及用力挤干，防止弹性被破坏；正常维护下弹力袜及弹力绷带可使用 3~6 个月；如弹性下降，应及时更换；此外，若出现皮肤瘙痒、皮肤水疱、溃烂、湿疹、溃疡、急性出血等并发症表现，应停止使用，及时就医。

第二节　血栓闭塞性脉管炎病人的护理

血栓闭塞性脉管炎（thromboangitis obliterans，TAO）又称 Buerger 病，是一种累及血管的炎症性、节段性和周期性发作的慢性闭塞性疾病。多侵袭四肢中小动、静脉，以下肢血管多见，病变常由肢体远端向近端呈节段性发展。该病好发于男性青壮年。

> 考点：血栓闭塞性脉管炎最常见的病变部位、病因

【病因】

病因尚未明确，与多种因素有关，可归纳为两个方面：

1. 外在因素　与吸烟、居住在寒冷潮湿地区、慢性损伤及感染有关。

2. 内在因素　与精神紧张、营养不均衡、家族遗传、自身免疫功能紊乱、性激素紊乱等多种因素有关。

其中，主动与被动吸烟史是本病发生和发展的重要因素。

【护考真题链接】2021 年—A2 型题

病人，男，35 岁，海上作业人员，有 20 年的吸烟史，最近下肢出现持续性疼痛，有条索状红线。该病人最可能的诊断为（　　　）

A. 血栓闭塞性脉管炎　　　　　　B. 下肢静脉曲张

C. 多发性复发性静脉炎　　　　　D. 深静脉血栓形成

E. 动脉硬化性闭塞症

答案：A

分析：血栓闭塞性脉管炎的临床表现有起病隐匿，进展缓慢，常呈周期性发作，经过较长时间后症状逐渐明显并加重。与吸烟、居住于寒冷潮湿地区、慢性损伤及感染有关，其中，主动与被动吸烟史是本病发生和发展的重要因素。

【病理生理】

1. 初期　常起自动脉，后累及静脉，由远端向近端发展，病变呈节段性分布，两段之间血管可正常。

2. 活动期　受累动静脉管壁为全层非化脓性炎症，有内皮细胞和成纤维细胞增生、淋巴细胞浸润、管腔狭窄和血栓形成。

3. 后期　炎症消退，血栓机化，新生毛细血管形成，动脉周围有广泛纤维组织形成，闭塞血管远端的组织可出现缺血性改变，甚至坏死。

【护理评估】

（一）健康史

询问病人有无吸烟史，生活、工作环境是否寒冷、潮湿，有无损伤和感染史。了解病人有无自身免疫功能紊乱、性激素失调及家族史。

(二)身体状况

本病起病隐匿,进展缓慢,多次发作后症状逐渐明显并加重。病程分为3期。

1.局部缺血期 以感觉和皮肤色泽改变为主,可出现动脉硬化性闭塞症Ⅰ期及间歇性跛行的临床表现。此外,此期还可表现为反复发作的游走性血栓性静脉炎,即浅表静脉发红、发热,呈条索状,且有压痛。

> **考点:血栓闭塞性脉管炎的临床表现**

2.营养障碍期 以疼痛和营养障碍为主,可出现静息痛,皮温下降,肢端苍白、潮红或发绀,且可伴有营养障碍表现,如皮肤干燥、脱屑、脱毛及肌肉萎缩等。患肢动脉搏动消失,但尚未出现肢端溃疡或坏疽。

3.组织坏死期 以溃疡和坏疽为主,可出现动脉硬化性闭塞症Ⅳ期的临床表现。

🔊【护考真题链接】2021年—A2型题

病人,男,35岁,海上作业人员,有20年的吸烟史,最近下肢出现持续性疼痛,有条索状红线。目前该病人处于( )

A. 间歇期   B. 跛行期

C. 营养障碍期   D. 局部缺血期

E. 组织坏死期

答案:C

分析:血栓闭塞性脉管炎的病程分为3期。其中,营养障碍期的主要症状为疼痛和营养障碍,可出现静息痛,皮温下降,肢端苍白、潮红或发绀,同时可能伴有营养障碍的表现,如皮肤干燥、脱屑、脱毛以及肌肉萎缩等。患肢动脉搏动消失,但尚未出现肢端溃疡或坏疽。

(三)辅助检查

1.多普勒超声 能够评估缺血程度,判断动静脉是否存在狭窄或闭塞情况,还可借助多普勒血流射频呈现血流的流速、方向和阻力等信息。

2.CT扫描血管造影(CTA) 可获取动脉的立体图像,清晰显示患肢血管的病变节段以及狭窄程度。

3.数字剪影血管造影(DSA) 主要呈现肢体远端动脉呈节段性受累的特征,有时可能伴有近端动脉的节段性病变。病变血管出现狭窄或闭塞,而受累血管之间的血管壁较为光滑平整。此外,DSA还能显示闭塞血管周围是否存在侧支循环,有助于与动脉栓塞进行鉴别。

(四)心理-社会状况

病人可因患肢疼痛及病情逐渐加重而丧失劳动能力,严重影响生活,产生忧虑、急躁、悲观情绪;后期因疼痛剧烈,一般镇痛药难以奏效,若发生肢端坏疽,则须截肢,而对治疗、生活丧失信心。此外,病人也可由于使用麻醉性镇痛药,出现药物成瘾的情况。

(五)处理原则

治疗的重点在于防止病变发展,改善和促进下肢血液循环。

1. 非手术治疗

（1）一般疗法：严格戒烟是关键。其他包括防止患肢受伤；注意保暖、防潮；适当使用镇静、镇痛药；早期病人可进行患肢的适度锻炼，促进侧支循环建立。

（2）药物治疗：应用扩张血管、抑制血小板聚集的药物改善血液循环，有溃疡并发感染者，还应给予抗菌药物；中医中药辅助治疗。

（3）高压氧疗法：以改善组织的缺氧状况，减轻患肢疼痛，促进溃疡愈合。

（4）创面处理：干性坏疽应局部消毒包扎，湿性坏疽容易感染，及时换药的同时应用抗菌药物预防或控制感染。

2. 手术治疗　目的是增加肢体血液供应和重建动脉血流通道，改善缺血引起的后果。常见手术方式包括：

（1）腔内治疗：主要有经皮腔内血管成形术、血管内支架、置管溶栓术。

（2）腰交感神经切除术：适用于早期发病的病人，但远期疗效并不理想。

（3）自体大隐静脉或人工血管旁路移植术：适用于主干动脉节段性闭塞，但在闭塞的近端和远端仍有通畅的动脉通道者。

（4）动、静脉转流术：慎选，此法可缓解静息痛，但并不降低截肢率。

（5）截肢术：适用于肢体远端已有明确坏死界限，溃疡无法愈合、坏疽无法控制或严重感染引起脓毒症者。

【常见护理诊断/健康问题】

1. 慢性疼痛　与动脉痉挛、管腔狭窄或闭塞造成组织缺血有关。

2. 组织完整性受损　与肢端坏死、脱落有关。

3. 焦虑　与久治不愈，对治疗失去信心有关。

4. 知识缺乏：缺乏本病的预防及功能锻炼方法的知识

【护理措施】

（一）非手术治疗的护理/术前护理

1. 饮食护理　以低热量、低糖及低脂食物为主，多进食新鲜蔬菜、水果等富含纤维素的食物。

2. 疼痛护理　①体位：睡觉或休息时取头高脚低位，避免久站、久坐或双膝交叉，影响血液循环。②戒烟：消除烟碱对血管的收缩作用。③改善循环：轻症病人可遵医嘱应用血管扩张剂，解除血管痉挛，改善肢体血供。④镇痛：运用合适的评估工具对病人的疼痛部位、程度、性质等进行评估，疼痛剧烈者，遵医嘱应用镇痛药；给药后30~40分钟再次评估疼痛。

3. 患肢护理　①保暖：应避免因寒冷刺激引起血管收缩，加重局部缺血、缺氧。注意足部保暖，但要避免局部热疗，以防止烫伤病人或因局部组织温度骤然升高而加重缺血缺氧。②清洁：保持足部的清洁、干燥，要求病人每日用温水洗脚，勤剪指甲，皮肤瘙痒时避免用手抓痒以免皮肤受伤。③运动：发生坏疽、溃疡时应卧床休息，避免运动加重局部的缺血、缺氧。④抗感染：如有感染应遵医嘱使用抗菌药物，注重创面换药。

4. 功能锻炼　鼓励病人每日适当步行，指导病人进行 Buerger 运动：平卧，抬高患肢

45°以上，维持2~3分钟，然后坐起来，自然下垂双脚2~5分钟，并做足背的伸屈及旋转运动。然后将患肢放平，休息5分钟，以上动作练习5次为1组，每日可进行数组。腿部发生溃疡及坏死，或有动脉或静脉血栓形成时，不宜做此运动，否则将加重组织缺血缺氧，或导致血栓脱落造成栓塞。

5. 心理护理　关心体贴病人，给予情感支持，减轻病人的焦虑、恐惧心理，帮助其更好地配合治疗、树立战胜疾病的信心。

(二) 术后护理

1. 体位　静脉手术后患肢抬高30°，制动1周；动脉手术后患肢平放，制动2周；自体血管移植术后愈合良好者，卧床制动时间可适当缩短。病人卧床期间应适当做足背屈伸运动，以促进局部血液循环。

2. 加强病情观察　注意预防和处理感染、出血、动脉栓塞、血管痉挛或继发血栓等并发症。

3. 功能锻炼　传统术后7~10天病人可在床上活动，10天后进行床边活动，3周内避免剧烈运动；介入术后鼓励病人早期锻炼，在术后6小时可以进行床上锻炼，术后24小时可以适当在床旁运动，可适量地做有氧运动，如打太极、练瑜伽、慢走等，控制运动强度、时间和速度，加快患肢部位的血液循环。

(三) 健康教育

1. 保护患肢　①严格戒烟；②保护肢体，选择宽松的棉质鞋袜并勤更换，切勿赤足行走，避免外伤；③注意患肢保暖，避免受寒；④旁路术后6个月内避免吻合口附近关节的过屈、过伸和扭曲，以防止移植物再闭塞或吻合口撕裂；⑤介入术后不可用热水泡脚，避免缺血症状加重。

2. 饮食指导　以低碳水化合物、低胆固醇及低脂食物为主，预防动脉病变，特别是进行介入手术的病人，其胆固醇值和甘油三酯值常比正常人高，因此在饮食方面要特别注意；多摄取维生素，以维持血管平滑肌的弹性；忌辛辣刺激性食物；体态肥胖者需减肥，以达到控制血压、血糖、血脂的目的。

3. 药物指导　旁路术后病人应遵医嘱服用抗血小板聚集药、抗凝药、降血脂药及降血压药，每1~2周复查凝血功能。

4. 定期复诊　术后1个月、3个月、6个月、12个月分别到门诊复查彩超，以了解血管通畅情况。若出现皮温下降、感觉异常、间歇性跛行、疼痛加重、原有症状加重或全身出现感染症状，应及时到医院就诊。

🔊【知识链接】

干细胞移植治疗血栓闭塞性脉管炎

干细胞移植治疗是指将采集到的干细胞通过特定方式输入病人体内。干细胞移植方法有两种，一种是局部缺血肌内注射法，在缺血肢体上画出要注射的具体位置进行干细胞注射，另一种是下肢动脉腔内注射，用导丝和导管选择下肢病变动脉，送入并充盈球囊，阻断动脉后将干细胞悬液缓慢注入动脉腔内。干细胞移植可以通过多种机制调控治疗性血管新生和组织修复，包括：①分化成内皮祖细胞和（或）多种组织细胞以替代受损细胞类型；②分泌生长因子、细胞因子、激素等旁分泌因子，调节新生血管的形成；③具有免疫调节和抗炎作用。

干细胞治疗为旁路手术、腔内治疗及保守治疗无效的血栓闭塞性脉管炎的病人提供了新的治疗方法，且其疗效已经在临床上获得了证实。

案例分析

1. 最可能的诊断：小隐静脉曲张。

2. 主要诱因：长期站立。

3. 护理措施：

（1）体位与活动：静脉手术后，患肢抬高30°，制动1周；动脉手术后患肢平放，制动2周；自体血管移植术后愈合良好者，卧床制动时间可适当缩短。病人卧床期间应适当做足背屈伸运动，以促进局部血液循环。

（2）加强病情观察，注意预防和处理感染、出血、动脉栓塞、血管痉挛或继发血栓等并发症。

（3）功能锻炼：传统术后7~10天病人可在床上活动，10天后进行床边活动，3周内避免剧烈运动；介入术后鼓励病人早期锻炼，在术后6小时可以进行床上锻炼，术后24小时可以适当在床旁运动，可适量地做有氧运动，如打太极、练瑜伽、慢走等，控制运动强度、时间和速度，加快患肢部位的血液循环。

【本章小结】

思维导图

（杨秀娟）

第二十三章

泌尿系统及男性生殖系统疾病病人的护理

✦ **学习目标**

知识目标：

(1)能概述泌尿系统损伤、尿路结石及泌尿系统肿瘤的主要临床表现。

(2)能阐述泌尿系统及男性生殖系统疾病病人的护理要点。

(3)能阐述泌尿系统疾病病人保守治疗及手术治疗的护理要点。

能力目标：能运用护理程序对泌尿系统及男性生殖系统疾病病人实施整体护理。

素质目标：具备良好的职业道德，尊重病人隐私，提高人文护理，关注病人心理。

第一节　泌尿系统损伤病人的护理

✦ **案例导入**

案例

病人，男，30岁，不慎被小汽车撞击下腹部，倒地并感到右侧腰部疼痛难忍，当即被送至医院救治。入院检查：急性面容，T 37.8 ℃，P 105 次/min，BP 98/54 mmHg，右侧腰部红肿，有压痛、反跳痛，可见肉眼血尿。血常规示血红蛋白 108 g/L。尿常规示镜下血尿。超声示右肾轮廓不清，肾周积液。临床诊断：右肾部分裂伤。

思考

1.针对该病人，护士进行病情观察的主要内容有哪些？

2.该病人主要的护理诊断/健康问题有哪些？

泌尿系统损伤以男性尿道损伤最多见，肾、膀胱损伤次之，输尿管损伤少见。

【病因和分类】

(一)肾损伤

1.开放性损伤　为枪、刀、弹片等锐器所致的肾脏贯穿伤，常伴胸腹部其他脏器损伤，有开放性伤口与外界相通。

2.闭合性损伤 多由车祸、摔落、运动损伤和遭受攻击引起，可致肾脏直接受损，一般没有开放性伤口与外界相通。临床上以闭合性肾损伤较为常见。根据损伤程度将其分为以下四种类型(图23-1)。

(1)肾挫伤：损伤局限于部分肾实质，肾包膜及肾盂黏膜均完整，形成肾瘀斑或包膜下血肿。

(2)肾部分裂伤：肾实质部分裂伤并伴有肾包膜破裂、肾周血肿。肾盂肾盏黏膜破裂时，可出现明显血尿。

(3)肾全层裂伤：肾实质深度裂伤，肾包膜及肾盂肾盏黏膜均破裂，常引起肾周血肿、严重血尿和尿外渗。肾横断或破裂时，部分肾组织缺血性坏死。

(4)肾蒂损伤：肾蒂血管部分或全部撕裂，导致大出血、休克、肾动脉血栓，甚至死亡。

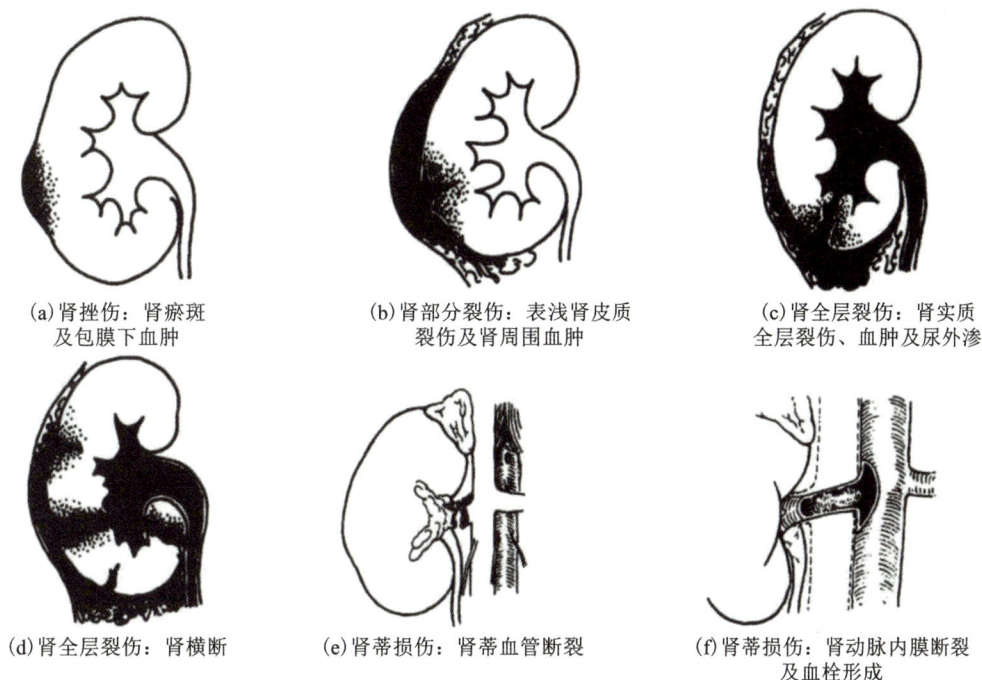

(a)肾挫伤：肾瘀斑 及包膜下血肿

(b)肾部分裂伤：表浅肾皮质 裂伤及肾周围血肿

(c)肾全层裂伤：肾实质 全层裂伤、血肿及尿外渗

(d)肾全层裂伤：肾横断

(e)肾蒂损伤：肾蒂血管断裂

(f)肾蒂损伤：肾动脉内膜断裂 及血栓形成

图23-1 肾损伤的类型

3.医源性损伤 多见于经皮肾穿刺活检、结石手术、腹腔镜肿瘤切除术、开放性肿瘤切除术和移植术。

(二)膀胱损伤

1.病因分类

(1)开放性损伤：膀胱直接与体表相通，多为弹片、子弹或锐器贯通所致，常见于战伤。

(2)闭合性损伤：膀胱充盈时，受外界暴力撞击、挤压导致膀胱受损，骨盆骨折时骨折碎片直接刺破膀胱壁，常见于机动车事故和跌倒事件。

（3）医源性损伤：为膀胱镜检查、下腹部手术或盆腔手术所致的膀胱损伤。

（4）自发性损伤：有病变的膀胱过度膨胀而发生破裂，如膀胱结核。

2.病理分型

（1）膀胱挫伤：仅伤及膀胱黏膜或浅肌层，膀胱壁未穿透，无尿液外渗，可出现血尿。

（2）膀胱破裂：分为腹膜外型、腹膜内型及混合型。腹膜外型多为骨盆骨折所致，骨盆环变形致膀胱壁破裂而腹膜完整，尿液渗入膀胱周围组织及耻骨后间隙；腹膜内型由膀胱内压突然升高引起，继发于骨盆和下腹部钝性损伤，膀胱壁及腹膜破裂，尿液直接渗入腹腔造成腹膜；混合型常合并脏器损伤，多为利器损伤所致(图23-2)。

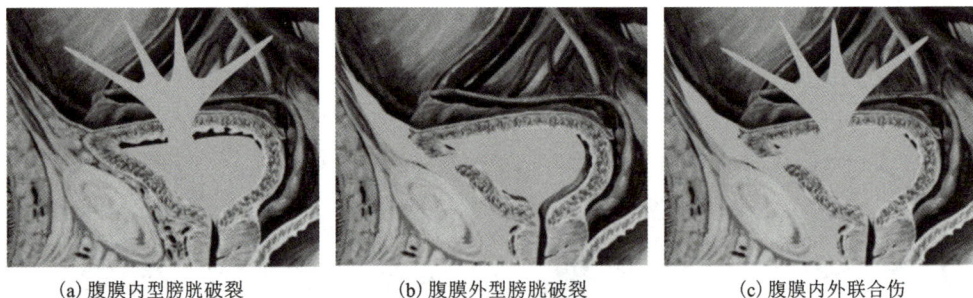

(a)腹膜内型膀胱破裂　　　　(b)腹膜外型膀胱破裂　　　　(c)腹膜内外联合伤

图 23-2　膀胱破裂

（三）尿道损伤

尿道损伤是泌尿系统中最常见的损伤，多见于男性。

1.病因分类　前尿道损伤在球部多发，球部尿道固定在会阴部，多由会阴部骑跨伤引起。后尿道损伤在膜部多发，膜部尿道穿过尿生殖膈，常为交通事故、砸伤所致，多合并骨盆骨折。

> 考点：骨盆骨折引起膜部尿道撕裂或撕断，是后尿道损伤最常见的原因

2.病理

（1）尿道挫伤：尿道黏膜及黏膜下层出现轻度损伤，阴茎和筋膜保持完整，仅内层受损，局部伴有水肿和出血症状，此类损伤通常可自行愈合。

（2）尿道裂伤：尿道壁部分发生断裂，尿道周围会出现血肿和尿液外渗现象，愈合后可能引发瘢痕性尿道狭窄。

（3）尿道断裂：尿道完全断裂，断端出现退缩、分离情况，同时伴有尿道周围血肿和尿液外渗，可导致尿潴留。当尿道球部断裂时，血液及尿液会渗入会阴袋，致使会阴、阴茎、阴囊肿胀淤血。若处理不当，可能会引发广泛的皮肤、组织坏死、感染以及脓毒症。当尿道膜部断裂时，因骨盆骨折会引发大量出血，血液及尿液渗入后，会在前列腺和膀胱周围形成较大的血肿(图23-3)。

【护理评估】

（一）健康史

了解病人的年龄、性别、职业及运动爱好；询问受伤的原因、时间、体位、部位、暴力

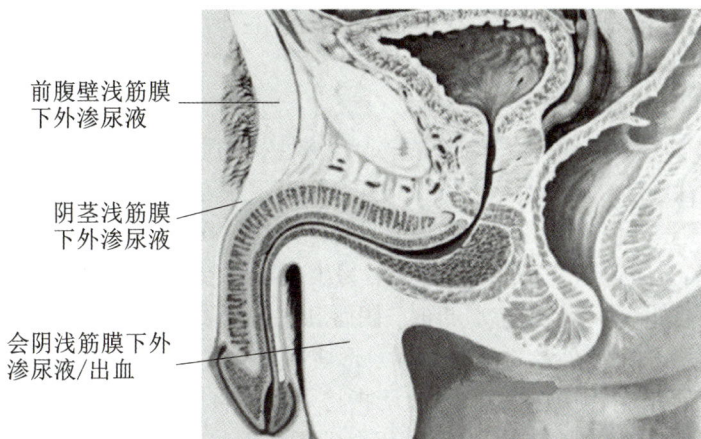

图 23-3 尿道球部破裂的尿液外渗范围

前腹壁浅筋膜下外渗尿液

阴茎浅筋膜下外渗尿液

会阴浅筋膜下外渗尿液/出血

性质，受伤的经过，已接受诊疗的过程及采取的措施。

(二)身体状况

1. 肾损伤

(1)血尿：病人肾损伤时多出现血尿症状，但血尿与损伤程度不一致。肾挫伤或肾部分裂伤病人可出现明显血尿；肾血管断裂、输尿管断裂或血块堵塞输尿管可仅出现镜下血尿，甚至无血尿。

> 考点：肾损伤的常见表现是血尿

(2)疼痛：肾包膜下血肿、肾周围软组织损伤、出血或尿外渗时，可引起患侧腰、腹部疼痛。当血液、尿液进入腹腔时，可出现腹膜刺激征。当血块通过同侧输尿管时，可出现同侧肾绞痛。

(3)休克：重度肾损伤或其他脏器损伤时，常发生休克。

(4)感染：血肿及尿液外渗易继发感染并出现低热，若继发肾周脓肿或化脓性腹膜炎，可出现寒战、高热症状，严重者甚至出现感染性休克。

2. 膀胱损伤

(1)血尿、排尿困难或排尿不尽：肉眼血尿为主要症状，少数病人有镜下血尿。膀胱破裂者，尿液进入腹腔及膀胱周围，病人有尿意但不能排尿，或仅有少量血尿。

(2)腹痛：膀胱外型膀胱破裂时，可有下腹部痛。腹膜内型膀胱破裂时，尿液直接渗入腹膜，可有下腹痛及肌紧张。

(3)休克：骨盆骨折引起的剧痛及大出血常导致休克。

(4)尿瘘：开放性膀胱损伤时，出现穿透性伤口而导致漏尿；闭合性膀胱损伤时，尿液外渗继发感染，破溃后也可出现漏尿。

(5)氮质血症：腹膜内型膀胱破裂时，尿液进入腹腔，引起肌酐水平升高，短期内出现氮质血症。

(6)医源性膀胱损伤时，可能出现膀胱阴道瘘或膀胱子宫瘘。

3. 尿道损伤

(1)疼痛：前尿道损伤时有伤处疼痛，排尿时疼痛加剧，并伴有会阴部放射痛；后尿道损伤时疼痛向肛周、耻骨后和下腹部放射。

（2）尿道出血：前尿道损伤时，有血液自尿道流出；后尿道损伤时，无出血或少量血自尿道流出。

（3）阴道口出血：多为骨盆骨折所致。

（4）排尿困难：尿道挫伤后，局部水肿或疼痛性括约肌痉挛，引起排尿困难。尿道损伤后，尿液连续性中断，血凝块堵塞或压迫尿道，发生尿潴留。

（5）休克：剧烈创伤导致骨盆骨折进而引起的尿道损伤，可引起出血性休克。

（6）尿液外渗：尿道断裂后，用力排尿后易出现尿外渗和血肿；膜部尿道损伤时，会阴部、阴囊出现尿液外渗；女性骨盆骨折时，阴唇肿胀提示尿道损伤。

4.体征　出血及尿液外渗进入肾周时，形成腰部肿块，有明显触痛及肌紧张。后尿道断裂时，直肠指检可触及直肠前有血肿，前列腺向上移位，有浮球感。闭合性损伤时，常有局部肿胀、血肿和瘀斑。腹膜内型膀胱破裂时，若腹腔尿液较多，则有移动性浊音阳性；腹膜外型膀胱破裂时，直肠指检可触及直肠前壁饱满、有触痛。

> **考点：会阴部骑跨伤可引起尿道球部损伤，是最多见的尿道损伤**

🔊 **【护考真题链接】2018 年—A1 型题**

若病人发生骑跨伤，最常见的损伤部位是（　　　　）

A.尿道前列腺部　　　　　　B.尿道膜部

C.尿道球部　　　　　　　　D.尿道阴茎部

E.尿道阴茎头部

答案：C

分析：依据尿道的解剖生理结构特性，在男性前尿道损伤中，最为常见的当属球部尿道损伤。骑跨伤是其典型的致伤原因，也就是从高处跌落，骑跨在硬物上，致使球部尿道被挤压于硬物与耻骨之间，进而造成该段尿道损伤。

（三）辅助检查

1.实验室检查　有活动性出血时，血常规检查显示血红蛋白和红细胞比容进行性下降，合并感染时，白细胞计数增多。

2.影像学检查　超声提示损伤的部位和程度，确定出血情况；CT 检查不仅显示损伤的程度，还可了解其他脏器的损伤情况，发现膀胱周围血肿；MRI 检查对血肿的显示更清晰；放射性核素扫描用于远期随访；X 线检查可显示骨盆情况；尿道造影检查可显示损伤的部位及程度。临床上 CT、MRI 可用于初步评估。膀胱造影检查是诊断非医源性膀胱损伤的首选检查方法，自导尿管注入造影剂 300～500 mL，如造影剂漏至膀胱外，可诊断为膀胱破裂。

> **考点：膀胱破裂确诊的主要手段为膀胱造影**

3.其他检查

（1）膀胱损伤时，可行导尿试验，将导尿管插入膀胱后，如果可引流出 300 mL 以上清亮尿液，则基本排除膀胱破裂；如无尿液或仅导出少量尿液甚至血尿，则膀胱破裂可能性大；再经导尿管注入 0.9% 氯化钠注射液 200~300 mL，片刻后再吸出，若引出的液体量明显小于注入量，提示膀胱破裂。

（2）尿道损伤时，可行诊断性导尿，若导尿管能顺利插入膀胱，则说明尿道连续且完整，可留置导尿管，以支撑尿道、引流尿液、预防尿潴留；若插入困难，则说明可能存在尿道损伤，不要反复试插，避免加重局部损伤和引发感染。

（四）心理-社会状况

损伤后疼痛、血尿、排尿障碍可引起病人及家属紧张焦虑的心理。

（五）处理原则

1. 肾损伤　绝大多数肾损伤病人的首选保守治疗方法。开放性肾损伤病人多行手术探查，目的是控制出血和保护肾功能。闭合性肾损伤保守治疗无好转者，应尽早手术，根据肾损伤程度选择肾修补术、肾部分切除术或选择性血管栓塞术。

> 考点：肾挫伤的治疗方法

2. 膀胱损伤　钝性或医源性损伤所致的非复杂性腹膜外型膀胱损伤，一般采取保守治疗，包括临床观察、持续膀胱引流及预防感染。腹膜内型膀胱损伤应尽早行膀胱壁修补，充分引流外渗尿液，保持尿液通畅或尿液改道。有休克症状者，立即抗休克治疗。膀胱挫伤或膀胱造影显示仅少量尿液外渗者，予以留置导尿管，引流尿液 10 天左右，同时抗感染治疗。严重膀胱破裂且病情严重者，尽早行剖腹探查术或膀胱修补术。

3. 尿道损伤　一般无须特殊治疗，及时止血、镇痛、抗感染治疗。排尿困难者留置导尿管 2 周左右。留置导尿管失败者、尿潴留者，可行耻骨上膀胱穿刺或造口术。前尿道损伤时若导尿失败，立即行尿道修补，并留置导尿管 2~3 周。后尿道损伤者一般行尿道会师复位术，术后留置导尿管 3~4 周。骨盆骨折致尿道损伤合并休克者，先抗休克治疗。

【常见护理诊断/健康问题】

1. 疼痛　与外伤、肾包膜下血肿等有关。
2. 组织灌流量改变　与外伤所致大出血有关。
3. 潜在并发症：休克、感染

【护理措施】

（一）急救护理

尿道海绵体球部出血时易致休克，及时压迫止血，建立静脉通路，遵医嘱输血、输液、止痛，抗休克治疗；膀胱损伤合并骨折时，及时复位予以固定，避免搬动，以防加重损伤，并做好并发症的预防。

（二）非手术治疗/术前护理

1. 病情观察　密切观察生命体征变化，监测体温、呼吸、血压、心率。将每次留取的尿标本至透明试管内，记录留取时间、尿液颜色、性状，动态观察血尿变化。若血尿颜色加深，提示活动性出血。评估疼痛部位、程度，有无腹膜刺激征出现。必要时监测血常规，判断有无出血。

2. 饮食　嘱病人进食高热量、高蛋白、高维生素饮食补充营养；多饮水，促进尿液排出，保持尿道口干燥清洁。

3. 休息与活动　肾损伤病人需要绝对卧床休息 2~4 周，待病情稳定、血尿消失后方可离床活动。

4. 输液管理　建立静脉通道，遵医嘱予以补液治疗，维持体液平衡，合理使用抗菌药物，必要时输血。

5. 引流管的护理　做好伤口护理及导尿管的护理。膀胱损伤后保守治疗时留置导尿管，持续通畅引流尿液 7~10 天，予以会阴冲洗，鼓励病人多饮水，发现感染征象，及时通知医生处理。尿道损伤病人排尿困难时予以留置导尿管或膀胱造口管，做好引流管的护理，避免尿潴留；拔除导尿管或膀胱造口管后，观察排尿次数、尿量、有无血尿等。

> 考点：膀胱损伤非手术治疗病人一般留置导尿管 7~10 天

6. 术前准备　有手术指征者，在抗休克的同时，做好术前准备。

（三）术后护理

1. 体位与饮食　术后麻醉清醒后体位可取半卧位；胃肠道功能恢复后可进食流质饮食，多饮水。

2. 引流管护理　准确记录引流液的颜色、性质、量的变化，避免打折、扭曲、受压情况，伤口敷料保持干洁，如有渗血、渗液时及时换药，保持无菌操作。

3. 肾脏手术后护理　肾部分切除手术后病人需适当卧床休息，预防继发性出血；注意合理控制输液速度，避免加重健侧肾脏负担；慎用对肾功能有损害的药物。

> 考点：膀胱造口管长期留置者应每隔 4 周更换造口管

4. 膀胱手术后护理　膀胱造口术后观察伤口敷料干燥清洁，保持引流管引流通畅，记录引流液量及性状变化，严格执行无菌操作，防止逆行感染；膀胱造口管一般留置 14 天左右拔除；拔除前先试行夹管，病人排尿通畅后方可拔管，拔管后应用纱布填塞并覆盖造口；膀胱修补术后，应留置导尿管或行耻骨上膀胱造口，持续引流尿液 2 周。

5. 尿道手术后护理

（1）尿道吻合术与尿道会师术后均留置导尿管，以引流尿液。妥善固定导尿管于大腿内侧，嘱病人翻身时注意勿牵拉，以防滑落。保持尿液引流通畅，若出现少量血块，可用 0.9% 氯化钠注射液冲洗、抽吸。严格执行无菌操作，定期更换引流袋，每日予以会阴冲洗 2 次。尽早拔管，视尿道损伤程度和手术方式而定，一般留置 2~4 周。

> 考点：尿道损伤常规留置导尿管 2~4 周

（2）尿潴留者可留置膀胱造口管，按管路常规护理，经膀胱尿道造影确认无尿道狭窄及尿外渗后，方可拔除膀胱造口管。

（3）尿液外渗区切开引流后保持引流通畅，及时更换敷料，避免感染；抬高阴囊，以利于外渗尿液吸收，促进肿胀消退。

6. 并发症防治

（1）预防感染：嘱病人勿用力排尿，避免尿外渗；做好伤口及引流管护理，多饮水，保持尿道口干燥清洁，预防感染；遵医嘱使用抗菌药物，鼓励病人多饮水。

（2）休克：密切观察病人生命体征，开放静脉通路，及时补液，有手术指征的病人，在抗休克时做好术前准备。

（3）尿外渗：是肾损伤及尿道手术后常见的并发症，明确诊断后早期予以抗菌药物抗感染治疗，在外渗区做多处切口，置入皮下引流管，引流外渗尿液。

（4）尿道狭窄：尿道损伤者易发生尿道狭窄，正确留置导尿管，轻度狭窄者行尿道扩张术，狭窄严重者行手术治疗。

（四）心理护理

泌尿系统损伤涉及隐私部位，以青壮年病人为主，常因合并出血、休克等给家属及病人造成较大精神压力。护士要关注病人的心理状态，了解病人是否担心手术预后，是否配合术后治疗及护理，减轻病人及家属的紧张、焦虑情绪，告知病人治疗、护理的配合要点及措施，取得家属及病人的配合。并根据具体情况制定心理护理方案。

（五）健康教育

肾脏手术后的病人，出院 3 个月内不宜从事体力劳动或竞技运动，加强自我保护，防止再次损伤。肾切除术者，需保护好健侧肾脏，防止外伤，同时慎用可能导致肾功能损伤的药物。部分携带尿管及膀胱造口管出院的病人，告知病人居家自我照护的要点，嘱病人多饮水，定时更换引流袋。尿道损伤病人易出现尿道狭窄，告知病人定期进行尿道扩张术。

案例分析

1. 病情观察的主要内容：

①监测血压、脉搏、呼吸、体温，并观察其变化；②观察每次排出尿液颜色的深浅变化，若血尿颜色逐渐加深，则说明出血加重；③观察腰、腹部肿块大小变化；④动态监测血红蛋白和红细胞比容变化，以判断出血情况；⑤定时监测体温和血白细胞计数，以判断有无继发感染；⑥观察疼痛的部位及程度。

2. 主要的护理诊断/健康问题：

（1）焦虑与恐惧：与外伤打击、害怕手术和担心预后不良等有关。

（2）组织灌注量改变：与肾裂伤、肾蒂裂伤或其他脏器损伤引起的大出血有关。

（3）潜在并发症：感染。

第二节　泌尿系统结石病人的护理

案例导入

案例

病人，男，32 岁，运动后突然出现右上腹部剧痛，疼痛放射至右侧中下腹部，伴恶心、呕吐，尿液呈浓茶色。体格检查：腹软，右下腹部深压痛，右肾区叩击痛。X 线检查发现泌尿系统结石大小约 1 cm，拟行体外冲击波碎石。

思考

1. 对该病人进行体外冲击波碎石前应实施的护理措施有哪些？

2. 如何对该病人进行健康宣教？

泌尿系统结石又称尿石症，根据发生部位分为上尿路结石（肾结石、输尿管结石）和下尿路结石（膀胱结石、尿道结石），其形成具有明确解剖学关联：膀胱结石和输尿管结石多为原发性，输尿管结石多继发于肾结石，膀胱及尿道结石多继发于上尿路结石。临床上以上尿路结石更为常见。

> 考点：上尿路结石和膀胱结石的主要类型

【病因】

年龄、性别、地理环境、饮食、遗传、社会经济因素是结石形成的影响因素，结石形成的常见病因有代谢异常、尿路梗阻、感染、异物及药物使用等。

1.代谢异常　尿液中钙、草酸或尿酸的排出量增加，容易形成尿结石。长期卧床、甲状旁腺功能亢进病人尿钙增加。碱性尿中易形成磷酸盐及磷酸镁铵沉淀，酸性尿中易形成尿酸结石和胱氨酸结晶。尿中抑制晶体形成的物质如枸橼酸、焦磷酸盐等不足，可促进结石形成。尿量减少使尿中盐类和有机物的浓度升高，促进结石形成。

2.局部因素　机械性因素导致的尿路梗阻、尿动力学改变、肾下垂等原因导致尿液淤滞，促使结石形成。泌尿系统感染时细菌团块、坏死组织、脓块可成为结石形成的核心。长期留置导尿管或其他异物（如手术缝线、小线头等）可成为结石核心，进而形成结石。

3.药物相关因素　尿液的浓度高而溶解度较低的药物，如氨苯蝶啶、治疗 HIV 感染的药物、硅酸镁和磺胺类药物，该类药物成分就是结石成分；能够诱发结石形成的药物，如乙酰唑胺、维生素 D 等，该类药物能在代谢中导致其他成分的结石形成。

【护理评估】

(一)健康史

了解病人的性别、年龄、职业、生活习惯、营养状况等情况；了解病人既往是否有结石病史，是否患有遗传或代谢疾病，是否服用过导致高尿酸血症、高草酸尿症等代谢异常的药物。

(二)身体状况

1.疼痛　结石的大小和位置不同，会导致疼痛程度不同。肾盂肾盏结石大、移动度小，可无明显临床症状，病人活动后有上腹和腰部钝痛。肾内小结石和输尿管结石可引起突发严重肾绞痛，取决于结石活动及输尿管梗阻情况。肾绞痛常深夜至凌晨发作，发作时病人呈现出精神恐惧状态，辗转反侧，疼痛部位为腰部或上腹部，沿输尿管放射至同侧腹股沟，甚至涉及同侧睾丸或阴唇，持续数分钟至数小时不等。结石引起尿路梗阻时，病人可有恶心、呕吐、面色苍白、出冷汗等伴随症状，严重肾绞痛可使人从熟睡中痛醒，甚至发生休克。

> 考点：肾和输尿管结石的主要表现是与活动有关的疼痛和血尿

2.血尿、排尿困难　活动后镜下血尿为上尿路结石的主要症状。膀胱结石的典型症状为排尿中断，疼痛放射至远端尿道或阴茎头部，伴排尿困难、膀胱刺激征；若排尿时结石落于膀胱颈，则可引起尿流突然中断，改变体位后，可继续排出尿液。尿道结石的典型症状为排尿困难、尿滴沥及尿痛。

> 考点：膀胱结石的典型症状是排尿突然中断，伴会阴部放射痛

【护考真题链接】**2021 年—A2 型题**

病人，男，50 岁。排尿过程中，尿流突然中断，疼痛剧烈，变换体位后又可排尿，应考虑（　　）

A. 肾结石　　　　　　　　　　B. 输尿管结石

C. 膀胱结石　　　　　　　　　D. 后尿道结石

E. 前尿道结石

答案：C

分析：据题干可知，该病人排尿过程中，尿流突然中断，变换体位后又可排尿，与膀胱结石的临床表现相符。

3. 膀胱刺激征　表现为尿频、尿急、尿痛，常在结石合并感染或输尿管膀胱壁段结石时出现。

4. 感染和梗阻　继发急性肾盂肾炎或肾积脓时，可有发热、畏寒等全身症状。结石梗阻可引起肾积水，导致患侧肾体积增大。双侧上尿路梗阻时，可导致无尿，甚至出现尿毒症。

5. 体征　肾结石病人患侧肾区有叩击痛，结石致梗阻引起肾积水时，可触及增大的肾脏。

（三）辅助检查

1. 实验室检查　尿常规可见镜下血尿。结石伴泌尿系统感染时，有脓尿。尿常规中的pH、钙、磷、尿酸、草酸等指标有助于结石成分分析。

2. 影像学检查

（1）超声检查：用于筛查肾结石及发现膀胱区有结石影，因其具有便捷、费用低、特异性高的特点，而作为首选检查。

（2）尿路 X 线检查：可显示 85%～90% 的泌尿系统结石。检查前一天予以少渣饮食，检查前一天晚服用缓泻剂，排出肠道气体及粪便。孕妇忌做尿路 X 线检查。

（3）静脉尿路造影：静脉注射碘造影剂，注射后于 5 分钟、15 分钟、30 分钟、45 分钟摄片。该检查可显示结石所致肾结构和肾功能的改变。检查前应禁食、禁饮，并做碘过敏试验，造影前排空膀胱，造影后观察病人有无异常，并告知病人多饮水，以促进造影剂排出。

（4）逆行肾盂造影：经膀胱镜行输尿管插管并注入造影剂，造影剂逆尿路上行，能较好显示肾脏功能、判断肾积水程度、定位结石，用于其他方法无法确定结石部位及结石以下尿路系统病情不明时。

（5）CT 检查：为诊断泌尿系统结石及急性肾绞痛的首选检查，增强 CT 可显示肾积水程度和肾实质厚度。

（6）磁共振尿路成像：了解结石梗阻后肾输尿管积水的情况。

3. 其他检查　放射性核素肾显像用于评估治疗前肾功能情况及治疗后肾功能恢复情况。膀胱镜检查可直接发现结石及膀胱病变。

（四）心理-社会状况

肾绞痛、血尿等常会使病人产生心理焦虑，了解病人及其家属是否知晓结石治疗的方法及疾病的预后情况。

（五）处理原则

1. 病因治疗　解痉止痛、去除梗阻，防止结石复发。

2. 非手术治疗　适用于直径<0.5 cm、表面光滑、结石以下尿路无梗阻者。指导病人每日饮水量3000 mL以上，保持尿量在2000 mL/d以上，适当运动，制订合理的饮食计划。中药和针灸可解痉镇痛，促进结石排出。若排尿困难，则先留置导尿管，引流尿液并及时控制感染。

> 考点：尿路结石病人饮水量

3. 肾绞痛治疗　一旦确诊，使用非甾体抗炎药、阿片类镇痛药、解痉药物缓解疼痛。药物无法缓解疼痛或结石直径>0.5 cm时，考虑外科治疗。

【护考真题链接】2022年—A1型题

输尿管结石绞痛发作时，重要的是（　　）

A. 大量饮水　　　　　　　　　B. 应用抗菌药物

C. 解痉止痛　　　　　　　　　D. 准备手术治疗

E. 跳跃运动

答案：C

分析：输尿管结石病人绞痛发作时最重要的处理方式时是解痉止痛；病人应大量饮水，每日饮水量在3000 mL以上，保持尿量在2000 mL以上；当结石合并感染时，应注意观察体温及全身情况，遵医嘱应用抗菌药物。

【护考真题链接】2017年—A2型题

病人，男，27岁，打篮球时突然出现上腹部剧烈绞痛，放射至下腹及会阴部位，伴面色苍白、冷汗、恶心、呕吐，病人肾区叩击痛阳性，入院诊断为尿路结石。应首先为病人进行的处理措施是（　　　）

A. 准备手术用品　　　　　　　B. 应用抗感染药

C. 提供饮料　　　　　　　　　D. 采集血标本

E. 肌内注射解痉止痛药

答案：E

分析：病人患有尿路结石，因为剧烈运动导致结石活动和嵌顿而引发肾绞痛，应嘱病人卧床休息、深呼吸、肌肉放松以减轻疼痛，遵医嘱给予解痉止痛药物。

---

4. 体外冲击波碎石　通过X线或超声对结石进行定位，利用高能冲击波聚焦后作用于结石，使其裂解、粉碎成小颗粒，随后随尿液排出体外。这是一种非侵入性的操作，适用于直径≤2 cm的肾结石及输尿管上段结石。该方法禁用于结石所致远端尿路梗阻、妊

> 考点：体外冲击波碎石治要点疗

娠、出血性疾病以及严重心血管疾病者。其常见并发症包括出血、"石街"形成、肾绞痛、高血压等。两次治疗的间隔时间为10~14天，治疗次数不宜超过3~5次。

5. 手术治疗

（1）经皮肾镜碎石或取石术（图23-4）：适用于直径≥2 cm的肾结石、有症状的肾盏结石、合并梗阻性尿路疾病及其他治疗失败者。

（2）输尿管镜取石或碎石术：适用于中、下端输尿管结石，体外冲击波碎石失败的输尿管上段结石等。

（3）腹腔镜输尿管取石术：适用于直径>2 cm的输尿管结石，或经体外冲击波碎石治疗、输尿管镜取石或碎石术失败者。

（4）开放性手术：适用于结石所致远端尿路梗阻、泌尿系统畸形、结石嵌顿紧密、其他治疗无效者。

（5）经尿道膀胱镜碎石术或碎石术（图23-5）：适用于膀胱结石<3 cm时；结石过大或不适宜行尿道膀胱镜取石病人可采用耻骨上膀胱切开取石；膀胱感染严重时，应用抗菌药物。

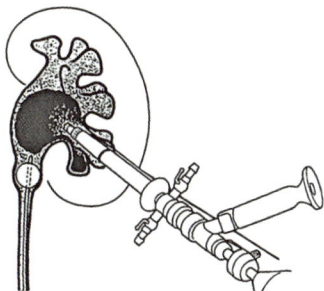

图23-4　经皮肾镜碎石取石术

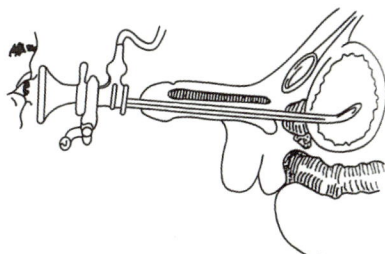

图23-5　膀胱尿道镜检查

【常见护理诊断/健康问题】

1. 疼痛　与结石梗阻、平滑肌痉挛等有关。
2. 焦虑与恐惧　与结石梗阻所致疼痛难以缓解、担心手术预后有关。
3. 排尿障碍　与结石梗阻有关。
4. 潜在并发症：出血、感染等

【护理措施】

（一）非手术治疗/术前护理

1. 病情观察　观察病人体温、尿液的颜色及性状变化、血尿程度是否减轻，以及尿中结石排出情况。遵医嘱查尿常规，观察有无感染征象。

2. 一般护理　嘱病人多饮水，预防感染，调整饮食结构，减少结石形成，适当活动及改变体位，促进结石排出。

3. 肾绞痛缓解　急性疼痛发作时，告知病人卧床休息，局部热敷，指导病人用深呼吸放松、转移注意力等物理方法减轻疼痛；遵医嘱应用解痉止痛药，并观察病人用药后的反应。

4. 体外冲击波的术前护理

(1)完善实验室检查,包括血常规、尿常规、C反应蛋白及凝血功能检查,必要时增加肝肾功能检查、尿细菌培养等,评估近期有无服用抗凝药。

(2)向病人解释体外冲击波碎石的过程和配合方法,缓解其焦虑、紧张情绪。

(3)做好肠道准备,避免肠道积气的影响,术前3天忌食产气食物,术前1天口服缓泻药,术晨禁食。

(4)碎石前复查X线,确定结石位置。

(5)做好尿路准备,术前1小时常规饮水500 mL,增加尿量,以利于结石粉碎及碎石排出。

(二) 术后护理

1. 体外冲击波碎石术后护理

(1)术后卧床休息,如无明显不适,适当活动,变换体位,促进结石排出。肾结石碎石后一般取健侧卧位,以利于结石排出;中肾盏、肾盂、输尿管上段结石碎石后取头高脚低位,上半身抬高;肾下盏结石碎石后取头低位。

(2)术后如无不良反应可正常饮食,鼓励病人每日饮水3000 mL以上,促进结石排出。

(3)密切观察并记录碎石后排尿、排石情况。用纱布过滤尿液,收集碎石做成分分析。定期复查腹部X线平片或B超,观察结石排出情况。

(4)并发症护理:碎石过多积聚于输尿管与男性尿管没有及时排出时,可引起"石街",较大肾结石术前碎石前可常规留置双J管以预防"石街"形成,严格选择体外冲击波碎石的适应证是预防"石街"形成的关键。术后严重肾脏损伤包括肾包膜下血肿、肾周血肿等,术前应严格评估肾脏损伤的危险因素。碎石后出现肉眼血尿时,可暂不处理,继续观察;感染性结石病人碎石后出现发热时,遵医嘱应用抗菌药物,预防尿路感染。

【护考真题链接】2022 年—A2 型题

病人,男,40岁,诊断为膀胱结石,行碎石术后,护士发现其膀胱冲洗液颜色较红时,正确的处理是(　　)

A.立即送手术室　　　　　　B.尽快输新鲜血

C.加快冲洗速度　　　　　　D.用冰盐水冲洗

E.手动高压冲洗

答案:C

分析:碎石术后病人易出现血尿,此时膀胱冲洗时要加快冲洗速度,避免血块堵塞尿路;若颜色逐渐加深,则说明有活动性出血,应立即停止冲洗,及时通知医生处理。

2. 肾造口管的护理　经皮肾镜取石术后常规留置肾造口管,以引流尿液及残余碎石。

(1)引流管妥善固定,搬运、翻身、活动时避免牵拉,避免脱出。

(2)保持引流管位置不高于肾造口,预防逆行感染。

（3）定期挤捏引流管，防止堵管，注意防止压迫、折叠导管，引流管位置始终低于肾造口，保持引流通畅。

（4）观察引流液的颜色、性状及引流量的变化，评估术后出血情况，并为动脉性出血提供证据。

（5）若术后3~5天引流尿液转清、体温正常，可考虑拔管，拔管前试夹管24~48小时，观察有无排尿困难、腰腹痛、发热等不良反应，如无不适可拔管。

3. 双J管的护理　碎石术后，需在输尿管内放置双J管，其作用是引流碎石、支撑输尿管，防止"石街"形成。术后病人清醒后，应尽早采取半卧位，增加饮水量，多排尿，避免膀胱过度充盈引发尿液反流。病人还应尽早下床活动，但要避免剧烈运动、过度弯腰、突然下蹲等会使腹内压升高的动作，防止双J管移动。

双J管一般需留置4~6周，经腹部X线平片或B超复查，确定无结石残留后，方可在膀胱镜下取出双J管。携带双J管出院的病人，需留意是否出现膀胱刺激征、血尿，若症状无法缓解，应及时复诊。

4. 肾周引流管的护理　开放性手术后常留置肾周引流管，引流渗血渗液的作用，予以引流管常规护理，保持引流管通畅，记录引流液颜色、性状与量。

5. 并发症护理

（1）出血：肾造口引流出血性尿液，一般1~3日内尿液颜色转清，无须特殊处理。若短时间内肾造口管引流出大量血性液体，需警惕出血。嘱病人卧床休息，予以心理护理，并告知医生处理，遵医嘱应用止血药、抗菌药物，可再次夹闭造口管1~3小时，予以压迫止血。若出血予以处理后，病人生命体征平稳，可重新开放造口管。

（2）感染：密切观察病人体温变化，遵医嘱使用抗菌药物，告知病人多饮水，促进尿液排出。保持引流管通畅，留置导尿管病人做好会阴护理。

（3）输尿管损伤：观察术后有无漏尿及腹膜炎征象，并及时处理。

（三）心理护理

结石复发率高，指导病人使用非药物方式缓解疼痛，告知病人手术方式及配合要点，向病人解释治疗方式，减轻病人心理焦虑，取得病人及其家属的配合。

（四）健康指导

1. 饮食与药物指导　嘱病人大量饮水，保持每日尿量>2000 mL。含钙结石病人，应合理控制钙摄入量；草酸盐结石病人，应限制浓茶、菠菜、草莓、番茄、花生及各种坚果等富含草酸的食物的摄入；尿酸结石病人不宜食用高嘌呤食物，如动物内脏，可口服别嘌呤醇和碳酸氢钠以抑制尿酸结石的形成；胱氨酸结石病人，应限制富含蛋氨酸的食物，如蛋、奶、花生等。

2. 特殊性预防　甲状旁腺功能亢进病人，须摘除腺瘤或增生组织。长期卧床病人应多活动，防止骨脱钙，减少尿钙排出。及早解除尿路梗阻、异物、感染等可造成尿石症的因素。

3. 定期复诊　定期进行X线或超声检查，观察有无结石残余或复发。如有不适，及时复诊。

案例分析

1. 进行体外冲击波碎石前应实施的护理措施：

术前护理：①完善实验室检查，包括血常规、尿常规、C反应蛋白及凝血功能检查，必要时增加肝肾功能检查、尿细菌培养等，评估近期有无服用抗凝药；②向病人解释体外冲击波碎石的过程和配合方法，缓解其焦虑、紧张情绪；③做好肠道准备，避免肠道积气的影响，术前3天忌食产气食物，术前1天口服缓泻药，术晨禁食；④碎石前复查X线，确定结石位置；⑤做好尿路准备，术前1小时常规饮水500 mL，增加尿液，利于结石粉碎及碎石排出。

2. 健康宣教内容：

嘱病人大量饮水，保持每日尿量>2000 mL。调整饮食结构，进食易消化、高营养的食物。定期进行X线或超声检查，观察有无结石残余或复发。如有不适，及时复诊。如结石残留，两次治疗间隔时间应为10~14天，治疗次数不宜超过3~5次。

第三节　泌尿系统肿瘤病人的护理

案例导入

案例

病人，男，62岁，因间歇性全程肉眼血尿2个月入院。2个月前无明显诱因出现肉眼血尿，无痛，间歇性发作，无尿痛、尿急、排尿困难等症状。既往抽烟30年。入院诊断为肾癌。

思考

1. 该病人病史中提示与肾癌发病相关的信息有哪些？

2. 该病人入院后行肾部分切除术，护士告知病人应绝对卧床休息，其主要目的是什么？

本节着重介绍良性前列腺增生以及泌尿、男性生殖系统恶性肿瘤。泌尿系统恶性肿瘤中最为常见的是膀胱癌、肾癌和前列腺癌。

> **考点：泌尿系统最常见的肿瘤**

【病因】

1. **良性前列腺增生**　简称前列腺增生，俗称前列腺肥大，是中老年男性在组织学上呈现前列腺间质、腺体成分的增生，在解剖学上呈现前列腺的肥大，在尿动力学上以膀胱出口梗阻和临床上主要表现为下尿路症状为特征的一种疾病，是临床上常见的良性疾病。年龄和有功能的睾丸是前列腺增生发病的重要原因。此外，在各种生长因子的作用下，随年龄增长而出现的睾酮、双氢睾酮及雌激素水平的改变和失衡是前列腺增生的重要因素。

2. **肾癌**　起源于肾实质泌尿小管上皮系统的恶性肿瘤，60~70岁发病率达到高峰，男性发病率高于女性，城市发病率高于农村。肾癌的发病与遗传、吸烟、肥胖、饮食、职业、高血压等有关。多数肾癌多发于一侧，多为透明细胞癌，可侵犯肾盏、肾盂、输尿管，远处转移的常见部位为肺、骨骼、肝、大脑。

> **考点：肾癌重要的危险因素**

3. **膀胱癌**　是泌尿系统最常见的肿瘤，发病年龄多为 50~70 岁，男女比为 4∶1，城市居民发病率高于农村居民。吸烟、长期摄入油炸类食物、从事化工、染料等工作、服用环磷酰胺类药物、遗传、慢性感染等均是导致膀胱癌发病的因素。多数为尿路上皮乳头状癌，少数为鳞癌或腺癌。多数见于膀胱侧壁、后壁、三角区和顶部。肿瘤的扩散主要是向膀胱壁内部浸润，淋巴转移是主要转移方式，多转移至盆腔淋巴结；血行转移出现在晚期，主要转移至肝、肺、肾上腺等；种植转移见于腹部切口、尿路上皮等。

4. **前列腺癌**　源自前列腺上皮的恶性肿瘤，好发于 65 岁以上男性。随着我国人口老龄化、诊疗进步，前列腺癌发病率逐年提高。病因尚不明确，可能与年龄、遗传、种族、癌前病变、饮食、环境有关。

【护理评估】

（一）健康史

评估病人的一般情况，饮食习惯、排尿习惯、睡眠情况等；了解既往病史，有无发生尿潴留、尿失禁等情况，有无并发腹股沟疝、内痔，有无高血压、糖尿病、肾功能疾病等，有无手术史、外伤史。有无使用治疗前列腺增生的药物等。

> 考点：前列腺增生病人的典型表现

（二）身体状况

1. 良性前列腺增生

（1）尿频：是良性前列腺增生的初始表现，夜间更为明显。尿频、尿急、尿不尽及夜尿增多是前列腺增生常见的早期症状。

> 考点：前列腺增生病人的症状

（2）排尿困难：进行性排尿困难是前列腺增生最重要的症状。典型表现为排尿迟缓、断续、尿细、射程短、终末滴沥、排尿时间延长。

（3）尿潴留、尿失禁：当梗阻加重至一定程度时，残余尿量增加，进而发展为尿潴留及充溢性尿失禁，此情况多受气候变化、劳累、饮酒、便秘等因素影响。

🔊 **【护考真题链接】2020 年—A2 型题**

病人，男，73 岁，患有良性前列腺增生，反复出现尿潴留，尿道口不断有尿液流出。该病人的尿失禁属于（　　）

A. 真性尿失禁　　　　　　　　　　B. 完全性尿失禁

C. 急迫性尿失禁　　　　　　　　　D. 压力性尿失禁

E. 充溢性尿失禁

答案：B

分析：完全性尿失禁常见于神经源性膀胱、女性尿道产伤，以及前列腺手术引发的尿道外括约肌损伤等情况；充溢性尿失禁多见于各种慢性尿潴留患者；急迫性尿失禁表现为严重的尿频、尿急，膀胱不受控制便开始排尿，常继发于膀胱炎、神经源性膀胱及重度膀胱出口梗阻；压力性尿失禁是指平时能够控制排尿，但当腹内压突然升高时，尿液会不自主流出，此情况常见于多次分娩或绝经后的女性，主要是多次分娩或产伤致膀胱支持组织和盆底肌松弛所致。

(4)并发症:合并感染时,有尿频、尿急、尿痛症状;增生腺体表面黏膜血管破裂时,可出现无痛性肉眼血尿;梗阻引起严重肾积水、肾功能损害时,有食欲减退、恶心、呕吐等症状。长期腹内压增高时,可出现腹股沟疝、内痔。

🔊 **【护考真题链接】2012年—A1型题**

良性前列腺增生的典型症状是( )

A.尿频   B.尿痛

C.血尿   D.尿潴留

E.进行性排尿困难

答案:E

分析:进行性排尿困难是前列腺增生病人的典型症状。表现为排尿迟缓、断续、尿后滴沥。尿路梗阻严重时排尿费力、射程缩短,尿线细而无力,终呈滴沥状。

2.肾癌

(1)肾癌综合征:即血尿、肿块、疼痛。当肿瘤侵犯肾盂、肾盏时有血尿出现,常为无痛性、间歇性,肿块较大时,可在腰部触及。

> 考点:肾癌的主要临床表现

(2)副瘤综合征:少数病人可出现,表现为高血压、贫血、体重减轻、恶病质、发热、红细胞增多症、肝功能异常等。

(3)转移症状:因转移部位及程度有所不同,可出现咳嗽、瘙痒、黄疸、神经症状等。

3.膀胱癌　血尿是膀胱癌最早且最为常见的症状,表现为无痛性、间歇性血尿。膀胱癌晚期时,由于肿瘤坏死、溃疡或出现并发症,会出现尿频、尿急、尿痛等症状。当肿瘤发生在膀胱口内或三角区时,排尿受阻;当肿瘤破坏逼尿肌时,可引起排尿困难,甚至尿潴留。晚期病人通常会出现体重减轻、贫血、水肿以及下腹肿块等症状。若发生盆腔淋巴结转移,还会出现骶腰部疼痛和水肿的情况。

4.前列腺癌　当肿块突出尿道或膀胱颈时,出现排尿困难,甚至尿潴留;当肿块压迫直肠时,出现排便困难。晚期出现腰痛和腿痛、贫血、下肢水肿、排便困难、少尿、无尿、尿毒症等症状。肿瘤发生转移时,可出现全身症状。

> 考点:膀胱肿瘤最常见和最早出现的症状

🔊 **【护考真题链接】2018年—A1型题**

泌尿系统肿瘤病人的排尿特点是( )

A.无痛性肉眼血尿   B.终末血尿伴膀胱刺激征

C.初始血尿   D.疼痛伴血尿

E.血红蛋白尿

答案:A

分析:泌尿系统肿瘤的排尿特点为无痛性肉眼血尿,如肾癌早期表现为无痛性全程肉眼血尿,膀胱癌最常见和最早出现的症状是血尿,多数为全程无痛肉眼血尿。

（三）辅助检查

1.实验室检查　尿细胞学检查可发现脱落的肿瘤细胞，了解有无血尿、尿路感染。前列腺特异性抗原是诊断前列腺癌、评估治疗效果及判断预后的重要肿瘤标志物。

2.影像学检查　超声检查可显示前列腺增生形态、大小、突入膀胱程度、有无病变，还可测定膀胱残余尿量，是确诊前列腺增生最简便、经济的方法。尿流率检查可初步确定下尿路梗阻情况。腹部超声是泌尿系统肿瘤常用的检查方法，无创、价格便宜，典型的肾癌表现为不均匀的中低回声实质肿块。CT 对肾癌的确诊率高，是目前最可靠的影像学检查方法。MRI 对肿瘤分期判定的准确性高。放射性核素骨扫描可了解有无骨转移。

3.直肠指检　前列腺增生时，可触及腺体增大，其表面光滑、边缘清楚、中央沟变浅或消失，质地柔韧有弹性。直肠指检有助于前列腺癌的诊断和分期，典型前列腺癌前列腺边界不清、无压痛、活动度差。但是浸润广、高度恶性的癌灶触之可能较软。

> **考点：膀胱癌确诊的手段**

4.病理检查　在全身治疗或消融治疗前，行肾穿刺活检获取病理诊断，有助于选择治疗用药。膀胱镜检查是确诊膀胱癌最可靠的方法，还可对病变进行活检以明确病理诊断。其他检查无法排除前列腺癌时，可行前列腺穿刺检查。

（四）心理-社会状况

评估病人是否因夜尿增多、尿不尽、排尿困难出现生活不适，是否出现焦虑、失眠等情况，病人及其家属是否了解疾病相关知识。

（五）处理原则

1.前列腺增生　症状较轻时，无须特殊处理，常用治疗药物有 α_1 受体拮抗药、5α 还原酶抑制药、M 受体拮抗药、植物制剂和中药；梗阻较重、出现并发症或非手术治疗无效者，可采用手术治疗，经尿道前列腺切除术是最常见的手术方式，经尿道球囊扩张术、前列腺尿道支架及经直肠高强度聚焦超声等都对缓解前列腺增生引起的梗阻有一定效果。

2.肾癌　外科手术是局限性肾癌的首选方式，主要为根治性肾切除术和保留肾单位手术。

3.膀胱癌　治疗主要采用手术方式，术后辅以化疗。主要的手术方式包括经尿道膀胱肿瘤切除术和根治性膀胱切除术。进行根治性膀胱切除术后，需要实施尿流改道和重建术，通常采用回肠或结肠进行替代。

4.前列腺癌　局限性前列腺癌是一种可治愈的恶性肿瘤，根治性前列腺切除术是治愈局限性前列腺癌最为有效的方法之一。对于晚期前列腺癌，可采用内分泌治疗、冷冻治疗、高强度聚焦超声等方法。雄激素剥夺治疗应用于晚期前列腺癌的治疗，其目的在于缓解症状、延缓肿瘤进展，属于姑息性治疗手段。

【常见护理诊断/健康问题】

1.排尿障碍　与膀胱口梗阻有关。

2.疼痛　与膀胱逼尿肌功能不稳定、导尿管刺激、膀胱痉挛有关。

3.焦虑与恐惧　与对疾病认识不足、担心疾病预后有关。

4.形象紊乱　与尿道造口、化疗脱发有关。

5.潜在并发症：出血、感染、尿瘘、尿失禁等

【护理措施】

(一) 非手术治疗/术前护理

1. 一般护理

(1) 病情观察：观察病人生命体征、有无血尿、膀胱刺激征和排尿困难的表现。

(2) 饮食与营养：改变生活方式，避免摄入咖啡、乙醇等易导致尿量增多的食物；合理控制饮水量，留意饮水时间，且避免在睡前饮水，以防夜尿增多。给予高热量、高蛋白、富含维生素的食物，营造舒适的进食环境，以改善营养状况。对于存在胃肠功能障碍的患者，予以肠外营养支持。

2. 预防跌倒　夜尿频繁者，保持光线充足，地面干洁，床旁可备坐便器，起床如厕时需留陪护。

3. 用药护理　α_1 受体拮抗药的不良反应为头晕、直立性低血压，应睡前服用，避免突然体位改变，预防跌倒。5α 还原酶抑制药起效缓慢，停药易复发，应告知病人长期服药。

4. 急性尿潴留的护理　避免因受凉、过度劳累、饮酒、便秘等急性尿潴留的诱发因素；指导病人注意饮水时间，夜尿频繁者注意睡前少饮水。按时排尿，不憋尿。出现急性尿潴留的病人应留置导尿管或膀胱造口管，注意无菌操作，保持引流通畅，做好管路护理。

5. 术前准备　术前做好重要器官的检查，评估其手术耐受性；慢性尿潴留者，妥善留置导尿管，预防尿路感染；术前指导有效咳嗽、咳痰方法，术前一晚灌肠。根治性膀胱切除术前应做好肠道准备，膀胱切除尿流改道的病人术前一天推荐口服泻药，如复方聚乙二醇电解质散，不行清洁灌肠。严重便秘病人予以充分的肠道准备，并口服抗菌药物。

(二) 术后护理

1. 一般护理　密切观察病人生命体征、意识及尿量变化。麻醉消除，生命体征平稳后取半卧位，促进引流。肠道功能恢复后给予高蛋白、高热量、富含维生素、易消化的饮食。鼓励病人多饮水，促进尿液稀释，减少膀胱刺激和血块堵塞。

2. 休息与活动　前列腺切除术后 1 个月内避免剧烈活动、久坐、负重等。肾癌根治术后 6 小时后适当床上活动，术后 1 天协助病人下床活动；肾部分切除术后，应卧床 3~5 天。

【护考真题链接】2011 年—A1 型题

前列腺切除术后的早期护理主要应是 (　　　)

A. 观察和防止出血　　　　　　B. 防止感染

C. 防止血栓形成　　　　　　　D. 防止尿失禁

E. 以上都不是

答案：A

分析：经尿道前列腺电切术后最初几天通常会出现血尿，术后第 1 天会有暗红色血尿，以后逐渐清澈。出血也可能出现在手术后 6~10 天，此时出血的原因可能是组织坏死或是用力解大便及久坐，经尿道前列腺电切术后 3 周内可因感冒、酗酒、大便用力及活动量增加致电凝痂皮脱落出血，术后早期禁止灌肠、肛管排气。

3.引流管护理　管路标识清楚，妥善固定，引流通畅，记录引流液的颜色、引流量，如发现异常，应及时通知医生处理。

> **考点：膀胱冲洗护理**

4.膀胱冲洗护理　术后用 0.9% 氯化钠溶液持续冲洗膀胱 1~3 天，防止血凝块形成堵塞尿管。

（1）冲洗液温度与体温接近，避免过凉或过热，预防膀胱痉挛。

（2）冲洗速度根据尿色而定，尿色深时冲洗较快，色浅时冲洗较慢。

（3）确保通畅，若血凝块堵塞冲洗管道致引流不畅，可用捏挤尿管、加快冲洗、高压冲洗、调整导管位置等方法解决。

（4）准备记录冲洗的入量及出量，密切观察冲洗液的颜色、性状，冲洗时病人有无不适。术后均有肉眼血尿，冲洗时间越长时，血尿颜色逐渐变浅；若尿液颜色加深，警惕有活动性出血，及时通知医生处理。

🔊 **【护考真题链接】2011 年—A2 型题**

病人，男，60 岁，行经尿道前列腺切除术。术后进行膀胱冲洗时，应选择的溶液是（　　）

A. 0.02% 呋喃西林　　　　　　　B. 3% 硼酸

C. 0.9% 氯化钠溶液　　　　　　　D. 0.1% 新霉素

E. 5% 葡萄糖溶液

答案：C

分析：经尿道前列腺切除术后常规留置导尿管，术后用 0.9% 氯化钠溶液持续冲洗膀胱 1~3 天，防止血凝块形成堵塞尿管。

5.造口护理　尿路改道手术后留置腹壁造口，病人需终身佩戴造口集尿袋。应保持造口处皮肤干燥，观察造口黏膜颜色与状态；及时更换集尿袋，注意有无缺血坏死、造口回缩、造口狭窄等并发症出现，并及时通知医生处理。

6.膀胱灌洗治疗护理　灌洗前禁止饮水，排空膀胱；灌洗时保持室内温度适宜，导尿管充分润滑，避免尿道损伤；膀胱内药液保留 0.5~2 小时，协助病人每 15~30 分钟更换一次体位，使药液均匀接触膀胱壁；灌洗后，多饮水，稀释尿液，避免药物对尿道黏膜的损伤；出现出血性膀胱炎、血尿时，遵医嘱延长灌注间隔时间、减少用药剂量、使用抗菌药物等，严重者立即停止灌注。

7.新膀胱冲洗的护理　术后通过导尿管、膀胱造口管对新膀胱进行低压冲洗、灌流，常用 0.9% 氯化钠溶液或碳酸氢钠溶液，可低压持续冲洗或间隔 6~8 小时冲洗一次，或视冲洗液性状增减，直至冲洗液澄清为止。冲洗温度与体温接近。

8.并发症护理

（1）出血：手术当日出血一般为术中止血不完善或静脉窦不开放所致。术后嘱病人制动，减少导管牵拉，避免膀胱痉挛。遵医嘱输血输液，若经处理后仍得不到改善，或出现休克症状，协助准备再次手术止血。继发性出血多发生在术后 1~4 周，多因创面焦痂脱落、用力排便等引起。出血伴尿潴留时，延长导尿管留置时间，予以膀胱冲洗。术后反

> **考点：稀释性低钠血症发生原因**

复血尿时，警惕残留腺体过多继发感染，需再次手术。

（2）经尿道电切综合征：多因经尿道前列腺切除术中过多吸收冲洗液，以血容量过多和稀释性低钠血症为主。表现为早期血压升高、心率加快，而后血压下降、心率变缓。严重者可出现肺水肿、脑水肿、心力衰竭等。加强病情观察，监测血清电解质变化。一旦出现以上情况，立即吸氧，予以利尿药、脱水剂，缓慢静滴3%～5%高渗氯化钠注射液250～500 mL。注意防拔管、防坠床，注意安全。

（3）膀胱穿孔：多发生在膀胱侧壁，适当延长留置导尿管的时间，多数可自行治愈；记录术后尿量情况，警惕因术中误伤输尿管导致损伤出现尿瘘。

（4）尿失禁：多由括约肌功能不全、逼尿肌功能不稳定和顺应性下降引起，应鼓励病人坚持盆底肌训练，配合生物电刺激和生物反馈治疗等措施得以改善。

（5）勃起功能障碍

术后损伤血管、神经，引起勃起组织纤维化，出现勃起功能障碍，注意病人心理护理，配合医生的相关治疗。

（三）心理护理

做好病人术前的心理护理工作，耐心倾听病人的主诉，恰当解释病情，向病人告知术后治疗的必要性以及配合要点，开展全面的疾病知识宣教，让病人了解手术方式与配合要点。

膀胱全切术和造口术后，病人容易产生恐惧心理与形象紊乱问题，可能出现交往障碍。此时，需耐心向病人解释并疏导其焦虑情绪，及时采取恰当措施进行心理护理，帮助病人尽早恢复正常社交。

（四）健康教育

对于腹壁造口病人，应教会其日常造口护理，注意进食清淡易消化的饮食；原位新膀胱病人避免重体力活动，每日饮水2000～3000 mL，适当增加盐的摄入；定期复查。前列腺经尿道切除术后1个月、经膀胱切除术后2个月后可进行性生活，如病人术后性生活出现逆行射精、不射精等，可先进行心理辅导。50岁以上男性建议每年继续专科检查。

✦ 案例分析

1. 该病人病史中提示于肾癌发病的相关信息为老年男性，抽烟20年，间歇全程肉眼血尿2个月，提示肾癌。

2. 该病人入院后行肾部分切除术，护士告知病人应绝对卧床休息，其主要目的是避免术后出血。

✦ 【本章小结】

思维导图

（邱赛男）

第二十四章

骨折病人的护理

✦✦ **学习目标**

知识目标：

(1)能阐述四肢骨折、脊柱骨折和脊髓损伤、骨盆骨折病人的护理评估和护理措施。

(2)能阐述四肢骨折、脊柱骨折和脊髓损伤、骨盆骨折的处理原则。

(3)能阐述骨折的概念、影响骨折愈合的因素、脊柱骨折和脊髓损伤的主要护理要点。

能力目标： 能运用所学知识对四肢骨折、脊柱骨折和脊髓损伤、骨盆骨折病人实施整体护理。

素质目标： 具有良好的职业道德和较好的医护团队合作能力，注重人文关怀，爱护病人维护健康。

第一节　概述

骨折(fracture)是指骨的连续性和(或)完整性的中断。

【病因和分类】

(一)按骨折的原因不同分类

1.创伤性骨折

(1)直接暴力：暴力直接作用于局部使骨骼受伤发生骨折，常伴有不同程度的软组织损伤，多为横行骨折和粉碎性骨折。

(2)间接暴力：间接暴力借助传导、杠杆、旋转以及肌肉收缩等方式，致使受力点以外的骨骼部位发生骨折。例如，摔倒时用手掌撑地，因上肢与地面的角度存在差异，暴力向上传导可能导致桡骨远端骨折或肱骨髁上骨折，此类骨折多为斜形骨折、螺旋形骨折或压缩性骨折。

> 考点：骨折的病因及分类

(3)积累应力：长期、反复、轻微的直接或间接作用于骨的某个特定部位导致的骨折，又称疲劳性骨折，如长途行军易致第2、第3跖骨及腓骨下 1/3 骨干骨折。

2.**病理性骨折** 骨质被肿瘤、结核、骨髓炎等疾病破坏，在轻微外力作用下即可导致骨折。

【护考真题链接】2014—A2 型题

病人，男，65 岁，患有原发性支气管肺癌骨转移。早晨起床时，左小腿疼痛、肿胀，不能行走。X 线片显示左侧胫腓骨干双骨折。该病人骨折最可能的原因是( )

A.直接暴力　　　　　　　　　B.间接暴力

C.肌肉牵拉　　　　　　　　　D.疲劳性骨折

E.病理性骨折

答案：E

分析：病理性骨折是指骨骼本身有病变，当受到轻微外力即发生骨折，如骨肿瘤、骨结核、骨髓炎等发生骨折。因此，该病人为原发性支气管肺癌骨转移所致病理性骨折。

(二)根据骨折端是否与外界相通分类

1.**闭合性骨折** 骨折处皮肤或黏膜完整，骨折端不与外界相通，细菌不易侵入骨折端。

2.**开放性骨折** 骨折处皮肤或黏膜的完整性破坏，骨折端与外界相通，易发生感染。

(三)根据骨折的程度和形态分类

根据骨折的程度和形态分成 8 类(图 24-1)。

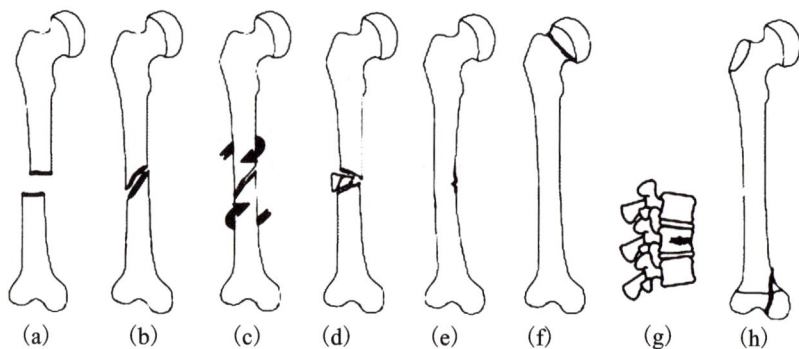

图 24-1　根据骨折的程度和形态分成 8 类

1.**横行骨折** 骨折线与骨干纵轴接近垂直[图 24-1(a)]。

2.**斜形骨折** 骨折线与骨干纵轴成一定角度[图 24-1(b)]。

3.**螺旋形骨折** 骨折线呈螺旋状[图 24-1(c)]。

4.**粉碎性骨折** 骨质碎裂成 3 块以上[图 24-1(d)]。

5.**青枝骨折** 发生在儿童的长骨骨折，受到外力时，骨干变弯，骨皮质褶皱，但无明显的断裂和移位[图 24-1(e)]。

6.**嵌插骨折** 骨折片相互嵌插，多见于股骨颈骨折，即骨折端的密质骨嵌插入松质骨内[图 24-1(f)]。

7. 压缩骨折 松质骨因外力压缩而变形，多见于脊柱椎体骨折[图 24-1(g)]。

8. 骨骺骨折 见于儿童，骨折线经过骨骺[图 24-1(h)]。

(四) 根据骨折端的稳定程度分类

1. 稳定性骨折 在生理外力作用下，骨折端不易移位或复位固定后不易发生再移位者，如裂缝骨折、青枝骨折、横行骨折、压缩骨折和嵌插骨折等。

2. 不稳定性骨折 在生理外力作用下，骨折端易移位或复位后易再移位的骨折。如斜形骨折、螺旋形骨折和粉碎性骨折等。

(五) 根据骨折时间长短分类

1. 新鲜骨折 3 周以内为新鲜骨折。

2. 陈旧骨折 3 周以上为陈旧骨折。

【骨折愈合】

(一) 骨折愈合过程

根据组织学和细胞学的变化，通常将骨折后的愈合过程分为以下三个相互交织、逐渐演进的阶段。

1. 血肿炎症机化期 一般需要 2~3 周。伤后 6~8 小时，骨折断端形成血肿，2 周左右，骨折断端形成纤维性连接，3 周后，骨折断端附近骨内外膜处形成骨样组织。

2. 原始骨痂形成期 一般需要 3~6 个月。骨内、外膜增生，新生血管长入。断端处逐渐形成内骨痂、外骨痂、桥梁骨痂、环状骨痂和腔内骨痂。这些骨痂不断钙化、加强。当其达到足以抵抗肌肉收缩引起的剪切力和扭转力时，骨折达到临床愈合。此时 X 线片上可见骨折处有梭形骨痂阴影，但骨折线仍隐约可见。病人可拆除外固定，进行功能锻炼，逐渐恢复日常活动。

3. 骨痂改造塑形期 一般需要 1~2 年。原始骨痂逐渐被改造成为永久骨痂，具有正常的骨结构，骨髓腔可再通，恢复正常的骨结构，此时可进行正常的劳动。在 X 线片上可不呈现痕迹。

(二) 影响骨折愈合因素

骨折的愈合过程受多种因素的影响，这些因素可能导致愈合延迟、不愈合或畸形愈合。影响骨折愈合的因素有全身因素、局部因素和治疗因素。全身因素有年龄、健康状况等；局部因素有骨折类型、骨折局部血液供应、软组织损伤程度、神经功能障碍、软组织嵌入、感染等；治疗因素有反复多次手法复位、治疗操作不当、骨折固定不牢固、过早或不恰当的功能锻炼等。

(三) 骨折临床愈合标准

(1) 局部无压痛及轴向叩击痛。

(2) 局部无反常活动。

(3) X 线检查显示骨折处有连续性骨痂通过，骨折线模糊。

达到临床愈合后，可拆除病人的外固定，通过功能锻炼逐渐恢复患肢功能。

【骨折临床表现】

1. 一般表现 可有肿胀、瘀斑或出血、疼痛和压痛、功能障碍等表现。

2.专有体征

(1)畸形:骨折端移位使患肢外形发生改变,有短缩、成角、弯曲等畸形。

考点:骨折的专有体征

(2)反常活动:在没有关节的部位发生了类似关节的反常活动。

(3)骨擦音或骨擦感:骨折端相互摩擦产生的声音或感觉。

【护考真题链接】2013年—A2型题

患儿,男,5岁,摔倒后左肘关节着地,送来急诊。分诊护士判断该患儿是否发生骨折的最重要依据是( )

A.左上臂疼痛 B.局部肿胀

C.左上臂畸形 D.局部压痛

E.肘关节活动度减小

答案:C

分析:患儿左上臂畸形是判断发生骨折的重要依据,局部疼痛、压痛、肿胀为骨折的一般表现,除骨折外的其他疾病也可引起这些症状;肘关节活动度减小提示为关节粘连、疼痛等,而并非骨折特有表现。

【辅助检查】

1.X线 既能诊断骨折,又能判断治疗效果,是骨折最常用的检查方法。可进一步明确骨折的形态及移位情况,也可明确骨折的类型、伴发脱位、撕脱、游离骨片等情况。

考点:骨折最可靠的诊断方式是X线检查

2.CT 可发现X线检查难以发现的骨折,可更准确地了解骨折移位情况以及骨折端对周围软组织的压迫和损害程度等,如髋臼骨折、脊柱骨折。

3.MRI 对于颈椎骨折合并脊髓损伤的病人,MRI检查能更清楚地了解骨折的类型及脊髓损伤的程度。

【骨折并发症】

骨折的并发症较多,早期并发症有休克、血管损伤、神经损伤、脂肪栓塞、骨筋膜室综合征、内脏损伤等;晚期并发症有坠积性肺炎、压力性损伤、下肢深静脉血栓、感染、骨化性肌炎、创伤性关节炎、关节僵硬、急性骨萎缩、缺血性骨坏死、缺血性肌挛缩等。尤其需要重点关注的并发症如下:

1.休克 严重创伤,骨折引起大出血或重要器官损伤所致。病人有休克征象时,应积极止血、输液,有重要脏器损伤时及时处理。

考点:骨折的早期并发症

2.神经、血管损伤 骨折端若刺破或压迫神经,会导致其支配肢体的感觉减退甚至消失,肌力下降,肢体运动功能出现障碍,生理反射减弱或消失。若邻近的血管被骨折端刺破或压迫,则会造成肢体远端血液循环出现障碍,表现为皮肤苍白、发凉,脉搏减弱或消失,严重时肢体可能坏死。搬运病人时,需注意避免造成进一步损伤。若出现肢体远端血液循环障碍的情况,应及时报告医生进行处理。

3.**骨筋膜室综合征**　最多见于前臂和小腿的闭合性骨折。骨折时出血、水肿，会导致骨筋膜室内压力升高，压迫血管，进而造成急性缺血。其主要表现为局部剧烈疼痛、肿胀，皮肤张力增大，有时可见水疱。肢体呈微屈曲状态，被动伸展时引发剧痛，远端动脉搏动减弱或消失。若骨筋膜室综合征处理不当，可能导致缺血性肌挛缩等严重并发症。

> **考点：骨筋膜室综合征最常见的部位和临床表现**

🔊 **【护考真题链接】2018—A2 型题**

病人，男，22 岁，诊断为胫腓骨骨折，入院第 2 天出现患肢小腿部剧烈疼痛、严重肿胀、足趾麻木、足背动脉搏动微弱等症状。该病人可能发生了(　　)

A. 休克　　　　　　　　　　B. 腓总神经损伤

C. 骨筋膜室综合征　　　　　D. 脂肪栓塞

E. 关节僵硬

答案：C

分析：骨筋膜室综合征多见于前臂和小腿的闭合性骨折，是骨折时出血、水肿，导致骨筋膜室内的压力增高，压迫血管造成急性缺血。主要表现是局部剧烈疼痛、肿胀、皮肤张力增高，有时可见水疱，肢体呈微屈曲状态，被动伸展时引发剧痛，远端动脉搏动减弱或消失。题干中病人为胫腓骨骨折，患肢出现剧烈疼痛、严重肿胀、足趾麻木、足背动脉搏动微弱，符合骨筋膜室综合征的表现。

4.**脂肪栓塞**　长形管状骨骨折部位的骨髓组织被破坏，脂肪滴经破裂的静脉窦内进入血液循环所致。栓塞可能发生在肺部、脑部或周边部位。肺栓塞的表现为：呼吸困难、发绀、心率加快以及血压下降等。脑栓塞的表现为：意识障碍，如烦躁、谵妄、昏迷、抽搐等。

5.**感染**　多见于开放性骨折，细菌进入伤口内，引起化脓性骨髓炎或脓毒症。

6.**关节僵硬**　是骨折和关节损伤最为常见的晚期并发症。患肢长时间固定，会导致静脉和淋巴回流不畅，关节周围组织出现浆液性渗出和纤维蛋白沉积的情况，进而形成纤维粘连，同时伴有关节囊和周围肌肉挛缩，最终导致关节活动障碍。及时固定并积极开展康复治疗，是预防和治疗关节僵硬的有效方法。

【骨折的治疗原则】

骨折的治疗原则是复位、固定和功能锻炼。

1.**复位**　将移位的骨折段恢复至正常或近乎正常的解剖关系，重建骨的支架作用。根据骨折部位和类型，选用手法复位、牵引复位或手术切开复位。

2.**固定**　将使骨折维持在复位后的位置，让其在良好对位的状态下实现愈合。已经复位的骨折必须持续固定在理想的位置，直至骨折完全愈合。骨折固定的方法分为外固定

> **考点：患肢制动后，关节应固定于功能位**

和内固定两种。外固定方式包括小夹板、石膏、外固定架以及牵引固定(皮牵引、骨牵引、牵引带牵引)等；内固定包括螺钉、钢板、髓内针等。

3.**功能锻炼**　在不影响固定的前提下，应尽快恢复患肢肌肉、肌腱、韧带、关节囊等软组织的舒缩活动。功能锻炼分为三个阶段：

早期(1~2周)，主要是让固定肢体中的肌肉进行等长收缩；中期(2周~2个月)，开始进行肌肉的等张收缩，也就是活动骨折部位上下的关节；后期(2个月以后)是康复的关键时期，此时骨折已达到临床愈合标准，需去除外固定，并在抗阻力的情况下进行全面锻炼。此外，内外用药对骨折愈合具有一定的促进作用。

第二节　常见四肢骨折病人的护理

案例导入

案例

病人，女，65岁，下雪天不慎摔倒，摔倒时右手先撑地。摔倒后感到右腕部肿胀，疼痛明显，腕关节不能活动，右腕呈枪刺样畸形。

思考

1. 该病人抵达急诊科后，应完善哪些检查以辅助诊断？其患肢最有可能的诊断是什么？

2. 针对该病人，一般采用什么方法治疗，护理措施有哪些？

四肢骨折包括上肢骨折和下肢骨折。常见的上肢骨折有肱骨干骨折、肱骨髁上骨折、桡骨远端骨折。下肢骨折包括股骨颈骨折、股骨干骨折、胫腓骨干骨折。

【护理评估】

(一)健康史

了解病人的年龄、外伤经过，既往有无骨骼疾病史，如肿瘤、炎症等。明确外力作用的时间、方式、性质和程度。了解病人受伤时的体位和环境、伤后立即发生的功能障碍及其发展情况、急救处理的经过等。

(二)身体状况

1. 肱骨干骨折　肱骨干骨折是肱骨外科颈下1~2 cm至肱骨髁上2 cm段内的骨折。常见于中青年人。表现为伤侧上臂肿胀、疼痛、压痛，可出现假关节活动、骨擦音，成角、缩短和旋转畸形等骨折专有体征；合并桡神经损伤者，可出现垂腕，各手指掌指关节不能背伸，手背桡侧皮肤感觉减退或消失。

2. 肱骨髁上骨折　肱骨髁上骨折指肱骨远端内、外髁上方的骨折，以5~12岁儿童多见，表现为伤处疼痛、肿胀、压痛，伤侧肘关节功能丧失，出现畸形，但肘后三角关系正常。若合并血管、神经损伤，则出现桡动脉搏动减弱或消失，手部的感觉减弱和运动功能障碍，严重者晚期可出现前臂缺血性肌痉挛(爪形手)等表现(图24-2)。

> 考点：肱骨髁上骨折表现

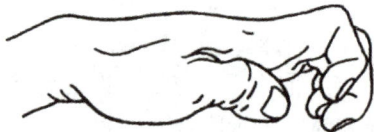

图24-2　前臂缺血性肌痉挛(爪形手)

【护考真题链接】2022 年—A2 型题

病人，男，25 岁，外伤后出现肘部关节肿胀。可以帮助鉴别肱骨髁上骨折和肘关节脱位的表现是(　　)

A. 手臂功能障碍　　　　　　　　B. 肘部剧烈疼痛

C. 是否触摸到尺骨鹰嘴　　　　　D. 肘后三角关系异常

E. 跌倒后因手肘撑地而受伤

答案：D

分析：肱骨髁上骨折的病人可出现骨擦音，肘关节主动和被动活动都会受限，肘后三角关系仍然正常。肘关节脱位的病人局部无骨擦音，肘后三角关系是异常的，局部表现为弹性固定，无法进行主动和被动活动，故肘后三角关系的异常与否是鉴别肱骨髁上骨折和肘关节脱位的重要表现之一。

3. 桡骨远端骨折　指的是桡骨远端关节面 3 cm 以内发生的骨折，其中以科勒斯(Colles)骨折最为常见。此病好发于中年人和老年人，病人伤侧腕关节会出现疼痛、肿胀以及活动障

> **考点：桡骨远端骨折典型的畸形表现**

碍等症状。Colles 骨折的典型畸形表现为侧面观呈餐叉样畸形，正面观呈枪刺样畸形(图 24-3)。通过 X 线检查能够明确骨折的部位、类型以及移位情况。

4. 股骨颈骨折　常发生于老年人，以女性多见。表现为伤侧髋部疼痛，除嵌插骨折外，均有移动患肢时疼痛加重，不敢站立或行走等表现；伤侧髋部时有压痛，叩击足跟时髋部疼痛，大转子明显突出，下肢呈缩短、外旋畸形(图 24-4)。通过 X 线检查多可明确骨折的部位、类型和移位情况。

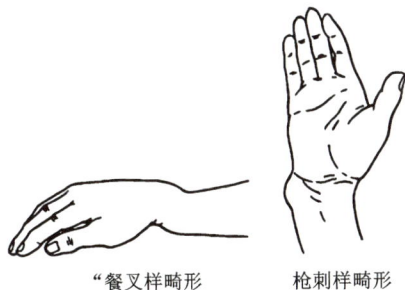

图 24-3　桡骨远端骨折畸形

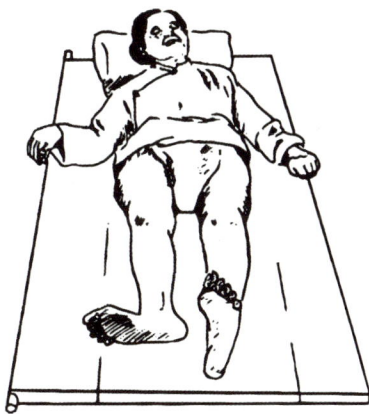

图 24-4　骨股颈骨折伤肢的外旋畸形

5. 股骨干骨折　股骨干骨折指股骨小转子以下、股骨髁以上部位的骨折，多见于青壮年。多由强大的直接或间接暴力造成，因创伤较重、出血较多，容易发生休克。表现为伤侧大腿疼痛、肿胀、活动障碍，局部有畸形、反常活动、骨擦音或骨擦感，股骨干下 1/3 骨

折可伴腘血管和坐骨神经损伤。可有失血性休克的症状和体征。通过 X 线检查可明确骨折的部位、类型和移位方向。

6.胫腓骨骨干骨折　指发生于胫骨平台以下至踝上部分的骨折。以青壮年和儿童多见,为长骨骨折中最为多见的一种。表现为伤侧小腿疼痛、肿胀、压痛、功能障碍,局部有畸形、反常活动、骨擦音或骨擦感。开放性骨折时,可出现骨折端外露,伴有腓总神经、胫神经损伤时,出现足下垂或仰趾的表现。伴有胫前及胫后动脉损伤时,背动脉和胫后动脉搏动消失,趾端苍白、冰凉。如果继发骨筋膜室综合征,远端肢体会出现疼痛、肿胀、麻木、肢体苍白、感觉消失。

> 考点:胫腓骨骨干骨折损伤的神经

(三)心理-社会状况

了解病人对疾病的认知程度,对治疗方案和疾病预后有何顾虑和思想负担;了解病人亲友对其的关心和支持程度;了解家庭对治疗的经济承受能力。

(四)辅助检查

骨折部位 X 线检查可以显示骨折和移位情况,血、尿、便常规及 B 超检查可了解相关内脏损伤和失血情况。

(五)处理原则

1.肱骨干骨折　多采用手法复位、小夹板或石膏外固定(图 24-5、图 24-6)。手法复位困难、复位后不稳定或合并桡神经损伤者,应采用切开复位、钢板螺钉或交锁髓内钉内固定。

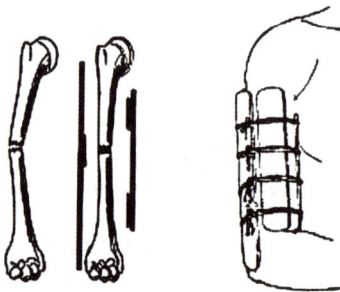

图 24-5　肱骨干骨折小夹板固定　　　　图 24-6　石膏外固定

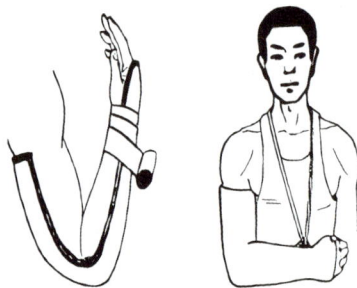

2.肱骨髁上骨折　多采用手法复位、小夹板或石膏外固定;局部肿胀严重者,宜先行尺骨鹰嘴牵引,待肿胀消失后再行手法复位和固定。对手法复位失败或合并神经、血管损伤者,宜行切开复位,用加压螺钉或交叉钢针做内固定。

3.桡骨远端骨折　多采用手法复位小夹板或石膏绷带固定。Colles 骨折手法复位固定后,石膏将腕关节固定于掌屈尺偏位,屈肘,前臂置于功能位,用悬吊带悬吊于胸前 3~4 周。固定期间观察手部血液循环情况。2 周内进行手指伸屈活动,2 周后更换功能位石膏,解除固定后加强腕关节全活动范围锻炼。

4.股骨颈骨折　嵌插或无移位的稳定性骨折,可行持续皮牵引;有移位或不稳定的骨折,可在 X 线下行经皮或切开加压螺纹钉固定术(图 24-7);若并发股骨头坏死或不愈合的骨折,应行人工股骨头置换术或全髋关节置换术。

5.股骨干骨折　4 岁以下儿童可采用垂直悬吊皮牵引，4 岁以上儿童可以采用手法复位石膏外固定，也可采用手术弹性髓内钉固定；而成人多采用手术治疗，髓内钉或钢板螺丝钉固定(图 24-8)。

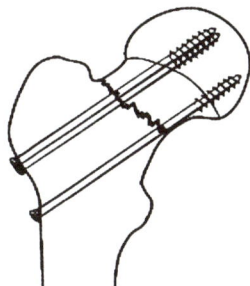

图 24-7　加压螺纹钉固定术

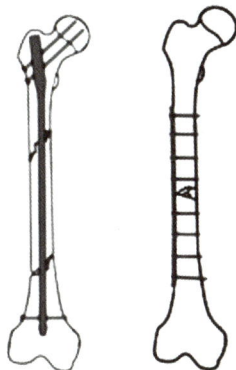

图 24-8　髓内针、钢板螺丝钉内固定

6.胫腓骨干骨折　对横行骨折和短斜形骨折，采用手法复位、小夹板固定或石膏固定；不稳定的长斜形和螺旋形骨折，可采用切开复位螺钉、交锁髓内钉或钢板内固定；较为严重的开放性或粉碎性骨折，可用外固定支架复位和固定(图 24-9)。

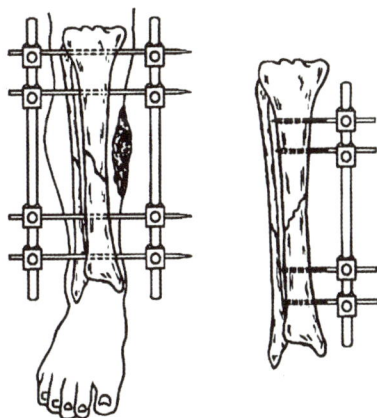

双边外固定器　　单边外固定器

图 24-9　外固定支架复位和固定

【常见护理诊断/健康问题】

1.疼痛　与骨折部位神经损伤、软组织损伤、肌肉痉挛和水肿有关。

2.有外周神经血管功能障碍的危险　与骨和软组织损伤、外固定不当有关。

3.躯体移动障碍　与骨折、牵引或石膏固定有关。

4.潜在并发症：休克、脂肪栓塞综合征、骨筋膜室综合征、静脉血栓栓塞症、关节僵硬等

【护理措施】

(一) 急救护理

现场急救是挽救病人生命的重要保证，并与病人预后密切相关。在紧急情况下，须优先处理危及病人生命的紧急问题。

考点：骨折病人急救的首要处理

1. **迅速抢救生命** 首先处理危及生命的紧急情况，如骨折病人出现心跳及呼吸骤停、窒息、张力性气胸或开放性气胸、活动性大出血、休克、腹腔内脏脱出等危急情况时，就地配合医生或独立进行现场救治。

2. **迅速有效止血及包扎** 根据具体情况，使用无菌敷料或清洁布类对创口进行包扎，这样可以减少再次污染，同时起到压迫止血的作用。绝大多数伤口出血可采用加压包扎的方式止血，若遇到大血管出血，可使用止血带止血。建议优先使用充气止血带，并详细记录所使用的压力和时间。一般每隔40~60分钟放松一次止血带，每次放松2~3分钟，防止肢体因长时间缺血而坏死。若骨折端露出伤口且已被污染，但并未压迫重要血管或神经，此时不应在现场进行复位操作，以免将污染物带入伤口深处。在包扎过程中，若骨折端自行滑入伤口内，需要做好相关记录，以便入院后进行清创时做进一步处理。

3. **妥善固定** 妥善的固定可以防止骨折断端活动，从而避免其对周围血管、神经或内脏等重要组织的损伤，减轻疼痛，并便于搬运。凡疑有骨折者均应按骨折处理。对闭合性骨折者在急救时不必脱去患肢的衣裤和鞋袜，患肢肿胀严重时，可用剪刀将患肢衣袖和裤脚剪开。骨折有明显畸形，并有穿破软组织或损伤附近重要血管、神经的危险时，可适当牵引患肢，使之变直后再行固定。固定物可以为特制的夹板，或就地取材的木板、木棍或树枝等。若无任何可利用的材料，可将骨折的上肢固定于胸部，骨折的下肢与对侧健肢捆绑固定。

4. **迅速转运** 病人经初步处理后，应尽快转运至就近的医院进行治疗。

(二) 一般护理

1. **饮食护理** 给病人提供高蛋白、高热量、富含维生素的饮食，嘱其多吃水果、蔬菜，预防便秘；长期卧床者易发生骨质脱钙，应多饮水，预防泌尿系统结石。

2. **卧床护理** 骨折病人常需要长时间卧硬板床。对长期卧床者，定时协助翻身、按摩、沐浴、洗头、剪指甲、更衣等，并做好口腔及皮肤护理；保持病室环境和床单整洁，增加病人的舒适感；指导病人深呼吸，预防下肢静脉血栓形成，以及呼吸系统的并发症。

3. **疼痛护理** 除创伤、骨折、手术切口引起的疼痛，骨折固定不确切、神经血管损伤、伤口感染、组织受压缺血都会引起疼痛。护理措施：①受伤24小时内局部冷敷，使血管收缩，减少血液和淋巴液渗出，减轻水肿及疼痛；②24小时后局部热敷，可减轻肌肉的痉挛及关节、骨骼的疼痛，促进渗出液重吸收；③应固定受伤肢体，并将患肢抬高，以减轻肿胀引起的疼痛；④疼痛原因明确时，可遵医嘱使用止痛药；⑤执行护理操作时动作要轻柔、准确，避免粗暴剧烈，如移动病人时，先取得病人配合，在移动过程中，对损伤部位重点扶托保护，缓慢移至舒适体位，争取一次性完成，以免引起或加重病人疼痛。

4. **病情观察** 病情较重的病人要进行生命体征、神志的观察，做好观察记录，及时执行医嘱，给予补液、输血、补充血容量等。必要时监测中心静脉压并记录24小时体液出入量；危重病人应及早送入ICU监护。对于有意识、呼吸障碍者，必要时施行气管切开，给予氧气吸入或人工呼吸。伴发休克时，按休克病人护理。

5. 牵引病人的护理

(1)设置对抗牵引：将牵引的床端抬高 15~30 cm，利用病人体重形成与牵引力方向相反的对抗牵引。

(2)维持有效牵引：①每天检查牵引装置及其效果、包扎的松紧程度、有无滑脱或松动的情况；②应保持牵引锤悬空、滑车灵活；③嘱咐病人及家属不要擅自改变体位，不能随便增减牵引重量；④颅骨牵引者，应每日检查颅骨牵引弓的固定情况，当发现松动时，应将靠拢压紧螺母拧紧 0.5~1 圈，防止颅骨牵引弓松脱；⑤肢体牵引者，应每日测量两侧肢体的长度，避免发生过度牵引。

(3)维持有效血液循环：密切观察患肢肢端的血液循环状况，查看有无肿胀、麻木、皮温降低、色泽改变以及运动障碍等情况。若发现异常，应及时通知医生并采取相应的处理措施。

(4)做好局部皮肤护理：减少皮炎及压力性损伤的发生。

(5)针孔的护理：针孔处可滴 75% 乙醇或 1% 络合碘消毒，每日 1~2 次。在搬动病人或协助病人转换体位时，避免牵引针左右移动，如发现牵引针偏移，应经严格消毒后再进行调整，或者报告医生，切不可随意推拉牵引针。针孔局部血痂不可随意清除，针孔处有分泌物时，用棉签拭去，并严格消毒，以防痂下积脓。继发感染时，使用有效的抗菌药物，彻底引流，及时换药。严重者，拔去骨圆针，换位牵引。

(6)并发症的预防和护理：按骨折后功能锻炼的原则进行功能锻炼，预防和减少关节僵硬、足下垂等并发症的发生。

6. 小夹板固定病人的护理

(1)选择合适的小夹板。

(2)捆扎带松紧适度，一般捆扎后系带可上下移动 1 cm 为度。

(3)固定期间应严密观察患肢末梢血运、感觉及运动情况，如有异常，应及时调整，以防发生骨筋膜室综合征。

(4)抬高患肢，促进血液循环，减轻肿胀和疼痛。

(5)如果为门诊病人，需告知家属及病人，若出现末梢肿胀、青紫、麻木、疼痛、活动障碍、脉搏减弱或消失，及时返院复诊。注意随着肿胀的加重或减轻，可能出现固定过紧或过松，应及时返院调整，以达到有效固定的目的。

(6)定期进行 X 线检查，以便了解骨折有无移位，以避免发生畸形愈合，影响外观和功能。

(7)指导病人进行功能锻炼，减少并发症的发生。

7. 石膏固定病人的护理

(1)石膏绷带包扎后，应待其自然硬化。为使石膏尽快干燥，以免变形，夏天可用电扇吹；冬天用烤灯烤，烤灯的距离和温度应适宜，以免烫伤。

考点：石膏固定的注意事项

(2)在石膏未干前，应进行床头交接班，尽量少搬动病人，不要用手指按压，以免石膏向内凸起，压迫局部组织。必须搬动时，应用手掌平托。

(3)抬高患肢，使患处高于心脏水平 20 cm，以利于淋巴和静脉回流，减轻肢体肿胀。

（4）保持石膏整洁：避免尿、便、饮料及食物等对石膏造成污染。如有污染，可用毛巾蘸肥皂水及清水擦洗干净，擦洗时水不可过多，以免石膏软化变形，严重污染时应及时更换。

（5）观察石膏创面：观察石膏创面有无渗血，是否渗到石膏表面，必要时开窗或拆除检查。拆除石膏绷带后，用温水清洗患肢，并用凡士林涂抹皮肤。

（6）加强功能锻炼：按照功能锻炼原则进行功能锻炼，以预防和减少并发症的发生。

【护考真题链接】2021 年—A1 型题

石膏绷带固定病人的正确护理措施是（　　　）

A. 有伤口者应在石膏干燥后开窗

B. 手指、脚趾应包裹在石膏内

C. 患肢平放并停止一切肢体活动

D. 石膏未干前用手掌托扶，不可留下手指压痕

E. 石膏内肢体局部疼痛时，应填塞物品衬垫

答案：A

石膏在干固之前容易折断和变形，因此禁止搬动和压迫。打好石膏后，需用软枕妥善垫好。搬运时，要用手掌将其托起，严禁用手指捏压，防止局部向内凹陷。在石膏未干之前，为方便进行局部检查、伤口引流或更换敷料等操作，可在相应部位的石膏上开窗。石膏固定术后，应将患肢抬高，以促进静脉回流。同时，要注意通过观察肢体远端的颜色、温度、感觉和运动等情况，来判断肢体的血液循环状况。此外，要警惕压力性损伤的发生。需嘱咐病人和家属，不可往石膏内塞垫物品，必要时需更换石膏。

8. 手术病人的护理

（1）手术前护理：重点是皮肤准备，术前 2~3 天每日用肥皂水彻底清洗手术区皮肤，用 75% 乙醇消毒后用无菌巾包扎手术区，手术当日早晨重新消毒后更换无菌巾包扎，送手术室。开放性骨折，给予紧急处理后，进行清创术，遵医嘱注射破伤风抗毒素以及抗菌药物。

（2）手术后护理：制动、抬高患肢以促进血液循环，减轻水肿；遵医嘱使用有效的抗菌药物预防感染。

（三）心理护理

骨折病人及其亲属的心理变化较为复杂。要多与病人交流，耐心倾听病人的诉说，体谅病人的心理感受，有针对性地消除引起病人产生焦虑的因素。

（四）健康指导

1. 功能锻炼指导　①向病人宣教功能锻炼的意义和方法。解释骨折固定后引起肌肉萎缩的原因，使病人充分认识功能锻炼的重要性，消除思想顾虑，主动运动锻炼；②制订康复治疗计划，并在治疗过程中，根据病人的全身状况、骨折愈合程度、功能锻炼后的反应等各项指标不断修订康复治疗计划；③一切功能活动均应在医护人员的指导下进行。活动范围由小到大，次数由少到多，时间由短到长，强度由弱到强。

2. 知识宣教　讲解有关骨折的知识，尤其是骨折的原因。教育病人在工作、运动中应

注意安全。

3.饮食指导　对病人进行饮食指导，保证营养素的供给。

4.康复指导　嘱咐病人出院后有关注意事项，遵医嘱定期复诊，评估功能恢复状况。

【知识链接】

人工关节置换术

人工关节置换术是指采用由金属、高分子聚乙烯、陶瓷等材料制成的人工关节假体，替换病变或受损关节的手术方式。该手术通过人工关节模拟正常健康关节的运动，起到缓解疼痛、恢复关节功能的作用。它主要用于治疗其他方法治疗无效或效果欠佳的严重骨关节病变，如严重的骨性关节炎、类风湿关节炎、关节创伤及肿瘤等疾病。

案例分析

1.该病人来到急诊科后应该完善的检查，以及患肢最可能的诊断：

(1)该病人应完善X线检查。

(2)该病人最可能的诊断是右桡骨远端骨折中的Colles骨折。

2.针对该病人的治疗方法和护理措施：

(1)治疗方法：多采用手法复位，小夹板或石膏绷带固定。

(2)护理措施：Colles手法复位后，石膏将腕关节固定于旋前、屈腕、尺偏位，屈肘，前臂置于功能位，用悬吊带悬吊于胸前3~4周。固定期间观察手部血液循环情况。2周内进行手指伸屈活动，2周后更换功能位石膏，解除固定后加强腕关节全范围活动锻炼。

第三节　脊柱骨折和脊髓损伤病人的护理

案例导入

案例

车祸现场，一位62岁的女性伤者躺在地上，神志清醒，诉颈部和腰部疼痛，不能活动，无胸闷、腹痛，双上肢及双下肢感觉、活动无明显异常。

思考

1.该病人考虑什么诊断？

2.现场急救和搬运时应注意什么？

脊柱骨折(fracture of the spine)，亦称脊椎骨折，是一种较为严重且复杂的创伤性疾病，其发病率占全身骨折的5%~6%。脊髓损伤(spinal injury)作为脊柱骨折的严重并发症，常会导致截瘫，使病人终身残疾，还可能继发其他系统并发症，危及病人生命。

> **考点：脊柱骨折的严重并发症**

【病因和分类】

脊柱骨折绝大多数由间接暴力引发，少数由直接暴力导致。脊髓损伤是脊柱骨折的严重并发症，由于椎体移位或碎骨块突入椎管内，会使脊髓或马尾神经遭受不同程度的损伤。若受伤平面以下的感觉、运动、反射完全消失，括约肌功能完全丧失，则称为完全性截瘫；部分功能丧失，则称为不完全性截瘫。此类情况以胸腰段最为多见。脊髓损伤最常见的原因是闭合性钝性外伤。

（一）脊柱骨折可分为多种类型

1. 根据暴力作用的方向分类　①屈曲型损伤：较常见，多发生于胸腰段交界处的椎骨。②伸直型损伤：极少见，如椎弓骨折合并椎体向后脱位。③屈曲旋转型损伤：可发生椎间小关节脱位。④垂直压缩型损伤：可引起胸、腰椎粉碎性压缩骨折或寰椎裂开性骨折。

2. 根据损伤的程度和部位分类　①胸腰椎骨折与脱位：包括椎体单纯压缩骨折、椎体粉碎性压缩骨折和椎体骨折脱位。②颈椎骨折与脱位：包括颈椎半脱位、颈椎椎体骨折、颈椎脱位及寰枢椎骨折与脱位。③附件骨折：常与椎体压缩骨折合并发生，如关节突骨折，椎板、椎弓根、横突和棘突骨折等。

3. 根据骨折的稳定性分类　①稳定型骨折：指单纯压缩骨折，不超过椎体原高度的1/3，骨折无移位。②不稳定型骨折：损伤较为严重，复位后容易移位。

（二）脊髓损伤的分类

根据脊髓损伤的程度和部位可分为以下几种类型：

1. 脊髓震荡　脊髓遭受强烈震荡，损伤后脊髓有暂时性功能抑制，立即发生弛缓性瘫痪。是脊髓损伤中最轻的一种。

2. 脊髓挫伤与出血　是脊髓的实质性破坏，脊髓内部可有出血、水肿、神经细胞破坏和神经传导纤维束的中断。

3. 脊髓断裂　脊髓连续性中断。可分为完全性或不完全性脊髓断裂。不完全性常伴有挫伤，又称挫裂伤，完全性断裂预后极差。

4. 脊髓受压　骨折移位、椎体滑脱、碎骨块和破裂的椎间盘突入椎管内，直接压迫脊髓，使脊髓产生一系列脊髓损伤的病理变化。

5. 马尾神经损伤　表现为受伤平面以下出现弛缓性瘫痪。

【护理评估】

（一）健康史

了解受伤的时间、原因和部位，受伤时的体位，伤后急救、搬运和运送方式等，以往有无脊椎疾病史，以及应用药物情况。

（二）身体状况

1. 脊柱骨折　受伤部位疼痛、肿胀、畸形、棘突间隙加宽及局部有明显触痛、压痛和叩击痛，脊柱活动受限。胸腰段损伤时，有后凸畸形。

2. 脊髓损伤　①脊髓震荡：损伤平面以下的感觉、运动、反射及括约肌功能完全丧失。在数分钟或数小时内可完全恢复。属于最轻微的脊髓损伤，无组织形态学病理变化。②脊髓挫伤、出血与受压：表现为受伤平面以下单侧或双侧同一水平的感觉、运动、反射及括约肌功能全部暂时消失或减弱。其预后取决于脊髓挫伤的程度、出血量及受压程度及解除压迫的时间。③脊髓圆锥损伤：会阴部表现为皮肤鞍区感觉障碍，大小便失禁、尿潴留和性功能障碍。双下肢感觉、运动正常。④脊髓断裂：损伤平面以下的感觉、运动、反射及括约肌功能完全丧失。⑤马尾神经：损伤平面以下弛缓性瘫痪，有感觉及运动功能障碍，括约肌功能丧失、肌张力降低、腱反射消失。

脊髓胸腰段损伤使下肢的感觉与运动产生障碍，称为截瘫。

(三)辅助检查

1. X 线　可显示椎体损伤情况，如压缩、粉碎及移位，椎间孔变小，关节突骨折或交锁，棘间隙增宽及附件骨折等。

2. CT、MRI　可清楚地显示小关节的骨折、椎管内软组织的变化及脊髓压迫的影像，有助于进一步明确诊断，确定损伤部位、类型和移位等。

(四)心理–社会状况

了解病人对功能障碍的感性认识和对现状的承受能力，病人及其家属对疾病治疗的态度，病人心理状态的改变程度等。

> 考点：脊柱骨折的急救搬运法

(五)处理原则

1. 挽救生命　优先处理危及生命的损伤，如颅脑、胸腹腔脏器损伤或休克等。

2. 急救搬运　可采用脊柱板、担架、门板、木板。先让伤员双下肢伸直，将木板置于伤员一侧。三人用手将伤员平稳托起至木板上，或者二到三人采用滚动法，让伤员保持挺直状态，作为一个整体滚动到木板上。切勿采用一人抬头、一人抬脚或者搂抱的搬运方法。一般而言，胸椎和腰椎骨折采用三人搬运法，颈椎骨折采用四人搬运法。其中一人负责固定头部，使头部与躯干保持一致，避免扭曲损伤颈髓，从而引发高位截瘫。

🔊 【护考真题链接】2013 年—A1 型题

脊柱骨折急救搬运的基本原则是(　　　)

A. 始终保持脊柱中立位　　　　　B. 始终卧硬板转运

C. 不可背驮运送　　　　　　　　D. 不可抱持运送

E. 不可坐位检查和运送

答案：A

分析：脊柱骨折、脱位者搬运不当很易引起脊髓损伤。正确的搬运方法是三人平托病人，同步行动，将病人放在脊柱板、木板或门板上；也可将病人保持平直体位，整体滚动到木板上，严禁弯腰、扭腰。如有颈椎骨折、脱位，需要另加一人牵引固定头部，并与身体保持一致，同步行动。

🔊 【护考真题链接】2018 年—A2 型题

病人，男，45 岁，疑为腰椎骨折，拟行 X 线检查，需平车护送病人。移送病人上平车，其适合的搬运方法是(　　　)

A.一人法   B.二人法
C.三人法   D.四人法
E.五人法

答案：D

分析：搬运法的适用对象如下。①四人搬运法：适用于颈、腰椎骨折或病情较重的病人。题中该病人疑为腰椎骨折，为避免病情加重，宜采用此法进行搬运。②单人搬运法：适用于体重较轻或儿科病人，且病情允许的情况。③两人或三人搬运法：适用于病情较轻，但自己不能活动且体重又较重的病人。

3.胸腰椎骨折

(1)单纯压缩骨折：①椎体压缩不到 1/3 或年老体弱不能耐受复位及固定者，可仰卧于硬板床上，骨折部位垫厚枕，使脊柱过伸，3 天后开始锻炼腰背肌，第 3 个月开始可稍微下地活动，但以卧床休息为主，3 个月后开始逐渐增加下地活动时间；②椎体压缩超过 1/3 的青少年和中年受伤者，可采用两桌法或双踝悬吊法复位，复位后采用石膏背心固定，固定时长为 3 个月。

(2)爆裂性骨折：①无神经系统症状且证实无骨折片挤入椎管者，可采用双踝悬吊法复位；②有神经症状和有骨折片挤入椎管者，不宜复位，需手术去除突入椎管的骨折片及椎间盘组织，再做植骨和内固定术。

4.颈椎骨折

(1)稳定型颈椎骨折：轻者可用颌枕带悬吊卧位牵引复位，有明显压缩脱位者，采用持续颅骨牵引复位。牵引重量为 3~5 kg，复位并牵引 2~3 周后用头胸石膏固定 3 个月。

(2)爆裂性骨折：有神经症状者，原则上应早期手术切除碎骨片、减压、植骨及内固定。但若有严重并发伤，需待病情稳定后手术。

5.脊髓损伤   ①及早稳定脊柱，合适的固定可以防止因损伤部位移位而产生脊髓的再损伤；②及早解除脊髓压迫，是保证脊髓功能恢复的关键；同时应用激素、脱水利尿药物减轻脊髓水肿；③尽早应用高压氧治疗。

【知识链接】

截瘫指数

瘫痪程度常以截瘫指数来衡量，截瘫指数由运动、感觉和内脏括约肌功能(大小便)障碍程度来决定，一般分为 0、1、2 三个级，0 级表示功能正常，1 级表示部分功能丧失，2 级表示功能完全丧失。截瘫指数可以大致反映脊髓损伤的程度、发展情况等，还可以比较治疗效果。

【常见护理诊断/健康问题】

1.疼痛   与脊椎骨折、软组织损伤等有关。

2.低效性呼吸型态   与呼吸肌神经损伤及活动受限有关。

3.体温过高或体温过低   与高位颈髓损伤所致自主神经系统功能紊乱有关。

4.有皮肤完整性受损的危险　与活动障碍、感觉障碍和长期卧床有关。

5.知识缺乏：缺乏有关功能锻炼的知识

6.潜在并发症：压力性损伤、尿路感染、坠积性肺炎、失用综合征等

【护理措施】

(一)维持呼吸功能

(1)观察病人的呼吸型态、频率、深浅,听诊肺部呼吸音,以了解有无呼吸困难及呼吸道梗阻。遵医嘱持续或间断吸氧,以提高血氧饱和度。

(2)病人床旁应备好各种急救药品和器械,如呼吸兴奋药、氧气、气管切开包、人工呼吸器、电动吸引器等。

(3)鼓励病人定时进行深呼吸及有效咳嗽训练,以利于肺部膨胀和排痰。教会病人使用呼吸训练器的方法,每2~4小时锻炼1次,并在使用后注意评估效果。

(4)指导协助病人每2小时翻身1次,轻轻叩击胸背部,便于痰液排出。对于痰液黏稠者,可给予雾化吸入,使痰液稀释。必要时,可用吸引器吸痰,或经支气管镜吸痰,以保持呼吸道通畅,防止感染。

(5)用呼吸机辅助呼吸的病人,应监测动脉血气分析,以作为调整各项参数的依据。

(6)高位颈髓损伤的病人,应早期进行气管切开,减少呼吸道梗阻,防止肺部感染。气管切开的病人应按气管切开术后常规护理。

(二)病情观察

(1)在伤后48小时内,应严密观察病人的生命体征,防止低血压和心动过缓。尤其是在翻身或吸痰后,注意观察病人血压和呼吸的反应。

(2)在伤后24小时内,严密观察病人的感觉、运动、反射等功能有无变化,观察病情有无加重或减轻,如有变化立即通知医生。

(3)留置导尿管,监测尿量,准确记录每日出入量。

(4)维持体温正常。①严密监测体温:颈部脊髓损伤时,由于自主神经系统功能紊乱,对周围环境温度的变化,丧失了调节和适应的能力,病人常出现高热(40℃以上),或低温(35℃以下),体温异常是病情恶化的征兆;②体温升高时,应用物理降温法,如使用冰袋冷敷、乙醇擦浴、冰水灌肠,同时调节环境温度,降低室温、通风散热等;③体温降低时,应注意对病人进行保暖,如加盖毛毯,关闭门窗,升高室温等。

(三)生活护理

1.增强自理能力　①及时进行康复治疗,教会病人如何自行完成进食、穿衣、沐浴等基本活动,以提高病人独立生活的能力;②损伤后完全丧失行走能力必须依靠拐杖及轮椅者,应掌握拐杖及轮椅的使用技巧。

2.训练规律排便　①排便训练:要求病人每天固定时间排便;如无禁忌证,应摄入足够的液体,每天饮水至少2000 mL,以利于排便,并增加膳食纤维的摄入,如粗粮、粗纤维蔬菜、新鲜水果等,以刺激肠蠕动;必要时,可应用栓剂或缓泻剂进行治疗。②便秘者:可沿结肠方向从右向左做腹部按摩,每日2~3次,以促进肠蠕动和肠内容物移动。如2~3天未排便时,可给予缓泻剂,必要时灌肠。对6~7天未排便的病人,其粪便常不易排出,可戴手套,手指涂润滑剂将干粪块掏出。

3. 促进规律排尿

(1)需仔细观察并记录尿液的量、颜色及透明度，定期检查腹部体征，评估病人膀胱功能的受损状况。

(2)急性期过后，可采用诱导方法刺激排尿，如听流水声、进行会阴部热敷、按摩腹部膀胱区等。

(3)损伤初期，应留置导尿管，持续引流尿液并记录尿量，防止膀胱过度膨胀。2~3周后，改为每4~6小时开放一次导尿管，或者白天每4小时导尿1次，晚间每6小时导尿1次，避免膀胱萎缩。

(4)在条件允许的情况下，开展膀胱反射性动作训练。当膀胱胀满时，可用手由外向内、由轻至重均匀按摩下腹部，待膀胱收缩成球状后，紧按摩膀胱底部并向前下方挤压，促使膀胱排尿。排尿后可再次加压，尽量将尿液排净。此外，还可加强会阴肌、腹肌的功能训练，以辅助排尿。

(5)对于长期留置导尿管的病人，要做好尿管及尿道口的护理工作，遵医嘱进行膀胱冲洗。需教会病人及其家属导尿管的护理方法，注意预防尿路感染。

(四) 并发症护理

1. 肺部感染　鼓励病人定时进行深呼吸及有效咳嗽训练，定时翻身、拍背，以利于痰液排出。痰液黏稠时，给予超声雾化吸入，雾化液中加入庆大霉素、α-糜蛋白酶、地塞米松等，以达到抗感染、稀释痰液的目的。每日2~3次，每次15~20分钟。对于年龄较大、分泌物多且不易排出者，应早期行气管切开术，以防肺部感染。另外注意保暖，避免因受凉而诱发上呼吸道感染。

2. 压力性损伤　脊髓损伤的病人，因长期卧床，皮肤感觉减弱或消失，自主神经功能紊乱导致局部缺血，身体的骨隆突处易发生压力性损伤且极难愈合。护理措施：每2~3小时翻身1次，有条件时可使用特制的翻身床、小垫床、分区域交替充气床垫、波纹气垫等，以减轻局部压迫。保持床单清洁、整齐、无折叠；保持皮肤干燥并定期按摩；对已经形成且面积较大、组织坏死较深的压力性损伤，应按外科原则处理创面。

3. 泌尿系感染　脊髓损伤的病人因膀胱功能障碍、尿潴留、长期留置尿管或液体摄入不足等，易发生泌尿系统感染。护理措施：①保持会阴部清洁。②尿潴留和排尿失禁的病人，应留置导尿管，插导尿管时，需严格无菌操作，保持导尿管引流通畅。③损伤早期，留置导尿管应持续开放，使膀胱排空，减少感染发生的机会；2~3周后，应夹闭导尿管，每4~6小时开放1次，使膀胱充盈，以训练膀胱的自主节律性，避免膀胱萎缩。④长期留置导尿管者，要防止导尿管发生阻塞或引流不畅，导致逆行感染。⑤膀胱冲洗：长期留置导尿管的病人，必要时进行膀胱冲洗，以冲出膀胱内积存的沉渣。⑥鼓励病人多饮水，每日争取饮水3000 mL，使每日排尿在1500 mL以上，以利于尿液的稀释，避免结石形成。

(五) 心理护理

应当关心、体贴病人，随时了解病人及其家属的心理变化与情绪波动，帮助病人尽可能实现自理，维护病人的自尊感，增强其自信心。

(六) 健康指导

1. 功能锻炼指导　①根据病人病情，制订合理的功能锻炼计划；②指导和协助病人进行未瘫痪肌肉的主动和被动锻炼。依据病变部位及病情恢复情况指导病人适当做颈部活动、上下肢各关节活动、深呼吸运动、腹背肌功能锻炼等；③对瘫痪肢体，应指导病人及其家属做关节的全范围被动活动和肌肉按摩，每日2~3次，每次30~60分钟；④注意适度锻炼。活动度从小到大，手法轻柔，力度适中，不可过急过猛，以防加重损伤。锻炼时间及次数应以病人不感到疲惫为宜。

2. 安全指导　指导病人、家属及亲友注意病人的安全，保证家庭环境中无有害物体存在，并能满足病人的特殊需要。

3. 康复指导　①鼓励病人继续按计划进行功能锻炼；②培养病人自理生活的能力，尽可能自行完成日常生活活动；③指导病人进行膀胱及直肠功能训练。

4. 教会病人及家属皮肤护理及预防压力性损伤的方法

案例分析

1. 该病人的诊断：

该病人考虑可能有脊柱骨折，不伴有脊髓损伤。

2. 现场急救和搬运时的注意事项：

脊柱骨折、脱位者搬运不当容易引起脊髓损伤。正确的搬运方法是三人平托病人，同步行动，将病人放在担架、木板或门板上；也可将病人保持平直体位，整体滚动到担架上，严禁弯腰、扭腰。如有颈椎骨折、脱位，需要另加一人牵引固定头部，并与身体保持一致，同步行动。

第四节　骨盆骨折病人的护理

案例导入

案例

病人，男，32岁，骨盆骨折术后1周，病人术后虽一直卧床，但疼痛较前已明显缓解，精神状态良好，但今天上午突发胸痛、胸闷、呼吸困难、咳嗽，进而发生昏迷。

思考

1. 病人突发症状考虑的诊断是什么？

2. 该病人发生这种突发症状的原因是什么？

骨盆为环形结构，是由两侧的髂、耻、坐骨经Y形软骨融合而成的2块髋骨和1块骶骨及尾骨，经前方的耻骨联合和后方的骶髂关节构成的坚固骨环。骨盆骨折常合并静脉丛和动脉大量出血，以及盆腔内脏器损伤。

【病因】

骨盆骨折多为直接暴力挤压骨盆所致，多伴有合并症和多发伤。年轻人骨盆骨折主要是交通事故和高处坠落所致。老年人骨盆骨折最常见的原因是摔倒。

> 考点：骨盆骨折最常见的原因

病人，男，36 岁。下楼梯时摔倒，臀部着地，X 线检查显示骶尾骨骨折。导致该病人骨折最可能的原因为(　　)

A. 扭转作用　　　　　　　　　　B. 直接暴力

C. 挤压作用　　　　　　　　　　D. 疲劳

E. 传导作用

答案：B

分析：据题干可知，该病人下楼梯时摔倒而致骶尾骨骨折，是摔倒时作用力直接作用于骶尾骨所致。

【护理评估】

(一) 健康史

了解受伤的时间、原因和部位，受伤时的体位，伤后急救、搬运和运送方式等。以往盆腔脏器及骨盆相关疾病史。

(二) 身体状况

1. 症状　病人髋部肿胀、疼痛，不敢坐起或站立，多数病人存在严重的多发伤。有大出血或严重内脏损伤者可有休克早期表现。

2. 体征

(1) 骨盆分离试验与挤压试验阳性：检查者双手交叉，向两侧撑开病人的两髂嵴，致使骨盆前环骨折处产生分离，若此时病人出现疼痛，则为骨盆分离试验阳性。检查者用双手向中间挤压病人的两髂嵴，若伤处出现疼痛，则为骨盆挤压试验阳性。在进行上述两项检查时，偶尔可闻及骨擦音。

(2) 肢体长度不对称：用皮尺测量胸骨剑突与两髂前上棘之间的距离，骨盆骨折向上移位的一侧长度较短。也可测量脐孔与两侧内踝的距离。

> 考点：骨盆骨折特有体征

(3) 会阴部瘀斑：是耻骨和坐骨骨折的特有体征。

骨盆骨折的特有体征是(　　)

A. 局部肿痛　　　　　　　　　　B. 反常运动

C. 局部压痛及间接挤压痛　　　　D. 畸形改变

E. 骨擦音及骨擦感

答案：C

分析：骨盆骨折时，有骨盆分离试验与挤压试验阳性，即检查者双手交叉撑开病人的两髂嵴，使两骶髂关节的关节面更紧贴，而骨盆前环骨折处产生分离，如出现疼痛即为骨盆分离试验阳性；双手挤压病人的两髂嵴，若伤处仍出现疼痛，则为骨盆挤压试验阳性。这些是骨盆骨折的特有体征。

（三）辅助检查

X 线检查可显示骨折类型及骨折块移位情况。CT 检查可更清晰地观察骶髂关节情况。CT 三维重建可更立体直观地显示骨折类型和移位方向。超声检查可筛查腹腔、盆腔脏器损伤。

（四）心理−社会状况

了解病人及其家属对疾病的认知程度及对治疗的态度。骨盆骨折多需长期卧床和依赖他人照顾，病人及其家属容易产生焦虑、无能为力、悲观失望等心理反应。还应了解病人家庭对治疗的经济承受能力。

（五）处理原则

先处理休克和各种危及生命的并发症，再处理骨折。

1. 急救处理　骨盆骨折可伴发盆腔内血管损伤，应严密监测病人的生命体征，尤其脉搏变化，因其比血压变化更快更敏感。遵医嘱在上肢或颈部快速建立输血、补液通道。视病情尽快完成 X 线和 CT 检查，并确定有无其他合并损伤。嘱病人自主排尿或导尿，判断有无泌尿系统损伤。协助医生进行诊断性腹腔穿刺，判断有无腹腔内脏器破裂。

2. 非手术治疗

（1）卧床休息：骨盆边缘性骨折、骶尾骨骨折和骨盆环单处骨折无移位时，可不做特殊处理，卧床休息 3~4 周。

（2）牵引：单纯性耻骨联合分离且较轻者可用骨盆兜带悬吊固定。此法不适用于侧方挤压损伤导致的耻骨支横行骨折。但由于治疗时间较长，目前大多主张手术治疗。

（3）手法复位：对有移位的尾骨骨折，可将手指插入肛门内，将骨折片向后推挤复位，但易再移位。

3. 手术治疗　对骨盆环双处骨折伴骨盆变形者，多主张手术复位及内固定，必要时加用外固定支架。骨盆骨折脱位微创手术是骨盆损伤治疗的发展趋势，能明显减少术后并发症的发生，并降低病死率。导航技术的应用提高了微创手术的成功率。

【常见护理诊断/健康问题】

1. 疼痛　与骨盆骨折、软组织损伤等有关。
2. 躯体活动障碍　与疼痛、制动有关。
3. 潜在并发症：腹膜后血肿、盆腔脏器损伤、神经损伤、脂肪栓塞、深静脉血栓

【护理措施】

1. 急救处理　有危及生命的并发症时，应先抢救生命。对休克病人，应先抗休克治疗，然后处理骨折。

2. 体位和活动　卧床休息期间，髂前上、下棘撕脱骨折可取髋、膝屈曲位；坐骨结节撕脱骨折者应取大腿伸直、外旋位；骶尾骨骨折者可在骶部垫气圈或软垫。协助病人更换体位，骨折愈合后才方取患侧卧位。长期卧床者需练习深呼吸，进行肢体肌肉等长收缩训练。允许下床后，可使用助行器或拐杖，以减轻骨盆负重。

3. 骨盆兜带悬吊牵引的护理　骨盆兜带用厚帆布制成，其宽度上抵髂骨翼，下达股骨大转子，依靠骨盆挤压合拢的力量，使耻骨联合分离复位。选择宽度适宜的骨盆兜带，悬

吊重量以将臀部抬离床面为宜，不要随意移动，保持兜带平整，排便时尽量避免污染兜带。

4.并发症的护理　骨盆骨折常伴有严重并发症，如腹膜后血肿、盆腔内脏损伤和神经损伤等。这些并发症常较骨折本身更为严重，因此应重点观察和护理。

(1)腹膜后血肿：骨盆各骨主要为松质骨，邻近又有许多动脉和静脉丛，血液循环丰富。骨折后巨大血肿可沿腹膜后疏松结缔组织间隙蔓延至肾区或膈下，病人可有腹痛、腹胀等腹膜刺激征。大出血可造成失血性休克，甚至导致病人迅速死亡。护士应严密观察生命体征和意识变化，立即建立静脉输液通路，遵医嘱输血、输液，纠正血容量不足。若经抗休克治疗仍不能维持血压，应配合医生及时做好手术准备。

(2)盆腔内脏损伤：尿道损伤远比膀胱损伤多见。耻骨支骨折移位容易引起尿道损伤、会阴部撕裂，可造成直肠损伤或阴道壁撕裂。直肠破裂如发生在腹膜返折以上可引起弥漫性腹膜炎；如发生在腹膜返折以下，则可发生直肠周围感染。注意观察有无血尿、无尿或急性腹膜炎等表现。遵医嘱禁食、补液，合理应用抗菌药物。由于行直肠修补术时还需做临时结肠造口，因此应做好造口护理。

(3)神经损伤：主要是腰骶神经丛与坐骨神经损伤。观察病人是否有括约肌功能障碍、下肢某些部位感觉减退或消失、肌肉萎缩无力或瘫痪等表现，发现异常及时报告医生。

(4)脂肪栓塞与静脉栓塞：是病人死亡的主要原因之一，发生率为35%~50%，有症状性肺栓塞的发生率为2%~10%。由于下肢长时间制动、静脉血液回流缓慢以及创伤导致的血液高凝状态等，易导致下肢深静脉血栓形成；骨盆内静脉丛破裂以及骨髓腔被破坏，以及骨髓脂肪溢出随破裂的静脉窦进入血液循环，引起肺、脑、肾等部位的脂肪栓塞。病人突然出现胸痛、胸闷、呼吸困难、咳嗽、咯血、烦躁不安甚至晕厥时，应警惕肺栓塞的发生。

5.健康教育　指导病人合理活动，根据骨折的稳定性和治疗方案，与病人一起制订适宜的锻炼计划并指导其实施。部分病人在手术后几天内即可负重，行牵引的病人需1~2周以后才能负重。对于长时间卧床的病人，指导其练习深呼吸，进行肢体肌肉的等长舒缩，每天多次，每次5~20分钟。

✦ 案例分析

1.病人突发症状应考虑的诊断：

该病人考虑发生了肺栓塞。

2.该病人发生这种突发症状的原因：

骨盆骨折时，骨盆内静脉丛破裂以及骨髓腔被破坏，骨髓脂肪溢出随破裂的静脉窦进入血液循环，可引起肺、脑、肾部位的脂肪栓塞。骨盆骨折病人由于下肢长时间制动、静脉血液回流缓慢以及创伤导致的血液高凝状态等，易导致下肢深静脉血栓形成，如深静脉血栓脱落进入血液循环，可引起肺栓塞。肺栓塞是骨盆骨折病人死亡的主要原因之一。病人突然出现胸痛、胸闷、呼吸困难、咳嗽、咯血、烦躁不安甚至晕厥时，应警惕肺栓塞的发生。

【本章小结】

思维导图

（郭晓柠、李丁）

第二十五章
关节脱位病人的护理

✦ ✦ **学习目标**

知识目标：
(1)能阐述关节脱位病人的护理评估和护理措施。
(2)能阐述关节脱位的特有体征、处理原则、辅助检查和常见护理诊断。
(3)能概述关节脱位的概念、病因及分类。
能力目标：能运用所学知识对关节脱位病人实施整体护理。
素质目标：在护理关节脱位病人的过程中，工作细致、认真负责，具有同情心。

第一节 概述

关节脱位(dislocation)是指由于直接或间接暴力作用于关节，或关节有病理性改变，使骨与骨之间的相对关节面失去正常的对合关系。

【病因和分类】

(一)病因
1. 创伤性脱位　由外来暴力作用于正常关节引起的脱位，多发生于青壮年，是脱位最常见的原因。
2. 病理性脱位　由关节疾病导致关节结构发生病变，骨端遭到破坏，不能维持关节面正常的对合关系。
3. 先天性脱位　胚胎发育异常导致关节先天性发育不良，出生后即发生脱位且逐渐加重。
4. 习惯性脱位　创伤性脱位后，关节囊及韧带松弛或在骨附着处被撕脱，使关节结构不稳定，轻微外力即可导致再脱位，如此反复，形成习惯性脱位。

(二)分类
1. 按脱位程度分类　分为全脱位与半脱位。前者指关节面对合关系完全丧失，后者指关节面对合关系部分丧失。

2.按脱位发生的时间分类　分为新鲜性脱位与陈旧性脱位。关节脱位发生在 2 周以内称新鲜性脱位，关节脱位发生 2 周以上的称陈旧性脱位。

3.按脱位方向分类　分为前脱位、后脱位、侧方脱位、中心脱位等。

4.按脱位后关节腔是否与外界相通分类　分为开放性脱位和闭合性脱位。开放性脱位者的脱位关节腔与外界相通；闭合性脱位者的局部皮肤完好，脱位处不与外界相通。

【临床表现】

1.一般表现　关节疼痛、肿胀、瘀斑、局部压痛及关节功能障碍。

2.特有体征

(1)畸形：脱位处关节有明显的畸形，与健侧不对称，关节的正常骨性标志发生改变。

(2)弹性固定：脱位后关节周围肌肉痉挛，关节囊与韧带牵拉，使患肢固定在异常位置，被动活动时感到有弹性抵抗力。

> 考点：关节脱位的临床表现

(3)关节窝空虚：脱位后可触到空虚的关节窝或突出的关节头。

【护考真题链接】2013—A1 型题

骨折与关节脱位共有的特征表现是(　　　)

A.疼痛　　　　　　　　　　　B.肿胀

C.畸形　　　　　　　　　　　D.异常活动

E.骨擦音

答案：C

分析：骨折特有体征为畸形、假关节活动(异常活动)、骨擦音或骨擦感；关节脱位的特征表现为畸形、弹性固定、关节盂空虚；疼痛、肿胀是关节扭伤、骨折等的一般表现(A、B 错)；一般关节异常活动、骨擦感是骨折的特征性表现(D、E 错)。

【辅助检查】

常规 X 线检查可确定关节脱位的类型、程度及是否合并骨折等。

【处理原则】

1.复位　包括手法复位和切开复位，以手法复位为主。早期复位容易成功，且功能恢复良好。若脱位时间较长，关节周围组织容易粘连，继而空虚的关节腔被纤维组织填充，最终导致手法复位难以成功。对于合并关节内骨折、有软组织嵌入及陈旧性脱位经手法复位失败者，应考虑手术切开复位。

2.固定　复位后将关节固定于适当位置 2~3 周，使损伤的关节囊、韧带、肌肉等软组织得以恢复。

3.功能锻炼　固定期间要经常进行关节周围肌肉的舒缩活动和患肢其他关节的主动活动。固定解除后，逐步进行损伤关节的主动功能锻炼，并辅以理疗、中药熏洗等，促进关节功能早日恢复。整个过程切忌进行粗暴的被动活动，以病人不感到劳累为宜，以免加重损伤。

第二节 常见关节脱位病人的护理

案例导入

案例

病人，男，29岁，车祸致左髋部疼痛活动受限6小时入院。体格检查：左下肢短缩，左髋呈屈曲、内收、内旋畸形。髋关节弹性固定，被动活动时剧烈疼痛。左侧大转子上移。左膝踝及足部关节主动、被动活动均可，左下肢感觉正常。

思考

1. 该病人可能的诊断有哪些？做什么检查有助于明确诊断？
2. 简述针对该病人的处理原则。

临床上常见的关节脱位有肩关节、肘关节、髋关节。其中以肩关节脱位最常见。

【护理评估】

（一）健康史

询问致伤的原因和经过，了解受伤的时间、部位、当时所处姿势，以及伤后接受过何种急救和治疗；既往有无外伤病史、关节脱位习惯、既往脱位后的治疗及恢复情况等。

（二）身体状况

1. **肩关节脱位** 多由间接暴力引起，当倒地时手掌着地，肩关节外展、外旋，使肩关节前方关节囊破裂，肱骨头滑出肩胛盂而出现脱位。若上肢处于后伸位跌倒，或肱骨后上方直接撞击于硬物上，所产生的向前暴力也会迫使肱骨头向前脱位。

肩关节脱位根据肱骨头脱位的方向分为前脱位、后脱位、下脱位、上脱位。临床上以前脱位最常见。前脱位又可分为喙突下脱位、锁骨下脱位、盂下脱位，其中以喙突下脱位最常见。

主要临床表现：肩部疼痛、肿胀、肩关节活动障碍。病人常用健侧手托住患肢前臂，头向患侧倾斜。三角肌塌陷，肩部失去正常饱满圆钝的外形，呈"方肩"畸形（图25-1），关节盂空虚，关节盂外可触及肱骨头。搭肩试验（Dugas征）阳性，即患侧手掌搭于对侧肩部时，肘部不能紧贴胸壁，或患侧肘部贴于胸壁时，手掌无法搭到对侧肩部。

> **考点：肩关节脱位呈"方肩"畸形**

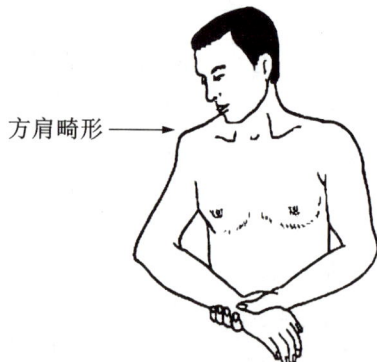

图25-1 方肩畸形

2. **肘关节脱位** 多由间接暴力引起，发生率仅次于肩关节脱位。跌倒时，上臂伸直，手掌着地，暴力传导至尺、桡骨上端，在尺骨鹰嘴突产生杠杆作用，使尺、桡骨近端脱向肱骨远端后方。如肘关节从后方受到直接暴力，可产生尺骨鹰嘴骨折和肘关节前脱位，这种脱位较少见。肘关节脱位还可合并骨折、神经、血管损伤等。

肘关节脱位常发生于青少年，多为运动损伤或跌落伤。根据脱位后关节远端的位置，可分为后脱位、前脱位、侧方脱位，以后脱位最为常见。

主要临床表现：肘部疼痛、肿胀、功能障碍；肘后空虚感，鹰嘴后突明显；肘关节弹性固定于半伸直位；肘后三角失去正常关系。应注意检查患肢远端血运、皮肤颜色、温度、感觉、运动情况等。

3.髋关节脱位 髋关节由股骨头和髋臼组成，是典型的杵臼关节。髋臼为半球形，深而大，容纳大部分股骨头，周围有坚强的韧带与强壮的肌群，因此只有强大暴力才能引起髋关节脱位，约 50% 的髋关节脱位可合并骨折，常发生于青壮年。

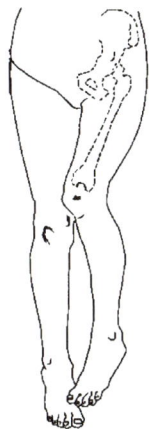

图 25-2 髋关节后脱位下肢呈屈曲、内收、内旋及下肢短缩畸形

根据脱位后股骨头的位置分为后脱位（图 25-2）、前脱位和中心脱位，其中后脱位最为常见。髋关节后脱位多发生于交通事故，病人处于屈膝及髋关节屈曲、内收，当膝部受到暴力时，使股骨头从后关节囊薄弱处脱出。另外，当病人处于下蹲或弯腰姿势，重物砸击骨盆或高空坠落，下肢呈现强力外展、外旋状态时，大转子以髋臼缘为支点，股骨头向前滑出穿破关节囊，而引发髋关节前脱位。

主要临床表现：髋关节后脱位时，患侧髋关节疼痛，被动活动时疼痛加剧。患肢短缩，髋关节呈屈曲、内收、内旋畸形。大转子上移，臀部可触及股骨头。若合并坐骨神经损伤，则表现为相应支配区域的感觉及运动异常。髋关节前脱位时，患肢明显外旋、外展及屈曲畸形、患肢很少短缩，有时甚至比健肢稍长，腹股沟处肿胀，可以摸到股骨头。

【护考真题链接】2020 年—A1 型题

关于髋关节脱位的叙述，正确的是(   )

A.以前脱位多见

B.轻微暴力即可引起

C.患肢应行内收中立位皮牵引

D.可有髋关节屈曲、内收、内旋、短缩畸形表现

E.1 个月后患肢可负重

答案：D

分析：髋关节脱位按脱位后股骨头的位置可分为后脱位、前脱位和中心脱位，其中后脱位最多见，占 85%～90%。临床以疼痛、功能障碍为主要表现，后脱位时患肢可出现典型的屈曲、内收、内旋及短缩畸形，体格检查臀部可触及股骨头。

(三)辅助检查

1.X 线 用来确定脱位的方向、程度，有无合并骨折，有无骨化性肌炎或缺血性骨坏死等，是关节脱位的首选检查。

考点：关节脱位的首选检查

2. CT　有助于诊断 X 线不能确诊的脱位。

3. MRI　可评价相关软组织损伤。

(四) 心理–社会状况

评估病人对关节脱位的心理反应,如焦虑和恐惧等;评估病人的生活模式、社会角色等是否受到疾病的影响;评估病人对疾病治疗的态度;了解病人的家庭经济状况和社会支持情况。

(五) 处理原则

1. 肩关节脱位

(1) 复位:以手法复位为主,常用手牵足蹬复位法(Hippocrates 复位法)(图 25-3)。

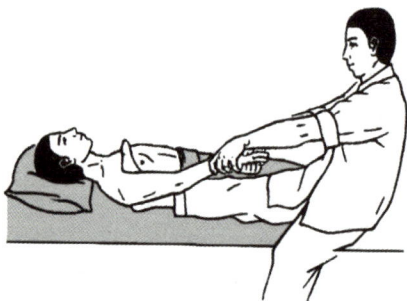

图 25-3　手牵足蹬复位法

【知识链接】

手牵足蹬复位法(Hippocratic 复位法)

手牵足蹬复位法是一种古老的肩关节脱位复位方法,至今仍被广泛应用。只需一人即可操作。病人取仰卧位,术者站在病人患侧,以足蹬于患肩腋下侧胸壁处,双手握住患肢腕部牵引,逐渐增加牵引力量,同时轻微内外旋患肢,肱骨头便会滑入肩胛盂内,可听到弹跳及复位所产生的响声,提示复位成功。

【护考真题链接】2022—A2 型题

病人,男,22 岁,踢足球时向后跌倒,摔伤右肩部来诊。检查见右肩部方肩畸形,肩关节空虚,弹性固定,Dugas 征阳性。首选的处理方法是(　　　　)

A. 手法复位外固定　　　　　　　　B. 切开复位内固定

C. 骨牵引复位　　　　　　　　　　D. 悬吊牵引复位

E. 皮牵引复位

答案:A

分析:肩关节脱位表现为肩部疼痛、肿胀,不能活动,三角肌塌陷,呈方肩畸形,原关节盂处空虚。据题干,可以判断病人为肩关节脱位。肩关节脱位病人的治疗首选手法复位法。手法复位后将肩关节固定,固定时间多为 3 周,同时要注意固定期间也要活动手部和腕部,解除固定后方可活动肩关节。

（2）固定：单纯肩关节脱位复位后，使用三角巾悬吊上肢，使肘关节屈曲90°，并在腋窝处垫上棉垫。一般需固定3周，若合并肱骨大结节骨折，则应延长固定时间1~2周。对于关节囊明显破损或肩胛肌力不足者，以及术后照片显示肩关节半脱位者，应采用搭肩位胸肱绷带固定。切记避免长期制动，以防造成肩关节活动受限。

（3）功能锻炼：固定期间应活动腕部和手指，解除固定后主动锻炼肩关节各个方向的活动。应循序渐进，逐渐加大受伤关节的活动范围。可以配合理疗，效果更好。

2. 肘关节脱位

（1）复位：大多数采用手法复位，对于手法复位失败及超过3周的陈旧性肘关节脱位可采用切开复位。病人取坐位或仰卧位。方法：助手在前臂及上臂做牵引及反牵引，术者从肘后用双手握住肘关节，首先纠正侧方移位，然后双手拇指向前方推压桡骨头或尺骨鹰嘴，在保持牵引的同时逐渐屈肘，至60°~70°出现弹跳感则表示复位成功。

（2）固定：复位后用超关节夹板或长臂石膏托固定，使肘关节屈曲90°，再用三角巾悬吊于胸前2~3周。

（3）功能锻炼：固定期间即开始肌肉收缩锻炼，指导病人行肱二头肌收缩动作，并活动手指与腕部。外固定去除后，进行肘关节的屈伸活动及前臂旋转活动。切忌请人强力扳拉及麻醉下手法扳正，以免引起骨化性肌炎，使关节丧失功能。

3. 髋关节脱位

（1）复位：复位时需肌肉松弛，常须在全身麻醉或椎管内麻醉下手法复位。复位宜早，力争在24小时内复位成功。常用的手法复位有Allis提位法（图25-4）等。

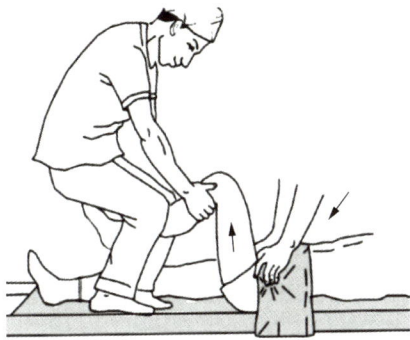

图 25-4　髋关节脱位的 Allis 提拉法

🔊【知识链接】

Allis 提拉法

Allis 提拉法是一种髋关节后脱位的复位方法。病人仰卧于地上，助手用双手按住病人的骨盆，术者面对病人，使其屈髋屈膝90°，然后双手握住病人腘窝部持续向上牵引，同时稍内、外旋患肢，使股骨头复位至髋臼内。可听到弹跳及复位所致的响声，提示复位成功。

（2）固定：复位后采用皮牵引或让患者穿丁字鞋，对患肢进行固定2~3周。若为后脱位，将患肢固定于伸直、外中立位；若为前脱位，则将患肢固定于伸直、轻度内收、内旋位，这样有助于关节囊恢复，避免再次发生脱位。

（3）功能锻炼：患者需卧床休息4周，此期间进行股四头肌等长收缩锻炼，以及踝关节和足趾的主动屈伸活动；2~3周后开始活动髋关节；4周后可借助双拐下地活动；3个月后患肢才能完全负重，以避免股骨头因受压而出现缺血性坏死。

【常见护理诊断/健康问题】

1.疼痛　与关节脱位、关节周围软组织损伤及手术创伤有关。
2.躯体移动障碍　与脱位后关节功能障碍及伤肢固定有关。
3.潜在并发症：周围神经、血管损伤等
4.知识缺乏：病人缺乏关节脱位的治疗、护理、康复训练及预防并发症等相关知识

【护理措施】

1.疼痛护理　尽早复位固定能减轻疼痛。早期冷敷，以达到消肿止痛的目的，后期予以热敷，以减轻因肌肉痉挛引起的疼痛；进行护理操作或移动病人时，应用手掌托住患肢，动作轻柔；运用如心理暗示、转移注意力等非药物镇痛方法缓解疼痛；必要时遵医嘱使用镇痛药。

2.病情观察　移位的关节端可压迫相邻的神经和血管，应定时观察患肢远端感觉、运动、皮肤颜色、皮温及动脉搏动情况；注意外固定的松紧度，确保外固定安全可靠。若发现患肢远端感觉麻木、剧烈疼痛、肌肉麻痹、皮肤颜色苍白及动脉搏动减弱或消失，应及时通知医生并配合处理。

3.保持皮肤完整性　避免因外固定物或牵引物压迫和摩擦而损伤皮肤；髋关节脱位的病人因需卧床时间较长，应经常变换体位并保持床单位整洁，预防压力性损伤的发生。对因脱位关节压迫或牵拉神经，导致感觉功能障碍的肢体，要防止冻伤和烫伤。

4.提供相关知识　向病人及家属讲解脱位治疗及功能锻炼的知识；指导病人进行正确的功能锻炼，严禁强力扳正关节。

5.心理护理　对病人表示理解和同情，给予安慰和鼓励，耐心做好解释工作，以减轻其紧张心理。

6.健康指导　向病人及家属讲解关节脱位治疗和康复知识，讲解并示范功能锻炼的方法，根据病人病情和恢复情况指导病人及家属严格遵医嘱坚持功能锻炼，避免发生再脱位。

✦ 案例分析

1.病人可能的诊断，以及需要做的检查：
该病人考虑左侧髋关节后脱位，应行X线检查确诊。
2.针对该病人的处理原则：
关节脱位后力争在24小时内进行手法复位，髋关节后脱位常用的手法复位方法为

Allis 提拉法。功能锻炼：需卧床休息4周，其间行股四头肌等长收缩锻炼及踝关节和足趾的主动屈伸活动；2~3周后开始活动髋关节；4周后可持双拐下地活动；3个月后患肢方可完全负重，以免发生股骨头因受压而出现缺血性坏死。

【本章小结】

思维导图

（黄晓毅）

第二十六章
骨与关节感染病人的护理

第一节　化脓性骨髓炎病人的护理

✦ 案例导入

案例

患儿，男，10岁，因车祸致左胫骨骨折，完善相关检查，行左胫骨髓内钉内固定术，术后2周出院。出院后6天出现发热，体温38.7℃，病人主诉伤口处疼痛，到医院就诊复查，行穿刺抽出脓性液体，诊断为急性血源性化脓性骨髓炎。体格检查：T 39.2℃，R 23次/min，BP 112/86 mmHg。左下肢局部皮温高，压痛明显。

思考

医生即将为该患儿实施脓肿开窗减压加闭式灌洗引流术，该患儿主要的护理诊断有哪些？

化脓性骨髓炎(suppurative osteomyelitis)是指由化脓性细菌感染引起的病变，包括骨膜、骨皮质、骨松质及骨髓组织炎症。

【病因和分类】

本病常见的致病菌是溶血性金黄色葡萄球菌，其次是 β 溶血性链球菌。病人先有身体其他部位感染灶，在原发病灶处理不当或机体抵抗力下降、营养不良等情况下，致病菌经血源性播散到骨组织，引发感染。多见于 12 岁以下儿童，好发于长骨干骺端，以胫骨近端和股骨远端最为常见。

> 考点：骨髓炎常见的致病菌、好发部位

根据感染途径可以分为血源性感染、创伤后感染、邻近感染灶；按病程发展分为急性和慢性骨髓炎。急性骨髓炎反复发作，病程超过 4 周即进入慢性骨髓炎阶段，两者没有明显时间界限，一般认为死骨形成是慢性骨髓炎的标志，本章节主要叙述血源性骨髓炎。

【护理评估】

(一)健康史

询问病人有无身体其他部位感染和外伤史，病程长短，采取过哪些治疗措施以及疗效如何。询问既往有无手术史和药物过敏史等。

(二)身体状况

1. 急性血源性骨髓炎

(1)局部症状：早期为患部剧痛，患肢活动受限。数日后局部出现水肿，疼痛加剧，提示该处已形成骨膜下脓肿，穿破后形成软组织深部脓肿时，疼痛反而减轻，但局部红、肿、热、痛更为明显。当脓肿穿破皮肤后，疼痛缓解，体温逐渐下降，形成窦道，病变转为慢性阶段。

(2)全身症状：起病急，有寒战、高热，体温 39 ℃以上，有明显的脓毒症症状，病人出现烦躁不安、呕吐、惊厥，重者可有昏迷或感染性休克。

2. 慢性血源性骨髓炎

(1)局部症状：患肢增粗、变形、缩短、畸形，局部皮肤色素沉着，窦道口肉芽组织突起。急性发作时，局部有红、肿、热及明显压痛，原已闭合的窦道口开放，流出大量脓液和死骨。

(2)全身症状：在病变不活动阶段可无症状，急性发作时有发热和疼痛。

(三)辅助检查

1. 实验室检查　急性期白细胞计数明显增高，中性粒细胞比值可为 90% 以上，C 反应蛋白升高；寒战高热时或应用抗菌药物之前抽血进行细菌培养可提高血培养阳性率。

2. 局部脓肿分层穿刺　在干骺端疼痛最明显的部位穿刺，先刺入软组织内抽吸，边穿刺边抽吸，不可一次穿入骨内，以免将单纯软组织脓肿的细菌带入骨内。将穿刺液常规送检进行细菌培养、涂片检查及药物敏感试验，若涂片中发现大量脓细胞或细菌，即可明确诊断。

3. 影像学检查

(1)X 线：早期 X 线检查往往无异常发现。发病 2 周后 X 线表现为层状骨膜反应和干骺端稀疏，继而出现病骨干骺端散在的虫蚀样骨破坏，进一步发展可发现密质骨变薄，可见死骨形成。

（2）CT、MRI：CT可较早发现骨膜下脓肿、脓腔和死骨。MRI有助于早期发现骨组织炎性反应。

（四）心理–社会状况

了解病人及其家属对该疾病的病程进展、治疗、护理及预后的认知程度；评估病人及其家属的精神心理状态和家庭、社会支持情况。

（五）处理原则

1.**急性血源性骨髓炎**　治疗的关键是早期诊断和正确治疗。尽快控制感染，防止炎症扩散，演变为慢性骨髓炎。

（1）非手术治疗：早期、足量、联合应用抗菌药物。患肢制动并固定于功能位，预防关节挛缩畸形及病理性骨折。高热时降温、补液，维持水电解质平衡，进行营养支持等，并可采取高压氧、超声波等新型辅助治疗。

（2）手术治疗：若经非手术治疗48~72小时仍不能控制炎症，应尽早手术治疗。手术治疗的目的是引流脓液、减压或减轻脓毒血症症状，防止急性血源性骨髓炎向慢性骨髓炎转变。手术方式有局部钻孔引流术、开窗减压术和闭式引流术。

2.**慢性血源性骨髓炎**　以手术治疗为主，原则是清除死骨和炎性肉芽组织、消灭无效腔。慢性骨髓炎急性发作时不宜做病灶清除，仅行脓肿切开引流。手术方式有碟形手术、肌瓣填塞、闭式灌洗、病骨整段切除或截肢、缺损骨修复和伤口闭合。

【常见护理诊断/健康问题】

1.体温过高　与化脓性感染有关。

2.疼痛　与炎症刺激及骨髓腔内压力增加、手术有关。

3.躯体移动障碍　与疼痛及患肢制动有关。

4.皮肤完整性受损　与炎症、窦道、骨折破坏有关。

5.焦虑/抑郁　与疾病迁延不愈、担心预后有关。

6.潜在并发症：病理性骨折

【护理措施】

（一）术前护理

1.**一般护理**　以卧床休息为主。密切观察病情变化。遵医嘱予以补液，纠正水电解质及酸碱代谢失衡等。

2.**维持正常体温**

（1）降温：高热病人予以冰敷、温水擦浴等物理降温，必要时遵医嘱予以药物降温，以防发生高热惊厥，同时观察体温变化。

（2）控制感染：①规范采集标本，配合医生快速识别感染源；②遵医嘱尽早联合足量应用抗菌药物，严格遵循安全用药原则，按照抗菌药物的特性严格规范输注速度；③观察用药后反应；④定期监测抗菌药物浓度；⑤关注病人是否发生多重耐药。

3.**缓解疼痛**

（1）制动患肢：抬高患肢，促进血液和淋巴回流。限制患肢活动，必要时使用石膏或皮牵引使其处于功能位，可缓解疼痛和防止炎症扩散及患肢畸形。

（2）应用镇痛药：遵医嘱予以镇痛药物，并观察用药后的反应。

（3）可以采取让病人听音乐、与人交谈等分散注意力的方法减轻疼痛。移动患肢时动作要轻柔，做好支托，尽量减少刺激。

（二）术后护理

1.保持有效引流

（1）妥善固定：对引流管进行二次固定；翻身或转运病人时，妥善安置管道以防脱出；躁动病人应予以适当约束，以防自行拔出引流管。

（2）保持通畅：①引流管与负压引流袋/瓶连接紧密，并维持负压状态；②切开引流术后病人一般会放置2根引流管，高处者为冲洗管，低处为引流管，冲洗管连接的输液瓶高于伤口60~70 cm，以1500~2000 mL抗菌药物溶液24小时持续冲洗，引流管接负压引流袋/瓶，低于伤口50 cm（图26-1）；③观察引流液的颜色、性状和量，保持出入量平衡；④根据冲洗后引流液的颜色和清亮程度调节灌洗速度。引流术后24小时内连续快速灌洗，以后每2小时快速冲洗1次，冲洗直至引流液清亮为止。若出现滴入不畅或引流液突然减少，应该检查管道是否受压、折叠或被血凝块堵塞，及时处理，保证引流通畅。

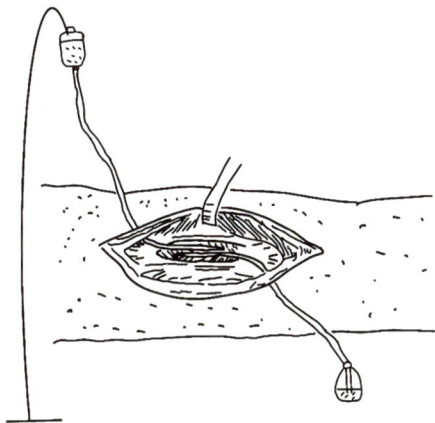

图 26-1　闭式冲洗引流示意图

（3）拔管指征：引流管留置3周，且体温下降，引流液连续3次培养阴性，引流液清亮无脓，即可拔管。

2.功能锻炼　为避免长期制动导致肌肉萎缩或关节挛缩畸形，病人术后麻醉清醒即可进行踝关节跖屈、背伸、环转运动，股四头肌等长收缩运动；待炎症消退后可进行关节功能锻炼。

（三）心理护理

因病程较长、行动不便、反复多次手术，病人容易产生焦虑和恐惧心理，家属对预后担忧和恐惧。护士要理解病人及家属的情绪反应，给予积极心理支持，多介绍治愈案例，鼓励病人和家属积极面对，建立战胜疾病的自信心，积极配合治疗，早日康复。

（四）健康指导

1.用药指导　出院后继续按医嘱应用足量抗菌药物，持续用药至症状消失3周左右，密切观察用药的不良反应，一旦出现，立即停药并到医院就诊。

2.饮食指导　鼓励患者摄入高蛋白、高热量、富含维生素且易于消化的食物，必要时给予肠内营养或肠外营养，以改善患者的营养状况。

3.活动指导　指导病人每日进行患肢肌肉等长收缩练习及关节被动或主动活动。教会病人使用辅助器械，如助行器、拐杖等。经 X 线检查证实病变恢复正常才开始逐渐负重，以免发生病理性骨折。

4.定期复查　该病容易复发，出院后要注意自我观察，并定期复诊，若伤口愈合后又出现红、肿、热、痛、流脓等，及时就诊治疗。

【案例解析】

该患儿围术期主要护理诊断如下：

1.体温过高：与化脓性感染有关。

2.疼痛：与炎症刺激及骨髓腔内压力增加、手术有关。

3.躯体移动障碍：与疼痛及患肢制动有关。

4.皮肤完整性受损：与炎症、窦道、骨折破坏有关。

5.焦虑/抑郁：与疾病迁延不愈、担心预后有关。

6.潜在并发症：病理性骨折。

第二节　化脓性关节炎病人的护理

化脓性关节炎(suppurative arthritis)是指发生在关节内的化脓性感染。多见于儿童，尤其是营养不良的儿童常见，男性多于女性，好发于髋关节和膝关节。

【病因和病理生理】

本病常见的致病菌是金黄色葡萄球菌，约占85%。最常见的感染途径是身体其他部位化脓性病灶的细菌通过血液循环播散至关节内。其他途径包括邻近感染灶蔓延、创伤后继续感染、医源性感染等。

病变发展过程分为浆液性渗出期、浆液纤维素性渗出期、脓性渗出期 3 个阶段，各阶段无明确的时间界限，有时互相难以区分。

【护理评估】

(一)健康史

询问病人有无身体其他部位化脓性感染病史和外伤史、病程长短、采取过哪些治疗措施，以及疗效如何。询问既往有无手术史和药物过敏史等。

(二)身体状况

1.局部症状　病变关节处疼痛剧烈。

(1)浅表关节病变：局部红、肿、热、痛明显，关节多处于半屈曲位以缓解疼痛。关节积液在膝部最为明显，浮髌试验阳性。

(2)深部关节病变：如髋关节，因有厚实的肌肉，局部红、肿、热、痛多不明显，但关节内旋受限，常处于屈曲、外展、外旋位。遇到无法解释的膝关节疼痛时，应警惕疼痛可能来自髋关节。

2.全身症状　起病急，有寒战、高热，体温 39 ℃以上，有明显的脓毒症症状，重者可有谵妄和昏迷。

（三）辅助检查

1.实验室检查　白细胞计数增高，中性粒细胞比值可为 90% 以上，红细胞沉降率增快，C 反应蛋白升高；寒战时抽血进行细菌培养可查出致病菌。

2.关节腔穿刺　病变早期关节穿刺抽出液呈浆液性，有大量白细胞，中期关节液混浊，后期关节液为黄白色脓液，涂片可见大量脓细胞，细菌培养可明确致病菌。

3.影像学检查

（1）X 线：早期可见关节周围软组织阴影扩大，关节间隙增宽；后期可见关节间隙变窄或消失，关节面粗糙，可见骨质破坏或增生。

（2）CT、MRI 和放射性核素扫描：可鉴别关节周围软组织炎症及骨髓炎。

（四）心理-社会状况

了解病人及其家属对该疾病病程进展、治疗、护理及预后的认知程度；评估病人及其家属的精神心理状态和家庭社会支持情况。

（五）处理原则

早诊断、早治疗是控制感染、保全生命和关节功能的关键。

1.非手术治疗

（1）全身支持治疗：对于高热患者，应及时进行降温处理，并给予补液，以维持水电解质及酸碱平衡。指导患者摄入高蛋白、富含维生素的饮食，必要时采用肠内营养或肠外营养，从而改善其营养状况。

（2）抗感染治疗：早期、足量、全身性使用抗菌药物，应用原则同化脓性骨髓炎。

（3）局部治疗。

1）关节腔内注射抗菌药物：每日关节穿刺 1 次，抽出积液后，注入抗菌药物，如果抽出的积液逐渐变清，且局部症状和体征缓解，说明治疗有效，可以继续使用该方法至引流液清亮，体温正常。如果抽出的积液变为浑浊甚至脓性，则应该改为灌洗或切开引流。

2）关节腔持续灌洗：适用于表浅大关节，如膝关节。在关节部位的两侧，经穿刺套管插入灌洗管和引流管，每日经灌洗管灌注 2000～3000 mL 抗菌药物溶液，直至引流液清亮，细菌培养阴性后停止灌流，但引流管应持续引流数日至无引流液吸出，局部症状和体征消退即可拔管。

> **考点：关节腔持续灌洗，停止灌洗后的拔管指征**

3）制动患肢：限制患肢活动，必要时使用石膏或皮肤牵引使其处于功能位，可缓解疼痛和防止炎症扩散及患肢畸形。

2.手术治疗

（1）关节镜手术：在关节镜下彻底清除病变滑膜，直视下摘除死骨，清除窦道，必要时持续灌洗引流。

（2）关节切开引流：适合较深的关节（如髋关节），手术彻底清除关节腔内的坏死组织、纤维性沉积物，并用 0.9% 氯化钠溶液冲洗后，在关节腔内置入 2 根硅胶管，缝合进行持续灌洗引流。

化脓性关节炎关节腔持续灌洗，待引流数日，达到什么条件即可拔管。（　　）

A. 无引流液吸出、局部症状和体征消退

B. 有少量引流液吸出、局部症状和体征消退

C. 无引流吸出、局部症状和体征未消退

D. 有少量引流液吸出、局部症状和体征消退

E. 有少量引流液吸出、局部症状和体征未消退

答案：A

分析：在关节部位的两侧，经穿刺套管插入灌洗管和引流管，每日经灌洗管灌注 2000～3000 mL 抗菌药物溶液，直至引流液清亮，细菌培养阴性后停止灌流，但引流管应持续引流数日，直至无引流液吸出，局部症状和体征消退，即可拔管。

【常见护理诊断/健康问题】

1. 体温过高　与化脓性感染有关。

2. 疼痛　与炎症刺激、手术有关。

3. 躯体移动障碍　与疼痛及患肢制动有关。

【护理措施】

1. 功能锻炼　为防止关节内粘连，尽可能保留关节功能，可做持续性关节被动活动。在对病变关节进行局部治疗后，即可将肢体置于下（上）肢功能锻炼器上进行持续被动运动；急性炎症消退时，一般在 3 周后即可鼓励病人做主动锻炼。

2. 其他护理　高热的护理、疼痛管理、引流管护理、心理护理等其他护理参见本章第一节化脓性骨髓炎的护理相关内容。

【本章小结】

思维导图

（文莎丽）

第二十七章
颈肩痛与腰腿痛病人的护理

学习目标

知识目标：

（1）能够阐述颈椎病和腰椎间盘突出症的定义、健康评估要点。

（2）能够概述颈椎病和腰椎间盘突出症的处理原则。

（3）能够概述颈椎病和腰椎间盘突出症的病因。

能力目标：能够运用护理程序，为颈椎病和腰椎间盘突出症病人提供全面的整体护理服务。

素质目标：

（1）具备主动投身颈椎病和腰椎间盘突出症术后康复工作的素养。

（2）具备积极开展颈椎病和腰椎间盘突出症预防科普工作的素养。

第一节　颈椎病病人的护理

案例导入

案例

病人，男，56岁，有颈椎间盘突出症2年余，近日因颈部疼痛加重，下肢行走无力，有踩棉花样感觉，来院就诊。入院诊断为脊髓型颈椎病，完善相关检查和术前准备后，行颈椎前路手术治疗。

思考

1.该病人手术前，护士应该进行哪些方面的指导？

2.该病人术后有哪些常见的并发症？如果发生并发症，应如何处理？

颈椎病（cervical spondylosis）是指由于颈椎椎间盘退行性病变及继发性椎间关节退行性变，刺激或压迫相邻脊髓、神经、血管等结构而表现的一系列临床症状和体征。发病多见于40~50岁，男

> 考点：颈椎病的好发部位

性多于女性，好发部位为颈 5~颈 6 椎间盘。

【病因和病理】

1.颈椎间盘退行性变　这是颈椎病发生和发展的最根本原因。随着年龄的增长，椎间盘的纤维环和髓核内的水分逐渐减少，椎间盘逐渐变薄，进而会引发两方面的变化：①颈椎的力学功能出现紊乱，导致椎体、椎间关节及其周围韧带发生变性、增生以及钙化；②椎间隙变窄，关节囊和韧带松弛，椎间盘向四周膨出，使得相邻的脊髓、神经、血管受到刺激或压迫。

2.损伤　①急性损伤：如颈椎不协调的活动，因加重已退变的颈椎和椎间盘的损害而诱发本病。②慢性损伤：如长期伏案工作，长时间低头使用手机、电脑等，对已发生退变的颈椎可加速其退变过程而提前发病。

3.先天性或发育性颈椎管狭窄　由于在胚胎或发育过程中，椎弓过短，致使椎管的矢状径偏小，当小于正常时(14~16 mm)。即使颈椎退行性变比较轻，也可出现脊髓、血管、神经受刺激或压迫的表现。

【护理评估】

(一)健康史

询问病人年龄、职业、生活习惯等情况，其职业是否需要长期伏案工作或头颈部频繁活动，是否有长时间低头看手机习惯等。有无颈部受伤史，有无采取治疗措施，询问家族中有无类似病史。

(二)身体状况

根据受压或刺激的组织不同，临床上将颈椎病分为以下几种类型：

1.神经根型　此型最常见。是由于颈椎间盘侧后方突出、钩椎关节或关节突关节增生、肥大，刺激或压迫神经根所致。

(1)症状：先出现颈痛及颈部僵硬，短期内加重并向肩部及上肢放射。咳嗽、打喷嚏及活动时疼痛加剧。皮肤可有麻木、过敏等感觉异常。上肢肌力和握力减退。

(2)体征：颈部肌肉痉挛，颈肩部压痛，颈部和肩关节活动有不同程度受限。上肢牵拉试验阳性(检查者一手扶患侧颈部，一手握患腕，向相反方向牵拉，此法可使臂丛神经被牵张，刺激受压的神经根而出现放射痛)或压头试验阳性(病人端坐，头后仰并偏向患侧，检查者用手掌在其头顶加压，可出现颈痛并向患手放射)。

> 考点：颈椎病各类型的临床表现

2.脊髓型　此型最严重。主要原因是中央后突的髓核、椎体后缘的骨赘、肥厚的黄韧带及钙化的后纵韧带等导致脊髓受压。

(1)症状：如手部麻木、活动不灵，尤其是精细活动失调，握力下降。也可有下肢症状，如麻木、步态不稳，有踩棉花样感觉。躯干有紧束感。病情加重可发生自上而下的上运动神经元性瘫痪。

(2)体征：有感觉障碍平面，肌力减退，四肢腱反射活跃或亢进，Hoffmann 征、Babinski 征阳性。

3.椎动脉型　椎动脉受到颈椎病变的刺激、牵拉或压迫；或颈交感神经兴奋，反射性地引起椎动脉痉挛等均是本型的原因。

（1）症状、体征：①眩晕，本型主要表现为旋转性、浮动性或摇晃性眩晕。②头痛，头枕部、顶部发作性胀痛。③视觉障碍，为突发性弱视或失明、复视，短期内可自行恢复。④当头部活动时可诱发猝倒，倒地后站起即可继续正常活动。⑤可有不同程度的运动及感觉障碍。

4.交感神经型　本型发病机制尚不清楚，主要表现为：①交感神经兴奋症状，如头痛或偏头痛、头晕、恶心、视物模糊、心动过速、心律不齐、血压升高，以及耳鸣、听力下降等。②也可表现为交感抑制症状，如头昏、眼花、流泪、鼻塞、心动过缓、血压下降，以及胃肠胀气等。

【护考真题链接】2018 年—A1 型题

关于脊髓型颈椎病的叙述，错误的是(　　　)

A.可引起截瘫　　　　　　　　B.可导致大小便失禁

C.早期可行按摩、牵引治疗　　D.早期应积极手术治疗

E.MRI 可见脊髓受压

答案：C

分析：患脊髓型颈椎病时，按摩或牵引治疗会导致脊髓损伤，严重者可出现不同程度的瘫痪症状。

（三）辅助检查

1.X 线　可见颈椎曲度改变、椎间隙狭窄或增生、椎间孔狭窄，以及颈椎生理前凸减少或消失等。

2.CT、MRI　可见椎间盘突出，椎管、神经根管狭窄及脊髓、脊神经受压情况。

（四）心理-社会状况

了解病人及其家属对该疾病病程进展、治疗、护理及预后的认知程度；评估病人及其家属的精神心理状态和家庭、社会支持情况。

（五）处理原则

1.非手术治疗　神经根型、椎动脉型和交感神经型颈椎病主要进行非手术治疗，包括颈椎牵引、佩戴颈托、理疗、推拿按摩、使用非甾体抗炎药治疗等。

2.手术治疗　颈椎病疼痛剧烈，保守治疗无效，或保守治疗半年无效或症状影响正常生活工作，应采取手术治疗。常用的手术方式有颈椎前路减压融合术和后路减压术。

【常见护理诊断/健康问题】

1.疼痛　与炎症、神经受压或刺激有关。

2.焦虑/抑郁　与疾病反复和担心预后有关。

3.知识缺乏：缺乏与疾病相关的知识

4.潜在并发症：术后出血、呼吸困难等

【护理措施】

(一)术前护理

1.术前准备 除了做好术前常规准备，还需要进行气管食管推移训练，以及术前呼吸功能训练、俯卧位训练，以及颈部前屈、后伸、侧转等活动。

(1)气管食管推移训练：指导病人用自己的第2至第4指(或拇指与其他手指配合)插入切口侧的内脏鞘与血管神经鞘间隙处，持续将气管、食管向非手术侧推移。

(2)呼吸功能训练：术前指导病人练习深呼吸、吹气球等训练，术前4周开始戒烟。

(3)俯卧位训练：每日行俯卧位，开始为30~40分钟，每日3次；以后逐渐增至每次3~4小时，每日1次。

2.缓解疼痛 可以让病人采取听音乐、与人交谈等分散注意力的方法减轻疼痛。必要时遵医嘱予以镇痛药物。

(二)术后护理

1.一般护理 病人取平卧位，颈部稍前屈，两侧肩颈部置沙袋以固定头颈部，在搬动或翻身时，保持头、颈和躯干在同一平面上。下床活动时候，需要佩戴颈托或用头颈胸支架固定颈部。定时翻身，预防压力性损伤。床旁常规备气管切开包，以备急用。

2.病情观察 观察病人生命体征、伤口敷料、引流管等，重点观察病人的呼吸频率、节律，伤口渗液和引流液的颜色、性状、量等，一旦病情发生变化，立即告知医生。

3.并发症护理

(1)呼吸困难：是颈椎前路手术最危急的并发症，多发生于术后1~3天内。病人一旦出现颈部憋胀感、呼吸困难、口唇发绀等，应立即通知医生，并做好气管切开及再次手术的准备。

> 考点：颈椎前路手术最危急的并发症

(2)伤口出血：颈深部血肿多见于术后当日，尤其是12小时内，一旦发生，病人出现颈部明显肿胀、呼吸困难、烦躁、发绀等。出血量大且引流不畅时，可压迫气管导致呼吸困难。因此，术后注意观察伤口敷料和引流液，保持有效引流，如果24小时伤口引流液超过200 mL，检查是否有活动性出血；若引流液多且呈淡红色或颈部明显肿胀，要及时报告医生处理。

【护考真题链接】2018年—A1型题

颈椎前路手术后最危急的并发症是(　　　)

A. 呼吸困难 　　　　　　　　B. 喉头水肿

C. 声音嘶哑 　　　　　　　　D. 伤口出血

E. 植骨块脱出

答案：A

分析：呼吸困难是颈椎前路手术最危急的并发症，多发生于术后1~3天内。病人一旦出现颈部憋胀感、呼吸困难、口唇发绀等，应立即通知医生，并做好气管切开及再次手术的准备。

(三)心理护理

护士要理解病人及其家属的情绪反应,给予积极心理支持,讲解疾病相关知识,提高对疾病的认知,鼓励病人和其家属积极面对,建立战胜疾病的自信心,积极配合治疗,争取早日康复。

(四)健康指导

1.睡眠指导　选择合适的枕头和床垫,枕头宜选择中间低、两边高、透气性好的款式,其长度超过肩宽,高度以头颈部压下后一拳头左右为宜。中等硬度的床垫更有利于康复。

2.纠正不良姿势　不宜长时间低头,避免将头靠在床头上看手机或看电视,长期伏案工作者,每工作 1 小时应休息几分钟,做颈部运动或按摩。

3.避免颈部受伤　行走或劳作时,注意避免损伤肩颈部。乘车时应抓好扶手,系好安全带,以防急刹扭伤颈部。

✦ 案例分析

1.术前指导:

(1)气管食管推移训练:指导病人用自己的第 2 至第 4 指(或拇指与其他手指配合)插入切口侧的内脏鞘与血管神经鞘间隙处,持续将气管、食管向非手术侧推移。

(2)呼吸功能训练:术前指导病人练习深呼吸、吹气球等训练,术前 4 周开始戒烟。

(3)俯卧位训练:每日行俯卧位,开始为 30~40 分钟,每日 3 次;以后逐渐增至每次 3~4 小时,每日 1 次。

2.术后并发症及处理:

(1)呼吸困难:是颈椎前路手术最危急的并发症,多发生于术后 1~3 天内。病人一旦出现颈部憋胀感、呼吸困难、口唇发绀等,应立即通知医生,并做好气管切开及再次手术的准备。

(2)伤口出血:颈深部血肿多见于术后当日,尤其是 12 小时内,一旦发生,病人出现颈部明显肿胀、呼吸困难、烦躁、发绀等。出血量大且引流不畅时,可压迫气管导致呼吸困难。因此,术后注意观察伤口敷料和引流液,保持有效引流,如果 24 小时伤口引流液超过 200 mL,检查是否有活动性出血;若引流液多且呈淡红色或颈部明显肿胀,要及时报告医生处理。

第二节　腰腿痛病人的护理

✦ 案例导入

案例

病人,男,46 岁,腰痛并伴有左下肢放射痛 1 年多,近 3 周因症状加重入院。辅助检查:X 线检查显示腰 4~5 椎间盘存在病变,MRI 检查显示腰椎间盘出现退行性病变,腰 4~5 椎间盘突出且神经根受压。入院诊断为腰椎间盘突出症。完善相关检查并做好术前准备后,施行半椎板切除髓核摘除术。

思考

1. 为预防压力性损伤，如何对该病人进行翻身护理？
2. 如何指导该病人术后功能锻炼？

腰腿痛是临床上常见的一组症状，是指腰椎间盘发生退行性改变以后，椎间盘变性、纤维环破裂、髓核组织突出刺激和压迫马尾神经或神经根所引起的一种综合征。多发于20~50岁，男性居多，好发部位是腰4~腰5椎间盘和腰5~骶1椎间盘。

> 考点：腰椎间盘突出的好发部位

【护考真题链接】2012年—A1型题

腰椎间盘突出最容易发生的部位是（　　）

A. 胸12~腰1　　　　　　　　　B. 腰1~2
C. 腰2~3　　　　　　　　　　D. 腰3~4
E. 腰4~5

答案：E

分析：是指腰椎间盘发生退行性改变以后，椎间盘变性、纤维环破坏、髓核组织突出刺激和压迫马尾神经或神经根所引起的一种综合征。腰椎间盘突出症最容易发生的部位是腰4~5与腰5~骶1。

【病因和病理】

1. 病因　①椎间盘退行性变，是腰椎间盘突出发生的根本原因；②急性或慢性损失；③妊娠；④遗传因素、先天性发育异常等。

> 考点：腰椎间盘突出症的病因

2. 病理　根据突出程度、影像学特征、病理特征和治疗方法等可分为：①膨出型；②突出型；③脱出型；④游离型；⑤Schmorl结节型；⑥经骨突出型。

【护考真题链接】2016年—A2型题

某护士在急诊科工作13年，由于工作长期处于紧张状态，在病人行动不便时还要协助搬运病人，劳动强度较大，经常感到身心疲惫。近期腰部不适加重，检查为腰椎间盘突出症。导致其损伤的职业因素属于（　　）

A. 化学性因素　　　　　　　　B. 生物性因素
C. 放射性因素　　　　　　　　D. 机械性因素
E. 心理因素

答案：D

分析：腰椎间盘突出症的损伤属于职业因素中的机械性因素损伤。机械性损伤是指跌倒、撞伤等，特别是负重对护士造成的危害不容忽视。护士在护理工作中常常会搬动病人或较重物品，如身体负重过大或用力不合理，易导致不同程度的身体损伤。

【护理评估】

(一)健康史

询问病人年龄、职业、生活习惯等情况,了解病人既往有无经常弯腰、搬重物、慢性劳损史。有无腰部受伤,有无采取治疗措施,询问家族中有无类似病史。对病人的自理能力、压力性损伤和跌倒/坠床的风险进行评分。

(二)身体状况

1.症状

(1)腰痛:最早出现的症状。多为持久性钝痛,疼痛范围主要是下腰部及腰骶部,腰痛向下肢放射。

> 考点:腰椎间盘突出的临床表现

(2)坐骨神经痛:约95%的病人出现坐骨神经痛,多为单侧,早期为痛觉过敏或钝痛,逐渐加重,放射至臀部、大腿后外侧、小腿外侧至足跟部或足背,严重者相应区域感觉迟钝或麻木。咳嗽、打喷嚏等增加腹内压的行为都可使腿痛加重。腿痛重于腰痛是腰椎间盘突出症的重要表现。

(3)马尾综合征:突出的髓核或脱出的椎间盘组织压迫马尾神经,出现双侧大小腿及会阴部感觉迟钝,甚至大小便功能障碍。

2.体征

(1)腰椎侧凸:腰椎为减轻神经根受压所致疼痛的姿势性代偿畸形,可表现为生理曲度变直或侧凸。

(2)腰部活动受限:腰部各方向的活动都受到不同程度的限制,以前屈受限最为明显。

(3)压痛及竖脊肌痉挛:腰部和竖脊肌痉挛,病变椎间隙的棘突间有压痛、叩痛。

(4)直腿抬高试验及加强试验阳性:病人平卧,患肢膝关节伸直,被动直腿抬高患肢,当抬高角度在60°以内时出现放射痛,称为直腿抬高试验阳性。在此基础上,缓慢降低患肢高度,待放射痛消失,再被动背屈踝关节以牵拉坐骨神经,若又出现放射痛,则为加强试验阳性。

(5)感觉、运动及反射功能减弱:由于神经根受损,导致其支配区域的感觉异常、肌力下降和反射异常。

(三)辅助检查

1.X线　可直接显示腰部有无侧弯、椎间隙有无狭窄等。

2.CT、MRI　可见椎间盘突出的程度和方向;MRI为首选的影像学手段,可全面反映各椎体、椎间盘有无病变及脊髓和神经根受压情况。

3.肌电图检查　可以推断神经元受损的节段,协助诊断。

(四)心理-社会状况

了解病人及其家属对该疾病的病程进展、治疗、护理、手术及预后的认知程度;评估病人及其家属的精神心理状态和家庭、社会支持情况。

(五)处理原则

1.非手术治疗　适用于症状较轻、病程较短,且影像学检查显示无严重突出的腰椎间盘突出症,大部分病人可通过非手术方式治愈,但临床复发率较高。

> 考点:腰椎间盘突出症非手术治疗要点

（1）卧床休息：一般严格卧床休息3周，待症状缓解后，佩戴护腰下床活动。

（2）骨盆牵引：多采用骨盆持续牵引，抬高床尾做反牵引，也可采取间断牵引法。

（3）药物治疗：非甾体抗炎药可缓解急、慢性疼痛，是治疗腰背痛的一线药物。

（4）其他：运动疗法、皮质激素硬膜外注射、髓核化学溶解法、推拿、按摩、热敷等。

2.手术治疗　适用于非手术治疗无效或治疗过程中反复发作，或表现为马尾综合征者。手术方式主要有全/半椎板切除髓核摘除术、椎板开窗髓核摘除术、微创椎间盘摘除术、植骨融合术等。

【常见护理诊断/健康问题】

1.疼痛　与椎间盘突出压迫神经及术后伤口疼痛有关。

2.躯体移动障碍　与疼痛、牵引或手术有关。

3.焦虑　与腰部疼痛、担心预后有关。

4.潜在并发症：神经根粘连、肌肉萎缩等

【护理措施】

（一）术前护理

1.缓解疼痛

（1）卧床休息：严格卧硬板床休息，以缓解疼痛，3~4周后多数可好转。

（2）佩戴腰围：卧床休息3周后，待症状缓解可佩戴护腰下床活动。

（3）有效牵引：牵引期间观察病人体位、牵引线及重量是否正确，定时检查受压部位皮肤状况，预防压力性损伤。

（4）镇痛：可以采取让病人听音乐、与人交谈等分散注意力的方法减轻疼痛。必要时遵医嘱予以镇痛药物，并观察用药后的反应。

2.术前准备　术前戒烟，训练在床上翻身、排便；向病人及其家属讲解手术相关知识和术后护理配合要点。

（二）术后护理

1.一般护理　术后平卧，待麻醉清醒、生命体征平稳2小时后，协助病人轴线翻身，即翻身时指导病人双手交叉放于胸

> 考点：轴线翻身方法

前，双腿自然屈曲，两名护士一人扶肩背部，另一人托臀部及下肢，同时将病人翻向一侧。

2.病情观察　观察病人生命体征、伤口敷料、引流管、双下肢感觉、运动情况等，观察和记录伤口渗液和引流液的颜色、性状、量等，有异常及时告知医生处理。

3.功能锻炼

（1）四肢肌肉、关节的功能锻炼：可防止关节僵硬。卧床期间定时活动四肢关节。

> 考点：腰背肌功能锻炼方法

（2）直腿抬高锻炼：可防止神经根粘连和肌肉萎缩。术后第一天开始，每分钟2次，抬放时间相同，每次15~30分钟，每日2~3次，抬腿幅度逐渐增加。

（3）腰背肌锻炼：可增强腰背肌力和脊柱的稳定性。根据术式和医嘱，指导病人进行腰背肌锻炼（图27-1），一般术后病情稳定后可采用五点支撑法，1~2周后采用三点支撑

法，根据病人情况循序渐进地增加。

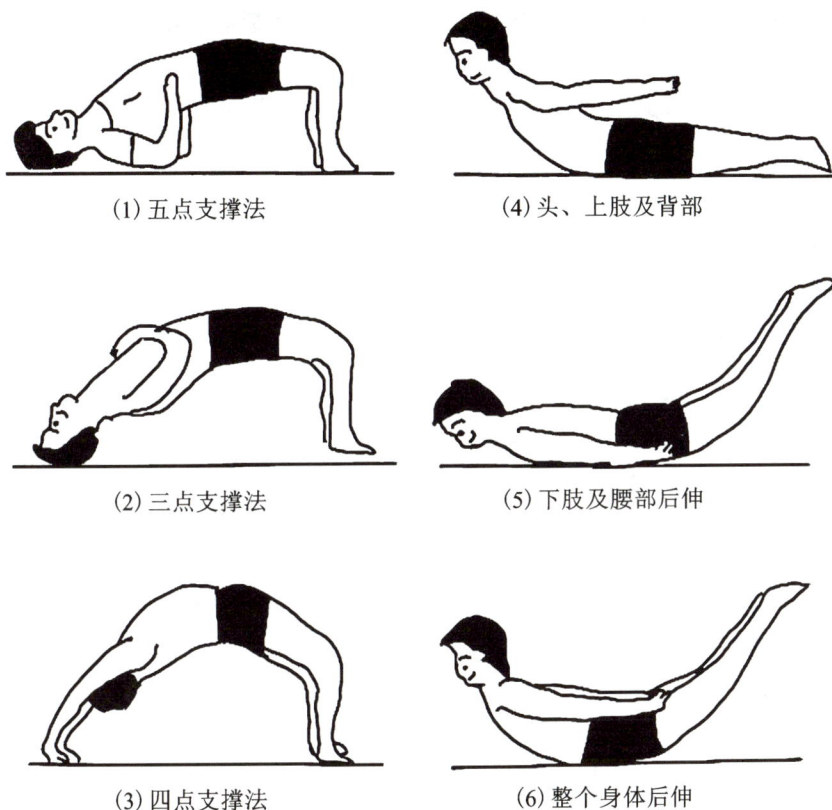

(1) 五点支撑法　　　　　　(4) 头、上肢及背部

(2) 三点支撑法　　　　　　(5) 下肢及腰部后伸

(3) 四点支撑法　　　　　　(6) 整个身体后伸

图 27-1　腰背肌锻炼仰卧法和俯卧法

(4)行走训练：一般卧床 2 周后可以借助护腰或支具下床活动，指导病人正确起床、下床和上床，预防直立性低血压和肌无力。

3.并发症护理　常见并发症包括肌肉萎缩和神经根粘连，指导病人术后积极进行功能锻炼。

(三)心理护理

护士要理解病人及家属的情绪反应，给予积极心理支持，讲解疾病相关知识，提高对疾病的认知，鼓励病人和家属积极面对，建立战胜疾病的自信心，积极配合功能锻炼，早日康复。

(四)健康指导

1.预防指导

(1)保持正确的姿势：选择高度合适、有扶手、腰垫和坐垫，符合人体工学设计的靠背椅，保持身体与桌子距离适当，身体靠向椅背。站立时尽量腰部伸直、收腰、提臀。行走时抬头、挺胸、收腹。侧卧时屈髋、屈膝、两腿分开。

(2)经常变换体位：避免长时间保持同一姿势，要适当进行原地活动或腰背部活动；不要长时间穿高跟鞋站立或行走。

(3)采取自我保护措施：对于腰部劳动强度过大的工人、长时间开车的司机等可佩戴护腰保护腰部。

(4)合理应用人体力学原理：如搬抬重物时，弯曲下蹲髋膝，伸直腰背，将重物尽量贴近身体放置，用力抬起后再行走。

2.康复锻炼　在康复医学专业人员指导下，合理进行中等强度的体育锻炼，参加运动也需要循序渐进。

3.加强营养　可缓解机体组织及器官的退行性改变，但肥胖者要注意减重。

案例分析

1.轴线翻身：术后平卧，麻醉清醒、生命体征平稳2小时后，协助病人轴线翻身，即翻身时指导病人双手交叉放于胸前，双腿自然屈曲，两名护士，一人扶肩背部，另一人托臀部及下肢，同时将病人翻向一侧。

2.功能锻炼：

(1)四肢肌肉、关节的功能锻炼：卧床期间定时活动四肢关节，可防止关节僵硬。

(2)直腿抬高锻炼：术后第一天开始，每分钟2次，抬放时间相同，每次15~30分钟，每日2~3次，可防止神经根粘连。

(3)腰背肌锻炼：根据术式和医嘱，指导病人进行腰背肌锻炼(图27-1)，以增强腰背肌肌力和脊柱的稳定性。一般术后病情稳定后可采用五点支撑法，1~2周后采用三点支撑法，根据病人情况循序渐进地增加。

(4)行走训练：一般卧床2周后可以借助护腰或支具下床活动，指导病人正确起床、下床和上床，预防直立性低血压和肌无力。

【本章小结】

思维导图

（文莎丽）

第二十八章

骨肿瘤病人的护理

✦ **学习目标**

知识目标：

(1)能阐述骨软骨瘤、骨肉瘤和骨巨细胞瘤的护理措施和健康指导。

(2)能阐述常见骨肿瘤的临床表现、处理原则、护理评估、常见护理诊断。

(3)能概述骨肿瘤的概念、病理及分类。

能力目标：能掌握常见骨肿瘤病人的护理方法，能运用护理程序对病人实施整体护理。

素质目标：注重人文关怀，能与病人有良好的沟通，具有良好的职业道德。

✦ **案例导入**

案例

病人，男，17岁，参加学校1500米比赛后，感到右膝部明显疼痛，由同学陪同到骨科就诊，自述该部位已反复疼痛1年余。体格检查：右大腿下端外侧可触及3 cm×2 cm包块，基底界限不清，不活动，压痛明显，局部皮温高，无静脉曲张，右膝关节活动受限。辅助检查：血常规示Hb 130 g/L，WBC 8.5×10⁹/L；血沉17 mm/L，碱性磷酸酶980 U/L；右膝关节X线示右股骨远端溶骨性破坏，在骨破坏区可见密度增高的针状新生骨，与骨皮质垂直排列，肿块近端有三角形骨膜反应；肺部X线检查未见明显异常。

思考

1.该病人右膝部出现疼痛最可能的原因是什么？

2.如需手术治疗，术前应做哪些准备？术后的主要护理措施包括哪些？

【概述】

凡发生在骨内或起源于各种骨组织成分的肿瘤，无论是原发性、继发性，还是转移性肿瘤，统称为骨肿瘤。

原发性骨肿瘤中，良性比恶性多见。前者以骨软骨瘤多见，后者以骨肉瘤多见。骨肿瘤的发病具有年龄特点，如骨肉瘤多见于青

> 考点：骨肿瘤的好发部位

少年，骨巨细胞瘤多见于成人，而骨髓瘤多见于老年人。解剖部位对骨肿瘤的发生也有重要意义，骨肿瘤多发生于生长活跃的长骨干骺端，如股骨远端、胫骨近端，而骨骺则很少受影响。

【病理及分类】

骨肿瘤分为原发性和继发性两大类。原发性骨肿瘤是骨组织及其附属组织本身所发生的肿瘤；继发性骨肿瘤是其他器官或组织发生的恶性肿瘤，通过血液循环、淋巴转移或直接浸润到骨组织及其附属组织所发生的肿瘤。按骨肿瘤的细胞来源可有骨性、软骨性、纤维性、骨髓性、脉管性、神经性等。根据肿瘤组织的形态、细胞的分化程度及细胞间质的类型，可分为良性、中间性和恶性三大类。

1. 骨软骨瘤　是一种常见的软骨源性良性肿瘤，多见于生长活跃的干骺端，如股骨远端、胫骨近端和肱骨近端。

2. 骨巨细胞瘤　为交界性或行为不确定的肿瘤。可分为巨细胞瘤和恶性巨细胞瘤。好发于长骨干骺端和椎体，特别是股骨远端和胫骨近端。

3. 骨肉瘤　是一种最常见的恶性骨肿瘤，特点是肿瘤产生骨样基质。存在多种亚型和继发性骨肉瘤。好发于青少年，好发部位为股骨远端、胫骨近端和肱骨近端的干骺端。常形成梭形瘤体，可累及骨膜，骨皮质及髓腔，病灶切面呈鱼肉状，棕红色或灰白色。

🔊【知识链接】

骨肿瘤的外科分期

骨肿瘤的外科分期采用 G-T-M 分期系统，有利于制订手术方案，指导骨肿瘤的治疗。G(grade)表示病理分级，共分三级：G0 为良性，G1 为低度恶性，G2 为高度恶性。T(territory)表示肿瘤与解剖学间隔的关系：T0 为囊内，T1 为间室内，T2 为间室外。M(metastasis)表示远处转移，分为：M0 为无远处转移，M1 为有远处转移。

【护理评估】

(一)健康史

了解病人的年龄、性别、职业、工作环境、生活习惯，以及既往有无肿瘤病史或手术治疗史，家族中有无肿瘤病人。

(二)身体状况

1. 疼痛　疼痛是生长迅速的骨肿瘤最显著的症状。恶性骨肿瘤几乎均有局部疼痛，开始时为轻度、间歇性，后来发展为持续性剧痛，夜间明显，并有局部压痛。良性骨肿瘤生长缓慢，多无疼痛或仅有轻度疼痛，少数良性骨肿瘤(如骨样骨瘤)可因反应骨的生长而产生剧痛。

2. 肿块和肿胀　恶性骨肿瘤局部肿胀和肿块常发展迅速，表面可有皮温增高和浅静脉怒张。良性骨肿瘤生长缓慢，病程较长，通常被偶然发现。

3. 功能障碍和压迫症状　位于长骨干骺端的骨肿瘤多邻近关节，由于疼痛、肿胀和畸形可使关节肿胀和活动受限。肿块巨大时，可压迫周围组织引起相应症状，如位于骨盆的肿瘤可引起机械性梗阻，表现为便秘与排尿困难；脊柱肿瘤可压迫脊髓，出现截瘫。

4.病理性骨折　肿瘤生长可破坏骨质，轻微外力引发的病理性骨折常为某些骨肿瘤的首发症状，也是恶性骨肿瘤和骨转移瘤的常见并发症。

5.其他　晚期恶性骨肿瘤可出现贫血、消瘦、食欲下降、体重下降、低热等全身症状。恶性骨肿瘤可经血行和淋巴向远处转移，如肺转移。

> **【护考真题链接】2013 年—A1 型题**
>
> 最容易发生骨肉瘤转移的脏器是(　　　)
>
> A.心脏　　　　B.肺　　　　C.脑　　　　D.肾　　　　E.肝
>
> 答案：B
>
> 分析：骨肉瘤好发于长骨干骺端，其中股骨远端、胫骨近端和肱骨近端是常见的发病部位；恶性度高，预后差，易发生肺转移，是病人死亡的主要原因。

(三)辅助检查

1.影像学检查　X 线检查显示骨软骨瘤是在长管骨的干骺端从皮质突向软组织的骨性突起，或呈杵状、蒂状或鹿角状，皮质相连续，髓腔相通，软骨帽可呈不同程度钙化。骨巨细胞瘤为干骺端病灶，为偏心性、溶骨性、囊性破坏而无骨膜反应，病灶骨皮质膨胀变薄，呈肥皂泡样改变。骨肉瘤病变部位显示成骨性、溶骨性或混合性骨质破坏，边界不清，病变区可有排列不齐、结构紊乱的肿瘤骨。肿瘤生长使骨膜突起，形成骨膜下三角形新骨(Codman 三角)，形成的反应骨和肿瘤骨呈"日光射线"现象，周围有软组织肿块阴影。CT、MRI 或核素骨显像检查可辅助诊断。DSA 可显示肿瘤的血供，并能进行选择性血管栓塞和注入化学治疗药物。

> 考点：骨肿瘤在 X 线下的表现

2.病理学检查　活检组织的病理学检查是确诊骨肿瘤的唯一可靠检查。活检组织标本可以通过切开活检或穿刺活检获得。

3.实验室检查　恶性骨肿瘤病人有广泛溶骨性病变时，可有血钙升高；血清碱性磷酸酶升高有助于成骨肉瘤的诊断；男性酸性磷酸酶升高对前列腺癌骨转移有意义；血、尿中 Bence-Jone 蛋白阳性提示有骨髓瘤的存在。

4.现代生物技术检测　分子生物学和细胞生物学领域的新发现揭示了与临床转归及预后相关的机制。遗传学研究揭示了一些骨肿瘤中有常染色体异常，能帮助诊断和进行肿瘤分类，并更精确地预测肿瘤的行为。

(四)心理-社会状况

肿瘤治疗过程持续时间长、损害较大，常造成身体外观的改变和遗留残疾，对病人的身心健康影响较大。尤其是恶性骨肿瘤病人，多为青少年，病人往往难以接受，对预后缺乏信心，出现焦虑、恐惧，甚至轻生。在治疗过程中，对手术前后化疗的认识和准备不足；对截肢手术和术后肢体外观改变缺乏心理承受力。因此，需对上述问题进行全面评估，以判断病人及其家属的心理承受程度和所需护理。

(五)处理原则

1.骨软骨瘤　一般无须治疗。若肿瘤生长过快，有疼痛或影响关节功能，或有压迫症状，或有恶变的可能，应早期手术切除。

2. 骨巨细胞瘤 以手术治疗为主，采用切除术加灭活处理，再植入自体或异体骨或骨水泥，但易复发。化疗对此病无效，放疗虽有效，但易发生放疗后肉瘤变。

3. 骨肉瘤 治疗的措施是术前大剂量化疗，然后根据肿瘤浸润范围做根治性切除瘤段、假体植入的保肢手术或截肢术，术后继续进行大剂量化疗的综合治疗。

【常见护理诊断/健康问题】

1. **慢性疼痛** 与肿瘤浸润或压迫神经有关。
2. **焦虑/恐惧** 与肢体功能丧失或担心预后有关
3. **躯体活动障碍** 与疼痛或肢体功能受损有关。
4. **知识缺乏**：对疾病的诊疗措施、预后等缺乏了解

【护理措施】

(一)术前护理

1. 一般护理

(1)营养护理：饮食宜清淡，易消化。鼓励病人摄取足够营养，合理进食高蛋白、高糖、多维生素饮食。必要时进行少量多次输血和补液，以增强抵抗力，为手术治疗创造条件。

(2)活动和休息：应嘱咐病人下地时患肢不要负重，以防发生病理性骨折和关节脱位而发生意外损伤；脊柱肿瘤的病人应绝对卧床休息，避免下床活动以防止脊柱骨折造成截瘫，指导病人做松弛活动。对于允许下床活动而不能走动的病人，可利用轮椅帮助病人每天有一定的室外活动时间。对无法休息和睡眠的病人，应注意改善环境，必要时睡前给予适量的镇静止痛药物，以保证病人休息。

2. 疼痛护理

(1)非药物镇痛：协助病人保持舒适体位并经常改变；转移病人注意力，如看电视、听音乐及其他娱乐活动，消除紧张情绪。

(2)药物镇痛：晚期难以控制的疼痛对病人威胁很大，可按 WHO 提出的癌性疼痛三阶梯止痛方案遵医嘱进行处理。

3. 术前准备 ①脊柱、下肢手术者，手术前一晚用肥皂水灌肠，防止术后长时间卧床而腹胀；②骶尾部手术，术前 3 天服用肠道抗菌药物，手术前一晚进行清洁灌肠。

4. 心理护理 仔细观察并深入理解病人的心理变化，给予其心理安慰与支持，帮助病人消除焦虑、恐惧情绪，使其情绪保持稳定。要耐心地向病人解释病情，并根据病人的心理状态，采取保护性医疗措施。向病人阐明治疗措施，尤其是手术治疗对于挽救生命、防止疾病复发和转移的重要意义，引导病人以乐观的心态面对疾病和人生。同时，要关注社会因素对病人心理产生的影响，做好病人亲属的心理指导工作。

(二)术后护理

1. 病情观察 ①密切观察残肢端创口情况，观察创口引流液的性质和引流量，注意有无出血、水肿、水疱、皮肤坏死及感染。及时更换敷料。②用石膏外固定时，注意肢端血运情况，鼓励病人适当做肌肉收缩活动，石膏拆除后，加强锻炼，促进功能恢复。

2. 控制感染 遵医嘱及时应用抗菌药物，预防感染。

3.指导锻炼 指导病人进行残肢锻炼,以增强肌力,保持关节活动的正常功能,鼓励病人使用辅助工具(拐杖),早期下床活动,为安装假肢做准备。

4.心理护理 截肢或关节离断术后,病人往往出现某些精神失常症状,称为"创伤后应激障碍",所以要有专人护理,防止病人发生意外。术后出现幻肢痛应解释原因,对症处理。

(三)动脉灌注的护理

主要用于四肢骨肉瘤的治疗。术前向病人解释动脉灌注的方法及意义,取得病人的配合。术后要密切观察生命体征及切口部位,警惕大出血的发生。抬高患肢,注意患肢端血运情况。注意药物的毒性反应,如恶心、呕吐严重者,可给予液体疗法,如高热,可用物理或药物降温。

(四)化疗的护理

应了解和掌握化疗药物的作用和毒性反应,掌握药物的浓度,定时查血常规,了解化疗药物对骨髓功能的抑制程度。对于重度贫血者应给予输注新鲜全血;白细胞减少时,要防止感染,必要时采取隔离措施;血小板减少时,注意观察出血情况,必要时给予成分输血。定期检查肝、肾功能,以了解抗癌药物对其损害情况。做好化疗并发症的护理。

【护考真题链接】2019 年—A1 型题

骨肉瘤病人化疗后最常见的不良反应为( )

A. 恶心、呕吐 B. 骨髓抑制

C. 脱发 D. 高热

E. 抑郁

答案:A

分析:骨肉瘤病人化疗后,胃肠道反应为最常见的不良反应,可在化疗前半小时给予止吐药物,以预防恶心、呕吐。

【知识链接】

新辅助化疗与骨肿瘤治疗

20 世纪 70 年代,骨肿瘤治疗的一项重要进展是术前化疗,随后逐渐发展为新辅助化疗,即"术前化疗+手术+术后化疗"。采用该治疗模式后,患者疼痛得以缓解,肿瘤体积缩小,关节活动得到改善甚至恢复正常。从影像学检查结果来看,表现为病灶边界更为清晰、瘤体缩小、病灶出现钙化,且新生血管减少或消失,这十分有利于手术的开展。

进行术前化疗后,肿瘤细胞坏死率大于 90% 的患者,其 5 年存活率为 80%~90%;而坏死率低于 90% 的患者,5 年存活率低于 60%。对于后一种情况,需要调整术后化疗方案,实施大剂量化疗。虽然大剂量化疗能够提高治疗效果,但同时也会增加毒性反应。因此,化疗方案的实施需要结合患者个体情况有针对性地进行。

(五)健康指导

(1)向病人讲解骨肿瘤的一些情况,随着肿瘤综合治疗的发展,树立战胜疾病的信心,稳定情绪,促进身心健康。

(2)告诉病人合理应用镇静止痛药物,提高病人的生活质量。

(3)指导病人进行各种形式的功能锻炼,最大限度地提高病人的生活自理能力。

(4)嘱咐病人按时复查,出现异常情况如局部肿胀、疼痛等应及时就诊。

案例分析

1.该病人右膝部出现疼痛的最可能原因为右下肢骨肉瘤。

2.术前准备和术后的主要护理措施:

(1)术前准备:手术前一晚用肥皂水灌肠,防止术后长时间卧床而腹胀。

(2)术后的主要护理措施:

1)病情观察:①密切观察残肢端创口情况,观察创口引流液的性质和引流量,注意有无出血、水肿、水疱、皮肤坏死及感染。及时更换敷料。②用石膏外固定时,注意肢端血运情况,鼓励病人适当做肌肉收缩活动,石膏拆除后,加强锻炼,促进功能恢复。

2)控制感染:遵医嘱及时应用抗菌药物,预防感染。

3)指导病人进行残肢锻炼,以增强肌力,保持关节活动的正常功能。

4)化疗的护理。

5)心理护理。

【本章小结】

思维导图

(黄邵薇)

第二十九章
皮肤病与性传播疾病病人的护理

✦ **学习目标**

知识目标：

(1)能阐述常见皮肤病和性传播疾病病人的护理措施。

(2)能阐述皮肤病、性传播疾病的病因、分类及常见的护理诊断/问题。

(3)能阐述皮肤的结构和功能，常见皮肤病、性传播疾病病人的护理评估。

能力目标： 能对常见皮肤病和性传播疾病病人进行护理评估，能指导病人正确使用外用药。

素质目标： 具有良好的职业道德、法律意识和较好的护患沟通能力，尊重病人，保护病人隐私，关爱病人，减轻病人痛苦。

第一节　概述

皮肤覆盖在人体表面，与外界环境直接接触，对维持人体内环境的稳定至关重要，具备屏障、吸收、感觉、分泌和排泄、体温调节、物质代谢、免疫等多种功能。

【皮肤的结构和功能】

(一)皮肤的基本结构

皮肤(skin)是人体最大的器官，成人皮肤总面积为 $1.5 \sim 2.0$ m²，约占个体体重的 16%。皮肤主要包括表皮(epidermis)、真皮(dermis)、皮下组织和皮肤附属器(Skin appendage)。

1. 表皮　由外胚层分化而来的复层鳞状上皮，主要由角质形成细胞、黑素细胞、朗格汉斯细胞和梅克尔细胞等构成。角质形成细胞占表皮细胞的 80%，在分化过程中可产生角蛋白。根据分化阶段和特点由深至浅分别为基底层、棘层、颗粒层、透明层和角质层。表皮借基底膜带与真皮相连。

2. 真皮　由中胚层分化而来，全身各部位厚薄不一，眼睑最薄。真皮属于不规则的致密结缔组织，由纤维、基质和细胞组成，以纤维成分为主。真皮内有各种皮肤附属器及血管、淋巴管、神经和肌肉，由浅至深可分为乳头层和网状层。

3.皮下组织 位于真皮下方，其下与肌膜等组织相连，由疏松结缔组织及脂肪小叶组成，含有血管、淋巴管、神经、小汗腺和顶泌汗腺等。皮下组织的厚薄随个体部位、性别及营养状况的不同而有所差异。

4.皮肤附属器 由外胚层分化而来，包括毛发、毛囊、皮脂腺、汗腺和甲。

(二)皮肤的神经、脉管和肌肉

1.神经 皮肤中丰富的神经，多分布在真皮和皮下组织中，分为感觉神经和运动神经，通过与中枢神经系统的联系感受各种刺激、支配靶器官活动及完成各种神经反射。

2.血管 具有营养皮肤组织和调节体温的作用。真皮中有乳头下血管丛(浅丛)和真皮下血管丛(深丛)，呈层状分布，与皮肤表面平行，深浅丛之间有丰富的吻合支。

3.淋巴管 皮肤的淋巴管网与几个主要的血管丛平行。皮肤中的组织液、游走细胞、细菌、肿瘤细胞等均易通过淋巴管到达淋巴结，最后被吞噬处理或引起免疫反应。

4.肌肉 立毛肌是皮肤内最常见的肌肉类型，当精神紧张或寒冷时，立毛肌收缩引起毛发直立，形成"鸡皮疙瘩"。此外，有平滑肌(阴囊、乳晕、血管壁等)和横纹肌(表情肌和颈阔肌)。

【皮肤的生理功能】

皮肤是人体的第一道屏障，能接受来自外界的各种刺激，具有吸收、分泌、排泄、保护、感觉、调节体温、代谢、免疫等功能。

1.屏障功能 皮肤具备保护体内器官和组织的功能，可使其免受物理性损伤、化学性刺激以及微生物等外界有害因素的侵害，同时还能防止体内水分、电解质和营养物质的流失。

2.吸收功能 角质层是皮肤吸收的主要途径，其次是毛囊、皮脂腺和汗腺。皮肤的吸收功能会受到皮肤结构与部位、角质层的水合程度、被吸收物质的理化性质、外界环境因素以及病理情况等因素的影响。通常而言，不同部位皮肤的吸收能力排序为：阴囊>前额>大腿屈侧>上臂屈侧>前臂>掌跖。

3.感觉功能 ①单一感觉：触、痛、压、冷和温觉。②复合感觉：湿、糙、硬、软、光滑等。③其他：痒觉、实体觉、两点辨别觉和定位觉等。

4.分泌和排泄功能 主要通过皮脂腺和汗腺来完成。小汗腺的分泌受外界温度、精神因素和饮食的影响，对于人体维持体内电解质平衡以及适应高温环境起着极为关键的作用；顶泌汗腺在青春期后分泌较为旺盛，当情绪激动或外界温度升高时，其分泌量会增加。皮脂腺属于全浆分泌，受多种激素的调节，其中雄激素会使皮脂合成增多，雌激素则可减少皮脂分泌。

5.体温调节功能 体表散热主要通过辐射、对流、传导和汗液蒸发四种方式来实现。当环境温度过高时，汗液蒸发是主要的散热方式。每蒸发 1 g 水能够带走 2.43 kJ 的热量。

6.代谢功能 参与水、电解质、糖、蛋白质、脂类和维生素的代谢。

7.免疫功能 主动参与启动和调节皮肤相关的免疫反应的作用，其防御功能、自稳功能和免疫监视功能构成了皮肤免疫系统的三大功能。

【病因与分类】

皮肤病的病因错综复杂，包括一般因素、内在因素和外在因素。

1. 一般因素　年龄、性别、职业、季节、个人卫生以及社会因素等。

2. 内在因素　精神因素（如精神紧张、情绪激动、过度劳累）、内分泌及代谢改变（如月经紊乱、妊娠、糖尿病）、慢性感染病灶（如扁桃体炎、慢性胆囊炎）、遗传因素等。

3. 外在因素　物理性因素（如日光、机械摩擦等）、化学性因素（如化妆品、肥皂、合成纤维、染料、食物、吸入物等）和生物性因素，其中化学性因素最为常见。

皮肤病种类繁多，按照病因及发生机制可分为感染性皮肤病（如真菌性、细菌性、病毒性）、变态反应性皮肤病（如接触性皮炎、湿疹、荨麻疹、药疹等）、其他皮肤病及性传播疾病（如梅毒、淋病、尖锐湿疣、生殖器疱疹、非淋菌性尿道炎、艾滋病等）。

【身体状况】

（一）症状

常见的局部症状有瘙痒、疼痛、烧灼感、麻木感、感觉分离和蚁行感等，全身症状有畏寒发热、乏力、食欲缺乏和关节疼痛等。

（二）体征

1. 原发性皮损（primary lesion）　是由皮肤组织病理变化直接引发的皮肤损害。

（1）斑疹（macule）：为皮肤黏膜的局限性颜色改变。皮损与周围皮肤平齐，大小不一，形状可不规则，一般<1 cm。直径>1 cm 时称斑片。根据发生机制和特征不同可分为红斑、出血斑、色素沉着斑及色素减退（或脱失）斑等。

（2）斑块（plague）：直径>1 cm 的隆起性扁平皮损，中央可有凹陷，多为丘疹扩大或融合而成。

（3）丘疹（papule）：为局限性、实质性的浅表性皮损，隆起于皮面，一般直径<1 cm。形态介于斑疹与丘疹之同的稍隆起皮损称为斑丘疹：丘疹顶部有小水疱时称为丘疱疹；丘疹顶部有小脓疱时称为丘脓疱疹。

（4）风团（wheal）：表现为暂时性、隆起性皮损，由真皮乳头层血管扩张、血浆渗出引发。皮损的大小和形态各不相同，可为红色或白色，周围常常伴有红晕。风团通常发生迅速，但消退也快，且消退后不会留下痕迹。

（5）水疱（vesicle）：为内含液体的局限性、隆起性的腔隙性皮损，可直接发生，也可由其他类型转变而来，一般直径<1 cm；直径>1 cm 者称为大疱，内容物含血液者称为血疱。

（6）脓疱（pustule）：为内含脓液的局限性、隆起性的腔隙性皮损，疱液一般较混浊，稀薄或黏稠，皮损周围常有红晕。

（7）结节（nodule）：为局限性、实质性皮损，位置可深达真皮或皮下。皮损呈圆形或椭圆形，可隆起于皮面，亦可不隆起，触诊方可查出，触之有一定硬度或浸润感。结节可吸收消退，亦可破溃成溃疡，愈后形成瘢痕。

（8）囊肿（cyst）：为含有液体、半固体黏稠物或细胞成分的囊性皮损，位于真皮或更深位置，可隆起于皮面或仅可触及。

2. 继发性皮损（secondary lesion）　由原发性皮损自然演变而来，或因搔抓、治疗不当引起。

（1）糜烂（erosion）：为局限性表皮或黏膜上皮缺损形成的红色湿润创面，常为水疱、脓疱破裂或浸渍处表皮脱落所致，愈后不留瘢痕。

（2）溃疡（ulcer）：局限性皮肤或黏膜出现缺损所形成的创面，深度可达真皮层甚至更深，基底部常常附着有坏死组织，边缘可能呈现陡直、倾斜状态，或者高于周围皮肤。该创面可由感染、损伤、肿瘤、血管炎等因素引发，愈合缓慢，且预后可能会留下瘢痕。

（3）鳞屑（scale）：为已经脱落或即将脱落的角质层细胞堆积所致。鳞屑的大小、厚薄、形态不一，可呈糠秕状、蛎壳状或大片状。

（4）浸渍（maceration）：皮肤角质层含水量增多导致表皮强度减弱，皮损质地变软、颜色变白，表面可起皱，摩擦后表皮易脱落而露出糜烂面，容易继发感染。

（5）裂隙（fissure）：也称皲裂，为线状的皮肤裂口，可深达真皮，好发于掌跖、指（趾）、口角等。

（6）瘢痕（scar）：真皮或深部组织缺损或破坏后，由新生结缔组织增生修复而成，分为增生性和萎缩性两种，前者隆起、表面光滑、形态不规则，表面无皮纹和毛发；后者较正常皮肤凹陷，表皮变薄、光滑，局部血管扩张。

（7）萎缩（atrophy）：为表皮厚度变薄、真皮和皮下组织减少所导致的皮肤退行性变化。表皮萎缩表现为皮肤变薄，呈半透明状，表面有细皱纹，如同羊皮纸一般，正常皮沟变浅或消失。真皮萎缩表现为局部皮肤凹陷，表皮纹理可保持正常，毛发可变细或脱落。皮下组织萎缩则表现为明显凹陷。

（8）痂（crust）：由渗液与脱落组织、药物等混合干涸后凝结而成，常附着于有渗液的创面上。痂可薄可厚，质地柔软或脆硬，并可与皮肤粘连。

（9）抓痕（scratch mark）：线状或点状的表皮或深达真皮浅层的剥脱性缺损，常为搔抓或摩擦所致。皮损表面可有渗出、脱屑或血痂，若损伤较浅，愈合后不留瘢痕。

（10）苔藓样变（lichenification）：即皮肤局限性粗糙增厚，常为搔抓、摩擦及皮肤慢性炎症所致，表现为皮嵴隆起，皮沟加深，皮损界限清楚。

【辅助检查】

某些检查结果对诊断具有一定的参考价值，如斑贴试验可以发现致敏物，细菌学检查可以找到致病菌，活组织病理学检查可以作为肿瘤和银屑病确诊的依据，免疫荧光检查可以发现未知的抗原或抗体。

【处理原则】

皮肤病处理主要包括全身疗法、局部疗法（外用药物治疗）、物理治疗和手术治疗。

（一）全身治疗

用于全身治疗的药物有抗组胺药、糖皮质激素、抗菌药物、抗病毒药、抗真菌药、维A酸类药物、免疫抑制药、免疫调节剂及维生素类药物等。

（二）局部外用药物治疗

1. 常用外用药物　常用外用药物的种类及代表药物，见表29-1。

表 29-1　常用外用药物的种类及代表药物

种类	作用	药物举例
清洁剂	清除渗出物、鳞屑、痂皮和残留药物	0.9%氯化钠溶液、3%硼酸溶液、液体石蜡
保护剂	保护皮肤、减少摩擦和缓解刺激	滑石粉、氧化锌粉、炉甘石、淀粉
止痒剂	减轻局部痒感	5% 苯唑卡因、焦油制剂、糖皮质激素
角质促成剂	促进表皮角质层正常化，收缩血管、减轻渗出和浸润	2%~5%煤焦油或糠馏油、3% 水杨酸、3%~5%硫黄、0.1%~0.5% 蒽林软膏
角质剥脱剂	使过度角化的角质层细胞松解脱落	5%~10%水杨酸、0.01%~0.1%维 A 酸
收敛剂	凝固蛋白质、减少渗出、抑制分泌、促进炎症消退	0.2%~0.5%硝酸银、2%明矾液
腐蚀剂	去除增生的肉芽组织或赘生物	30%~50%三氯醋酸、5%~20%乳酸
抗菌剂	杀灭或抑制细菌	3%硼酸溶液、0.1%雷夫奴尔、2%莫匹罗星
抗真菌剂	杀灭和抑制真菌	2%~3% 克霉唑、2%酮康唑、1%特比萘芬
抗病毒剂	抗病毒	3%~5% 阿昔洛韦、5%~10%疱疹净
杀虫剂	杀灭疥螨、虱、蠕形螨	5%~10%硫黄、1%γ-666、2%甲硝唑
遮光剂	吸收或阻止紫外线穿透皮肤	5%二氧化钛、5%~10%对氨基苯甲酸
脱色剂	减轻黑色素沉着	3%氢醌、20%壬二酸
维 A 酸类	调节表皮角化、抑制表皮增生和调节黑素代谢等作用	0.025%~0.05% 全反式维 A 酸箱、0.1%他扎罗汀凝胶
糖皮质激素	抗炎、止痒、抗增生	醋酸氢化可的松、曲安奈德

2. 外用药物的剂型与使用原则

（1）皮肤病外用药物常见剂型：溶液、酊剂和醑剂、粉剂、洗剂、油剂、乳剂、软膏、糊剂、硬膏、涂膜剂、凝胶和气雾剂等。

（2）外用药物的使用原则：

1）正确选用外用药物的类型：依据病因、发病机制等因素，合理挑选外用药物。例如，细菌性皮肤病适宜选用抗菌药物；真菌性皮肤病可选用抗真菌药物；变态反应性疾病则选择糖皮质激素或抗组胺药；有瘙痒症状者选用止痒药；存在角化不全情况者选用角质促成剂；角化过度者选用角质剥脱剂等。

2）正确选用外用药物的剂型：可根据临床症状及皮损特点选择，原则为：①急性皮炎仅有红斑、丘疹而无渗液时可选用粉剂或洗剂，炎症较重、糜烂、渗出较多时宜用溶液湿敷，有糜烂但渗出不多时则用糊剂；②亚急性皮炎渗出不多者宜用糊剂或油剂，如无糜烂宜用乳剂或糊剂；③慢性皮炎可选用乳剂、软膏、硬膏、酊剂、涂膜剂等；④单纯瘙痒无皮损者可选用乳剂、酊剂等。

3）详细向病人解释用法和注意事项：详细向病人讲解外用药物的使用方法、浓度、使用时间、部位、次数，以及可能出现的不良反应及其预防和处理方法等。

（三）物理治疗

1. 电疗法

（1）电解术：适用于毛细血管扩张和脱毛。

（2）电干燥术：适用于较小的表浅性损害，如寻常疣、化脓性肉芽肿等。

（3）电凝固术：适用于稍大的良性肿瘤或增生物。

（4）电烙术：适用于各种疣和较小的良性肿瘤。

2. 光疗法

（1）红外线：适用于皮肤感染、慢性皮肤溃疡、冻疮、多形红斑和硬皮病等。

（2）紫外线：适用于玫瑰糠疹、银屑病、斑秃、慢性溃疡、痤疮、毛囊炎、疖病、白癜风等。

（3）光动力疗法：适用于基底细胞癌、鳞状细胞癌等皮肤肿瘤。

（4）光化学疗法：适用于白癜风、银屑病、斑秃、特应性皮炎、原发性皮肤 T 细胞淋巴瘤。

（5）激光手术、激光理疗、选择性激光和光子嫩肤技术：适用于治疗疣、鸡眼、甲沟炎、太田痣及文身、除皱和嫩肤等。

3. 微波疗法 适用于各种疣、皮赘、血管瘤、淋巴管瘤及汗管瘤等。

4. 冷冻疗法 冷冻剂主要有液氮（-196 ℃）、干冰（-70 ℃）等。适用于各种疣、化脓性肉芽肿、结节性痒疹、瘢痕疙瘩及浅表良性肿瘤等。

5. 水疗法 常见的有淀粉浴、温泉浴、人工海水浴、高锰酸钾浴及中药浴等，适用于银屑病、慢性湿疹、瘙痒症及红皮病等。

6. 放射疗法 常用放射源有浅层 X 线、核素，常用核素主要为 ^{32}P、^{90}Sr。适应证包括各种增生性皮肤病，如血管瘤、瘢痕疙瘩；恶性肿瘤，如基底细胞上皮瘤、鳞状细胞癌、原发性皮肤 T 细胞淋巴瘤等，也可用于脱毛、止汗等。

（四）手术治疗

皮肤手术治疗可用于皮肤肿瘤切除、皮肤创伤清理、活体组织取材、改善或恢复皮肤异常功能及美容整形。常用的皮肤外科手术有切割术、皮肤移植术、毛发移植术、体表外科手术、腋臭手术疗法、皮肤磨削术等。

第二节　变态反应性皮肤病病人的护理

✦ 案例导入

案例

病人，女，23 岁，2 天前穿着新买的塑料凉鞋，足背、足底部出现重度红肿，且有密集小水泡，剧痒。诊断为接触性皮炎。遵医嘱立即给予 10% 葡萄糖酸钙注射液 10 mL 静脉推注，氯雷他定 10 mg 口服，3% 硼酸湿敷。

思考

1. 如何指导该病人正确的使用外用药？

2.如何指导该病人正确护理皮损？

3.如何对该病人正确进行健康指导？

变态反应性皮肤病是皮肤病的常见病和多发病，常见的有接触性皮炎、湿疹、荨麻疹、药疹。

(一)接触性皮炎

接触性皮炎是指在接触某些外源性物质后，在皮肤黏膜接触部位发生的急性或慢性炎症反应。按接触物的来源，可将其分为三大类：动物性(如皮革、毛类、羽绒制品、昆虫毒毛及分泌物等)、植物性(如花粉、油漆等)和化学性(如化妆品、化学药物、化工原料及产品、衣物以及镍、铬、汞等重金属盐类等)。其中，化学性接触物是引发接触性皮炎的主要原因。接触性皮炎可分为原发刺激性和变态反应性两种。原发刺激性接触性皮炎是指接触物本身具有强烈的刺激性或毒性(如强酸、强碱)，任何人接触后都可能发生皮炎；变态反应性接触性皮炎则是指接触物质本身并无强烈刺激性，少数具有过敏体质的人在首次接触后，经过4~20天的潜伏期，再次接触时便会发生超敏反应性炎症，属于Ⅳ型即迟发型变态反应。

(二)湿疹

这是一种由多种内、外因素引发的，具有明显渗出倾向的真皮浅层及表皮过敏性炎症性皮肤病。在急性期，皮损主要表现为丘疱疹，且有渗出倾向；慢性期则以苔藓样变为主，容易反复发作。其确切病因目前尚不清楚。当存在多种可疑致敏物时，可以通过斑贴试验、划痕试验来寻找病因。本病的发病与各种内、外部因素共同作用所引发的迟发型变态反应相关。内部因素方面，常见的有慢性感染病灶、内分泌及代谢改变、血液循环障碍、神经精神因素、遗传因素等，其中遗传因素与个体的易感性有关。外部因素方面，本病的发生可由食物、吸入物、生活环境、动物毛皮以及各种化学物质诱发或加重。

(三)荨麻疹

荨麻疹(urticaria)是因皮肤、黏膜小血管发生反应性扩张以及渗透性增强，进而产生的一种局限性水肿反应。

荨麻疹的病因和发病机制较为复杂，主要以变态反应为主。多数属于Ⅰ型变态反应，少数为Ⅱ型或Ⅲ型变态反应。

常见的诱因包括：食物(以鱼、虾、蟹、蛋、海鲜最为常见)、药物(可见于药疹情况)、感染(如细菌、病毒、寄生虫感染)、昆虫叮咬、吸入物(例如花粉、动物皮屑、羽毛等)、物理性刺激、精神紧张以及遗传等因素。

(四)药疹

药疹(drug eruption)，也被称为药物性皮炎，它属于药物的一种不良反应，是药物通过各种途径进入人体后引发的皮肤和黏膜炎症反应，情况严重时还可能累及其他系统。个体因素方面，不同个体对药物反应的敏感性存在较大差异，其中涵盖遗传因素(如过敏体质)、某些酶的缺陷，以及机体病理或生理状态的影响等。而且，同一个体在不同时期对药物的敏感性也可能有所不同。

在药物因素方面，临床上引发药疹的常见药物如下。①抗菌药物：以青霉素、头孢类最为常见；②解热镇痛药：以吡唑酮类、水杨酸类较为常见；③安眠镇静药及抗癫痫药：如苯巴比妥、苯妥英钠等；④抗痛风药物；⑤异种血清制剂及疫苗：如破伤风抗毒素、狂犬疫苗、蛇毒免疫血清等；⑥中药：如板蓝根、穿心莲注射液等。

【护理评估】

(一)健康史

应详细询问病人皮损发生的时间、部位、先后顺序，有无全身症状，以及治疗经过及疗效。病人是否有可疑致敏物质接触史，既往有无类似症状发生，疑为药疹者要了解病人近期的药物应用史，家族中有无对某种药物过敏者。

(二)身体状况

1.接触性皮炎　起病急，典型皮损为局限于接触部位边界清楚的红斑，有丘疹或丘疱疹，自觉瘙痒或灼痛，严重时红肿明显并出现水疱和大疱，破溃后呈糜烂面，偶可发生组织坏死或伴有全身症状。经积极处理，1~2周内可痊愈，遗留暂时性色素沉着。

2.湿疹　根据病程和临床特点，湿疹可分为急性、亚急性和慢性3类。急性湿疹好发于面、耳、手、足、前臂、小腿外露部位，重者可弥漫全身，常呈对称分布。皮损表现为红斑、水肿基础上粟粒大小丘疹、丘疱疹、水疱，融合成片，境界不清，向周边逐渐稀疏，瘙痒剧烈，常因搔抓出现糜烂和渗出。

急性湿疹与接触性皮炎的鉴别，见表29-2。

表 29-2　急性湿疹与接触性皮炎的鉴别

鉴别要点	急性湿疹	接触性皮炎
病因	复杂，不易寻找	常有致敏物或刺激物接触史
发病部位	对称	常限于接触部位
皮损特点	皮损多形，易渗出，边界不清	皮疹形态较单一，边界清楚
自觉症状	剧烈瘙痒	瘙痒、灼痛
病程	常迁延复发	去除病因，适当处理即可较快痊愈

3.荨麻疹　起病较为急促。突然之间，患者自觉皮肤瘙痒，随即出现大小不一、形态各异的红色风团。这些风团有的孤立存在，有的散在分布，也可相互融合成片。当微血管内血清急剧渗出，压迫血管壁时，风团可呈现苍白色，致使皮肤表面凹凸不平。数小时内，水肿情况减轻，风团转变为红斑并逐渐消退，持续时间通常不超过24小时，但新的风团会不断出现。病情严重者，会伴有心慌、烦躁、恶心、呕吐等症状，甚至会出现血压降低等过敏性休克的表现。

若胃肠道黏膜受累及，患者会出现恶心、呕吐、腹痛和腹泻等症状；当喉头、支气管受累时，会出现呼吸困难，甚至有窒息的危险。若引发感染，患者可出现寒战、高热、脉速等全身中毒症状。

4.药疹　①具有一定的潜伏期，初次用药后4~20天(平均7~8天)，再用此药在24小时内发病。②皮疹多样，常见的有固定性红斑型、荨麻疹型、麻疹样或猩红热样、大疱性表皮松解型、剥脱性皮炎型等。固定性红斑型药疹最多见，皮疹为红色圆形斑，表面可形成水疱或大疱，愈合后可留下色素沉着，复发时在同一部位反复出现同样皮疹，但范围扩大。③伴有发热、瘙痒，停用致敏药物后症状很快消退。严重者可伴有高热及心、肝、肺、肾、造血系统功能损害，甚至可出现过敏性休克。

（三）心理-社会状况

了解病人的情绪，对疾病的认识和态度，有无焦虑、顾虑、异常心理，病人对治疗的配合程度。评估病人家属对病人的态度以及对疾病的认识。

（四）辅助检查

1. 斑贴试验　是诊断接触性皮炎最简单、可靠的方法。试验应在皮损治愈后或接近治愈时进行。使用试剂的浓度以不发生刺激为度，试验部位常在前臂内侧或背部。

2. 药物过敏试验　分为体内和体外过敏试验，其中体内试验有皮肤过敏试验、药物激发试验；体外过敏试验有嗜碱性粒细胞脱颗粒试验、放射变应原吸附试验、淋巴细胞转化试验等。

3. 皮肤划痕试验　用钝器划擦皮肤，所划之处出现风团者为阳性，可诊断为荨麻疹。

（五）处理原则

1. 接触性皮炎　查找病因，迅速脱离接触，积极对症处理，避免再次接触。

2. 湿疹　尽可能寻找发病原因，避免各种外界刺激，避免易致敏和刺激性的食物。

3. 荨麻疹　去除病因，抗过敏和对症治疗。急性荨麻疹发生喉头水肿、呼吸困难及休克时，必须立即抢救。

4. 药疹　药疹确诊后，首先立即停用一切可疑药物，促进体内致敏药物排泄，应用抗过敏药或解毒药，预防和控制继发感染，加强全身支持。

【常见护理诊断/问题】

1. 皮肤完整性受损　与皮肤破损有关。

2. 舒适度受损　与皮肤剧痒有关。

3. 焦虑、恐惧　与瘙痒明显、病情反复发作有关。

4. 潜在并发症：休克、感染、肝肾功能障碍等

【护理措施】

（一）一般护理

1. 饮食护理　宜高热量、高蛋白、富含维生素、温度适中、易消化的流质或半流质饮食，多吃新鲜水果、蔬菜，防止疾病消耗引起的营养缺乏。鼓励病人多饮水，加速有毒物质排出。有异种蛋白过敏者忌食鱼、虾等海产品及辛辣刺激性食物。

2. 生活护理　保持皮肤清洁、干燥、完整；不要用碱性强的洗涤剂和沐浴液，避免用热水烫洗；选择柔软、宽松的棉质类内衣；避免搔抓，防止感染；对长期卧床病人要定时翻身，预防压力性损伤。

3. 清洁消毒　床单、被套严格消毒灭菌，室内紫外线照射，每日30~60分钟，定时通风换气，防止环境污染引起皮损感染。减少探视，避免交叉感染。

4. 急救配合　对有消化道、呼吸道症状的病人，密切观察其病情变化，做好急救准备。

多次发生皮疹、腹痛和腹泻等提示病情反复。如主诉咽部有异物感,提示病人有轻微的喉头水肿;如出现严重的憋气、呼吸困难等症状,则提示有喉头水肿的危急状况。若发生喉头水肿,立即给予吸氧、建立静脉通路,准备气管切开或气管插管等,积极配合医生进行急救。

(二)病情观察

及时观察皮损进展情况、轻重程度,特别是对于病情急、泛发性荨麻疹和重症药疹,要密切观察病情变化,每天定时测体温、脉搏、呼吸、血压,记录 24 小时液体出入量,对心、肝、肾等器官和造血系统的功能异常,应及时报告医生。

(三)对症护理

1.瘙痒的护理　①保持室内温湿度适宜,夏季开空调的时间不宜过长。②洗澡不宜过勤,洗浴后涂抹护肤乳液或护肤油。③冷湿敷以降低局部皮肤温度,减轻瘙痒。④感觉瘙痒难忍,可用手掌按压、拍打或按摩以代替搔抓。⑤保持良好的情绪,避免突然的情绪变化使瘙痒加重。

2.皮肤的护理　急性期无渗液时外用止痒药,有渗液时用 3%硼酸溶液或 0.9%氯化钠溶液冷湿敷,有水疱时用无菌注射器抽吸后再冷湿敷,注意无菌换药,防止感染。亚急性皮损待干燥后,外用皮质类固醇霜剂,涂抹时不宜过多过厚;慢性期皮损较顽固,外用药可增加涂抹次数,充分揉入皮损内。疼痛明显时,酌情给予镇痛、镇静药物。瘙痒症状严重时,可局部冷敷或涂止痒液、炉甘石洗剂等药物以缓解症状。

(四)用药护理

(1)指导患者正确使用外用药,若出现糜烂、渗出或继发感染迹象,需遵医嘱局部涂抹抗菌药物软膏。

(2)对于长期使用口服药的病人,要密切注意药物的不良反应。服用抗组胺药和镇静催眠药的患者,应避免从事高空作业及驾驶等工作,以防发生意外。

(3)用药前需详细询问药物过敏史;留意药疹的早期症状,如突然出现瘙痒、红斑、发热等表现,应立即停用所有可疑药物,并密切观察、妥善处理;对于过敏体质者,尽量选用致敏性较低的药物;加强用药后的观察,避免药物交叉过敏。

(五)健康指导

(1)尽可能找出并牢记致敏物质,避免再接触。

(2)饮食清淡,多食水果、蔬菜,避免食用易致敏食物,忌辛辣刺激性食物及海鲜等。

(3)加强个人防护,如戴手套、穿防护服、戴口罩或外涂防护霜。

(4)注意个人卫生,经常保持皮肤清洁与干燥,贴身内衣选质地柔软的棉质衣服。

(5)药疹病人疾病后期表皮有大片脱落时,告诫病人勿强行剥脱。

✦ 案例分析

1.指导该病人正确护理皮损:

(1)用 4~6 层纱布蘸药汤敷患处来治疗疾病的一种方法。有抑制渗出、收敛止痒、消肿止痛、控制感染、促进皮肤愈合等作用。

(2)及时清洁创面,有毛发的部位应剪去毛发;有大疱时用无菌空针抽去疱液;有脓疱时用消毒剪刀剪去疱壁,并遵医嘱选择外用药物。

2. 健康指导：

尽可能找出并牢记致敏物质，避免再接触；饮食清淡，多吃水果、蔬菜，避免食用易致敏食物，忌辛辣刺激性及海鲜等食物；注意个人卫生，经常保持皮肤清洁与干燥，贴身内衣选质地柔软的棉质衣服。

第三节　感染性皮肤病病人的护理

感染性皮肤病主要由细菌性皮肤病、病毒性皮肤病、真菌性皮肤病以及动物性皮肤病构成，常见的有脓疱疮、浅部真菌病、带状疱疹和疥疮。

1. 脓疱疮　是由金黄色葡萄球菌和（或）乙型溶血性链球菌引起的一种急性化脓性皮肤病。流行于夏秋季节，2~7 岁儿童多见，好发于暴露部位。

2. 浅部真菌病　浅部真菌主要指皮肤癣菌，特点是亲角质蛋白，侵犯人和动物的皮肤、毛发、甲板等引起的感染，统称为皮肤癣菌病，简称癣。根据感染部位不同，分为头癣、体癣、股癣、手足癣、甲癣等。

3. 带状疱疹　这是一种由水痘-带状疱疹病毒引发的皮肤病，以沿单侧周围神经分布的簇集性小水疱为显著特征，且常常伴有明显的神经痛。病愈之后，患者可获得较为持久的免疫力。

4. 疥疮　主要是由疥螨引起的接触传染性皮肤病。疥疮好发于冬季，传染性很强。

【护理评估】

（一）健康史

评估个人健康状况，病人的卫生习惯、生活环境以及工作环境，询问有无瘙痒性皮肤病。皮损出现的时间、部位和先后顺序，有无发热、疼痛，局部淋巴结肿大等。

（二）身体状况

1. 脓疱疮

（1）寻常型脓疱疮：具有较强的传染性，常于托幼园所中流行。皮损起初表现为红色斑点或小丘疹，会迅速转变为脓疱，其周围伴有红晕，疱壁较薄，容易破溃、糜烂，待脓液干燥后会形成蜜黄色的厚痂。由于搔抓，相邻的脓疱常向周围扩散或相互融合。通常在6~10 日后脱痂，且不会留下瘢痕。

（2）大疱性脓疱疮：多见于儿童，好发于面部、躯干和四肢。皮损起初为米粒大小的水疱或脓疱，迅速发展为大疱，直径约 1 cm；疱周有红晕，破溃后形成红色糜烂面，伴有高热等全身中毒症状，可能并发败血症、肺炎和脑膜炎。

2. 浅部真菌病

（1）头癣。

1）黄癣：皮损初起为针尖大小的淡黄红色斑点，覆薄片状鳞屑，后形成淡黄色痂皮，周边翘起，中央紧附着头皮，形如碟状黄癣痂，除去痂皮为潮红糜烂面。病发干燥无光泽，易脆折断，毛囊破坏，毛发脱落形成永久性秃发和萎缩性瘢痕。可有轻度瘙痒，皮损处散发出鼠臭味。

2)白癣：皮损初起表现为群集的红色小丘疹，随后逐渐向四周扩展，形成圆形或椭圆形的灰白色鳞屑斑，呈环形分布。病发会在高出头皮 2~4 mm 处折断，同时伴有瘙痒症状。该病症不会破坏毛囊，不会造成永久性秃发和瘢痕，到青春期可自行痊愈。

3)黑点癣：较为少见，儿童和成人皆可发病。皮损起初表现为散在分布的鳞屑性灰白色斑，随后逐渐扩大并相互融合成片。病发刚长出头皮便折断，断发残根留存于毛囊内，毛囊口处的断发呈现出黑点状，故而得名黑点癣。该皮损炎症程度较轻，患者会有轻微瘙痒感，病程进展较为缓慢。痊愈后会遗留局灶性脱发和点状瘢痕。

4)脓癣：皮损初起为成群的炎性毛囊丘疹，渐融合成隆起的炎性肿块，质地软，表面有蜂窝状排脓小孔，可挤出脓液。皮损处毛发松动，易拔出。常伴耳后、颈、枕部淋巴结肿大，轻度疼痛和压痛；继发细菌感染后可形成脓肿，亦可引起癣菌疹。本型可破坏毛囊，愈后引起永久性秃发和瘢痕。

(2)体癣和股癣　夏秋季节多发。肥胖多汗、糖尿病、慢性消耗性疾病、长期应用糖皮质激素或免疫抑制药者为易感人群。

1)体癣：皮损初起为红色丘疹、丘疱疹或小水疱，继之形成鳞屑的红色斑片，境界清楚的环状或多环状，中央趋于消退，边缘可分布丘疹、丘疱疹和水疱，中央色素沉着，可因长期搔抓刺激引起局部湿疹样改变或浸润肥厚，呈苔藓样变。

2)股癣：好发于腹股沟及臀部，单侧或双侧发生。皮损基本与体癣相同，由于患处透气性差、潮湿、易摩擦，常使皮损炎症明显，瘙痒显著。

(3)手足癣：我国南方较北方多，夏、秋季发病率高。多累及成年人，皮损多由一侧蔓延至对侧。

1)水疱鳞屑型：此类型好发于指(趾)间、掌心、足跖以及足侧。皮损最初表现为针尖大小的深部水疱，这些水疱不易破溃，它们或散在分布，或成群聚集，甚至可融合成多房性大疱。若撕去疱壁，会露出蜂窝状基底以及鲜红的糜烂面。水疱干涸后，会呈现领圈状或片状脱屑，且皮损会不断向周围蔓延。病情稳定时，主要症状为脱屑。该型瘙痒症状较为明显。

2)角化过度型：该类型好发于足跟及掌跖部。局部多呈现干燥状态，皮损处角质层增厚，表面粗糙且有脱屑现象，纹理加深，容易发生皲裂、出血情况，皮损还可能向足背蔓延。一般情况下无瘙痒感，但皲裂时会产生疼痛。

3)浸渍糜烂型：此类型好发于指(趾)缝，尤其是第 3、4 和 4、5 指(趾)间更为常见。其表现为皮肤因浸渍而呈现出发白的状态，表面松软，容易剥脱，剥脱后会露出潮红的糜烂面，甚至可能出现裂隙。患者会有不同程度的瘙痒感，若继发细菌感染，还会散发出恶臭味。

(4)甲真菌病：起初为 1~2 个指(趾)甲受到感染，之后可能会累及其他指(趾)甲，甚至是全部指(趾)甲。其损害表现为指甲变色，颜色可为白色、黄色、灰色和褐色等，甲板变得混浊，呈现出云雾状，失去光泽，甲板与甲床分离，指甲前缘参差不齐。

3. 带状疱疹　好发于成人，春秋季节多见，具有自限性。

(1)典型表现：发疹前可有全身乏力、轻度发热、纳差等症状，自觉皮肤灼热感或神经痛，持续 1~5 日。好发部位依次为肋间神经、三叉神经和腰骶神经支配区域。患处先出现潮红斑，继而出现簇状分布而不融合的粟粒至黄豆大小丘疹，迅速变为水疱，疱壁紧张发亮，外周绕以红晕，各簇水疱群间皮肤正常；皮损沿某一周围神经呈带状排列，多发生在身体一侧，不超过正中线。神经痛为本病的特征之一，老年病人疼痛较为剧烈。

（2）特殊表现。

1）眼带状疱疹：累及眼，表现为眼周肿胀，结膜充血，结膜和角膜可出现水疱，甚至形成溃疡性角膜炎，严重者可失明。

2）耳带状疱疹：是由病毒侵犯面神经及听神经所引发的疾病，其症状表现为外耳道或鼓膜出现疱疹。当膝状神经节受累，且同时侵犯面神经的运动和感觉神经纤维时，可能会出现面瘫、耳痛及外耳道疱疹这三联征，此情况被称为拉姆齐·亨特综合征（Ramsay Hunt syndrome）。

3）带状疱疹后神经痛：神经痛消退慢，常持续至皮损完全消退后，可持续数月或更长时间。

4.疥疮　疥疮好发于皮肤薄嫩之处，对于婴幼儿而言，身体的任何部位都可能受累。其皮损表现为散在分布、米粒大小的肤色或淡红色丘疹、丘疱疹，以及灰白色或浅灰色的线状隧道。病情严重者，皮损顶端可能出现脓疱。男性病人在阴囊、阴茎等部位，可能出现直径 3~5 mm 的疥疮结节。病人会自觉有剧烈瘙痒感，且在晚间更为明显。患病较久的人，常常会因搔抓而出现湿疹样改变，或者继发脓皮病、淋巴结炎。本病大多在冬季发生，病程长短各不相同，部分病人的病情可能会迁延数月之久。

（三）心理-社会状况

评估病人的精神状态，有无焦虑、恐慌等异常心理，评估家属及周围人群对病人的态度以及他们对疾病的认识。

（四）辅助检查

1.脓疱疮病人　行脓液培养可找到病原菌。

2.浅部真菌感染病人　取病发痂皮、病灶边缘活动区取的鳞屑做直接镜检，可见菌丝和孢子。也可做真菌培养和荧光检查。

3.带状疱疹病人　评估白细胞计数、组织病理、X 线检查等。

4.疥疮病人　在新鲜丘疱疹内刮取物直接显微镜检查。

（五）处理原则

根据不同的病因选择抗菌药物、抗真菌药物、抗病毒药物、抗寄生虫药物，保持局部清洁、干燥，防止并发症。

【常见护理诊断/问题】

1.急性疼痛　与病毒侵犯神经节及相应神经节段的皮肤有关。

2.皮肤完整性受损　与皮肤感染有关。

3.自我形象紊乱　与皮损在身体暴露部位，影响美观有关。

4.潜在并发症：感染、肾炎、脓毒症等

【护理措施】

（一）一般护理

做好饮食和皮肤护理，病室定期通风，严格执行消毒隔离措施，防止交叉感染。

（二）病情观察

密切观察皮损的发生、发展和变化，根据病情监测体温、血压、外周血象、尿液的变化,警惕急性肾炎的发生,及时发现可能出现的并发症。

(三)对症护理

1. 高热的护理　监测体温变化,保持病房环境温度适宜,给予物理或药物降温。

2. 疼痛的护理　①评估疼痛的原因、性质和程度等,了解病人既往疼痛的处理方法及效果。②操作时动作轻柔、迅速,以减轻病人的恐惧感和疼痛。③指导病人应用分散注意力的方法减轻疼痛、促进睡眠。④遵医嘱给予物理治疗。

3. 瘙痒的护理　告知病人不可用力搔抓,避免因搔抓导致破溃引起继发感染,瘙痒严重者遵医嘱睡前使用镇静止痒药物。

(四)用药护理

1. 疥疮病人的用药护理

(1)1% γ-666 霜具有毒性,孕妇或哺乳期妇女需谨慎使用。成人使用量不应超过30 g,用药 12~24 小时后用温水洗净。

(2)擦药前先用温水洗澡。擦药时,先在好发部位及皮损密集处涂抹一次药物,稍微用力揉擦,以促进药物吸收。然后从颈部(婴儿需包括头面部)开始,向下涂抹至足部,涂擦全身,注意不要遗漏皮肤皱襞处、肛门周围、指甲边缘及甲襞。

(3)用药期间不要洗澡、更换衣物,以维持药效。

(4)留意外用药物的刺激反应,及时调整药物配方和浓度。

(5)由于疥卵发育为成虫需要 1 周时间,因此治愈后需观察 1 周,若未复发则判定为治愈。用药 2 周后出现新皮疹的病人,需重复一个疗程的治疗。

2. 头癣病人的用药护理　采用服药(灰黄霉素、伊曲康唑或特比萘芬)、擦药(2%碘酊、1%联苯苄唑溶液或霜剂、5%~10%硫黄软膏、1%特比萘芬霜等)、洗头、剪发以及消毒相结合的综合治疗方法。脓癣切勿切开,在急性炎症期可短期联合使用小剂量糖皮质激素,若继发细菌感染,则应加用抗菌药物。

3. 手足癣病人的用药护理　以外用药物为主,疗程 1~2 个月;角化过度型手足癣或外用药疗效不佳者可考虑口服伊曲康唑或特比萘芬治疗。内服抗真菌药物时,应注意恶心、腹痛等不良反应,每月需检查肝功能及血常规一次。

(五)心理护理

向病人讲解发病原因和治疗过程,体谅病人因外形改变造成的心理压力,指导病人根据当前身体状况,调整生活及工作方式。同时向病人强调应耐心、正规接受治疗,增强病人彻底治愈疾病的信心。

(六)健康指导

(1)养成良好的生活习惯,注意个人卫生,勤洗澡,勤换衣,保持皮肤清洁与干燥。

(2)指导病人在治疗期间,应将衬衣、鞋垫、帽子等进行开水浸泡、清洗并日晒等处理,内衣和被褥则需勤洗勤晒。

(3)若发现脓疱疮、疥疮病人,应做好消毒隔离措施,防止交叉感染。

(4)向病人及其家属讲明疾病的发病原因、传染途径,不与他人共用浴巾、拖鞋、擦脚巾等。

(5)加强锻炼,提高机体抵抗力,避免诱发因素。

第四节　常见性传播疾病病人的护理

性传播疾病指主要通过性接触、类似性行为及间接接触传播的一组传染性疾病，不仅引起泌尿生殖系统病变，还可侵犯其所属淋巴结，甚至可以通过血行播散侵犯全身各重要组织和器官。性传播疾病严重危害身心健康，给个人、家庭和社会带来极大影响。

我国《性病防治管理办法》规定的性传播疾病包括梅毒、淋病、生殖道沙眼衣原体感染、尖锐湿疣、生殖器疱疹，以及根据疾病危害程度、流行情况等因素确定需要管理的其他性传播疾病。

1. 淋病　是由淋病奈瑟菌引起的泌尿生殖系统的化脓性感染，也可包括眼、咽、直肠、盆腔淋球菌感染和播散性淋球菌感染。淋病潜伏期短，传染性强，可导致多种并发症和后遗症。

2. 梅毒　梅毒是由梅毒螺旋体引发的一种慢性传染病，主要通过性接触和血液进行传播。它可侵犯全身各个组织器官，还能通过胎盘传播，进而引发流产、早产、死产，或者导致新生儿出现垂直感染。人体感染梅毒螺旋体后，通常会经过 2~3 周才发病。在感染后的 1~2 年内，其传染性最强；感染 2 年以上的病人，基本无传染性。梅毒螺旋体属于厌氧微生物，离开人体后难以存活。它不耐高温，但耐寒能力较强。干燥环境、阳光照射、肥皂水以及一般消毒剂都能轻易将梅毒螺旋体杀灭。

3. 尖锐湿疣　是人类乳头瘤病毒（HPV）所致，常发生在肛门及外生殖器等部位，主要通过性行为传染。人是 HPV 的唯一宿主，HPV 有 100 多种亚型，引起尖锐湿疣的病毒主要是 HPV-6、HPV-1I、HPV-16 和 HPV-18 等型。

【护理评估】

（一）健康史

了解病人是否有性接触史、胎盘感染史、产道感染史、输血史或使用过污染的医疗器械。

（二）身体状况

1. 淋病　多发于性活跃的中青年，潜伏期 2~10 日，平均 3~5 日，潜伏期具有传染性。

（1）男性急性淋病：早期会出现尿频、尿急、尿痛的症状，尿道口呈现红肿状态，起初有稀薄黏液流出，随后变为黄色脓性分泌物，且量有所增多。可能伴有尿道刺激症状，同时引发腹股沟淋巴结炎。对于包皮过长的患者，可能会诱发包皮炎、包皮龟头炎，甚至并发嵌顿性包茎。当后尿道受到累及的时候，可能出现终末血尿、血精以及会阴部轻度坠胀等情况，夜间阴茎常常会出现痛性勃起。全身症状相对较轻，少数患者可能出现发热、全身不适、食欲不振等状况。

（2）女性急性淋病：约 60% 的女性患者无症状或症状轻微，此病症好发于宫颈与尿道。初期，分泌物呈黏液性，随后转变为脓性。进行体格检查时，可观察到宫颈口出现红肿、触痛现象，并有脓性分泌物。淋菌性尿道炎及尿道旁腺炎的症状表现为尿频、尿急、尿痛，尿道口呈现潮红状态，黏膜水肿，尿道口有脓性分泌物，挤压尿道旁腺时会有脓液渗出。

淋菌性前庭大腺炎表现为单侧前庭大腺痛，严重时形成脓肿，可有全身症状。

（3）淋菌性肛门直肠炎：多见于男性同性恋者，可由分泌物直接感染肛门直肠所致。轻者仅有肛门瘙痒、烧灼感，排出黏液和脓性分泌物，重者有里急后重，可排出大量脓性和血性分泌物。

（4）淋菌性咽炎：多见于口交者，表现为急性咽炎或急性扁桃体炎，偶伴发热和颈部淋巴结肿大。

（5）淋菌性结膜炎：成人多单侧发生；新生儿多双侧发生，表现为眼结膜充血水肿，脓性分泌物较多，体格检查可见角膜呈云雾状，严重时引起角膜溃疡，甚至穿孔、失明。

2. 梅毒

（1）获得性梅毒。

1）一期梅毒：主要表现为硬下疳和硬化性淋巴结炎，通常无全身症状。①硬下疳：好发于外生殖器（90%），是梅毒螺旋体侵入部位引发的无痛性炎症反应。初始为小红斑，很快发展成无痛性炎性丘疹，数日内形成硬结，表面坏死，形成单个直径 $1 \sim 2\ cm$、圆形或椭圆形的无痛性溃疡。该溃疡边界清晰，周边水肿且隆起，基底呈肉红色，触摸有软骨样硬度，表面有浆液性分泌物，其中含有大量梅毒螺旋体，传染性极强。②硬化性淋巴结炎：在硬下疳出现 $1 \sim 2$ 周后发生。常累及单侧腹股沟或患处附近淋巴结，呈现质地较硬的隆起，表面无红肿破溃，一般无疼痛感，数月后才会消退。淋巴结穿刺检查可发现大量梅毒螺旋体。

2）二期梅毒：一期梅毒未经治疗或治疗不彻底，梅毒螺旋体由淋巴系统进入血液循环形成菌血症播散全身，引起皮肤黏膜及系统性损害，称二期梅毒。常发生于硬下疳消退 $3 \sim 4$ 周后，少数与硬下疳同时出现。表现为梅毒疹、扁平湿疣、梅毒性秃发和黏膜损害，也可表现为骨关节损害、眼损害、神经损害、多发性硬化性淋巴结炎及内脏梅毒等。

3）三期梅毒：早期梅毒若未经治疗或治疗不充分，经过 $3 \sim 4$ 年，40% 的病人会发展为三期梅毒。其皮肤黏膜损害主要表现为结节性梅毒疹和梅毒性树胶肿，也可能呈现为骨梅毒、眼梅毒、心血管梅毒、神经梅毒等症状。

（2）先天性梅毒：先天性梅毒分为早期先天性、晚期先天性和先天性潜伏梅毒，特点是不发生硬下疳，早期病变较重，骨骼及感觉器官受累多而心血管受累少。

1）早期先天梅毒：患儿常早产，发育营养差、消瘦、脱水、皮肤松弛，貌似老人，哭声低弱嘶哑，躁动不安。可见皮肤黏膜损害、梅毒性鼻炎和骨梅毒。常伴有全身淋巴结肿大、肝（脾）肿大、肾病综合征、脑膜炎、血液系统损害等表现。

2）晚期先天梅毒：一般 $5 \sim 8$ 岁发病，$13 \sim 14$ 岁相继出现多种表现，以角膜炎、骨骼和神经系统损害常见。

（3）潜伏梅毒：有梅毒感染史，无临床症状或临床症状已消失，除梅毒血清学阳性外无任何阳性体征，脑脊液检查正常者称潜伏梅毒，其发生与机体免疫力较强或治疗暂时抑制梅毒螺旋体有关。

3. 尖锐湿疣　该病好发于性活跃的中青年群体。潜伏期为 $1 \sim 8$ 个月，平均 3 个月。其好发部位为外生殖器以及肛门周围的皮肤黏膜湿润区域。

皮损初始表现为单个或多个散在分布的淡红色小丘疹，质地柔软，顶端尖锐，随后会逐渐增多、增大。依据疣体形态，可分为无柄型（即丘疹样皮损）和有柄型，有柄型疣体可呈现出乳头状、菜花状、鸡冠状及蕈伞状。疣体通常呈白色、粉红色或污灰色，表面容易出现糜烂、渗液、浸渍及破溃现象，还可能合并出血及感染情况。

少数患者的疣体过度增生，形成巨大型尖锐湿疣，这种情况常与 HPV-6 型感染相关，部分还可能发生恶变。另外，少数病人会表现为潜伏感染或亚临床感染，这与病情复发有关。潜伏感染患者局部皮肤黏膜外观正常，醋酸白试验呈阴性，但运用分子生物学方法能够检测到 HPV。亚临床感染患者的皮损肉眼难以辨认，醋酸白试验呈阳性。

(三) 心理−社会状况

了解病人及其家属对性传播疾病的发生、发展、传播方式及防治方法的知晓程度。评估病人是否有羞耻、恐惧、负罪感等。

(四) 辅助检查

1. 细菌培养　尿道或宫颈分泌物涂片检查发现革兰氏阴性双球菌。

2. 梅毒螺旋体检查　作为最为简便、可靠的检查方法，在早期梅毒病人的皮损标本中能够查见梅毒螺旋体。梅毒血清学检查是诊断梅毒的必要检查，这对潜伏期梅毒而言更为重要。脑脊液检查可用于诊断神经梅毒。

3. 醋酸白试验　对诊断尖锐湿疣有意义。

(五) 处理原则

1. 淋病　尽早诊断，并及时、足量、规范用药。一般情况下，首选头孢曲松或大观霉素进行治疗。对于无合并症的淋病病人，采用大剂量、单剂量的给药方案；而有合并症的淋病病人，则需连续每日给药，确保足够的治疗时长。此外，病人的配偶及性伴侣也应同时接受检查与治疗。

2. 梅毒　首选青霉素类药物，青霉素过敏者优先选择头孢曲松钠，四环素类和大环内酯类药物的疗效较青霉素差，青霉素过敏者亦可选用。

3. 尖锐湿疣　以局部去除疣体为主，辅以抗病毒和提高免疫功能的药物。局部可用 5%咪喹莫特乳膏、0.5%鬼臼毒素酊、5%氟尿嘧啶乳膏等。可酌情选用激光、冷冻、电灼、微波等物理治疗。疣体巨大者，可采用手术切除。全身治疗可配合使用干扰素、聚肌胞、转移因子等，也可采用抗病毒药物，如阿昔洛韦或伐昔洛韦等。

【常见护理诊断/问题】

1. 皮肤或组织完整性受损　与皮损引起的溃疡及组织器官衰竭有关。

2. 焦虑　与病程长及社会舆论导致的心理负担或担心传染给他人有关。

3. 知识缺乏：缺乏性病传播和防治的知识

【护理措施】

1. 消毒隔离　实施接触隔离时，病人的分泌物、排泄物以及被血液、体液污染的物品均须进行严格消毒。应使用一次性检查治疗用具，治疗室须定期进行紫外线消毒。

2. 清洁卫生　保持皮肤及外阴清洁，用 0.1%苯扎溴铵溶液清洁会阴和尿道口，防止尿道感染。内衣裤、洗浴用品及床上用品经常换洗、消毒。

3. 心理护理　病人有焦虑、内疚或抑郁等负性心理时，应耐心劝慰，减轻心理负担，增加治疗信心。

4. 用药护理 首次应用青霉素时，需留意吉海反应，一般而言，用药后几小时内可能出现吉海反应，具体表现为寒战、发热、头痛、呼吸急促、恶心、心悸、多汗等全身不适症状，并在 24 小时内缓解。为预防或减轻吉海反应，可在治疗前服用小剂量泼尼松，并备好抗过敏药物。若发生过敏性休克，应就地进行抢救，并及时通知医生。

5. 健康教育

（1）强化性病防治知识的宣传教育工作，倡导洁身自爱，杜绝婚外不洁性行为。

（2）治疗期间应停止性行为，同时劝说配偶或性伴侣一同接受检查与治疗。

（3）有并发症的病人需卧床休息，播散性淋病病人则必须绝对卧床休息。

（4）用药期间，应避免食用刺激性食物，如酒、浓茶、咖啡等，鼓励病人多饮水。

【本章小结】

思维导图

（杨秀娟）

参考文献

[1] 李乐之，路潜.外科护理学[M].7版，北京：人民卫生出版社，2021.

[2] 李乐之，路潜.外科护理学[M].6版.北京：人民卫生出版社，2017.

[3] 吴孟超，吴在德，黄家驷.外科学[M].9版.北京：人民卫生出版社，2022.

[4] 鲁昌盛，王叙德.外科护理[M].长沙：中南大学出版社2018.

[5] 熊云新，叶国英.外科护理学[M].4版.北京：人民卫生出版社，2018.

[6] 李勇，俞宝明.外科护理[M].4版.北京：人民卫生出版社，2022.

[7] 李勇，俞宝明.外科护理[M].3版.北京：人民卫生出版社，2015.

[8] 易哈佛医学考试教研中心.全国护士执业资格考试考点精编口袋书[M].长沙：中南大学出版社，2022.

[9] 赵小义，姜宪辉.外科护理[M].2版.北京：高等教育出版社，2020.

[10] 常永红，高立峰.外科护理[M].成都：四川大学出版社，2018.

[11] 陈孝平，汪健平.赵继宗.外科学[M].9版.北京：人民卫生出版社，2018.

[12] 刘梦清，佘金文.外科护理[M].2版.北京：科学出版社，2018.

[13] 陈孝平.外科学[M].2版.北京：人民卫生出版社，2010.

[14] 曹伟新，李乐之.外科护理学[M].4版.北京：人民卫生出版社，2006.

[15] 陈云华，余尚昆、邓意志.国家护士执业资格考试应试宝典考点精粹[M].北京：科学出版社，2022.

[16] 尤黎明，吴瑛.内科护理学[M].6版.北京：人民卫生出版社，2017.

[17] 张立力，孙玉梅.健康评估[M].6版.北京：人民卫生出版社，2017.

[18] 李小寒，尚少梅.基础护理学[M].6版.北京：人民卫生出版社，2017.

[19] 万学红，卢雪峰.诊断学[M].9版.北京：人民卫生出版社，2018.

图书在版编目(CIP)数据

外科护理 / 周庆湘等主编. —长沙:中南大学出版社,
2025.8

ISBN 978-7-5487-5815-0

Ⅰ. ①外⋯ Ⅱ. ①周⋯ Ⅲ. ①外科学—护理学
Ⅳ. ①R473.6

中国国家版本馆 CIP 数据核字(2024)第 083308 号

外科护理
WAIKE HULI

周庆湘 杨波 朱晓琴 敖琴英 主编

□出 版 人　林绵优
□责任编辑　陈　娜
□责任印制　李月腾
□出版发行　中南大学出版社
　　　　　　社址:长沙市麓山南路　　　　邮编:410083
　　　　　　发行科电话:0731-88876770　传真:0731-88710482
□印　　装　湖南省众鑫印务有限公司

□开　　本　787 mm×1092 mm　1/16　□印张 36　□字数 892 千字
□互联网+图书　二维码内容　字数 32 千字　图片 39 张　PPT 1828 张
□版　　次　2025 年 8 月第 1 版　　□印次 2025 年 8 月第 1 次印刷
□书　　号　ISBN 978-7-5487-5815-0
□定　　价　98.00 元

实训一
外科体液代谢失衡病人的护理

【学时】

2 学时

【实训目的】

(1)能够阐述体液失衡病人常见的临床表现,并及时准确地进行护理评估。

(2)能够阐明体液疗法实施的要点。

(3)能够提出主要的护理诊断,制订相应的护理措施,并落实健康教育。

(4)具备高度的责任心,关爱病人,维护病人的健康。

【实训的组织形式】

(1)有条件的学校,组织学生到医院见习。在带教老师的指导下,观察体液失衡病人常见的临床表现,学习对体液失衡病人进行护理评估,提出护理诊断,制定护理措施,并完成实训报告。

(2)无条件的学校,结合案例进行分组讨论,制定合理的护理措施。

(3)根据案例,可采用角色扮演、情景模拟等方法,锻炼学生将理论与实践相结合的能力。

【案例】

王某某,男,40 岁,体重 60 kg。因食管癌进食困难 1 月余入院,主诉乏力、极度口渴、尿少且色深。检查发现:血压、体温均正常,眼窝凹陷、舌干燥、皮肤弹性差。

【思考】

(1)该病人属于哪种水、电解质失衡?需要进行哪些辅助检查?

(2)应如何进行补液?

【步骤】

(1)先仔细研读案例,评估病人病情,明确护理诊断。

(2)分组讨论,推选一人发言;依据护理诊断制订护理措施。

(3)最后由带教老师进行讲评,并结合案例适当拓展。

(4)完成实训报告。

【实训报告】

(1)该病人病情的评估要点。

(2)护理诊断和护理措施。

(3)补液原则。

【评价】

(1)根据学生书写的病案分析报告,评价学生对知识的掌握和应用情况。

(2)在讨论过程中,采用学生自评、小组互评与教师评价相结合的方法。

(3)注重培养学生的人文关怀精神和团队协作精神。

（周庆湘　杨波）

实训二
外科休克病人的护理

【学时】

2 学时

【实训目的】

(1)能陈述休克病人常见的临床表现及并发症，能够进行及时正确的护理评估。

(2)能说明休克病人的处理原则。

(3)能提出主要的护理诊断、制订相应的护理措施，并落实健康教育。

(4)具有高度的责任心，关爱病人，维护病人的健康。

【实训的组织形式】

(1)有条件的学校到医院见习，在带教老师指导下，观察休克病人常见的临床表现，学习对休克病人进行护理评估，提出护理诊断，制订护理措施，并完成实训报告。

(2)无条件的学校可结合案例，分组讨论，制订合理的护理措施。

(3)根据案例可采用角色扮演、情景模拟等方法，训练学生的理论与实践相结合的能力。

【案例】

李某某，男，38 岁，因车祸受伤急诊入院。查体：BP 70/50 mmHg。T 35 ℃，P 115 次/min，R 24 次/min，痛苦面容，面色苍白，表情淡漠，四肢湿冷。病人存在腹胀症状，全腹有轻度压痛、反跳痛以及肌紧张，其中以左上腹表现更为明显。移动性浊音呈阳性，肠鸣音减弱，其余体格检查未见异常。辅助检查：腹腔穿刺抽出不凝固的血液。

【思考】

(1)该病人所患疾病的诊断是什么？诊断依据有哪些？主要的护理诊断是什么？

(2)病人被送至急诊室，作为接诊护士，应立即采取的护理措施是什么？

【步骤】

(1)仔细研读案例，对病人的病情展开全面评估，精准明确护理诊断。

(2)开展分组讨论,并推选一名代表发言。根据护理诊断,制订切实有效的护理措施。

(3)由带教老师进行讲评,结合案例内容适当拓展。

(4)完成实训报告。

【实训报告】

(1)该病人的病情的评估要点。

(2)护理诊断和护理措施。

(3)失血性休克病人的治疗原则。

【评价】

(1)根据学生书写的病案分析报告,评价学生对知识掌握和应用的情况。

(2)在讨论过程中,应用学生自评、小组互评与教师评价相结合的方法。

(3)注重人文关怀和团队协作精神。

(周庆湘　杨波)

实训三
麻醉病人的护理

【学时】

2 学时

【实训目的】

(1)能陈述各种麻醉的方法和麻醉前后的护理特点、并发症和处理方法。

(2)能说明各种麻醉器械的使用方法,能说出各种麻醉方法的原理、适应证和麻醉并发症的抢救方法。

(3)能对麻醉病人进行护理评估,提出主要的护理诊断,初步制订护理措施。

(4)具有高度的责任心,关爱病人,维护病人健康。

【实训的组织形式】

(1)有条件的学校,到医院见习,在带教老师指导下,观察各种麻醉的方法和麻醉前后的护理特点、并发症和处理方法,学习对麻醉病人进行护理评估,提出护理诊断,制订护理措施。完成实训报告。

(2)无条件的学校,结合案例,分组讨论,制订合理的护理措施。

(3)根据案例可采用角色扮演、情景模拟等方法,训练学生的理论与实践相结合的能力。

【案例】

王某某,男,40 岁。因胃溃疡穿孔在全麻下行毕 I 式胃大部切除术,术后意识尚未恢复,P 95 次/min,BP 120/90 mmHg,SpO$_2$ 86%,呼吸急促,有鼾声,之后出现鼻翼扇动、三凹征,烦躁不安等症状。

【思考】

(1)该病人目前出现了什么并发症?原因可能有哪些?

(2)该病人当前主要的急救措施?护理诊断有哪些?

(3)根据病人当前主要的护理诊断,制订护理措施。

【步骤】

(1)先仔细阅读案例,评估病人病情,明确护理诊断。

(2)分组讨论,选定一人发言;根据护理诊断制定护理措施。

(3)最后由带教老师讲评,结合案例、适当拓展。

(4)完成实训报告。

【实训报告】

(1)该病人的病情评估要点。

(2)护理诊断和护理措施。

(3)呼吸道梗阻的急救措施。

【评价】

(1)根据学生书写的病案分析报告,评价学生对知识掌握和应用的情况。

(2)在讨论过程中,应用学生自评、小组互评与教师评价相结合的方法。

(3)注重人文关怀和团队协作精神。

(杨波　黄丽丽)

实训四
常用手术器械、物品的识别和应用

【学时】

2 小时

【实训目的】

(1)具有健康的体质、良好的心理素质、严格的无菌观念和严谨的工作作风。

(2)能够学会识别常用手术器械及使用方法和传递配合。

【实训的组织形式】

教师讲解、集中示教；学生分组实训、自评互评；教师指导、归纳总结、反馈指导。完成实训报告。

【实训前准备】

(1)环境评估与准备：室内清洁、空气清新。

(2)用物评估与准备：手术刀、剪刀、血管钳、镊子、持针钳、组织钳、卵圆钳、布巾钳、直角钳、肠钳、胃钳、缝针、缝线、牵开器、吸引器。

(3)自身评估与准备：着装整洁，符合手术室工作要求，剪指甲、刷手。

【操作步骤】

一、识别手术器械

手术器械名称、用途及分类见表4-1。

表4-1 手术器械名称、用途及分类

器械名称	用途及分类
手术刀	用途：切开或解剖组织，刀柄可用于钝性分离。 分类：刀柄和刀片两部分

续表 4-1

器械名称	用途及分类
手术剪	用途：剪线；分离、解剖和剪开组织。有直、弯等形状。 分类： (1)组织剪：用于沿组织间隙分开剥离和剪开、剪断组织。 (2)线剪：用于剪线、引流物、敷料等
血管钳	用途：手术中止血、分离组织、协助缝合、夹持敷料等，又称止血钳。有直、弯、直角、弧形等形状。 分类： (1)蚊式止血钳：精细手术的止血和分离。 (2)普通止血钳：手术常用器械，用于止血、分离组织。 (3)有齿止血钳：夹持较厚、易滑脱、其内有重要血管的组织，以防止大出血
手术镊	用途：夹持、稳住或提起组织。 分类： (1)有齿镊：夹持较坚韧的组织，如皮肤、筋膜等。 (2)无齿镊：夹持脆弱或娇嫩的组织，如血管、神经、黏膜
持针钳	用途：夹持缝针缝合组织，也叫持针器。 分类： (1)粗头持针钳：持力大，多用于夹持较大缝针，固定牢靠。 (2)细(尖)头持针钳：对缝针损伤小，用于夹持细小缝针
各种钳类器械	(1)卵圆钳：又名环钳、海绵钳，分有齿、无齿两种。有齿纹的多用于夹持纱布块、棉球等做皮肤消毒用，或用于夹持传递无菌物品。无齿纹的多用于夹提胃、肠等脏器。 (2)组织钳：又名爱丽斯(Alice)钳，对组织损伤小，用于钳夹、牵引软组织和阑尾系膜等。 (3)布巾钳：用于钳夹固定各种手术巾单，也用于牵拉骨或其他坚韧组织。 (4)直角钳：用于体腔深部手术游离血管、胆道等组织，以及牵引物的引导。 (5)肠钳：用于夹闭肠道断端。 (6)胃钳：用于钳夹胃以利于胃肠吻合，齿槽为直纹且较深，组织不易滑脱
缝合针	用途：缝合组织。 分类： (1)圆针：损伤小，缝合血管、神经、肌肉、内脏等软组织。 (2)三角针：易于穿透坚韧组织，用于缝合皮肤、韧带、软骨、瘢痕等组织
手术用线	用途：缝合组织和结扎血管。 分类：可吸收线和不吸收线两大类
牵开器	用途：又称拉钩，用于牵开组织，显露手术野。 分类： (1)直角拉钩：牵开腹膜。 (2)爪形拉钩：牵开头皮和肌腱。 (3)S形拉钩：牵开内脏

续表 4-1

器械名称	用途及分类
探针	探查窦道、伤口和管腔
刮匙	刮宫、刮除坏死组织和炎性细胞
吸引器	用途：吸除手术区的血液、渗出物、脓液、空腔脏器内容物、冲洗液等，使手术视野清晰，减少污染概率。 组成：吸引头、橡皮管、玻璃接头、吸引瓶及动力部分

二、手术器械的使用与传递

1. 器械物品传递的基本规律　手术操作包括切开、止血、结扎、分离和缝合等，器械物品的传递应围绕这些基本操作展开。

(1) 切开操作：①切开皮肤时，递酒精纱球、有齿镊、干纱布、刀、直止血钳、结扎线、线剪等；②切开其他组织时递无齿镊、刀、湿纱布、弯血管钳、组织剪、结扎线、线剪等；③切开腹膜时，递 2 把弯止血钳、刀、组织剪、拉钩、吸引器头、热盐水纱垫、洗手盐水等；④切开胃或肠时另需递纱布吸附腔内液防止污染，还需递 0.5% 碘伏棉球消毒残端；⑤阑尾切除后依次递苯酚、75% 乙醇、0.9% 氯化钠溶液棉签涂擦残端。

(2) 止血与结扎操作：浅部出血时递止血钳、结扎线或缝扎线、线剪。深部止血时递长弯血管钳、钳带结扎线或缝扎线、线剪等。

(3) 分离操作：分离一般组织递 2~3 把弯止血钳，组织剪或刀、结扎或缝扎线，线剪等；分离粘连组织另需递剥离子。

(4) 缝合操作：缝合皮肤时递乙醇消毒棉球、有齿镊、三角针、线剪等；缝合其他组织时递无齿镊、圆针、线剪等。

2. 器械物品传递的基本方法

(1) 器械类：应以柄端轻击手术者的手掌，以提示对方持握。

①手术刀的传递：应握住刀柄中前段背侧，将刀柄尾端递给手术者，见图 4-1。

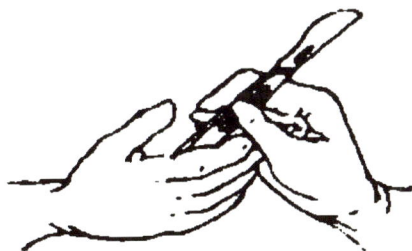

图 4-1　手术刀的传递

②环柄器械的传递：应持器械前段或中段，弯钳、弯剪应弯曲面朝上，将柄端递给手术者，见图 4-2。

③缝针的传递：应先用持针钳的前端夹持缝针的中、后 1/3 交界处，再穿入缝线，将缝线重叠 1/3，并将重叠部分嵌于钳叶前端缝隙之间，以防滑脱。传递时，应使针尖朝上，

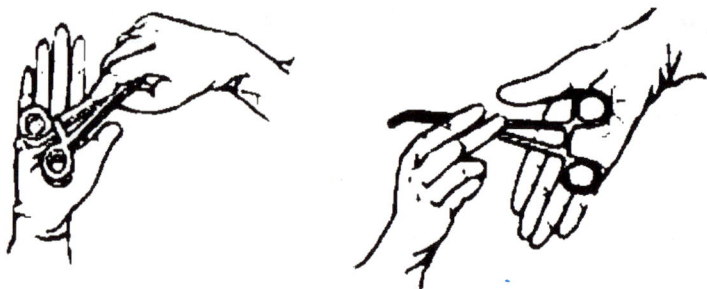

图 4-2　环柄器械的传递

并以掌心托住缝线，以防缝线脱出，将柄端递给手术者，见图 4-3。

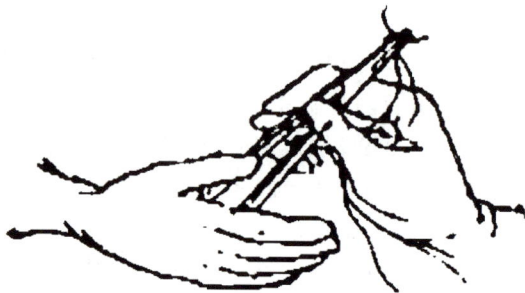

图 4-3　缝针的传递

（2）缝线：目前以一次性单根线应用为多。应使用 0.9% 氯化钠溶液湿润后传递给手术者，深部结扎时，需用止血钳夹住线的一端，将钳的柄端递给手术者。

（3）纱布、纱垫：应先用 0.9% 氯化钠溶液浸湿，拧干后抖开再传递。

（4）手动拉钩：应先用头端浸 0.9% 氯化钠溶液后，再传递。

三、操作后的处置

用物处理：清点、清洁器械，分类整理、打包。

四、完成实训报告

记录实训内容。

【评价】

（1）严格执行无菌技术操作原则。

（2）实训过程中态度认真，爱护器械，轻拿轻放，无损坏。

（3）从学生实践主动性、识别能力、器械使用掌握程度等方面进行综合评价。

（4）在讨论过程中应用学生自评、小组互评与教师评价相结合的方法。

（5）无菌观念、正确识别与使用熟练程度是本次实践评价的重点内容。

【注意事项】

（1）手术时根据实际需要，选择合适的刀柄和刀片。刀柄与刀片应分开存放和消毒。

刀片应用持针器夹持安装，切不可徒手操作，以防割伤手指。传递手术刀时，不可将刀刃朝向术者传递，以免造成损伤。

（2）使用手术剪时，不能用组织剪代替线剪，以免损坏剪刀。

（3）血管钳不宜夹持皮肤、脏器及较脆弱的组织，以免造成损伤。（4）操作动作要轻稳，不可损坏器械。

（杨波　黄丽丽）

实训五
手术人员的无菌准备

【学时】

2 小时

【实训目的】

(1)具有健康的体质、健全的人格、良好的心理素质和医护团队协作能力。

(2)能陈述手术人员无菌准备的操作原则。

(3)学会手术人员手臂消毒、穿无菌手术衣和戴无菌手套的方法。

【实训的组织形式】

教师讲解、集中示教;学生分组实训、自评互评;教师指导、归纳总结、反馈指导。完成实训报告。

【实训前准备】

1. 环境评估与准备　模拟手术室环境。

2. 用物评估与准备　①洗手用物,消毒软皂或洗手液、无菌手刷、无菌小毛巾、外科手消毒液;②穿手术衣用物,无菌手术衣包和无菌手套。

3. 自身评估与准备　更换洗手衣裤、拖鞋,戴医用手术帽、口罩;上衣下摆扎入洗手裤中,衣袖卷至上臂中段,自己衣服不外露;帽子遮盖全部头发,口罩遮盖口鼻;修剪指甲,去除手部所有饰品,手部皮肤无破损及感染。

【操作步骤】

1. 外科手消毒

(1)洗手:将双手及前臂用洗手液或肥皂按"七步洗手法"洗手,流水冲净。

(2)刷手:无菌手刷蘸消毒皂液或取 3~5 mL 洗手液于刷毛上→刷双手(顺序从指尖→指间→手掌→手背→腕部)→刷双前臂→刷双上臂至肘上 10 cm。刷洗 1 遍时间 3 min。

(3)冲洗:指尖向上流水冲净手臂;换无菌手刷,同法进行第 2、3 遍刷洗,共约 10 min。

(4)擦手：抓取无菌小毛巾中心部位→拭干双手→对折无菌小毛巾呈三角形→将三角形底边放置于手腕下方，顶角朝向指尖方向→另一只手拉对角旋转式抹擦至上臂下1/3处（不得回擦）→提起无菌小毛巾翻折内面向外→方法相同擦另一侧前、上臂。

(5)消毒：取外科手消毒液→同刷手顺序搓揉双手至上臂下1/3→待药液自行挥发至干燥→按上法重复再消毒一遍→拱手姿势进入手术间。

2.穿无菌手术衣

(1)取衣：从已打开的无菌衣包内取无菌手术衣至空旷处→看清衣服上下和正反。

(2)打开手术衣：双手提起衣领的两角→正面朝外打开手术衣。

(3)穿衣：将手术衣轻轻上抛→双手顺势同时插入袖筒→两臂向前平伸→抖衣至肩处。

(4)系带：①对开式手术衣：巡回护士在背后协助系好衣领后带→穿衣者双前臂交叉将腰带递向前外侧→系带者接带并系好（递带者与接带者的手不能接触）；②全遮盖式手术衣：戴无菌手套→松开腰带→将腰带一端提起→巡回护士用无菌钳接衣带→绕穿衣者一周→交衣带给穿衣者自系左右两端于腰前。

3.戴无菌手套

(1)闭合式：穿手术衣时双手不伸出袖口→右手隔衣袖取左手手套放在左手袖口上→手套指端朝向手臂且各手指相互对应→右手将手套边反翻向左手背→左手五指张开伸进手套→同法戴右手套。

(2)开放式：打开手套袋→涂滑石粉→捏住手套口的翻折部→取出手套→调整手套使掌心相对拇指向前→左手捏住右手套反折部显露手套口→戴入右手→已戴手套的右手4指伸入左手套反折部并显露手套口→戴入左手→右手折压紧左袖口→翻回左手手套反折部盖住袖口→同法盖右袖口→无菌盐水冲净手套外面滑石粉。

(3)协助他人戴手套法：已戴手套者双手拇指外展→其余手指插入手套反折部并撑开手套→被戴手套者五指稍用力向下伸入手套→已戴手套者将手套上提并将手套反折部翻转包裹袖口→同法戴另一只手套。

4.操作后的处置 脱手术衣及手套。

(1)他人帮助脱手术衣法：术者双手抱肘，由巡回护士将手术衣肩部向肘部翻转，再向手的方向拉扯脱下手术衣，手套的腕部也随之翻转于手上。

(2)自行脱手术衣法：左手抓住手术衣右肩向下拉，使衣袖翻向外，同法拉下手术衣左肩，脱下手术衣，使衣内面外翻。

(3)脱手套法：戴手套的手抓取另一手手套外面，翻转脱下；已脱手套手的拇指伸入另一手套的里面，翻转脱下。

5.完成实训报告 记录实训内容。

【评价】

(1)严格执行无菌技术操作原则。

(2)操作熟练，流程合理，动作规范，保证安全。

(3)操作全过程态度认真，严谨细致。

(4)在讨论过程中应用学生自评、小组互评与教师评价相结合的方法。

(5)从学生实践主动性、无菌观念、操作技能和团队协作等方面进行综合评价。

【注意事项】

1. 外科手消毒

(1)刷手前仔细检查手部皮肤有无破损，修剪指甲，不佩戴饰品及皮肤纹饰等。

(2)刷手和消毒时均应按双手、双前臂、双上臂至肘上 10 cm 三个区域交叉刷洗，同一遍刷洗中不可上下来回刷；特别注意刷净指甲缘、甲沟和指蹼等皱褶处。

(3)冲洗时，保持肘关节于最低位，避免前臂部的水流向手部。

(4)擦过肘部的毛巾不可再擦手部，以免交叉污染。使用后的刷子、毛巾等，应放在指定的容器中，一用一消毒。

(5)消毒手臂完毕，应保持拱手姿势，手臂不可下垂或接触未经消毒的物品。

(6)使用外科高效手臂消毒剂时，消毒剂的取液量、揉搓时间及使用方法应根据产品使用说明，采用冲洗手消毒法或免冲洗手消毒法。

2. 穿无菌手术衣

(1)认清衣服的上下和正反面，注意勿碰触其他物品。

(2)穿无菌手术衣必须在手术间内比较宽敞的地方进行，避免两臂过度外展或过高上举。穿遮盖式手术衣时，必须先戴好无菌手套，方可接取腰带。

(3)穿好手术衣后，肩以上、背部、腰以下均视为污染区，不可接触。如手术不能立即开始，应将双手插入胸前特制的衣袋中，并选择手术间内较空旷处站立等待。若发现手术衣有破损、潮湿，须立即更换。

3. 戴无菌手套

(1)未戴手套的手不能接触手套外面，已戴手套的手不能接触未戴手套的手。

(2)协助他人戴无菌手套时，应先自己戴好手套，并避免接触其皮肤。

(3)手套的上口要严密地包套在手术衣袖外。

(4)无菌手套应大小合适，手术过程中如手套破损须立即更换。

（杨秀娟　温玉芬）

实训六
破伤风病人的护理

【学时】

2 学时

【实训目的】

(1)能陈述破伤风病人的护理方法。

(2)能够学会对破伤风病人进行护理评估,提出主要的护理诊断/健康问题,初步制订护理措施。

(3)具有高度的责任心,关爱病人,维护病人健康。

【实训的组织形式】

(1)有条件的学校,到医院见习,在带教老师指导下,观察破伤风病人常见的临床表现,学习对破伤风病人进行护理评估,提出护理诊断,制订护理措施。并完成实训报告。

(2)无条件的学校,结合案例,分组讨论,制订合理的护理措施。

(3)根据案例可采用角色扮演、情景模拟等方法,训练学生理论与实践相结合的能力。

【案例】

吴先生,45 岁,因全身肌肉阵发性痉挛伴头痛、头晕 2 天入院。病人 2 周前在工地做工时右脚被铁钉刺伤,在当地卫生院进行了简单清创处理。现在感到全身乏力、头晕、头痛、咀嚼无力,背部、胸部肌肉较僵硬,病人全身肌肉强直性收缩、阵发性痉挛,呼吸急促,呼吸道分泌物多。体格检查:T 38.8 ℃,P 97 次/min,R 28 次/min,BP 118/80 mmHg。神志清楚,苦笑面容,颈项强直。心肺未发现异常,腹肌紧张,全腹无压痛和反跳痛,肠鸣音正常。右脚底有一处伤口,直径约 0.3 cm,局部红肿,按压痛。辅助检查:血常规示白细胞计数为 $13.8×10^9/L$,中性粒细胞比值为 80%。

【思考】

(1)该病人出现了什么类型的感染?依据是什么?

(2)该病人当前主要的护理诊断/健康问题有哪些?

（3）根据病人当前主要的护理诊断制订护理计划。

【步骤】

（1）仔细阅读案例，评估病人的病情，明确问题。
（2）分组进行讨论，初步得出问题的答案。
（3）各组学生代表发言，其他学生发表意见。
（4）教师归纳总结、补充拓展。
（5）根据讨论结果，完成实训报告。

【实训报告】

（1）写出该病人出现的感染类型和依据。
（2）列出破伤风的预防方法。
（3）列出病人目前主要的护理诊断/健康问题。
（4）写出病人的护理措施。

【实训评价】

（1）在讨论过程中应用学生自评、小组互评与教师评价相结合的方法。
（2）从学生在案例讨论中的表现及完成实训报告的情况等方面进行综合评价。
（3）正确对破伤风感染病人进行护理评估并提出主要的护理诊断/健康问题、破伤风的预防和护理方法以及团队协作精神是本次实训评价的重点内容。

（杨秀娟　温玉芬）

实训七
清创与换药技术

【学时】

2学时

【实训目的】

(1)能够陈述清创及换药技术操作中的无菌原则。
(2)能够学会换药技术的操作方法、清创的步骤与配合。
(3)具有良好的职业道德,保护病人隐私,关爱病人,减轻病人痛苦,维护健康。

【实训的组织形式】

(1)有条件的学校到医院见习,在带教老师指导下,观察清创及换药技术操作,学会换药技术的操作方法、清创的步骤与配合。并完成实训报告。

(2)无条件的学校可结合案例,分组讨论,掌握清创及换药技术操作中的无菌原则。

(3)根据案例可采用角色扮演、情景模拟等方法,训练学生的理论与实践相结合的能力。

【实训前准备】

1.环境评估和准备 首选换药室。若床旁换药,须保持病室清洁、空气清新、光线明亮,适当遮挡,保护病人隐私。

2.病人评估和准备 核对病人信息,评估伤情;向病人说明清创和换药的目的;告知病人操作过程中配合要点及注意事项;安慰病人,缓解其紧张情绪。

3.用物评估和准备 换药车、清创包、无菌换药包(治疗碗2个、镊子2把)、肥皂液、0.9%氯化钠溶液、3%过氧化氢药液、药液湿敷纱条、无菌纱布敷料、胶布、75%乙醇、碘伏、棉球、治疗巾、弯盘、无菌手套、污物桶等。

4.自身评估和准备 衣帽整洁,修剪指甲、洗手,戴口罩。

【操作步骤】

1. 清创技术

(1)清创前准备：向病人解释清创目的及术中配合；根据损伤部位和程度选择麻醉方式。

(2)清洗消毒伤口：术者戴手套→无菌纱布覆盖伤口→清除伤口周围毛发及污物→肥皂水清洗伤口周围皮肤→等渗盐水冲洗 2~3 遍→去除伤口纱布→分别用 0.9%氯化钠溶液和 3%过氧化氢溶液反复交替冲洗伤口→无菌纱布拭干伤口周围皮肤。

(3)清创：术者更换无菌手套→常规消毒→铺无菌巾→仔细检查伤口→去除血凝块、异物、失活组织和已游离组织→修剪创面和边缘→冲洗伤口各层→严格止血。

(4)修复组织：更换手套和器械→重新消毒铺单→缝合伤口(酌情放置引流物)→覆盖固定敷料→包扎伤口。

2. 换药技术

(1)核对及解释：核对病人信息，评估伤口情况；向病人解释换药的目的，以取得配合。

(2)准备：打开换药包→夹取适量药液棉球及无菌敷料至换药碗内→置病人于舒适体位并暴露伤口→铺治疗巾于伤口下→弯盘放置伤口旁。

(3)揭除外层敷料：一只手轻按伤口敷料→另一只手由两边向伤口方向松开胶布→用手沿伤口方向揭除外层敷料→污染敷料内面向上放入弯盘。

(4)揭除内层敷料：左手持镊取 0.9%氯化钠溶液棉球→递于右手镊(两镊勿碰触)→右手镊浸湿伤口内层敷料，解除粘连→右手镊顺伤口方向揭除内层敷料→内、外层敷料污面相对放置弯盘内。

(5)清洁消毒：左手夹取碘伏或乙醇棉球→右手夹接取棉球并消毒伤口周围(清洁伤口：由内到外；污染伤口：由外到内)→伤口内盐水棉球清洁。

(6)伤口盖敷料：伤口选择合适药液纱条外敷→用镊子夹持敷料(光面向下，毛面向上)盖住伤口→加外层敷料(毛面向下，光面向上)盖住内层敷料。

(7)固定：胶布粘贴固定→粘贴方向与身体长轴垂直、间隔分配均匀。

3. 操作后的处置

(1)病人：清创后或换药室换药后将病人送回病房，床旁换药后协助病人取舒适体位，告知注意事项，根据病人的病情进行健康教育。

(2)用物：用物分类处理，传染性伤口敷料焚毁；器械先浸泡消毒后清洗擦干后重新打包灭菌。

(3)护士自身：洗手、脱口罩、记录

(4)完成实训报告。

【评价】

(1)操作方法正确、规范，动作轻巧、细致、病人感觉舒适满意。

(2)从学生实践主动性、操作技能、人文关怀与沟通礼仪等方面进行综合评价。

(3)在讨论过程中应用学生自评、小组互评与教师评价相结合的方法。

（4）护士与病人沟通良好，关爱病人，体现整体护理观。

【注意事项】

1. 换药前注意事项

换药前应了解当日所有需换药的病人，根据伤口情况安排换药顺序，先换清洁伤口，再换污染伤口，最后换感染伤口。

2. 换药操作中的注意事项

（1）换药碗内放置药液、棉球和敷料时应注意分隔，以防互相渗透。

（2）严格执行"双手执镊操作法"，即换药碗内的 2 把镊子，1 把用于接触伤口，另 1 把用于从换药碗里夹取无菌物品，传递物品时两镊不可接触，操作中两镊不可互换。

（3）伤口覆盖适当大小和厚度的敷料，敷料大小以不暴露伤口并达伤口外 3 cm 为宜；固定敷料的胶布在粘贴时，应与伤口或肢体的长轴垂直。

3. 伤口的评估及用药

（1）缝合伤口：若针眼稍发红，为缝线反应，酒精纱布湿敷即可；针眼处脓疱，用干棉球拭去脓液后涂碘伏；若伤口红、肿、热、痛，有波动感，则应拆线引流。

（2）浅表肉芽创面：①健康肉芽鲜红，呈致密细小颗粒，触之易出血，只需用盐水棉球拭去分泌物后，外敷等渗盐水纱布或凡士林纱布。②对于生长过度且高出创面的肉芽，需将其剪平，随后用棉球压迫止血，或者采用10%硝酸银进行烧灼处理，之后再用0.9%氯化钠溶液湿敷。③水肿肉芽苍白、肿胀，触之不易出血，可用高渗盐水纱条湿敷。④感染的肉芽创面颜色暗红、呈现肿胀状态，表面伴有分泌物或脓苔。若脓液稀薄且量多，可采用0.1%依沙吖啶进行湿敷；若脓液稠厚且坏死组织较多，则需先清洁创面，再使用优锁纱布进行湿敷。

（宋昱亮　杨秀娟）

实训八
三角巾包扎

【学时】

1学时

【实训目的】

(1)能陈述各种肢体包扎的方法。

(2)能够熟练使用三角巾包扎。

(3)评估全面准确，体谅病人的痛苦，充分考虑到安全、舒适，有救死扶伤精神。

【实训的组织形式】

教师讲解、集中示教；学生分组实训，自评互评；教师指导、归纳总结、反馈指导。完成实训报告。

【实训前准备】

1.环境评估和准备　清洁、宽敞、安全。

2.病人评估和准备　包扎前要先核对病人信息，评估伤情，向病人和家属解释三角巾包扎的目的、配合要点及注意事项。安慰病人，缓解紧张情绪。

3.用物评估和准备　三角巾、敷料、胶布、剪刀、污物桶等。

4.操作者自身评估与准备　衣帽整洁，修剪指甲、洗手，戴口罩。

【操作步骤】

1.头顶帽式包扎

(1)先在伤口上覆盖无菌纱布(所有的伤口包扎前均先覆盖无菌纱布，以下不再重复)。

(2)把三角巾底边的正中放在伤员眉间上部，顶角经头顶拉到枕部。

(3)将底边经耳上向后拉紧压住顶角。

(4)抓住两个底角在枕部交叉后返回额部中央打结。

2.双眼包扎

(1)将三角巾对折(顶角折向底边中央)折叠成4指宽带状。

(2)把折叠好的宽带中部置于颈部,两端向前绕过两耳下方,在鼻梁处交叉覆盖双眼。

(3)拉向枕后相遇打平结。

3. 肩部单侧包扎

(1)三角巾折叠成燕尾状,燕尾夹角约90°,大片在后压小片,放于肩上。

(2)燕尾夹角对准伤侧颈部,巾体紧压在伤口敷料上。

(3)燕尾底边两角包绕上臂上部打结。

(4)拉紧两燕尾角,分别经胸、背部至对侧腋下打结固定。

4. 胸(背)部包扎

(1)三角巾折叠成燕尾式,燕尾夹角约100°。

(2)置于胸前,夹角对准颈部。

(3)两燕尾角交于背后。

(4)两条系带在背后交叉,分别对角打结。

(5)背部包扎时,把燕尾巾调到背部即可。

5. 手(足)部包扎

(1)三角巾展开,底边向内折叠成4指宽。

(2)指(趾)尖对三角巾的顶角,手掌或足平放在三角巾的中央。

(3)指(趾)缝间插入敷料。

(4)将顶角折回,覆盖于手(足)背。

(5)两底角交叉包绕到手(足)背。

(6)再在腕(踝)部围绕一圈后在手(足)背打结。

6. 操作后的处置

(1)协助病人取舒适体位,根据病人的病情进行健康教育。

(2)清理用物,按垃圾分类处理。

(3)护士洗手、脱口罩、记录。

7. 完成实训报告　记录实训过程。

【评价】

(1)操作方法正确、规范,动作轻巧、细致,病人感觉舒适。

(2)从学生实践主动性、操作技能、人文关怀与沟通礼仪等方面进行综合评价。

(3)在讨论过程中应用学生自评、小组互评与教师评价相结合的方法。

(4)护士与病人沟通良好,关爱病人,体现整体护理观。

【注意事项】

(1)包扎伤口动作要快、准、轻、牢。

(2)包扎时部位要准确、严密,不遗漏伤口,包扎动作要轻,不要碰到伤口,以免增加病人的疼痛和出血。

(3)包扎要牢靠,但不宜过紧,以免妨碍血液流通和压迫神经。

(宋昱亮　彭秀清)

实训九
绷带包扎技术

【学时】

1学时

【实训目的】

(1)能陈述绷带包扎的基本包扎方法和注意事项。

(2)能够学会身体不同部位外伤绷带包扎技术的应用、多头带的包扎方法及其应用。

(3)具有良好的职业道德和团队协作精神,保护病人隐私,关爱病人,减轻病人痛苦,维护健康。

【实训的组织形式】

教师讲解与集中示教:学生分组实训、自评互评;教师指导、归纳总结、反馈指导,完成实训报告。

【实训前准备】

1.环境评估和准备　病室清洁、安全、光线明亮,要遮挡病人。

2.病人评估和准备　核对病人信息,评估伤情;向病人及家属解释绷带包扎的目的、配合要点及注意事项;安慰病人,缓解紧张情绪。

3.用物评估和准备　敷料、胶布、各种型号绷带、胸腹带、四头带、丁字带、剪刀、污物桶、别针等。

4.操作者自身评估与准备　衣帽整洁,修剪指甲,洗手,戴口罩。

【操作步骤】

1.环形包扎

(1)方法:伤处盖敷料→第1周绷带盖住敷料斜形缠绕→第2周完全盖住前周做环形缠绕→将第1周绷带斜出圈外角折回圈内→再重复环形缠绕2~3圈→固定(别针、胶布或打结固定)。

(2)用途:用于绷带包扎的起始及终止时;或用于伤口局限的手、腕、额等处的包扎。

2.螺旋形包扎

（1）方法：伤处敷料固定→环形缠绕 2~3 圈起始→后圈盖住前圈的 1/2~2/3 螺旋状缠绕上升→环形结束并固定。

（2）用途：用于上臂、大腿、躯干、手指等周径相近部位包扎。

3.螺旋反包扎

（1）方法：伤处敷料固定→环形缠绕起始→螺旋形上升并每周反折成等腰三角形→每次反折处需对齐以保持美观→环形结束并固定。

（2）用途：用于包扎径围不一致的小腿及前臂等处伤口。

4.蛇形包扎

（1）方法：伤处敷料固定→环形缠绕起始→每周之间留空隙互不遮盖斜形缠绕向上→环形结束并固定。

（2）用途：用于由一处迅速延伸至另一处时或临时简单固定。

5."8"字形包扎

（1）方法：伤处敷料固定→环形缠绕起始→按"8"字的书写路径交叉缠绕→末端胶布或别针固定。

（2）用途：用于包扎有角度部位的伤口，如肘、膝关节、腹股沟、肩、足跟、足背、手掌、手指等处。

6.回返形包扎

（1）方法：伤处敷料固定→环形缠绕起始→自头顶或残肢端正中来回向两侧回返→直至包没头顶或残肢端→末端环形结束并固定。

（2）用途：用于包扎头顶或残肢端。

7.多带头包扎

（1）胸带包扎：病人平卧→侧翻身法将胸带平铺于病人上背处→将两肩带从颈部两侧拉下置于胸前→左右两人同时用力由下向上交叉包扎横带→在胸前正中处打结或以别针固定。

（2）丁字带包扎：形如"T"状，用于包扎会阴或肛门部位。横带绕腰部打结，竖带从背后经会阴向前系于横带上。

（3）四头带包扎：将绷带的两头剪开即成四头，常用于包扎下颌、枕、额等处。

8.操作后处理

（1）病人：包扎后协助病人取舒适体位，根据病情进行健康教育。

（2）用物：用物分类处理；污物入污物桶。

（3）操作者自身：洗手、取口罩、记录。

9.完成实训报告　记录实训过程。

【评价】

（1）操作方法正确、规范、动作轻巧、细致、病人感觉舒适满意。

（2）从学生实践主动性、操作技能、人文关怀与沟通礼仪等方面进行综合评价。

（3）在讨论过程中应用教师评价、小组互评与教师评价相结合的方法。

（4）在实训中工作认真、细致，操作方法正确规范，对病人实施人文关怀是本次实践评价的重点内容。

【注意事项】

(1)包扎时协助病人取舒适体位,扶托肢体并保持功能位;依伤情选择绷带型号。

(2)包扎部位要清洁、干燥;若有伤口,须先换药再包扎;肢体骨隆突处或凹陷处,如腋下、腹股沟、内外踝等处,应置衬垫保护后再行包扎。

(3)四肢包扎应自远心端开始,指(趾)外露,以便观察血液循环及神经功能;包扎时绷带缠绕应紧贴身体,用力均匀、松紧适度、动作轻快,避免触碰伤口。

(4)包扎结束后,固定处的结应避开伤口和骨隆突处,打在肢体的外侧。包扎要求牢固、舒适、整齐、美观。

(宋昱亮 张夜明)

实训十
颅脑损伤病人的护理

【学时】

2 学时

【实训目的】

(1)能陈述脑损伤病人的护理措施。

(2)能够学会降低颅内压、脑脊液外漏病人的护理操作。

(3)具有良好的职业道德和团队协作精神,保护病人隐私,关爱病人,减轻病人痛苦,维护健康。

【实训的组织形式】

(1)有条件的学校到医院见习,在带教老师指导下,观察颅脑损伤病人常见的临床表现,学习对颅脑损伤病人进行护理评估,提出护理诊断,制订护理措施。并完成实训报告。

(2)无条件的学校可结合案例,分组讨论,制订合理的护理措施。

(3)根据案例,可采用角色扮演、情景模拟等方法,训练学生的理论与实践相结合的能力。

【实训前准备】

1.环境评估和准备　病室清洁、安全、温暖舒适、遮挡病人。

2.病人评估和准备　核对病人信息、评估伤情;向病人解释操作过程中的配合要点及注意事项。安慰病人,缓解紧张情绪。

3.用物评估和准备　吸氧管、冰袋、温度计、0.9%氯化钠溶液、碘伏和乙醇消毒液、剪刀、干棉球(签)、大纱布块、无菌巾、手电筒、口咽通气管、弯盘、换药碗。

4.操作者自身评估和准备　衣帽整洁,修剪指甲,洗手,戴口罩。

【操作步骤】

1.降低颅内压护理

(1)一般护理:平卧位→抬高床头15°~30°→清理呼吸道分泌物或置口咽通气管→吸

氧→饮食或补液(液体入量<2000 ml/d)→加床挡防跌伤→防止颅内压骤升(休息、呼吸道通畅、避免剧烈咳嗽和便秘、控制癫痫发作等)。

(2)观察病情:

①意识:用格拉斯哥昏迷量表(GCS)评定睁眼、语言、运动反应→记录。

②瞳孔:分开上下眼睑→手电筒照射→移开光源→观察瞳孔变化→记录。

③生命体征:先测呼吸→测脉搏→测血压→判断有无库欣(Cushing)反应→测体温→物理降温→记录。

④肢体活动:测病变对侧肢体肌力→测双侧肢体自主活动力→测有无阳性病理征→记录。

(3)治疗配合(可口述):

①脱水疗法:20%甘露醇250 ml静脉滴注,15~30 min滴完,2次/d;利尿剂,如呋塞米20 mg静脉注射。

②激素治疗:应用地塞米松,可改善毛细血管通透性。

③亚低温冬眠疗法:病人置于单人病室→遵医嘱滴冬眠药物30 min后→物理降温(头部戴冰帽或在体表大血管处放置冰袋)→使体温每小时下降1℃→至肛温32~34℃(腋温31~33℃)→观察记录生命体征→维持2~3天→先停物理降温→再停冬眠药物→加盖被毯自然复温。

(4)更换脑室引流袋的护理:

①准备:核对、解释→铺无菌巾于引流管与引流袋连接处下方→检查一次性引流袋并打开备用。

②更换引流袋:止血钳夹住脑室引流管近端→打开敷料并消毒连接处→垫纱布将引流管与引流袋分离→引流袋置于污物桶→纱布包裹引流管末端→戴无菌手套→消毒管口约3 cm→连接引流袋。

③妥善固定:无菌纱布包裹接口处并胶布固定→脱手套→引流管开口高于侧脑室平面10~15 cm固定引流袋→打开止血钳→撤治疗巾并垫另一块无菌巾于病人头下。

④引流护理与拔管:调整引流袋高度以控制引流量和速度(<500 ml/d)→阻塞时严格消毒管口,接无菌注射器向外轻抽吸→拔管时先夹闭引流管防止逆流→拔管后加压包扎。

2. 脑脊液外漏护理

(1)核对、解释:核对病人信息,评估伤情;解释护理目的,取得合作。

(2)体位:平卧位,抬高床头15°~30°(维持至脑脊液漏停止3~5天);昏迷病人取侧卧位。

(3)清洁:头下垫铺无菌巾→弯盘放置头侧→0.9%氯化钠溶液棉球清洁外耳道→清洁鼻腔→清洁口腔(棉球不可过湿)→剪去患侧耳后头发→碘伏或乙醇棉签消毒外耳道。

(4)观察并记录脑脊液流出量:取干棉球并撕松软→放置于耳、鼻孔处→随湿随换并记录→以24小时更换棉球数估算漏出量→防止脑脊液逆流(禁止做耳鼻道填塞、冲洗、滴药、置管;避免擤鼻涕、打喷嚏、咳嗽、用力排便等)

3. 操作后的处置

(1)病人:安置病人,根据病人的病情进行健康教育。

(2)用物:用物分类处理;器械清洗擦干后浸泡消毒;换药碗、弯盘清洗后打包灭菌。

（3）操作者自身：洗手、脱手套、取口罩、记录。

4.完成实训报告　记录实训内容。

【评价】

（1）严格执行无菌技术操作原则。

（2）实施降低颅内压及脑脊液漏的护理操作方法正确、规范，动作轻巧、细致，病人感觉舒适。

（3）从学生实践主动性、操作技能、人文关怀与沟通礼仪等方面进行综合评价。

（4）在讨论过程中采用学生自评、小组互评与教师评价相结合的方法。

（5）护士与病人沟通良好，关爱病人，体现整体护理观。

【注意事项】

（1）颅内压骤然增高的病人，输液速度不可过快，每日液体摄入量<2000 mL；防止情绪激动、咳嗽、便秘、负重等使颅内压骤然增高的因素，预防脑疝。

（2）脑室引流管应高出侧脑室平面10~15 cm，严格执行无菌操作，防止逆行感染。

（3）脑脊液外漏护理。

①四禁：禁止做耳、鼻道填塞；禁止冲洗；禁止药物滴入；禁止做腰穿操作。

②三不：不擤鼻涕；不打喷嚏；不剧烈咳嗽。

③二要：要绝对卧床；要抬高床头15°~30°。

④一抗：配合抗菌药物治疗，预防感染。

（杨秀娟　戴莉萍）

实训十一
甲状腺功能亢进外科治疗病人的护理

【学时】

2 学时

【实训目的】

(1)能陈述甲亢病人的术前护理评估、术后并发症的观察和护理。

(2)能对甲亢病人按护理程序进行护理。

(3)具有良好的职业道德和护患沟通能力,尊重病人人格,保护病人隐私,减轻病人痛苦,维护健康,有救死扶伤精神。

【实训的组织形式】

(1)有条件的学校,到医院见习,在带教老师指导下,观察甲状腺功能亢进病人常见的临床表现,学习对甲状腺功能亢进进行护理评估,提出护理诊断,制订护理措施。并完成实训报告。

(2)无条件的学校,结合案例,分组讨论,制订合理的护理措施。

(3)根据案例,可采用角色扮演、情景模拟等方法,训练学生的理论与实践相结合的能力。

【案例】

张女士,40岁。甲状腺肿大3年,近半年来性情急躁,心悸,怕热、多汗,食欲亢进,消瘦,伴有突眼。体格检查:P118次/min,BP 126/80 mmHg,弥漫性甲状腺肿,质地柔软,随吞咽上下移动,闻及血管杂音,双手震颤。诊断为原发性甲状腺功能亢进,拟行甲状腺大部切除术。

【问题】

(1)该病人目前主要的护理诊断/问题有哪些?

(2)如何根据基础代谢率评估甲状腺功能亢进程度?

(3)术前药物准备的护理措施有哪些?

(4)如何为该病人制订术后的护理措施?

【步骤】

(1)仔细阅读案例,评估病人的病情,明确任务。
(2)分组讨论,提出完成任务的方案。
(3)每组学生代表发言,其他学生补充。
(4)教师指导、归纳总结、反馈指导。
(5)根据讨论结果,完成实训报告。

【实训报告】

(1)列出病人目前主要的护理诊断/健康问题。
(2)写出该病人的甲亢程度。
(3)列出该病人术前药物准备的护理措施。
(4)制订术后的护理计划。

【实训评价】

(1)根据学生书写的病案分析报告,评价学生对知识的掌握和应用情况。
(2)在讨论过程中,应用学生自评、小组互评与教师评价相结合的方法。
(3)注重人文关怀和团队协作精神。

（宋昱亮　杨秀娟）

实训十二
乳房自我检查

【学时】

1 学时

【实训目的】

(1)能陈述乳房自我检查的操作方法。

(2)学会并能指导病人正确地进行乳房自我检查。

(3)具有良好的职业道德和护患交流能力,尊重病人人格,保护病人隐私,维护病人健康,有救死扶伤精神。

【实训的组织形式】

教师讲解、集中示教;学生分组实训,自评互评;教师指导、归纳总结、反馈指导。完成实训报告。

【实训前准备】

(1)环境评估和准备:光线明亮、温暖舒适、安静安全,必要时准备屏风或床帘以适当遮挡。

(2)病人评估和准备:两侧乳房充分显露。

(3)用物评估和准备:穿衣镜、椅子、床等。

(4)操作者自身评估与准备:向病人说明乳房自我检查的目的;告诉病人乳房自我检查过程中的操作要点及注意事项。

【操作步骤】

一、视诊(镜前检查)

1. 体位　立位下,分别取三种体位(两臂下垂、双臂高举过头、双手叉腰且两肘尽力向后)进行观察。

2. 项目

(1)乳房大小和形状:观察两侧乳房的形状、大小和位置是否对称,有无局限性隆起或凹陷，乳房浅表静脉是否扩张。

（2）乳头：观察两侧乳头是否在同一水平，有无乳头内陷或牵拉向病变侧，并注意乳头、乳晕有无糜烂。

（3）乳房皮肤：观察乳房皮肤有无发红、水肿及"橘皮样"改变。

二、触诊

1. 体位　取平卧或侧卧位，肩下垫一小枕，被检侧手臂置于枕后，尽量放松肌肉，使被检乳房平铺在胸壁。

2. 手法　检查者右手示指、中指、无名指并拢，用指腹在被检者的对侧乳房上进行环形触摸，要有一定的压力。

3. 顺序　外上象限→外下象限→内下象限→内上象限→乳晕区→拇指及食指轻轻挤捏乳头→检查腋窝→同法触诊对侧乳房。

4. 特别注意以下物理征象

（1）乳房肿块：发现乳房肿块后，应注意肿块的位置、大小、硬度、表面是否光滑、边界是否清楚以及活动度。良性肿瘤的边界清楚，表面光滑，活动度大。恶性肿瘤的边界不清，质地硬，表面不光滑，活动度小。

（2）乳头溢液：非哺乳期内，用拇指和食指轻挤乳头或双手合拢，环握乳房，用掌根适当用力挤压，检查乳头有无液体溢出以及液体的性质。

（3）腋窝淋巴结：触诊两侧腋窝有无肿大的淋巴结。

5. 操作后处理　整理衣物，用物归位，记录检查结果。

【实训评价】

（1）根据学生书写的病案分析报告，评价学生对知识的掌握和应用情况。

（2）在讨论过程中，应用学生自评、小组互评与教师评价相结合的方法。

（3）注重人文关怀和团队协作精神。

【注意事项】

（1）检查时间宜在月经周期的第 7~10 天，或月经结束后 2~3 天进行，以免经前乳腺增生影响检查结果。已经绝经的女性应选择每个月固定的一天检查。

（2）采用手指掌面而不是指尖做触诊，勿用手指抓捏乳房组织，否则会将捏到的乳腺组织误认为肿块，同时切忌重按乳房。

（黄邵薇　张夜明）

实训十三
乳腺癌病人术后功能锻炼

【学时】

1 学时

【实训目的】

(1)能够陈述乳腺癌病人术后患肢功能锻炼的护理方法。

(2)能够学会并指导乳腺癌病人术后正确进行患肢功能锻炼。

(3)具有良好的职业道德和护患交流能力，尊重病人人格，保护病人隐私，维护病人健康，有救死扶伤精神。

【实训的组织形式】

(1)有条件的学校，到医院见习，在带教老师指导下，观察乳腺癌病人常见的临床表现，学习对乳腺癌病人进行护理评估，提出护理诊断，制订护理措施，并完成实训报告。

(2)无条件的学校，结合案例，分组讨论，制订合理的护理措施。

(3)根据案例，可采用角色扮演、情景模拟等方法，训练学生的理论与实践相结合的能力。

【实训前准备】

1. 环境评估和准备　清洁、宽敞、安静、温度适宜。

2. 病人评估和准备　病人符合接受术后功能锻炼的护理要求，并做好锻炼的准备。

3. 用物评估和准备　墙壁有刻度标志，运动辅助设施等。

4. 操作者自身评估与准备　衣帽整洁，修剪指甲、洗手、戴口罩。

【操作步骤】

1. 卧床期间功能锻炼

(1)时间：术后 1~3 天。

(2)次数：3~4 次/天，4~5 遍/次。

(3)操作方法。术后 24 小时内：活动腕和手→屈腕→握拳。术后 1~3 天：可用健侧上肢

或他人协助患肢屈肘、伸臂，过渡到肩关节小范围前屈、后伸运动(前屈<30°，后伸<15°)

2. 下床活动功能锻炼

(1)时间：从拔除引流管后，病人开始下床活动至出院。

(2)次数：3~4 次/天，20~30 min/次。

(3)方法。术后 4~7 天：坐起，用患侧手洗脸、刷牙、进食，触摸对侧肩部及同侧耳朵。术后 1~2 周：以肩关节为中心前后摆臂，不外展肩关节→术后 10 天切口缝线拆除，做抬高患侧上肢练习→手指爬墙运动→梳头练习。

①抬高患侧上肢练习：将患侧肘关节伸屈，手掌置于对侧肩部，直至患侧肘关节与肩平。②展肘运动：将患侧手掌置于颈后，开始时头低位，逐渐达抬头挺胸位。③手指爬墙运动：每日标记高度，逐渐递增幅度，直至患侧手指能高举过头。④ 梳头：患侧手越过头顶梳对侧头发、摸对侧耳朵。⑤扩大肩关节活动范围：患手高举过头，做转绳、拉绳、展肘、推墙运动。

3. 出院后患肢功能锻炼

(1)意义：使患侧上肢及肩关节的功能逐渐恢复正常；要求在术后 1~2 个月能完全恢复肩部运动，基本达到抬举自如的程度。

(2)可重复做以上的各项练习，努力自行完成日常生活活动，如刷牙、洗脸、梳头、吃饭、扫地、提轻物等。

4. 操作后处置

(1)整理衣物，用物归位。

(2)协助病人取舒适体位，根据病人的病情进行健康教育。

5. 完成实训报告　记录实训内容。

【评价】

(1)操作方法正确、规范，动作轻巧、细致，病人感觉舒适满意。

(2)从学生实践主动性、操作技能、人文关怀、沟通礼仪等方面进行综合评价。

(3)在讨论过程中应用学生自评、小组互评与教师评价相结合的方法。

(4)护士与病人沟通良好，关爱病人，体现整体护理观。

【注意事项】

(1)卧床期间的功能锻炼，忌做肩关节上抬外展活动，可用三角巾固定，以避免术侧上肢过早外展。术后 7 天内不上举，10 天内不外展肩关节。不要以患侧肢体支撑身体，以免皮瓣移位而影响愈合。上肢锻炼的目标是患侧的手绕过头顶能摸到对侧的耳垂。

(2)出院后患肢功能锻炼应逐渐增加活动量。对有特殊情况者，应酌情减少锻炼时间或次数，但不可停止锻炼。

(杨波　黄伟)

实训十四

胸腔闭式引流病人的护理

【学时】

2 学时

【实训目的】

(1)能陈述胸腔闭式引流病人的护理措施。

(2)学会更换胸腔闭式引流瓶。

(3)具有良好的职业道德和护患沟通能力,关爱病人,减轻病人痛苦,维护健康。

【实训的组织形式】

(1)有条件的学校到医院见习,在带教老师指导下,观察胸腔闭式引流病人常见的临床表现,学习对胸腔闭式引流病人进行护理评估,提出护理诊断,制订护理措施,并完成实训报告。

(2)无条件的学校,结合案例,分组讨论,制订合理的护理措施。

(3)根据案例,可采用角色扮演、情景模拟等方法,训练学生的理论与实践结合的能力。

【实训前准备】

1.环境评估和准备 病室清洁、空气清新、室温适宜。

2.病人评估和准备 评估病人病情及心理状态;向病人说明胸腔闭式引流的目的;告诉病人操作过程中的配合要点及注意事项;安慰病人,缓解紧张、焦虑情绪。

3.用物评估和准备 治疗车、治疗盘、治疗巾、消毒水封瓶、换药碗(内装无齿镊二把,碘伏棉球,纱布一块)血管钳2把、0.9%氯化钠溶液、胶布、别针、弯盘、无菌手套等。

4.操作者自身评估与准备 着装整洁,剪指甲、洗手,戴口罩。

【操作步骤】

1.更换引流瓶

(1)核对医嘱及病人信息;向病人解释,取得合作。

（2）仔细观察引流管的水柱波动情况；观察局部有无皮下气肿、伤口渗血、渗液情况。

（3）检查一次性胸腔闭式引流装置的有效期及包装是否完好，连接是否正确、紧密。

（4）接引流瓶：①将 500 mL 0.9%氯化钠溶液倒入打开的引流瓶中→使长管位于水面下 3~4 cm→安装好引流瓶瓶塞→将长管上端与橡皮引流管连接紧密→短管上端用无菌纱布包裹。②协助病人取半卧位。③将治疗巾铺于胸腔引流管下方→用 2 把血管钳双向夹闭胸腔引流管近端→弯盘置于胸腔引流管与闭式引流瓶接口下方→戴无菌手套→消毒后分离接口处→连接胸腔引流管与新闭式引流瓶→无菌纱布保护接口处→引流装置放置于胸腔引流口水平面下方 60~100 cm 处→撤除弯盘和治疗巾→脱无菌手套→松开血管钳→嘱病人深吸气后咳嗽→观察水封瓶中水柱波动情况。④固定：妥善固定，整理用物。

2. 引流护理

（1）保持引流通畅：引流装置正确安装，保证接口处密封良好；定时挤压引流管。

（2）定时更换胸腔闭式引流装置。操作过程中严格遵守无菌原则。

（3）观察、记录引流液的量和性质，密切观察长玻璃管内水柱波动情况。

3. 拔管

（1）病情好转，呼吸困难消失；X 线检查示肺膨胀良好，引流瓶内无气体逸出或引流液量明显减少且颜色变淡。

（2）护士洗手，戴口罩，准备用物。协助医生拔管。

（3）核对医嘱及病人信息→向病人解释，取得合作→安置病人于半卧位→夹闭引流管→嘱病人深吸气后屏气→迅速拔除引流管→凡士林纱布和敷料覆盖引流处伤口并包扎固定。

4. 操作后处理

（1）用物处理：用物分类处理，妥善处理一次性胸腔闭式引流装置。

（2）记录：洗手、取口罩、记录。

5. 完成实训报告　记录实训内容。

【评价】

（1）严格执行无菌技术操作原则。

（2）操作熟练，流程合理，动作轻柔，保证安全。

（3）从学生实践主动性、操作技能、人文关怀与沟通礼仪等方面进行综合评价。

（4）在讨论过程中应用教师评价、小组互评与教师评价相结合的方法。

（5）护士与病人沟通良好，关爱病人，体现整体护理观。

【注意事项】

（1）严格无菌操作，水封瓶每日更换。

（2）保持引流管道的密闭性；定期检查引流管接口处，避免脱落。

（3）注意观察胸壁引流口敷料是否保持清洁、干燥，一旦渗出应及时更换。

（4）置管 48~72 小时后，若引流瓶内无气体逸出或引流液量明显减少且颜色变淡，24 小时引流液<50 mL 或脓液<10 mL，X 线检查示肺膨胀良好，病人无呼吸困难，即可拔除引流管。

（黄晓毅　彭秀清）

实训十五
胃肠减压病人的护理

【学时】

2 学时

【实训目的】

(1)能陈述胃肠减压病人的护理措施。

(2)能够学会胃肠减压的护理操作方法。

(3)具有良好职业道德和护患沟通能力,关心病人,减轻病人痛苦,维护健康。

【实训的组织形式】

(1)有条件的学校,到医院见习,在带教老师指导下,观察胃肠减压病人常见的临床表现,学习对胃肠减压病人进行护理评估,提出护理诊断,制订护理措施,并完成实训报告。

(2)无条件的学校,结合案例,分组讨论,制订合理的护理措施。

(3)根据案例,可采用角色扮演、情景模拟等方法,训练学生的理论与实践相结合的能力。

【实训前准备】

1.环境评估和准备　病室清洁、空气清新、调节室温。

2.病人评估和准备　核对病人信息、评估病情;向病人说明胃肠减压的目的、减压过程中的配合要点及注意事项;安慰病人,缓解病人紧张、焦虑的情绪。

3.用物评估和准备　治疗盘内放置物品(治疗巾、弯盘、治疗碗、止血钳、无菌手套、纱布、胃管或双腔管、20 mL 或 50 mL 注射器)负压吸引器或电动胃肠减压器、液体石蜡、棉签、胶布、听诊器、别针等。

4.操作者自身评估与准备　衣帽整洁,修剪指甲,洗手,戴口罩。

【操作步骤】

1.插胃管操作

(1)核对病人信息,解释操作目的和配合方法。

(2)检查物品：胃管是否通畅，减压装置是否有效，各管道连接是否正确。

(3)插胃管：安置体位→润滑胃管→插胃管→检查胃管在胃内→连接负压引流装置→妥善固定并安置病人。

2.胃肠减压护理

(1)负压吸引：维持有效负压在-6.6 kPa，电动胃肠减压器负压不应超过-6.67 kPa。

(2)饮食及用药：减压期间禁食，停用口服药。胃管内注药，夹管并暂停减压1小时。

(3)引流管护理：为防止阻塞，每4小时用0.9%氯化钠溶液冲洗胃管1次；引流瓶（袋）及引流接管应每日更换1次并妥善固定；观察并记录引流液的量和性质。

(4)更换胃肠减压器：病人取半卧位或平卧位→减压器与胃管连接处铺无菌巾→戴一次性手套→置弯盘于连接处→夹闭胃管→将胃管和减压器接头分离→注射器接胃管，确定通畅→撤除旧减压器，置污物桶内→脱手套，置污物桶内→消毒双手→检查新减压器性能→连接新减压器与胃管→纱布包裹连接处→妥善固定→打开管夹→观察引流。

(5)鼓励病人深呼吸；禁食，口干时可用清水或温盐水漱口；翻身或活动时防止管道扭曲、连接处脱落；不可自行调节负压。

3.拔胃管护理操作

(1)评估：病情好转，腹胀消失；肠蠕动恢复，肛门排气。

(2)准备：护士洗手、戴口罩，准备物品。

(3)拔管：核对病人信息，解释操作目的和配合方法→减压器与胃管连接处铺无菌巾→戴一次性手套→置弯盘于连接处→分离减压器与胃管→捏闭胃管末端→嘱病人深吸气后屏气→缓慢外拉胃管→管头近咽喉部时迅速拔出胃管→边拔边盘曲胃管并脱下手套一同放于弯盘内→清洁鼻腔→整理用物。

4.操作后处理

(1)病人：拔管后协助病人取舒适体位，根据病人的病情进行健康教育。

(2)用物：用物分类处理；污物放入污物桶。

(3)操作者自身：洗手、取口罩、记录。

5.完成实训报告　记录实训内容。

【评价】

(1)严格执行无菌技术操作原则。

(2)操作熟练，流程合理，动作轻柔，保证安全。

(3)从学生实践主动性、操作技能、人文关怀与沟通礼仪等方面进行综合评价。

(4)在讨论过程中应用教师评价、小组互评与教师评价相结合的方法。

(5)在实训中工作认真、细致、操作方法正确规范、对病人实施人文关怀是本次实践评价的重点内容。

【注意事项】

(1)插管时动作轻稳，以免损伤黏膜；插管过程中如果病人发生呼吸困难、发绀等症状，应立即拔出胃管，略作休息后再重新插入。

(2)减压过程中，病人不能自行调节负压。观察引流液并记录24小时引流总量。留置胃管期间严格禁食并做好口腔护理。

（3）保持管道通畅，下床活动时打开连接并夹闭胃管；引流不畅时，可用0.9%氯化钠溶液反复冲洗胃管直至通畅。

（4）长期留置胃管者，普通胃管每周更换一次，硅胶胃管每月更换一次；引流瓶（袋）及引流接管应每日更换一次。

（周佳　黄伟）

实训十六
结肠造口病人的护理

【学时】

2 学时

【实训目的】

(1)能陈述结肠造口病人的护理措施。

(2)学会结肠造口护理操作方法。

(3)具有良好职业道德和护患沟通能力,关爱病人,减轻病人痛苦,维护健康。

【实训的组织形式】

(1)有条件的学校,到医院见习,在带教老师指导下,观察结肠造口病人常见的临床表现,学习对结肠造口病人进行护理评估,提出护理诊断,制订护理措施。并完成实训报告。

(2)无条件的学校,结合案例,分组讨论,制订合理的护理措施。

(3)根据案例可采用角色扮演、情景模拟等方法,训练学生的理论与实践相结合的能力。

【实训前准备】

1.环境评估和准备　清洁、宽敞、温度适宜,拉床帘以保持病人隐私。

2.病人评估和准备　核对病人、评估心理状态、造口类型;向病人说明结肠造口的目的;告诉病人结肠造口的护理方法、配合要点及注意事项;安慰病人,缓解紧张、焦虑情绪。

3.用物评估和准备　造口测量尺、造口袋、洗手消毒液、两个脸盆内(分别置两条小毛巾)、40 ℃温水、剪刀、纸巾、手套、弯盘、治疗巾、氧化锌软膏、0.5%碘伏、消毒棉签。

4.操作者自身评估与准备　衣帽整洁,修剪指甲,洗手,戴口罩。

【操作步骤】

(1)携用物至床旁,核对病人信息。向病人解释操作目的和配合方法。

(2)屏风遮挡,病人取半卧位或平卧位,暴露造口部位,治疗巾垫于身下,弯盘放于造口袋前紧贴皮肤处,造口袋尾端放于弯盘内。

(3)戴手套,一只手轻按皮肤,另一只手由上向下取下造口袋,观察造口袋内容物,置于污物桶中。

(4)用纸巾擦除造口周围排泄物,温水环形擦洗清洁造口周围皮肤,换另一个脸盆和毛巾清洁造口黏膜,脱手套,洗手。

(5)观察造口颜色及造口周围皮肤情况。

(6)用造口测量尺测量造口大小,封闭新造口袋尾端,根据大小用剪刀裁剪造口袋底盘(比造口大 1~2 mm),手指摩擦柔化剪裁口边缘→将修剪的造口袋与造口比对合适。

(7)造口袋尾端置弯盘,除去底盘黏胶,底盘口置于造口处,由下向上紧密粘贴,由外向内压紧底盘使其充分粘贴,撤去弯盘和治疗巾。

(8)宣教:病人忌食生冷辛辣及易产气食物;防止便秘,避免过度使用腹内压;衣着宽松舒适;指导病人造口自护(食指戴手套或指套,涂液体石蜡,轻插入造口至第 2 指关节处,在内停留 5~10 min,每天一次,保持造口直径 2~2.5 cm 为宜)。

(9)操作后处置:

①整理病人衣物及床单位,协助病人取舒适体位,根据病人的病情进行健康教育。

②用物分类处理,污物入污物桶。

③护士洗手、取口罩,记录排泄物量、性状、造口及周围皮肤情况。

【评价】

(1)严格执行无菌技术操作原则。

(2)操作熟练,流程合理,动作轻柔,保证安全。

(3)采用教师评价、小组互评与学生自评相结合。

(4)从学生实践主动性、操作技能、人文关怀与沟通礼仪等方面进行综合评价。

(5)护士与病人沟通良好,关爱病人,体现整体护理观。

【注意事项】

(1)术后 2~3 天造口开放,取造口侧卧位,造口周围皮肤涂氧化锌软膏;为防止造口狭窄,手术一周后每日扩张造瘘口一次,出院后造瘘口每 1~2 周扩张一次,持续 3 个月。

(2)清洁造口周围皮肤的小毛巾与清洁造口黏膜的毛巾勿混用,以免交叉感染。

(3)裁剪造口袋的底盘口与造口大小应合适,过大易污染皮肤,过小易损伤黏膜。

(4)造口袋与皮肤粘贴要紧密,以免造成周围皮肤污染。

(周佳　温玉芬)

实训十七
T 管引流病人的护理

【学时】

2 学时

【实训目的】

(1)能陈述 T 管引流病人的护理措施。
(2)能够学会 T 管引流护理的操作方法。
(3)具有良好职业道德和护患沟通能力，关爱病人，减轻病人痛苦，维护健康。

【实训的组织形式】

(1)有条件的学校到医院见习，在带教老师指导下，观察 T 管引流病人常见的临床表现，学习对 T 管引流病人进行护理评估，提出护理诊断，制订护理措施，并完成实训报告。

(2)无条件的学校，可结合案例，分组讨论，制订合理的护理措施。

(3)根据案例，可采用角色扮演、情景模拟等方法，训练学生的理论与实践相结合的能力。

【实训前准备】

1. 环境评估和准备　病室环境清洁，温度适宜；保护病人隐私，适当遮挡。

2. 病人评估和准备　核对病人信息、评估病情；向病人说明 T 管引流过程中的配合要点及注意事项；安慰病人，缓解紧张情绪。

3. 用物评估和准备　治疗盘、无菌引流袋、纱布、胶布、线剪、乙醇棉球、碘伏棉球、棉签、快速消毒洗手液、血管钳、治疗巾、弯盘、标签、手套、医嘱本、出入量记录本等。

4. 操作者自身评估与准备　衣帽整洁，修剪指甲，洗手，戴口罩。

【操作步骤】

(1)携用物至床旁，核对病人信息；向病人解释操作目的和配合方法。
(2)协助病人取平卧位或半卧位，暴露 T 管及右侧腹壁。
(3)注意 T 管周围敷料是否清洁、干燥，周围皮肤是否正常，胆汁的颜色、量和性状，检查引流是否通畅。

（4）取治疗巾铺于 T 管与引流袋连接管的下方→弯盘置于引流管接头处→血管钳夹闭 T 管→戴一次性手套→将 T 管与引流袋分离→引流袋置于污物桶→脱手套置于污物桶。

（5）消毒双手→检查新引流袋并拧紧出口→消毒 T 管连接处 2~3 cm→连接 T 管与新引流袋→无菌纱布包裹接口处→胶布固定→打开夹 T 管的血管钳→引流袋固定于床边→贴标签注明引流袋更换的时间→保持引流通畅→病人取舒适体位。

（6）T 管引流期间的护理：

①保持 T 管外敷料干燥；T 管周围皮肤涂氧化锌软膏。

②观察记录腹部体征、黄疸、引流液的情况；

③堵塞时，从上向下挤捏引流管，0.9%氯化钠溶液缓慢冲洗，禁止用力推注。

（7）术后 10~14 天试行夹管 1~2 天，夹管期间无发热、黄疸消退、胆汁引流减少；T 管造影显示胆道通畅，持续引流 24 小时以上；再次夹管 1~2 天，无腹痛、发热、黄疸。可以拔管。

（8）拔管：①治疗巾平铺于病人腹部右侧→揭除敷料→暴露 T 管腹壁口→戴无菌手套→碘伏棉球消毒 2 遍→用线剪拆除固定 T 管的缝线→轻轻转动 T 管并拔出→碘伏棉球消毒管口处皮肤 2 遍→无菌凡士林纱布填塞窦道→外敷无菌纱布→胶布固定。②注意观察病人引流口有无胆汁渗出、体温变化及腹部症状与体征。

（9）操作后处理：

①协助病人取舒适体位，整理床单位。根据病人的病情进行健康教育。

②用物分类处理；污物放入污物桶；妥善处理其他用物。

③操作者自身：洗手、取口罩、记录胆汁的颜色、量和性状等。

（10）完成实训报告。

【评价】

（1）严格执行无菌技术操作原则。

（2）操作熟练，流程合理，动作轻柔，保证安全。

（3）从学生实践主动性、操作技能、人文关怀与沟通礼仪等方面进行综合评价。

（4）在讨论过程中应用教师评价与小组互评与教师评价相结合的方法。

（5）在实训中工作认真、细致，操作方法正确规范，对病人实施人文关怀是本次实践评价的重点内容。

【注意事项】

（1）注意保护 T 管周围皮肤，如有胆汁渗漏，可涂抹氧化锌软膏保护。

（2）妥善固定，操作时避免牵拉，以防 T 管脱落。

（3）T 管拔除后，局部伤口一般 1~2 天会自行封闭。如有胆汁渗漏，嘱病人取左侧卧位，及时换药。

（4）需带管出院者，教会病人或家属固定、消毒、更换引流袋的方法及有关注意事项。

（张夜明　戴利萍）

实训十八
腹腔穿刺病人的护理

【学时】

2 学时

【实训目的】

(1)能够陈述腹腔穿刺病人的护理措施。

(2)能够学会腹腔穿刺护理操作方法。

(3)具有与病人及家属进行良好沟通的能力,尊重和关爱病人,认真负责、细致、严谨的职业素养。

【实训的组织形式】

(1)有条件的学校到医院见习,在带教老师指导下,观察腹腔穿刺病人常见的临床表现,学习对腹腔穿刺病人进行护理评估,提出护理诊断,制订护理措施,并完成实训报告。

(2)无条件的学校,可结合案例,分组讨论,制订合理的护理措施。

(3)根据案例,可采用角色扮演、情景模拟等方法,训练学生的理论与实践相结合的能力。

【实训前准备】

1.环境评估和准备 病室清洁、空气清新、光线与温度适宜。

2.病人评估和准备 核对病人信息、评估病情;与医生一起向病人说明腹腔穿刺的目的、意义;取得病人的合作,并签署腹腔穿刺知情同意书。

3.用物评估和准备 ①治疗盘 1 套。②腹腔穿刺包(弯盘、治疗碗、小药杯、止血钳、镊子、5 mL 注射器、6 号及 7 号针头、腹腔穿刺针、洞巾、纱布、棉球、培养瓶等)一个。③其他用物:无菌手套、20 mL 注射器、50 mL 注射器、无菌长橡皮管(70~80 cm)、0.5%~2%碘伏消毒液、腹带、皮尺、盛腹水容器及化验单、2%利多卡因 10 mL、棉签、胶布。

4.操作者自身评估与准备 衣帽整洁,修剪指甲,洗手,戴口罩。

【操作步骤】

（1）核对病人姓名、性别、年龄、床号、住院号、疾病名称等信息。将备好的用物携至床旁，用屏风遮挡病人；再次向病人解释腹腔穿刺的目的；协助病人排空尿液，以免刺伤膀胱；告诉其在腹腔穿刺过程中的配合要点，以取得合作。

（2）根据病情，安排适当的体位，如平卧位或半卧位。协助病人解开上衣，松开腰带，暴露腹部，背部铺好腹带，腹下部垫好橡皮布及治疗巾。

（3）协助确定穿刺部位：

①脐与髂前上棘连线中、外 1/3 交界点。

②脐与耻骨联合连线的中点上方 1 cm，偏左或右 1~1.5 cm 处。

③经脐水平线与腋前线相交处。

（4）打开穿刺包，协助医生常规消毒已选定的穿刺部位。

（5）戴口罩及无菌手套，铺无菌洞巾，协助医生进行局部麻醉。配合医生行腹腔穿刺，穿刺成功后协助固定针头及留取标本。穿刺完毕，局部碘伏消毒覆盖无菌纱布，胶布固定。

（6）穿刺后处理：

①测量病人腹围，束紧腹带，协助病人平卧，整理床单位。根据病人的病情进行健康教育。

②用物分类处理，污物放入污物桶。

③操作者自身：洗手、取口罩，详细记录腹水量、性质、颜色，及时送检。

④术后观察：注意观察病人有无不适；随时观察穿刺部位有无渗液、渗血；观察穿刺部位皮肤有无红肿等感染征象。如有渗液，可用纱布加压或用蝶形胶布固定。

（7）完成实训报告。

【评价】

（1）严格执行无菌技术操作原则。

（2）操作熟练，流程合理，动作轻柔，保证安全。

（3）从学生实践主动性、操作技能、人文关怀与沟通礼仪等方面进行综合评价。

（4）在讨论过程中应用教师评价、小组互评与教师评价相结合的方法。

（5）在实训中工作认真、细致，操作方法正确规范、对病人实施人文关怀是本次实践评价的重点内容。

【注意事项】

（1）穿刺中的注意事项：

①穿刺点应视病情需要而定，不能在腹部手术瘢痕部位或肠祥明显处穿刺。

②少量腹水进行诊断性穿刺时，穿刺前嘱病人先侧卧于拟穿刺侧 3~5 分钟。对腹水量多者，进行腹腔穿刺时，应先将其腹壁皮肤向下、向外牵拉，然后穿刺，拔针后可使皮肤针孔与腹肌针孔错开，以防腹水沿针眼外溢。

③术中应密切观察病人面色、脉搏、呼吸和血压等，如有头晕、出汗、心悸、气短、恶

心、脉搏增快及面色苍白，发生晕厥、休克时应立即终止放液，并予以输液、扩容等对症治疗。

④大量放腹水，应在放液前测量体重、血压、脉搏。大量放液速度不可过快，液量不宜过多(初次放液不宜超过 3000 mL)，因大量放腹水可能引起电解质紊乱，血浆蛋白大量丢失。血性腹水留取标本后应停止放液。随着腹水的流出，将腹带自上而下逐渐束紧，以防腹内压骤降而发生虚脱或休克。

(2)穿刺后的注意事项：

①术后嘱病人平卧，注意使穿刺针孔位于上方，以免腹水继续漏出。询问病人有无不适。大量放腹水后，需缚多头腹带以防腹压骤降。

②腹带不宜过紧，以免造成呼吸困难。

③术后穿刺处如有腹水外溢，可用蝶形胶布粘贴，及时更换敷料，防止伤口感染。

④大量放液者，应卧床休息 8~12 小时，并密切观察病情变化。

⑤诊断性穿刺针头不宜过细，否则易得假阴性结果。

（周佳　黄伟）

实训十九

下肢静脉曲张病人的护理

【学时】

2 学时

【实训目的】

(1)能陈述下肢静脉曲张病人的评估方法。

(2)能运用护理程序,实施护理措施。

(3)具有与病人及家属进行良好沟通的能力,尊重和关爱病人,认真负责、严谨、细致的职业素质。

【实训的组织形式】

(1)有条件的学校到医院见习,在带教老师指导下,观察下肢静脉曲张病人常见的临床表现,学习对下肢静脉曲张病人进行护理评估,提出护理诊断,制订护理措施,并完成实训报告。

(2)无条件的学校,可结合案例,分组讨论,制订合理的护理措施,集中指导。

(3)根据案例,可采用角色扮演、情景模拟等方法,训练学生的理论与实践相结合的能力。

【案例】

李先生,56岁,农民,皮下静脉迂曲隆起,未做处理。因"右下肢静脉曲张10年"入院。自述10年前久站后右小腿酸胀,皮下静脉迂曲隆起,未做处理。此后缓慢加重,近来发现右大腿也出现静脉迂曲隆起,活动耐力明显减弱,今收住院治疗。体格检查:T 36.5 ℃, P 80次/min, R 20次/min, BP 112/76 mmHg。神志清楚,心肺腹未发现异常,右下肢静脉曲张,站立时明显,小腿下段及踝部皮肤萎缩、变薄、光亮,右踝关节周围有色素沉着。深静脉通畅试验(-),大隐静脉瓣膜功能试验(+),交通静脉瓣膜功能试验(-)。

【思考】

(1)引起本病的主要原因是什么?

（2）该病人能否行大隐静脉高位结扎及主干与曲张静脉剥脱术？

（3）该病人目前有哪些主要的护理诊断/问题？

（4）如何进行术后护理和健康指导？

【步骤】

（1）仔细阅读案例，评估病人的病情，明确任务。

（2）分组讨论，提出完成任务的方案。

（3）每组学生代表发言，其他学生补充。

（4）教师指导、归纳总结、反馈指导。

（5）根据讨论结果，完成实训报告。

【实训报告】

（1）写出对病人进行护理评估的要点。

（2）列出该病人目前主要的护理诊断/问题。

（3）拟订该病人的护理计划。

【实训评价】

（1）在讨论过程中应用学生自评、小组互评与教师评价相结合的方法。

（2）案例讨论中的表现、小组学习成果展示以及完成实训报告等情况进行综合评价。

（3）对病人的正确护理评估、提出的主要护理诊断/健康问题、制订的护理措施以及团队合作精神是本次实训评价的重点内容。

（文莎丽　肖新亚）

实训二十
膀胱冲洗病人的护理

【学时】

2 学时

【实训目的】

(1)能陈述膀胱冲洗病人的护理措施。

(2)能够学会膀胱冲洗的护理操作方法。

(3)具有细致严谨的工作作风和良好的职业道德,尊重、关心和爱护病人,保护病人隐私,减轻病人痛苦,维护健康。

【实训的组织形式】

(1)有条件的学校到医院见习,在带教老师指导下,观察膀胱冲洗病人常见的临床表现,学习对膀胱冲洗病人进行护理评估,提出护理诊断,制订护理措施,并完成实训报告。

(2)无条件的学校,可结合案例,分组讨论,制订合理的护理措施。

(3)根据案例,可采用角色扮演、情景模拟等方法,训练学生的理论与实践结合的能力。

【实训前准备】

(1)环境评估和准备:关闭门窗,屏风遮挡,保护隐私。

(2)病人评估和准备:核对病人信息,评估病情;告知病人冲洗过程中配合要点及注意事项;安慰病人,缓解紧张、焦虑情绪。

(3)用物评估和准备:治疗盘内放置物品(30 ℃ 0.9%氯化钠注射液 500 mL、一次性输液器、Y 形无菌接头、无齿血管钳、一次性垫巾、碘伏、棉签、弯盘、无菌手套、无菌尿袋)。

(4)操作者自身评估与准备:衣帽整洁,修剪指甲、洗手,戴口罩。

【操作步骤】

(1)核对病人信息;向病人解释操作目的和配合方法。病人取平卧位→输液瓶装冲洗液悬挂于输液架→调节输液瓶距床面约 60~100 cm→观察导尿管引流情况。

（2）暴露导尿管接口处→下铺垫巾和弯盘→无齿血管钳夹闭导尿管→夹闭集尿袋→戴手套→垫无菌纱布分离尿袋与导尿管→纱布包裹导尿管接头置弯盘→集尿袋置污物桶。

（3）另取一块无菌纱布置于垫巾上→消毒导尿管接口置于新无菌纱布上→打开并检查 Y 形无菌接头→分别连接导尿管、集尿袋、输液器。

（4）关闭集尿袋→松开导尿管止血钳→打开输液器→调节冲洗速度 80~100 滴/min →观察冲洗情况及病人反应→冲洗液滴入约 100 mL 后夹闭输液器→开放集尿袋排空膀胱。

（5）关闭集尿袋→开放输液器→滴入约 100 mL 冲洗液→夹闭输液器→开放集尿袋→反复冲洗 3~4 遍→撤连接管→消毒导尿管→连接新集尿袋→妥善固定尿袋→脱手套→撤用物。

（6）操作后处理：

①病人：观察病人反应；协助病人取舒适体位；整理病人衣物、床单位及用物。根据病人的病情进行健康教育。

②用物：用物消毒处理，污物分类处理。

③操作者自身：洗手、取口罩、记录（病人反应、冲洗液的量和色等）。

（7）完成实训报告。

【评价】

（1）严格执行无菌技术操作原则。

（2）从学生实践主动性、操作技能、人文关怀与沟通礼仪等方面进行综合评价。

（3）在讨论过程中应用教师评价、小组互评与教师评价相结合的方法。

（4）在实训中工作认真、细致、操作方法正确规范、无菌观念、对病人实施人文关怀是本次实践评价的重点内容。

【注意事项】

（1）严格执行无菌操作，防止医源性感染。

（2）冲洗时若病人感觉不适，应当减缓冲洗速度，必要时报告医生遵医嘱停止冲洗。密切观察，若病人感到剧痛或者引流液中有鲜血时，应当立即通知医生。

（3）冲洗时，冲洗液瓶内液面距床面 60~100 cm，以便产生一定的压力，有利于液体流入，冲洗速度根据流出液的颜色进行调节，一般为 80~100 滴/min；若滴入药液，须在膀胱内保留 15~30 分钟后再引流出体外，或者根据需要延长保留时间。

（4）气候寒冷时，冲洗液应加热至 25~30 ℃，以防冷水刺激膀胱，引起膀胱痉挛。

（5）冲洗过程中注意观察引流是否通畅。

（邱赛男　郭晓柠）

实训二十一
骨折病人的固定与搬运

【学时】

2 学时

【实训目的】

(1)能陈述骨折病人搬运、固定和牵引的护理方法。

(2)学会主动配合医生进行石膏固定、小夹板固定、皮牵引操作。

(3)具有细致严谨的工作作风和良好的职业道德，尊重、关心和爱护病人，保护病人隐私，减轻病人痛苦，维护病人健康。

【实训的组织方式】

(1)有条件的学校到医院见习，在带教老师的指导下，观察骨折病人常见的临床表现，学习对骨折病人进行护理评估以及骨折病人搬运、固定和牵引的护理方法，并完成实训报告。

(2)无条件的学校，可结合案例，分组讨论，制订合理的护理措施。

(3)根据案例，可采用角色扮演、情景模拟等方法，训练学生的理论与实践相结合的能力。

【实训前准备】

1. 环境评估和准备　病室清洁、空气清新、调节室温。

2. 病人评估与准备　核对病人信息，协助病人取舒适体位；向病人说明石膏、小夹板、皮牵引固定或搬运的目的、配合要点和注意事项；安慰病人，缓解紧张、焦虑情绪。

3. 用物评估与准备　担架或推车、干净床单和被套、小夹板、捆扎带、纯棉毛巾、衬垫、卷轴石膏、卷轴绷带、脱脂棉、脸盆、温水、石膏剪、石膏刀、平整的木板、保险刀、10 cm 宽的胶布、卷轴绷带、牵引绳、牵引架、滑轮装置、牵引砝码、各种牵引带。

4. 操作者自身评估与准备　衣帽整洁，修剪指甲，洗手，戴口罩。

【操作步骤】

1. 小夹板固定　选择合适夹板→骨突及凹陷处加垫→固定夹板→检查松紧度，观察患肢远端感觉及血运→抬高肢体→随肿胀程度及时调节固定松紧度→固定2周内做X线检查，了解有无移位→指导功能锻炼。

2. 石膏固定　向病人及其家属说明石膏固定的重要性、不适和注意事项→清洗患肢皮肤(去除血迹及异物)→骨突处加垫→石膏固定范围内垫棉衬→肢体置于功能位或固定所需体位→准备一盆温水(35~40 ℃)→泡入石膏绷带并挤水→协助石膏包扎固定(用手掌扶托肢体石膏型，禁手指捏提)→露出远端指(趾)→伤口处开窗→加速石膏凝固(未干时勿硬物压迫、活动关节、搬动病人)。

3. 石膏固定后护理

(1)抬高患肢，观察患肢远端感觉及血运。

(2)石膏型日常维护：伤口及时换药，皮肤瘙痒可用乙醇涂擦，勿搔抓；保持石膏清洁、干燥，有污染可用毛巾蘸肥皂及清水擦洗，擦洗时水不可过多，以免石膏软化变形。

(3)指导功能锻炼：拆除石膏固定，温水清洗皮肤，涂保护霜。

4. 牵引前准备　清洗患肢皮肤，剃去汗毛。

5. 牵引中准备　准备牵引物品，摆放病人体位，协助医生麻醉后实施牵引。

6. 牵引后护理

(1)设置对抗牵引：抬高床头或床尾15~30 cm。

(2)保持有效牵引：滑轮运动灵活，不放松、改变重量和牵引方向；皮牵引注意胶布无滑移和松动。

(3)观察记录：观察患肢远端感觉、血运；记录患肢长度变化，与健侧对比，防止过度牵引。

(4)骨牵引针孔护理：每日针孔处滴75%乙醇1~2滴；避免牵引针左右移位；针孔处血痂不随意清除。

(5)做好皮肤护理：注意保暖，经常清洗、按摩。

(6)指导功能锻炼：鼓励活动固定的肢体各关节和全身其他关节；可在床架上悬挂拉手，以便病人起身活动。

7. 骨折的搬运

(1)上肢骨折：小夹板固定后→双手扶住病人患肢→协助病人坐起→站立行走到推车或床旁→平卧或坐位。

(2)下肢骨折：临时固定后→一人扶住患侧下肢→其余人扶肩、臀，平抬病人放于推车或床上。

(3)脊柱骨折：3人搬运法。3人分别托扶病人的后背、腰臀及双下肢部位，协调动作，平稳置于硬板上，保持脊柱中立位。

(4)颈椎骨折：4人搬运法。3人分别托扶病人的后背、腰臀及双下肢部位，另一人用双手牵引头部，使颈椎维持中立位，平置病人于硬板上；颈下垫一小枕，头颈两侧放置沙袋或布团，限制头颈活动。

8. 操作后的处置

(1)协助病人取舒适体位，抬高患肢，观察肢端感觉、血运情况；指导病人做石膏内或小夹板内肌肉舒缩运动；指导病人和家属固定或牵引术后的注意事项。

(2)用物分类处理，污物入污物桶。

(3)操作者自身：洗手、取口罩、记录。

9. **完成实训报告**　记录实训内容。

【评价】

(1)操作方法正确、规范，动作轻巧、细致，病人感觉舒适满意。

(2)从学生实践主动性、操作技能、人文关怀与沟通礼仪等方面进行综合评价。

(3)在讨论过程中应用学生自评、小组互评与教师评价相结合的方法。

(4)护士与病人沟通良好，关爱病人，体现整体护理观。

【注意事项】

(一)骨折外固定注意事项

1. 石膏固定

(1)在石膏未干以前，勿活动关节或搬动病人，注意勿使石膏折断或变形，用手掌托起石膏，忌用手指捏压。

(2)抬高患肢，以减轻肢体肿胀；注意有无受压症状，随时观察指(趾)端血运、皮肤颜色、温度、感觉情况。

(3)保持石膏的干燥与清洁。石膏外固定期间，应遵照医嘱定期门诊复诊及功能锻炼。

2. 小夹板固定

(1)固定用的夹板长短、宽窄要适当，应能将骨折处上下两个关节都固定。

(2)简易夹板要用绷带或软布包缠后再用，夹板的两端、骨突部和空隙处要用棉花或软布垫好，以防局部受压。

(3)夹板固定松紧适度。绑缚带应先绑在骨折处的上下端，然后分别绑在上下关节，结在肢体的外侧。

(4)四肢骨折固定时要露出指(趾)端，以便观察肢体的血液循环情况。

(二)搬运病人注意事项

(1)搬动时，动作应轻柔、稳准、用力得当。

(2)搬动脊柱骨折的患者时，避免患者扭曲、折叠、坐起、站立行走。

（郭晓柠　黄晓毅）

实训二十二
关节脱位病人的护理

【学时】

2 学时

【实训目的】

(1)能陈述肩关节脱位病人的评估方法。

(2)能运用护理程序,评估病人的病情,提出主要护理诊断,实施护理措施。

(3)具有与病人及家属进行良好沟通的能力,尊重和关爱病人,认真负责、严谨、细致的职业素质。

【实训的组织形式】

(1)有条件的学校到医院见习,在带教老师的指导下,观察关节脱位病人常见的临床表现,学习对关节脱位病人进行护理评估以及护理,并完成实训报告。

(2)无条件的学校,可结合案例,分组讨论,制订合理的护理措施。

(3)根据案例,可采用角色扮演、情景模拟等方法,训练学生的理论与实践相结合的能力。

【案例】

病人,女性,60 岁,行走时摔伤致左肩疼痛且活动受限 2 小时。病人伤后神志清楚,无恶心呕吐,无皮肤活动出血及四肢麻木。由救护车送来我院。体格检查:一般情况好,神志清楚,BP 130/85 mmHg,P 94 次/min。专科情况:左肩部呈方肩畸形,活动时疼痛加剧,肿胀,功能障碍,弹性固定。左上肢皮肤感觉正常,桡动脉搏动良好,肘关节、腕关节活动好。辅助检查:血常规示 Hb 132 g/L,WBC $7.8×10^9$/L,血小板 $202×10^9$/L。

【思考】

(1)评估病人专科情况的方法有哪些?

(2)病人的主要护理诊断及护理措施分别是什么?

【步骤】

（1）仔细阅读案例，评估病人的病情，明确任务。

（2）分组讨论，初步得出问题的答案。

（3）每组将讨论结果进行展示，回答其他组同学提问。

（4）教师指导、归纳总结、反馈指导。

（5）根据讨论结果，完成实训报告。

【实训报告】

（1）写出对病人进行护理评估的要点。

（2）列出该病人目前主要的护理诊断/健康问题。

（3）拟订该病人的护理措施。

【实训评价】

（1）在讨论过程中应用学生自评、小组互评与教师评价相结合的方法。

（2）从学生在案例讨论中的表现、小组学习成果展示以及完成实训报告等情况进行综合评价。

（3）对关节脱位病人的正确护理评估、提出的主要护理诊断/健康问题、制订的护理措施以及团队合作精神是本次实训评价的重点内容。

（郭晓柠　黄晓毅）

实训二十三
皮肤病外用药的使用方法及护理

【学时】

2 学时

【实训目的】

(1)能陈述皮肤病外用药物的使用方法、步骤及注意事项。

(2)能学会湿敷的基本操作方法。

(3)具有良好的职业道德和较好的护患沟通能力,尊重病人,保护病人隐私,关爱病人,减轻病人痛苦。

【实训的组织形式】

(1)有条件的学校,到医院见习,在带教老师指导下,观察皮肤病病人常见的临床表现,学习对皮肤病病人进行护理评估以及护理,并完成实训报告。

(2)无条件的学校,结合案例,分组讨论,制订合理的护理措施。

(3)根据案例,可采用角色扮演、情景模拟等方法,训练学生的理论与实践相结合的能力。

【实训前准备】

1. 环境评估和准备　病室清洁,光线充足,温度适宜,按需遮挡。

2. 病人评估和准备　核对病人信息,向病人说明湿敷的目的;告诉病人湿敷过程中配合要点及注意事项;给病人取舒适合理的体位,暴露湿敷部位,注意保暖,保护病人隐私;安慰病人,缓解病人紧张、焦虑情绪,能够理解与配合。

3. 用物评估和准备　治疗盘、药液及容器、敷布(纱布)、镊子(两把)、水温计、治疗碗、橡胶单、中单、碗盘、治疗卡、笔、屏风(必要时)。

4. 操作者自身评估与准备　仪表端庄,态度和蔼,着装整洁,剪指甲、洗手、戴口罩。

【操作步骤】

1. 核对

(1)核对医嘱和治疗单。

（2）核对病人信息（病人姓名、年龄、病室、床号、住院号、疾病诊断、患病部位等信息）。

2. 评估及解释

（1）评估：评估病人的主要症状、临床表现、既往史、药物过敏史、湿敷部位的皮肤情况、体质及心理状况。

（2）解释：向病人解释湿敷的原因、作用，以取得合作；告知可能出现的不适，有不适要及时报告。

3. 步骤　摆放体位→暴露患处→配制药液→浸透敷布→夹取敷布→敷盖皮损→密切观察→清洁皮肤→整理用物→护理记录。

4. 操作后处理

（1）病人：协助病人取舒适体位，讲明注意事项，根据病人的病情进行健康教育。

（2）用物：用物分类处理；污物入污物桶。

（3）操作者自身：洗手、取口罩、记录。

5. 完成实训报告　记录实训内容。

【评价】

（1）严格执行无菌技术操作原则。

（2）操作熟练，流程合理，动作轻柔，保证安全。

（3）从学生实践主动性、操作技能、人文关怀与沟通礼仪等方面进行综合评价。

（4）在讨论过程中应用教师评价、小组互评与教师评价相结合的方法。

（5）在实训中工作认真、细致，操作方法正确规范、对病人实施人文关怀是本次实践评价的重点内容。

【注意事项】

1. 外用药的使用

（1）使用原则：①不同的皮损应选择不同的药物剂型。②根据病因、病理变化和自觉症状等选用合适的药物。

（2）注意事项：①药物的浓度应当适宜，通常从低浓度逐步过渡到高浓度，使用范围也应由小到大。②药物性质应从温和逐渐过渡到强烈，刺激性较强的药物不适用于娇嫩皮肤区域（如颜面部、乳房、会阴等）以及婴幼儿的皮肤。③需根据皮损的性质和治疗需求，采用不同的用药方法。④要留意药物的不良反应，一旦出现不良反应，应立即停药，并及时报告医生进行妥善处理。

2. 湿敷法

（1）严格掌握湿敷的适应证和禁忌证。

（2）注意保持药液的温度和湿度，防止烫伤或受凉；湿度以不滴水为宜，以免弄湿病人的衣物和床单。

（3）根据皮损的范围和程度，注意敷布大小适宜，时间充分，每次湿敷约 30~60 分钟。

（4）严格执行无菌操作，防止交叉感染。

（5）操作过程中密切观察皮肤反应，如出现苍白、红斑、水疱、瘙痒或破溃等症状时，立即停止湿敷，报告医师，配合处理。

（黄邵薇　杨秀娟）

自测题

【第一章】

一、选择题

1. 以下哪项不是护士必备的思想和心理素质(　　)

A. 高尚的道德情操　　　　　　　　　B. 热爱护理专业

C. 全心全意为病人服务　　　　　　　D. 责任心强，有献身精神

E. 有市场经济头脑

2. 外科护士的工作任务不包括(　　)

A. 向外科病人提供有关疾病的预防、治疗、护理和康复的咨询、指导

B. 协助外科病人接受各种诊断性检查、各项手术和非手术治疗

C. 评估和满足外科病人的基本需要

D. 协助外科病人预防并发症、康复锻炼和预防残障

E. 工作时佩戴金银首饰

3. 现代外科工作中护理的地位和作用应是(　　)

A. 附属于医疗工作，不能单独处理病人

B. 主要在生活护理上照顾病人

C. 执行打针发药等有关基础护理的工作

D. 以执行医嘱为主，是医生的助手

E. 按护理程序独立对病人进行护理，与医生是合作关系

4. 以下哪项不是护士仪表应有的要求(　　)

A. 仪表文雅大方　　　　　　　　　　B. 举止端庄稳重

C. 服装整洁美观　　　　　　　　　　D. 粗心大意

E. 待人彬彬有礼

5. 当发生地震时，要组织一支医疗队抢救，在挑选护士时首先要考虑的是(　　)

A. 身体健康　　　　　　　　　　　　B. 仪表文雅

C. 举止稳重　　　　　　　　　　　　D. 性格开朗

E. 待人有礼

二、填空题

学习外科护理的方法：_____、_____、_____、_____、_____。

三、简答题

1. 外科护理的概念是什么？

2. 外科护士应具备哪些素质？

【第二章】

一、选择题

1. 静脉补钾时，在 500 mL 液体中加入 10%氯化钾，一般不超过(　　)

A. 5 mL   B. 10 mL

C. 15 mL   D. 20 mL

E. 30 mL

2. 正常人每日无形失水量为(　　)

A. 200 mL   B. 850 mL

C. 400 mL   D. 1000 mL

E. 1200 mL

3. 病人，男，61 岁，急性肾衰竭少尿期。出现呼吸困难、头痛、瘫软、腹胀，心电图示：T 波高尖，QRS 间期延长。考虑可能的情况是(　　)

A. 高钾血症   B. 低钾血症

C. 低蛋白血症   D. 低钠血症

E. 代谢性酸中毒

4. 病人，男，50 岁。因下肢挤压伤致血清钾升高，出现心动过速、心律不齐。应选用的药物是(　　)。

A. 利多卡因   B. 5%碳酸氢钠

C. 西地兰   D. 普萘洛尔

E. 10%葡萄糖酸钙

5. 病人，女，出现呼吸深快，急诊诊断为代谢性酸中毒，首选碱性药物是(　　)

A. 5%碳酸氢钠   B. 肾上腺素

C. 5%葡萄糖   D. 乳酸钠溶液

E. 10%葡萄糖酸钙

二、填空题

静脉补钾时输液速度不能超过＿＿＿＿＿＿＿滴/min，浓度不能超过＿＿＿＿＿＿＿%。

三、简答题

1. 请简述静脉补钾的原则有哪些？

2. 请简述等渗性脱水病人的护理诊断和护理措施。

【第三章】

一、选择题

1. 病人，男，50 岁，患肝硬化食管静脉曲张，突然发生大量呕血后呼吸急促、出冷汗，检查发现脉细速，血压 80/50 mmHg，护士应立即将病人的体位安置为（　　）

A. 头低脚高位 　　　　　　　　　B. 仰卧位

C. 平卧位 　　　　　　　　　　　D. 屈膝仰卧位

E. 中凹位

2. 反映休克病人组织灌流量最简单而有效的指标是（　　）

A. 血压 　　　　　　　　　　　　B. 脉搏

C. 尿量 　　　　　　　　　　　　D. 神志

E. 肢端温度

3. 休克早期的临床表现是（　　）

A. 表情淡漠 　　　　　　　　　　B. 四肢厥冷

C. 血压下降，脉速 　　　　　　　D. 脉压小，尿量减少

E. 抽血时血液黏稠易凝

4. 病人，男，42 岁，因感染性休克入院。护士在观察病情时，下列哪项症状提示其可能发生急性呼吸窘迫综合征（　　）

A. 呼吸音减弱 　　　　　　　　　B. 肺部湿啰音

C. 躁动不安 　　　　　　　　　　D. 动脉氧分压下降

E. 呼吸困难迅速加重

5. 病人，女，27 岁，车祸致脾破裂，血压 81/55 mmHg，脉搏 122 次/min，病人烦躁不安、皮肤苍白、四肢湿冷。护士给予病人的护理措施应排除（　　）

A. 吸氧、输液 　　　　　　　　　B. 置热水袋保暖

C. 中凹卧位 　　　　　　　　　　D. 留置导尿管，观察每小时尿量

E. 观察病人意识状态

二、填空题

休克病人的病情观察指标有_____、_____、_____、_____、_____等，其中最简单而有效的观察指标是_____。

三、简答题

1. 休克病人主要护理评估有哪些？
2. 列出休克病人的主要护理诊断和护理措施。

【第四章】

一、选择题

1. 外科病人营养不良的特点是（　　）

A. 以蛋白质不足为主 　　　　　　B. 以能量不足为主

C. 以维生素及矿物质摄入不足为主 　　D. 以蛋白质-能量不足为主

E. 以水及维生素摄入不足为主

2. 肠内营养支持时最常见的并发症是(   )

A. 喂养管阻塞   B. 高血糖

C. 吸入性肺炎   D. 胃肠道并发症

E. 泌尿系感染

3. 肠内营养支持时，如分次输注，两次至少间隔多少时间(   )

A. 2 小时   B. 4 小时

C. 8 小时   D. 5 小时

E. 6 小时

4. 病人，女，75 岁，食管癌晚期，进行性吞咽困难 1 月余，近一周加重入院。体格检查：消瘦，贫血貌，红细胞 $3.0×10^{12}$/L，血清白蛋白 20 g/L，遵医嘱给予肠外营养。请问该病人目前处于哪种程度的营养不良(   )

A. 轻度   B. 中度

C. 重度   D. 极重度

E. 以上都不是

5. 病人，男，46 岁，身高 175 cm，体重 79 kg，根据其体质指数判断病人为(   )

A. 正常   B. 消瘦

C. 超重   D. 非常消瘦

E. 以上都不是

二、填空题

EN 分次给予又分为_____和_____。分次推注用注射器将营养剂在_____分钟内注入胃。

三、简答题

1. 肠内营养支持治疗防误吸的护理措施有哪些？

2. 肠外营养支持静脉导管的护理措施有哪些？

【第五章】

一、选择题

1. 下列哪项不是麻醉前常用的药物(   )

A. 镇静药   B. 催眠药

C. 激素   D. 镇痛药

E. 抗胆碱药

2. 下列不属于全麻苏醒期的护理措施的是(   )

A. 侧卧位   B. 定时测量生命体征

C. 防止舌根后坠   D. 保持体温

E. 清醒之前只能少量饮水

3. 麻醉前，成年人应常规禁食(   )小时，禁饮(   )小时

A. 4~6, 4   B. 6~8, 6

C. 8~10, 6   D. 8~12, 4

E. 2~16, 6

4.麻醉前用药,一般根据医嘱,多在术前(　　)应用

A.15~20分钟　　　　　　　　　　B.30~60分钟

C.1~2小时　　　　　　　　　　　D.2~4小时

E.4~6小时

5.下列不属于局部麻醉方法的是(　　)

A.表面麻醉　　　　　　　　　　　B.局部浸润麻醉

C.区域阻滞　　　　　　　　　　　D.神经及神经丛阻滞

E.蛛网膜下隙阻滞麻醉

二、填空题

病人在麻醉恢复期,应当采取_____、_____体位,直到完全清醒为止,防止呕吐窒息。

三、简答题

1.麻醉前用药的目的是什么?

2.蛛网膜下隙阻滞麻醉常见的并发症及护理是什么?

【第六章】

一、选择题

1.手术区皮肤消毒范围应包括切口周围(　　)

A.5 cm　　　　　　　　　　　　　B.10 cm

C.15 cm　　　　　　　　　　　　D.20 cm

E.25 cm

2.洗手护士和巡回护士共同的职责是(　　)

A.准备手术器械　　　　　　　　　B.术中输液

C.术中传递器械　　　　　　　　　D.术后清洗器械

E.术前和术后清点器械、敷料等物品

3.关于手术室的管理制度,下列说法错误的是(　　)

A.手术室各级人员应分工明确,认真执行清点、查对及交接班制度,做好清洁消毒工作

B.无菌手术与有菌手术若要在同一手术间连台,两者无先后之分

C.非手术人员不得擅自进入手术室,术中应尽量减少人员活动

D.手术室内人员应保持肃静,尽量避免咳嗽或者打喷嚏

E.术前、术中关闭体腔前后与缝合皮肤后,器械护士与巡回护士要共同清点各种器械、敷料、缝针的数目

4.一般要求术区周围应有(　　)无菌单,外周至少(　　)。

A.1~2层,2层　　　　　　　　　　B.2~3层,2层

C.3~5层,3层　　　　　　　　　　D.4~6层,2层

E.6~8层,3层

5.无菌器械台要现铺现用,铺好的无菌器械台超过(　　)小时不能再使用。

A.1　　　B.2　　　C.3　　　D.4　　　E.6

二、填空题

戴无菌手套时，未戴手套的手不能_____，已戴手套的手不能_____。协助他人戴无菌手套时，应先_____，并避免接触其皮肤。

三、简答题

1.手术中的无菌技术原则包括哪些？

2.手术体位安置的基本要求有哪些？

【第七章】

一、选择题

1.手术病人术后会出现外科热，2~3日恢复正常，无须特殊处理，体温一般不超过( )

A.37.5 ℃   B.37 ℃

C.38.5 ℃   D.38 ℃

E.39 ℃

2.为了防止麻醉或手术中呕吐，应在术前( )

A.6~8小时禁食，6小时禁饮   B.10~16小时禁食，3小时禁饮

C.8~12小时禁食，4小时禁饮   D.24小时禁食，12小时禁饮

E.10~14小时禁食，5小时禁饮

3.病人，女，50岁。因结肠癌入院，拟行结肠癌根治术，此病人术前应( )

A.2日内禁食   B.3日前做肠道准备，口服抗菌药物

C.3日前做肠道准备，服泻药   D.多吃水果、蔬菜，防止便秘

E.提前3日做清洁灌肠

4.备皮范围原则上应超出切口四周的距离是( )

A.10 cm   B.15 cm

C.20 cm   D.25 cm

E.30 cm

5.病人，女，52岁，急性胃穿孔入院，行胃大部分切除术后20小时，出现烦躁不安，神志恍惚，血压90/60 mmHg，脉搏120次/min，腹软，上腹部压痛，最可能发生的并发症是( )

A.十二指肠端瘘   B.切口感染

C.出血   D.心力衰竭

E.急性腹膜炎

二、填空题

手术后常见的不适有_____、_____、_____、_____、_____、呃逆等。

三、简答题

1.手术后病人常见并发症有哪些？

2.病人术后护理措施要点有哪些？

【第八章】

一、选择题

1.外科感染的特点不包括(　　)

A.病变以局部炎症为主　　　　　　B.多数由单一细菌引起

C.多数与创伤有关　　　　　　　　D.常需要手术治疗

E.可分为非特异性感染和特异性感染

2.疖的常见致病菌是(　　)

A.溶血性链球菌　　　　　　　　　B.金黄色葡萄球菌

C.破伤风杆菌　　　　　　　　　　D.大肠埃希菌

E.脆弱拟杆菌

3.口底蜂窝织炎最严重的并发症是(　　)

A.败血症　　　　　　　　　　　　B.呼吸困难

C.吞咽困难　　　　　　　　　　　D.脓毒症

E.感染性休克

4.病人,男,30岁。鼻部疖,经挤压后,病人出现寒战、高热、头痛、眼部周围组织红肿痛等,应考虑并发(　　)

A.颅内海绵状静脉窦炎　　　　　　B.急性蜂窝织炎

C.全身性感染　　　　　　　　　　D.菌血症

E.脓毒症

5.破伤风在治疗时,最关键的是(　　)

A.清除伤口的坏死组织　　　　　　B.破伤风抗毒素

C.使用有效的抗菌药物　　　　　　D.补液

E.控制和解除痉挛

二、填空题

非特异性感染性炎症的局部典型临床表现是_____、_____、_____、_____、_____。

三、简答题

1.破伤风的处理原则有哪些?

2.外科感染的特点有哪些?

【第九章】

一、选择题

1.病人,男,33岁,开水烫伤4小时后来医院就诊。双手及膝下部位皮肤红肿,有大小不一的水疱。病人烫伤程度及烫伤面积分别为(　　)

A.浅Ⅱ度,25%　　　　　　　　　B.Ⅰ度,15%

C.Ⅲ度,25%　　　　　　　　　　D.Ⅱ度,25%

E.深Ⅱ度,15%

2.病人,男,33岁。开水烫伤4小时后来医院就诊。双手及膝下部位皮肤红肿,有大

小不一的水疱。该病人烧伤伤及皮肤的(　　　)

    A.真皮全层   B.真皮乳头层

    C.皮下组织   D.表皮浅层

    E.全皮层

3.下列损伤容易引起急性肾衰竭的是(　　　)

    A.严重挤压伤   B.广泛损伤

    C.严重撕裂伤   D.多处刺伤

    E.冻伤

4.病人，女，16岁。因煤气泄漏爆炸致头面部、双上肢烧伤入院。体格检查：烧伤部位有大量水疱，痛觉迟钝。不正确的补液方案是(　　　)

    A.尽早开始   B.见尿补钾

    C.先晶后胶   D.先糖后盐

    E.先快后慢

5.病人，女，16岁。因煤气泄漏爆炸致头面部、双上肢烧伤入院。体格检查：烧伤部位有大量水疱，痛觉迟钝。病人的烧伤严重程度是(　　　)

    A.轻度   B.中度

    C.中重度   D.重度

    E.特重度

二、填空题

开放性损伤常见的有_____、_____、_____、_____、_____。

三、简答题

1.如何判断烧伤病人的严重程度？

2.人体受到创伤后急救护理包括哪些？

【第十章】

一、选择题

1.肿瘤TNM分期法，M1代表(　　　)

    A.原发肿瘤   B.有远处转移

    C.淋巴结   D.有淋巴结转移

    E.无远处转移

2.恶性肿瘤的扩散转移途径错误的是(　　　)

    A.直接浸润   B.淋巴转移

    C.血行转移   D.接触转移

    E.种植转移

3.不属于化疗副反应的是(　　　)

    A.恶心、呕吐   B.白细胞下降

    C.脱发   D.血尿

    E.疼痛加重

4. 为早期发现肺癌，最常用的检查是(　　)

A. X 线检查　　　　　　　　　　B. 纤维支气管镜检查

C. 痰脱落细胞检查　　　　　　　D. 淋巴结检查

E. 癌胚抗原检查

5. 肿瘤病人化疗或放疗时最主要的观察项目是(　　)

A. 脱发程度　　　　　　　　　　B. 食欲不振

C. 皮肤损害　　　　　　　　　　D. 血常规检查

E. 恶心呕吐

二、填空题

根据肿瘤的形态及其对机体的影响，即肿瘤的生物学行为，肿瘤可分为_____、_____、_____三类。

三、简答题

1. 简述肿瘤的三级预防。

2. 如何护理接受化学治疗的恶性肿瘤病人？

【第十一章】

一、选择题

1. 脑疝病人禁做(　　)

A. 头颅 CT　　　　　　　　　　B. 腰椎穿刺

C. 脑室穿刺　　　　　　　　　　D. 气管切开

E. 心电图

2. 颅内压增高病人的体位宜采取(　　)

A. 床头抬高 15°～30°　　　　　B. 床尾抬高 15°～30°

C. 平卧位　　　　　　　　　　　D. 床头床尾均抬高 15°

E. 俯卧位

3. 临床上应用 20% 甘露醇降低颅内压，正确的输液方法是(　　)

A. 快速静推　　　　　　　　　　B. 缓慢静滴，防止高渗液引发静脉炎

C. 1～2 小时滴完 250 mL　　　　D. 15～30 分钟内滴完 250 mL

E. 输液速度控制在 60～80 滴/min

4. 不符合枕骨大孔疝表现的是(　　)

A. 剧烈头痛　　　　　　　　　　B. 反复呕吐

C. 意识改变出现早　　　　　　　D. 无瞳孔改变

E. 呼吸骤停发生早

5. 脑室引流术后病人引流管护理方法不妥的是(　　)

A. 引流管开口高于侧脑室平面 15 cm　B. 妥善固定引流管

C. 每日引流量不超过 500 mL　　　　D. 定时用 0.9% 氯化钠溶液冲洗

E. 观察并记录引流液的量、性状

二、填空题

颅内压增高的三主征是_____、_____、_____。

三、问答题

1.脑疝病人的护理措施和要求有哪些?

2.颅底骨折的临床表现有哪些?

【第十二章】

一、选择题

1.病人,女,32岁,医嘱行^{131}I甲状腺功能测定,护士指导病人在试验期间应忌食的食物是(　　)

A. 芹菜　　　　　　　　　　　B. 紫菜

C. 花菜　　　　　　　　　　　D. 黄瓜

E. 西红柿

2.病人在甲状腺大部切除手术后一回到病房,护士就要求其回答问题,目的是评估病人有无(　　)

A. 意识障碍　　　　　　　　　B. 神经损伤

C. 麻醉清醒　　　　　　　　　D. 记忆受损

E. 痰液阻塞

3.预防甲状腺大部分切除手术后出现甲状腺危象最重要的措施是(　　)

A. 充分做好术前准备　　　　　B. 防止损伤甲状旁腺

C. 尽量多地保留甲状腺　　　　D. 保证残余甲状腺的血液供应

E. 手术中尽量少挤压甲状腺

4.病人,女,20岁,因最近1个月脾气急躁、怕热多汗、多食、失眠去医院就诊。体格检查:甲状腺I度肿大,两手微抖,眼球有轻度突出,心率90次/min,实验室检查T_3 6. 5 mmol/L,T_4 263 mmol/L,均高于正常水平。病人若出现上述不良反应,正确的护理措施是(　　)

A. 给予营养丰富的饮食　　　　B. 补充甲状腺素

C. 给予含钙丰富的饮食　　　　D. 给予清咽含片

E. 预防感染

5.病人,女,50岁,单纯性甲状腺肿,护士应指导病人避免吃卷心菜、萝卜的理由是(　　)

A. 减轻对胃黏膜的刺激　　　　B. 会阻碍甲状腺素合成

C. 避免消化不良　　　　　　　D. 避免过敏

E. 减少纤维素摄入

二、填空题

单纯性甲状腺肿常见病因:_____、_____、_____。

三、简答题

1.甲状腺功能亢进病人有哪些全身及局部表现?

2.甲状腺危象的临床表现和预防措施有哪些?

【第十三章】

一、选择题

1.产妇于3天前顺产一名男婴,因体质虚弱尚未开奶,现体温升高至38.3℃,产妇可能出现了哪种情况(　　)

A.产后感染　　　　　　　　B.泌乳热

C.急性乳腺炎　　　　　　　D.褥汗

E.恶露

2.乳腺癌特征性的乳腺体征是(　　)

A.肿块　　　　　　　　　　B.酒窝征

C.乳头内陷　　　　　　　　D.乳头溢乳

E.红肿热痛

3.初产妇,哺乳期,发热3天,右乳内发现4 cm大硬块,伴疼痛,多为(　　)

A.乳癌　　　　　　　　　　B.炎性乳癌

C.急性乳房炎　　　　　　　D.肉瘤

E.乳房囊性增生病

4.急性乳腺炎脓肿形成后的主要治疗方法是(　　)

A.应用广谱抗菌药物　　　　B.促使乳汁通畅排出

C.局部注射抗菌药物　　　　D.切开引流

E.局部热敷

5.病人,女,34岁,为左侧乳腺癌根治术后第2天,左上肢康复训练中正确的是(　　)

A.做转绳运动　　　　　　　B.手指爬墙运动

C.让病人左手洗脸、梳头　　D.下床时用吊带托扶左上肢

E.扶住病人左上肢下床活动

二、填空题

乳腺癌的转移途径有:_____、_____、_____、_____。

三、问答题

1.急性乳腺炎的临床表现有哪些,治疗原则是什么?

2.乳腺癌术后患肢功能的锻炼方法有哪些?

【第十四章】

一、选择题

1.肋骨骨折最易发生在(　　)

A.第1至2肋　　　　　　　B.第2至3肋

C.第4至7肋　　　　　　　D.第8至10肋

E.第11至12肋

2.反常呼吸运动常见于(　　)

A.多根多处肋骨骨折　　　　B.开放性气胸

C.闭合性气胸　　　　　　　D.张力性气胸

E. 血胸

3. 肺癌病人最常见的早期症状是（　　　）

A. 胸痛   B. 刺激性咳嗽

C. 呼吸困难   D. 痰中带血

E. 食欲下降、体重减轻

4. 下列肺癌病人术前护理措施中，正确的是（　　　）

A. 减少抽烟   B. 避免腹式呼吸

C. 保持口腔清洁   D. 锻炼浅而快的呼吸

E. 避免将胸腔引流的方法告知病人以免引起焦虑和恐惧

5. 食管癌病人最典型的临床表现是（　　　）

A. 食管内异物感   B. 胸骨后烧灼样、针刺样疼痛

C. 进食哽噎感   D. 进行性吞咽困难

E. 声音嘶哑

二、填空题

气胸分为 _____、_____、_____ 三类。

三、简答题

1. 简述开放性、张力性气胸的急救。

2. 简述胸腔闭式引流的目的、护理措施、拔管指征和方法。

【第十五章】

一、选择题

1. 原发性腹膜炎的病原菌多为（　　　）

A. 溶血性链球菌或肺炎双球菌   B. 溶血性链球菌或大肠杆菌

C. 大肠杆菌或厌氧菌   D. 肺炎双球菌或结核杆菌

E. 多种细菌的混合感染

2. 病人，女，30 岁。腹部外伤 2 小时，疑有内脏损伤，护理措施不包括（　　　）

A. 禁食   B. 严密观察病情变化

C. 吗啡止痛   D. 做好术前准备

E. 静脉输液

3. 腹腔内实质性脏器损伤诊断的主要依据为（　　　）

A. 腹肌紧张   B. 板状腹

C. 膈下游离气体   D. 腹腔穿刺抽出混浊液体

E. 腹腔穿刺抽出不凝固血液

4. 开放性腹部损伤，少量肠管脱出腹腔外，现场急救措施是（　　　）

A. 用无菌干敷料覆盖

B. 用 0.9% 氯化钠溶液冲洗后回纳腹腔

C. 立即将脱出的肠管回纳腹腔

D. 用 0.9% 氯化钠溶液浸湿的敷料覆盖，外洁净器皿覆盖

E. 不作任何局部处理

5.腹腔实质性脏器损伤伴出血性休克时,主要的处理原则是( )

A.快速补充液体   B.输血补充血容量

C.立即手术   D.积极抗休克同时手术

E.应用升压药物

二、填空题

腹膜刺激征为_____、_____、_____。

三、问答题

1.简述急性弥漫性腹膜炎非手术疗法的护理要点。

2.简述腹部损伤病人的急救护理要点。

【第十六章】

一、选择题

1.病人,男,65岁,慢性便秘多年。近半年来发现站立时阴囊部位出现肿块,呈梨形,平卧时可回纳。体格检查发现外环扩大,嘱病人咳嗽时,指尖有冲击感;平卧还纳肿块后,手指压迫内环处,站立咳嗽时肿块不再出现,诊断为腹外疝,拟行疝修补术。术后预防阴囊血肿的主要措施是( )

A.保持适当卧位   B.应用止血药物

C.不可过早下床活动   D.保持敷料清洁干燥

E.托起阴囊,伤口用沙袋压迫

2.腹股沟直疝的好发人群为( )

A.老年人   B.妇女

C.青年人   D.儿童

E.少年

3.患儿,男,3月龄,因哭闹时脐部隆起而就医,诊断为脐疝,患儿家长十分担心。护士对家长进行健康教育时,不妥的是( )

A.解释脐疝的发病原因及临床特点

B.嘱其保持患儿大便通畅,防止便秘

C.疝块还纳后局部可用大于脐环并外包纱布的硬币压迫

D.建议尽早手术

E.定期来院复查

4.病人,男,50岁,慢性便秘多年,近半年来站立时发现阴囊出现肿块,平卧时可还纳,入院诊断为腹股沟斜疝,拟行手术治疗。对病人的术前护理措施不妥的是( )

A.应积极消除病人的便秘   B.按下腹部手术备皮范围进行皮肤准备

C.肥皂水灌肠清洁肠道   D.留置尿管

E.入手术室前不应排空膀胱

5.病人,男,60岁,搬举重物时出现严重腹痛,呕吐数次,腹胀不适。既往有右腹股沟斜疝病史。目前最主要的护理问题是( )

A.恐惧:与突发严重腹痛有关

B.潜在并发症:休克

C.营养失调：低于机体需要量，与呕吐有关

D.液体不足：与呕吐有关

E.疼痛：与腹股沟斜疝嵌顿有关

二、填空题

1.腹外疝发病的两个主要原因：_____、_____。疝内容物以_____最常见，其次为_____。

三、简答题

1.请简述腹股沟直疝与腹股沟斜疝的区别？

2.如何预防疝术后病人发生切口感染？

【第十七章】

一、选择题

1.某消化性溃疡病人，酒后不久出现上腹部剧烈疼痛，面色苍白。体格检查：腹肌紧张，全腹明显压痛、反跳痛，血压 90/60 mmHg，首要的护理措施是(   )

A.服镇静药　　　　　　　　　B.立即输血

C.吸氧　　　　　　　　　　　D.禁食、胃肠减压

E.给镇痛药

2.病人，男，46 岁，因胃癌入院行胃大部切除术。术后第 1 天除观察生命体征外，最应重点观察的是 (   )

A.24 小时出入量　　　　　　　B.精神状态

C.排气情况　　　　　　　　　D.胃管引流液

E.伤口情况

3.急性阑尾炎发生坏死、穿孔的主要原因是(   )

A.阑尾开口小　　　　　　　　B.阑尾富含淋巴组织

C.阑尾蠕动慢而弱　　　　　　D.阑尾动脉为终末动脉

E.阑尾系膜短

4.肠梗阻病人的临床表现不包括(   )

A.腹痛　　　　　　　　　　　B.腹胀

C.腹泻　　　　　　　　　　　D.呕吐

E.停止排气排便

5.病人，男，65 岁，因直肠癌行择期手术，行结肠造口，错误的宣教内容是(   )

A.术后 5 天开放造口

B.根据个人情况和造口大小选择适宜的肛门袋

C.肛门袋内充满三分之一的排泄物时，须及时更换清洗

D.为避免造口狭窄，在造口拆线、愈合后，可用食指、中指扩张造口

E.术后早期可采取左侧卧位

二、填空题

1.消化性溃疡的并发症包括：_____、_____、_____、癌变。

2.麦氏点的位置：_____。

三、简答题

1. 简述胃大部切除术后的倾倒综合征的具体表现及护理措施。

2. 简述肠梗阻的四大表现。

【第十八章】

一、选择题

1. 病人，女，56岁，痔疮术后第3日，病人出现心慌、出冷汗、面色苍白并伴有肛门坠胀感，敷料渗血较多，考虑病人可能出现了( )

A. 创面出血   B. 切口感染

C. 尿潴留   D. 便秘

E. 肛门狭窄

2. 病人，男，41岁，肛周肿痛3天，肛门左侧皮肤发红伴疼痛，以坐时及排便时明显。2天前加剧并局部肿胀，无畏寒，发热。体格检查：胸膝位肛门11点处局部肿胀，约2 cm×2 cm。有脓头，周围皮肤发红，波动感(+)。目前对该病人生活影响最大的护理问题是( )

A. 体位过高   B. 疼痛

C. 皮肤完整性受损   D. 便秘

E. 个人应对无效

3. 内痔的主要表现是( )

A. 肛门不适   B. 排便时无痛性间歇性出血

C. 肛门环状肿物   D. 肛周红肿

E. 有脓液流出

4. 直肠肛管周围脓肿病人高锰酸钾坐浴浓度是( )

A. 1 : 1000   B. 1 : 2000

C. 1 : 3000   D. 1 : 4000

E. 1 : 5000

5. 病人，男，61岁，2个月前出现肛周疼痛，肛门左侧皮肤出现红肿及触痛，偶有黄色分泌物。体格检查：胸膝位9点、距肛门3 cm处可见一处红色乳头状突起，略红肿，压之有脓性分泌物排出。直肠指检：在直肠左壁可扪及一硬结及条索样管状物，则病人患有( )

A. 肛裂   B. 肛瘘

C. 内痔   D. 外痔

E. 肛周脓肿

二、填空题

1. 齿状线以下的痔为_____，主要表现为_____。

三、简答题

1. 简述内痔的分期。

2. 简述直肠肛管周围脓肿的分类及其临床表现。

【第十九章】

一、选择题

1.病人，男，46岁，胆石症病史，餐后1小时突发恶心、呕吐、腹痛、抽搐，腹痛位于上腹正中，为持续性刀割样，阵发性加剧，向腰背部呈带状放射，弯腰抱膝可使疼痛减轻，查血淀粉酶680 U/L。病人抽搐的原因最可能是(　　)

A.低血糖 　　　　　　　　　　B.高血糖

C.低血钙 　　　　　　　　　　D.高血钾

E.低血氯

2.病人，女，53岁，剑突下刀割样疼痛4小时，寒战、高热伴黄疸。体格检查：神志淡漠，T39.5 ℃，BP 80/60 mmHg，P 130 次/min，剑突下压痛，肌紧张，肝区叩击痛。WBC 26×10⁹/L，中性粒细胞比例95%。应考虑该病人发生了(　　)

A.急性胰腺炎 　　　　　　　　B.急性梗阻性化脓性胆管炎

C.急性胆管炎 　　　　　　　　D.胆道蛔虫病

E.溃疡性穿孔

3.病人，女，12岁，急性右上腹痛5日入院，腹痛为钻顶样，间断发作。体格检查：T 36.5 ℃，右上腹深压痛，腹肌紧张，反跳痛。应考虑(　　)

A.胆道蛔虫 　　　　　　　　　B.胆囊结石

C.急性胆管炎 　　　　　　　　D.胆囊炎

E.胰腺炎

4.墨菲征阳性见于(　　)

A.胰头癌 　　　　　　　　　　B.肝炎

C.急性胆囊炎 　　　　　　　　D.急性阑尾炎

E.肝脓肿

5.患儿，男，7岁，因阵发性剑突下钻顶样疼痛伴恶心、呕吐半天入院。体格检查：剑突下压痛，无腹肌紧张，急诊护士应首先考虑(　　)

A.肝内胆管结石 　　　　　　　B.肝外胆管结石

C.急性阑尾炎 　　　　　　　　D.胆道蛔虫病

E.急性胰腺炎

二、填空题

1.雷诺(Reynolds)五联症：_____、_____、_____、_____、_____。

三、简答题

1.简述 T 管的护理措施。

2.简述门静脉高压病人的临床表现。

【第二十章】

一、选择题

1.病人，男，45岁，以胰腺癌收入院，体格检查皮肤巩膜黄染，病人诉全身瘙痒，给予的护理措施不包括(　　)

A.协助病人抓挠减轻瘙痒 　　　　　　B.涂抹止痒药物

C.用温水毛巾擦拭 　　　　　　　　　D.剪除病人指甲

E.注意观察病人的皮肤情况

2.病人,女,40岁,胰腺癌术后第4天,病人出现心慌、出冷汗,测血糖为 3.2 mmol/L,护士正确的护理是( )

A.加快输液 　　　　　　　　　　　　B.输注血浆

C.补充葡萄糖 　　　　　　　　　　　D.减慢输液

E.增加胰岛素用量

3.急性胰腺炎禁用什么( )

A.钙剂 　　　　　　　　　　　　　　B.奥曲肽

C.吗啡 　　　　　　　　　　　　　　D.生长抑素

E.洛赛克

4.病人,男,38岁,与朋友聚餐大量饮酒、吃肉后出现上腹部持续性刀割样疼痛,阵发性加剧,伴恶心、呕吐、发热,体温 38.5 ℃。急查血清淀粉酶超过正常值,诊断为急性胰腺炎。急诊收入院后,护士收集的病人资料中与急性胰腺炎的发病有关的因素是( )

A.睡眠欠佳 　　　　　　　　　　　　B.有胆绞痛史

C.青霉素过敏史 　　　　　　　　　　D.20岁时曾患甲型肝炎

E.父母双方均有高血压

5.病人,男,32岁,长期大量饮酒,甚至暴饮暴食,昨天酗酒后上腹剧烈疼痛并向腰部放射,阵发加剧,T 38.8 ℃,BP 80/50 mmHg。若怀疑该病人为急性胰腺炎,需做的检查为( )

A.血清转氨酶 　　　　　　　　　　　B.血肌酐

C.血淀粉酶 　　　　　　　　　　　　D.肌酸磷酸激酶

E.红细胞沉降率

二、填空题

急性胰腺炎的病因: _____ 、_____ 、_____ 。

三、简答题

1.简述急性胰腺炎的术前护理。

2.胰腺癌术后并发症有哪些?

【第二十一章】

一、选择题

1.外科急腹症的特点是( )

A.有停经史和阴道流血史 　　　　　　B.卧床休息后腹痛好转

C.腹痛在前,发热、呕吐在后 　　　　　D.以呕吐、心悸为主要症状

E.腹部压痛一般不明显

2.下列叙述属于内科急腹症的特点是( )

A.先发热或先呕吐后才出现腹痛,或呕吐、腹痛同时发生

B.先有腹痛,后出现发热等伴随症状

C.可出现腹膜刺激征

D.有停经、月经不规律史

E.腹痛或压痛部位较固定,程度重

3.急腹症病人在明确诊断前应禁用(   )

A.电解质   B.安眠药

C.胃复安   D.哌替啶

E.654—2

4.不宜取半卧位的急腹症病人是(   )

A.严重腹胀的病人   B.有休克情况的病人

C.有发热、呕吐的病人   D.以心悸为主要症状的病人

E.有腹膜刺激征的病人

5.急腹症病人术后防止肠粘连的护理措施是(   )

A.保持口腔清洁   B.每日蒸汽吸入

C.咳嗽时双手捧腹   D.注意饮食卫生

E.早期下床活动

二、填空题

外科急腹症是指以_____为主要表现,需要早期诊断和紧急处理的腹部外科疾病。其临床特点_____、_____、_____、_____。

三、简答题

1.简述急腹症病人非手术治疗期间如何进行护理?

2.外科急腹症的特点有哪些?

【第二十二章】

一、选择题

1.导致原发性下肢静脉曲张的主要病因是(   )

A.原发性深静脉瓣膜关闭不全

B.深静脉血栓形成

C.静脉壁薄弱、静脉瓣膜缺陷以及浅静脉内压力持续升高

D.下肢运动减少

E.动静脉瘘

2.病人平卧,抬高下肢,排空静脉血,在大腿根部扎止血带阻断大隐静脉,然后让病人站立,10秒内放开止血带,若出现自上而下的静脉逆向充盈,提示(   )

A.交通静脉瓣膜功能异常   B.下肢深静脉通畅

C.小隐静脉瓣膜功能不全   D.大隐静脉瓣膜功能不全

E.下肢浅静脉通畅

3.间歇性跛行常见于(   )

A.动脉硬化闭塞症   B.下肢外伤恢复期

C.下肢静脉曲张早期   D.下肢深静脉血栓形成

E.血栓性静脉炎

4.下肢静脉曲张早期的主要症状是( )

A.下肢沉重感 B.溃疡形成

C.曲张静脉破裂出血 D.血栓性静脉炎

E.皮肤坏死

5.血栓闭塞性脉管炎Ⅰ期的典型表现是( )

A.静息痛 B.间歇性跛行

C.患肢麻木发凉 D.足趾溃疡坏死

E.足背动脉搏动减弱

二、填空题

血栓闭塞性脉管炎的病程分为_____、_____、_____三期。

二、简答题

1.简述维持下肢静脉血回流的因素。

2.简述血栓闭塞性脉管炎产生间歇性跛行的临床表现。

【第二十三章】

一、选择题

1.属于膀胱结石的典型症状是( )

A.尿频、尿急 B.排尿中断

C.血尿 D.脓尿

E.尿潴留

2.膀胱刺激症状是指( )

A.尿频、尿多、尿痛 B.尿频、尿急、尿痛

C.尿频、腰痛、尿急 D.尿急、尿多、尿痛

E.尿多、尿频、腰痛

3.下列哪种损伤病人,必须密切注意尿量和尿色,以防发生急性肾衰( )

A.火器伤 B.剥脱伤

C.裂伤 D.挤压伤

E.切割伤

4.病人,男,20岁,从三米高处跌下骑跨于木杆上,经检查阴茎、会阴和下腹壁青紫肿胀,排尿困难,尿道口滴血,应考虑为( )

A.会阴部挫伤 B.下腹部挫伤

C.前尿道损伤 D.后尿道损伤

E.膀胱损伤

5.尿道损伤后行扩张术的护理哪项不对( )

A.选择大小合适的探子 B.适时定期扩张

C.注意无菌操作 D.避免出血

E.遇有阻力时稍用力送入

二、填空题

尿失禁分为_____、_____、_____、_____四种类型。

三、简答题

1. 简述体外冲击波术后的护理要点。

2. 男性，67岁，既往有进行性排尿困难多年，就诊前因饮酒后不能排尿，体检发现膀胱区明显膨隆。

（1）该病人最可能的诊断是？

（2）针对上述病人，护士应该进行哪些护理措施？

【第二十四章】

一、选择题

1. 病人，男，42岁，车祸致股骨干骨折6小时送至急诊科，照CT途中突然出现呼吸困难、发绀、心率加快和血压下降。此时考虑病人可能出现何种并发症（　　）

A. 失血性休克　　　　　　　　B. 骨筋膜室综合征

C. 脂肪栓塞　　　　　　　　　D. 坠积性肺炎

E. 骨化性肌炎

2. 下列不是骨折治疗三大原则的是（　　）

A. 复位　　　　　　　　　　　B. 手术

C. 固定　　　　　　　　　　　D. 功能锻炼

E. 牵引

3. 病人，男，26岁，车祸致右侧肱骨干骨折，病人右侧上肢出现垂腕，各手指掌指关节不能背伸，手背桡侧皮肤感觉减退。应考虑病人合并何种损伤（　　）

A. 桡神经损伤　　　　　　　　B. 肱动脉损伤

C. 桡动脉损伤　　　　　　　　D. 尺神经损伤

E. 正中神经损伤

4. 病人，女，78岁，下雪天不慎摔倒，右下肢因疼痛不敢活动，不能行走。体格检查发现右下肢短缩外旋畸形，右髋部压痛，髋关节活动受限。行X线检查，最可能的发现是（　　）

A. 髋关节脱位　　　　　　　　B. 股骨颈骨折

C. 股骨干骨折　　　　　　　　D. 股骨髁上骨折

E. 胫腓骨骨折

5. 骨盆骨折按骨折位置与数量分类，下列哪个不是？（　　）

A. 骨盆边缘撕脱性骨折　　　　B. 髂骨翼骨折

C. 骶尾骨骨折　　　　　　　　D. 骨盆环骨折

E. 齿状突骨折

二、填空题

骨折治疗的三大原则：＿＿＿＿＿＿、＿＿＿＿＿＿、＿＿＿＿＿＿。

三、简答题

1. 影响骨折愈合的因素有哪些？

2. 人体骨折后急救护理包括哪些？

【第二十五章】

一、选择题

1.病人，男，16岁，打篮球摔伤，体格检查发现右侧Dugas征阳性，该病人诊断应考虑(　　)

A.肩锁关节脱位　　　　　　　　B.肩关节脱位

C.肘关节脱位　　　　　　　　　D.腕关节脱位

E.髋关节脱位

2.病人，男，26岁，骑摩托车摔伤致左肘关节脱位，手法复位成功后应将肘关节固定于屈肘(　　)度位置。

A.0　　　　　　　　　　　　　B.45

C.90　　　　　　　　　　　　　D.120

D.180

3.病人，女，40岁，车祸致左髋关节脱位，体格检查发现左下肢屈曲、内收、内旋及下肢短缩畸形。应采用何种方法复位髋关节(　　)

A.手牵足蹬复位法　　　　　　　B.牵引回旋复位法

C.提拉法　　　　　　　　　　　D.Hippocrates法

E.快速旋转法

4.关节脱位的体征不应包括(　　)

A.畸形　　　　　　　　　　　　B.关节空虚

C.关节强直　　　　　　　　　　D.弹性固定

E.关节压痛

5.病人，女，50岁，车祸导致多发伤，初诊时病情危重，处于昏迷状态，为抢救病人生命，急诊进行了开颅手术，病情平稳后因左肩部畸形照X线片发现左肩关节脱位，行手法复位。关节脱位后(　　)以上未复位称为陈旧性脱位。

A.3天　　　　　　　　　　　　B.7天

C.2周　　　　　　　　　　　　D.3周

E.4周

二、填空题

临床上常见的关节脱位有_____、_____、_____。其中以_____脱位最多见。

三、简答题

1.请描述搭肩试验Dugas征阳性征有哪些？

2.简述关节脱位病人的症状和体征。

【第二十六章】

1.化脓性骨髓炎是指什么组织的化脓性感染(　　)

A.骨髓　　　　　　　　　　　　B.骨皮质、骨髓

C.骨骺板、骨髓　　　　　　　　D.骨、骨膜

E. 骨、骨髓、骨膜

2. 急性血源性骨髓炎最常见的致病菌为( )

A. 白色葡萄球菌   B. 乙型链球菌

C. 金黄色葡萄球菌   D. 大肠杆菌

E. 肺炎双球菌

3. 急性血源性骨髓炎的好发部位是( )

A. 骨端   B. 骨骺

C. 干骺端   D. 骨干

E. 软组织

4. 急性骨髓炎的临床检查中,哪项最能明确诊断( )

A. 白细胞计数增加   B. 血培养

C. 局部脓肿分层穿刺   D. X线检查

E. 核素骨扫描

5. 急性血源性骨髓炎在X线片上出现异常的最早时间为( )

A. 1周   B. 2周

C. 3周   D. 1个月

E. 2个月

6. 化脓性关节炎,关于关节穿刺液,下面说法错误的是( )

A. 早期关节穿刺抽出液呈浆液性   B. 中期关节液混浊

C. 后期关节液为黄白色脓液   D. 涂片可见大量脓细胞

E. 细菌培养不能明确致病菌

二、填空题

化脓性骨髓炎切开引流术后病人一般会放置2根引流管,高处者为冲洗管,低处为引流管,冲洗管连接的输液瓶高于伤口_____cm,用_____mL抗菌药物溶液24小时持续冲洗,引流管接负压引流袋/瓶,低于伤口_____cm。

三、简答题

1. 化脓性关节炎行关节腔持续灌洗,持续灌洗的方法是如何?停止灌洗后拔管指征包括哪些?

2. 化脓性骨髓炎病人术后如何保持有效引流?

【第二十七章】

一、单选题

1. 临床上发病率最高的颈椎病是哪个类型( )

A. 脊髓型   B. 交感神经型

C. 椎动脉型   D. 神经根型

E. 混合型

2. 腰椎间盘突出症最基本的原因为( )

A. 遗传   B. 外伤

C. 退行性变   D. 髓核含水量减少

E. 腰肌劳损

3. 腰椎间盘突出症最重要的体征是(　　)

A. 椎旁压痛   B. 椎间隙压痛

C. 直腿抬高试验(+)   D. 腰椎侧突畸形

E. 直腿抬高试验(+),加强试验(+)

4. 对腰椎间盘突出症初次发作的病人,首选的治疗和护理方法是(　　)

A. 局部封闭   B. 绝对卧床休息

C. 手术   D. 理疗

E. 镇痛、消炎药

5. 病人,男,42岁,确诊为L4-L5椎间盘突出症1个月,出现右足下垂1天,正确的治疗是(　　)

A. 绝对卧床休息   B. 密切观察,必要时手术

C. 按摩、推拿   D. 牵引

E. 急诊手术

二、填空题

1. 腰椎间盘突出症的主要临床表现为 _____ 、_____ 、_____ 。

三、简答题

1. 腰椎间盘突出症病人非手术治疗/术前缓解疼痛的方法有哪些?

2. 腰椎间盘突出症病人健康指导有哪些?

【第二十八章】

一、选择题

1. 骨肉瘤好发于(　　)

A. 长骨干骺端   B. 短骨

C. 扁骨   D. 不规则骨

E. 胸骨

2. 骨肉瘤多见于(　　)

A. 青少年   B. 婴幼儿

C. 老年人   D. 中年人

E. 儿童

3. 骨软骨瘤是一种常见的软骨源性的(　　)

A. 良性肿瘤   B. 恶性肿瘤

C. 交界性肿瘤   D. 转移瘤

E. 行为不确定的肿瘤

4. 确诊骨肿瘤的唯一可靠检查(　　)

A. 病理学检查   B. X线检查

C. CT、MRI或核素骨显像检查   D. 实验室检查

E. 现代生物技术检测

5. 骨肉瘤处理原则(　　　)

A. 无须治疗　　　　　　　　　　B. 手术治疗

C. 放疗　　　　　　　　　　　　D. 化疗

E. 术前大剂量化疗+实施手术+术后大剂量化疗的综合治疗

二、填空题

骨肿瘤病人的临床表现_____、_____、_____、_____、_____。

三、简答题

1. 简述骨肉瘤 X 线检查征象有哪些。

2. 简述骨肿瘤病人术前护理措施和要点。

【第二十九章】

一、选择题

1. 皮肤表皮分为 5 层,其中最外层是(　　　)

A. 棘层　　　　　　　　　　　　B. 基底层

C. 角质层　　　　　　　　　　　D. 透明层

E. 颗粒层

2. 皮肤附属器不包括(　　　)

A. 毛发　　　　　　　　　　　　B. 汗腺

C. 立毛肌　　　　　　　　　　　D. 甲

E. 皮脂腺

3. 接触性皮炎为典型的(　　　)

A. 迟发型 I 型变态反应　　　　　B. 速发型 I 型变态反应

C. 速发型 II 型变态反应　　　　　D. 速发型 IV 型变态反应

E. 迟发性 IV 型变态反应

4. 湿疹引起的炎症一般深及(　　　)

A. 真皮浅层　　　　　　　　　　B. 真皮深层

C. 皮下脂肪层　　　　　　　　　D. 皮下疏松结缔组织层

E. 皮下肌肉层

5. 荨麻疹的皮肤损坏主要为(　　　)

A. 风团　　　　　　　　　　　　B. 斑疹

C. 丘疹　　　　　　　　　　　　D. 水疱

E. 糜烂

二、填空题

1. 二期梅毒骨关节损害最常见的是_____,一期梅毒的典型损害是_____,治疗梅毒首选的药物是_____。

三、简答题

1. 简述外用药的使用原则。

2. 简述性传播疾病病人的护理措施。